重症医学路径

Critical Care Medicine

An Algorithmic Approach

主　编　Alexander Goldfarb-Rumyantzev

合著者　Robert Stephen Brown

副主编　Martin Shao Foong Chong

主　审　陈德昌　管向东　康　焰

主　译　于湘友　杜　斌　宋云林

人民卫生出版社

·北　京·

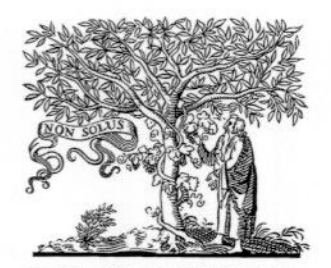

ELSEVIER

Elsevier(Singapore) Pte Ltd.
3 Killiney Road
#08-01 Winsland House I
Singapore 239519
Tel: (65) 6349-0200
Fax: (65) 6733-1817

ISBN-13: 978-0-323-696074

This translation of Critical Care Medicine: An Algorithmic Approach by Alexander Goldfarb-Rumyantzev was undertaken by People’s Medical Publishing House and is published by arrangement with Elsevier (Singapore) Pte Ltd.
Critical Care Medicine: An Algorithmic Approach by Alexander Goldfarb-Rumyantzev 由人民卫生出版社进行翻译，并根据人民卫生出版社与爱思唯尔（新加坡）私人有限公司的协议约定出版。

《重症医学路径》（于湘友、杜斌、宋云林 主译）
ISBN: 978-7-117-36291-7

注　意

重症医学路径

Critical Care Medicine

An Algorithmic Approach

主　编　Alexander Goldfarb-Rumyantzev

主　审　陈德昌　管向东　康　焰

主　译　于湘友　杜　斌　宋云林

副主译　侯晓彤　刘　玲　刘　娇　王洪亮
黄　伟　丁仁彧　许强宏

译　者（以姓氏笔画为序）

丁仁彧　于湘友　马　晶　王　睿　王　毅　王　燕　王于强
王长松　王正凯　王洪亮　方　巍　邓雪飞　艾山江·肉孜
艾尔肯·斯依提　古丽亚尔·艾合买提　石秦东　布祖克拉·阿布都艾尼
龙训辉　任禹澄　刘　玲　刘　娇　刘　楠　刘志勇
米吉提·喀斯木　许　航　许强宏　孙志芳　杜　斌　杜国利
李　颖　肖　东　宋云林　张　玮　张　馗　张　琪　张大权
张延林　张晓倩　张继承　张琳琳　阿曼古丽·莫明　陈　健
尚　游　周　新　周旺涛　居来提·肉扎洪　赵伯智　侯晓彤
姜梦娜　胥天伟　袁　鑫　徐永昊　翁　利　郭　驹　通耀威
黄　伟　彭晓红　鲁晓擘　童智慧　谢志毅

人民卫生出版社
·北　京·

图书在版编目（CIP）数据

重症医学路径/（美）亚历山大·戈德法布-鲁勉采夫（Alexander Goldfarb-Rumyantzev）主编；于湘友，杜斌，宋云林主译. —北京：人民卫生出版社，2024.6
ISBN 978-7-117-36291-7

Ⅰ.①重… Ⅱ.①亚…②于…③杜…④宋… Ⅲ.①险症−诊疗 Ⅳ.①R459. 7

中国国家版本馆CIP数据核字（2024）第089403号

人卫智网	www.ipmph.com	医学教育、学术、考试、健康，购书智慧智能综合服务平台
人卫官网	www.pmph.com	人卫官方资讯发布平台

图字：01-2023-5015号

重症医学路径
Zhongzheng Yixue Lujing

主　　译：于湘友　杜　斌　宋云林
出版发行：人民卫生出版社（中继线010-59780011）
地　　址：北京市朝阳区潘家园南里 19 号
邮　　编：100021
E - mail：pmph @ pmph.com
购书热线：010-59787592　010-59787584　010-65264830
印　　刷：三河市宏达印刷有限公司
经　　销：新华书店
开　　本：889 × 1194　1/16　　印张：18.5
字　　数：612 千字
版　　次：2024 年 6 月第 1 版
印　　次：2024 年 6 月第 1 次印刷
标准书号：ISBN 978-7-117-36291-7
定　　价：209.00 元
打击盗版举报电话：010-59787491　E-mail：WQ @ pmph.com
质量问题联系电话：010-59787234　E-mail：zhiliang @ pmph.com
数字融合服务电话：4001118166　E-mail：zengzhi @ pmph.com

编者名单

主　编

Alexander Goldfarb-Rumyantzev, MD, PhD, PhD

Lecturer

Medicine

Harvard Medical School, Beth Israel Deaconess Medical Center Boston, Massachusetts

合著者

Robert Stephen Brown, MD

Associate Chief for Academic Affairs, Nephrology Division Medicine

Beth Israel Deaconess Medical Center

Boston, Massachusetts

Associate Professor of Medicine Harvard Medical School Boston, Massachusetts

副主编

Martin Shao Foong Chong, MBBS, MA (Oxon), MRCP, FRCA, FFICM, FHEA

Magill Department of Anaesthesia

Chelsea and Westminster Hospital

London, UK

本书由新疆维吾尔自治区科学技术厅区域协同创新专项——科技援疆项目
（2022E02112）资助出版

中文版序言

重症医学（critical care medicine，CCM）是对所有类型的急危重症患者进行救治的学科，承担着救死扶伤的重任。随着医学科学的发展以及全民对生命健康服务的需求逐步增加，重症医学科（intensive care unit, ICU）已经成为各级临床医疗系统不可缺少的专业科室，对生命支持起到越来越重要的作用。

目前，医疗卫生事业对 CCM 的需求急剧上升，全国各地医疗机构对 ICU 医师的培养极为重视，而 CCM 所面临的是任何损伤或疾病导致机体向死亡发展的问题，需根据疾病的病理生理学特点和辅助检查结果迅速做出临床决策以保证救治成功率，这就要求 ICU 医师要运用扎实的临床理论基础，对疾病的发生发展有更准确、及时的判断，从而制定相应的治疗策略。由于 CCM 几乎涵盖了所有的临床学科，广大学者需要一本在临床实践中能够快速查找并指导临床诊疗的专业书籍。

鉴于此，新疆医科大学第一附属医院于湘友教授、北京协和医院杜斌教授和新疆医科大学第一附属医院宋云林教授联合国内重症及专科专家翻译 *Critical Care Medicine: An Algorithmic Approach* 一书，该书共 14 章，包括了呼吸衰竭、心脏重症与高血压、肾衰竭与肾脏替代治疗、胃肠道危重症、血液与肿瘤急危重症、内分泌危重症、神经系统危重症及新型冠状病毒感染与重症监护等，从各个系统详细阐述了每一类疾病的流行病学、病理生理学、临床表现、诊断标准及治疗，书中还绘制了大量的示意图和流程图，图文并茂，使本书的内容更加丰富，阅读起来简洁明了，更加贴近读者的需求，能够为提高 ICU 医师临床诊疗能力发挥积极作用。本书中示意图绘制精美，包含了各个系统及脏器，附加详细的图解，内容全面、丰富、实用，是本书的一大亮点，可使不同年资的 ICU 医师快速掌握重症疾病的发生发展过程和规律以及治疗的重点。

本书的译者均为国内 CCM 领域精英人才，多次参与医学专业英版书籍中文翻译工作，具有丰富的翻译经验，译者们在常年的临床实践与教学中积累了大量经验，专业知识扎实，翻译准确且贴近临床，相信本书中文版能够为国内 ICU 医师的培养起到积极作用！

邱海波

2024 年 1 月

原著前言

重症医学是一个广泛的学科，涵盖多个领域，并涉及各个内科专业，住院医师期间令人喜悦与兴奋的重症医学科（ICU）轮转的1年可能让大部分人记忆犹新。在这本书中，重症医学临床实践问题按不同章节进行讨论。具体来讲，我们将重症医学领域分为：呼吸、心脏与循环，感染，水、电解质、酸碱紊乱，肾衰竭和肾脏替代治疗，消化系统，风湿免疫，内分泌系统，以及神经系统和新型冠状病毒感染等部分。简单地讲，重症医学中多个领域与普通内科学相关，实际上，重症医学是一个内科亚专业，重点关注的是重症患者以及有创操作。例如，本书内容也适用于普通医学的实践活动。因此，这本书的目标读者包括重症医学实习生以及内科医师及其亚专业住院医师。

请让我讲解这部书"不应该是"，首先这本书的目标不是对主题给出全面的揭示，在讨论中也不是提供生理学的常识，而是提供在关键时机给出快速决策的能力。这本书的目的是成为一个快速参考之源，帮助决策重症监护，管理重症患者。它并不能影响内科医师的进一步阅读和对主题更深层次的理解的需要——特别重要的是重症医学部分生理学。医学是随着环境与新信息的变化而变化的实践学科。这本书并不能取代其他参考书。掌握疾病重要过程至关重要，因此对于建立首次处置决策，并确定下一步决策，应该去获取额外的信息。同样，这本书不能够涵盖所有的主题，作者必须选择性获取信息，因为这本书的目的是作为快速参考之源，我们选择的主题是重症医学中常见的问题，实习医生能够通过参考这本书解决这些问题。

这本书的格式与大多数教科书不同，主要是图表形式表达信息，包括示意图、表格和流程图。我们相信，这种格式将有助于实习医生在遇到紧急情况时可快速查找并参考。

这本书中使用的大部分参考文献都是开放可获取的，我们尽力选择适当的资源，使读者便于获取。

这本书中的4章是与 Robert S. Brown 博士共同合著，包括：水、电解质紊乱，酸碱紊乱，肾衰竭和肾脏替代治疗，以及新型冠状病毒感染与重症监护。

我们坚信您会发现这本书对您的日常实践很有帮助，我们期盼这本书的新版本会更好。

Alexander Goldfarb-Rumyantzev，MD，PhD，PhD

原著致谢

感谢我的家人，特别是我的母亲 Tatiana，我已故的叔叔 Veniamin，以及我的孩子 Levi 和 Ben，他们是我灵感的来源。

Alexander Goldfarb-Rumyantzev

致谢我的爱人 Judy、儿子 Bobby 和女儿 Debbie，已故的 Frank Epstein，他是我的导师、同事和 40 年的朋友，他们一直支持我的工作。

Robert S. Brown

献给我的同事、合著者和朋友——Alexander Goldfarb-Rumyantzev，MD，PhD，PhD。

这本书主要由 Alexander 完成，包括构思、结构和写作。他于 2021 年 1 月 18 日意外去世，这对我们所有人来说都是一个损失，他的创新思维、逻辑、勇气、智慧和幽默永不会被忘记。

Robert S. Brown，MD

目录

第一章　呼吸衰竭 …… 1
第二章　心脏重症与高血压 …… 30
第三章　肾衰竭与肾脏替代治疗 …… 60
第四章　水、电解质紊乱 …… 86
第五章　酸碱紊乱 …… 113
第六章　重症感染 …… 126
第七章　胃肠道危重症 …… 166
第八章　血液与肿瘤急危重症 …… 181
第九章　风湿病学，免疫学，变态反应 …… 203
第十章　内分泌危重症 …… 220
第十一章　中毒 …… 235
第十二章　神经系统危重症 …… 240
第十三章　新型冠状病毒感染与重症监护 …… 255
第十四章　常用公式和英文缩写 …… 271

第一章

呼吸衰竭

Alexander Goldfarb-Rumyantzev

肺

本章介绍了以急性呼吸衰竭和人工气体交换方法为主的重症医学两大范畴，如机械通气和体外膜气体交换。

诊断检查

胸部X线评估流程

- 技术方面：
  - 摄片（前后位/侧位片）、位置/旋转
  - 摄片质量和透光度
  - 吸气努力（肋骨数）
- 软组织评估
- 骨评估：肋骨、椎骨
- 心脏、纵隔、气管
- 肺部轮廓：肋膈角、膈肌、胸腔积液/气胸
- 肺实质：
  - 肺门扩张[充血性心力衰竭（congestive heart failure，CHF）时的静脉扩张、先天性缺陷时的动脉扩张、淋巴结、肿瘤肿块]
  - 肺实质改变（如渗出、肺水肿）

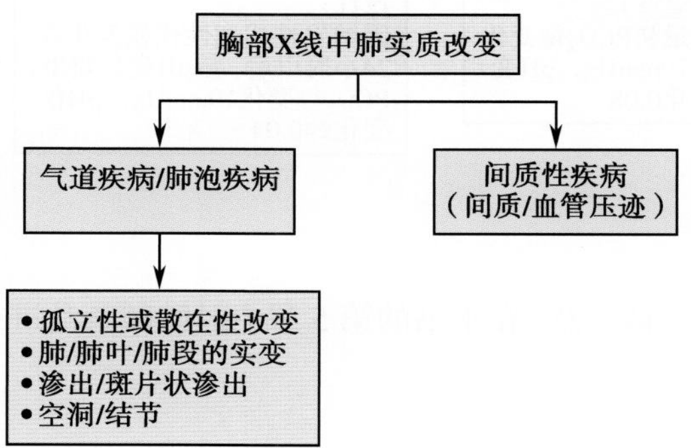

肺功能检查的解读

肺功能检查用于限制性（由胸外或胸内疾病引起）或阻塞性肺疾病的诊断及分期。限制性肺疾病会引起肺部扩张受限，从而导致肺容积减少（如肥胖、间质性肺疾病）。另一方面，在阻塞性肺疾病中，肺容积通常保持不变，但出现可能与支气管痉挛或其他气道阻塞相关因素引起的气流受损。

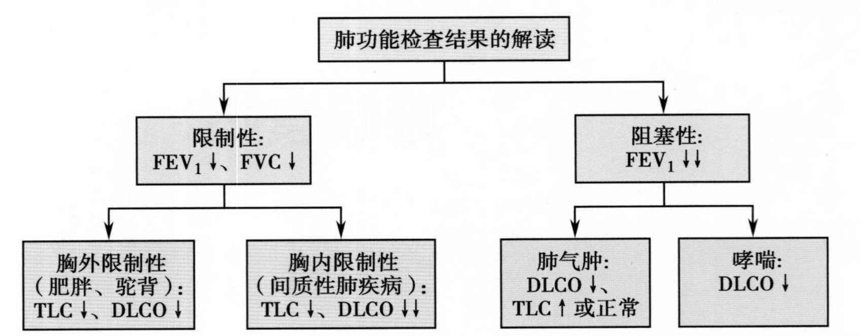

FEV_1，第一秒用力呼气容积；FVC，用力肺活量；TLC，肺总量；DLCO，肺一氧化碳弥散量。

动脉血气分析

酸碱紊乱的诊断流程

下图提供了经结合血浆化学法测得动脉血气（arterial blood gases，ABGs）的解读流程。使用此流程，首先要检查 pH 并明确酸血症或碱血症，然后使用血清电解质中的碳酸氢盐浓度和二氧化碳分压来进一步确定导致疾病的主要原因是与代谢还是呼吸相关。最后，通过计算检测是因原发性呼吸紊乱引起的继发性代谢性代偿还是因原发性代谢紊乱引起的继发性呼吸性代偿。如果都不是，则表示两种原发性紊乱同时存在，不是一种"简单"、单一原因的酸碱紊乱，而是一种"复杂"、不止一种原因的酸碱紊乱。

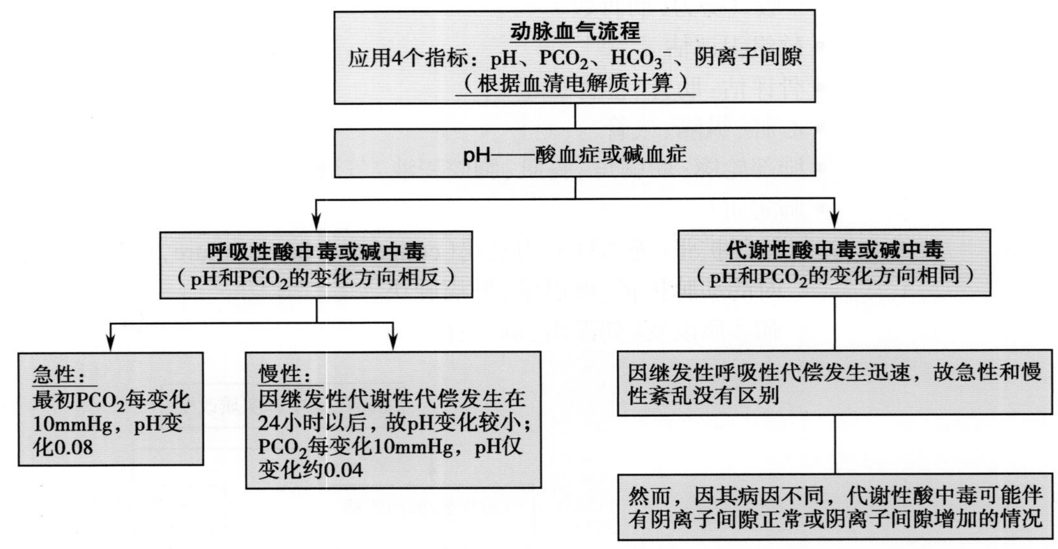

请注意，在本书的第 5 章中对酸碱紊乱进行更广泛的讨论。

胸腔积液

胸腔积液的正常量约为 10mL。引起胸腔积液的潜在病因有以下几个：液体形成增多（肺间质液体量增加、胸膜毛细血管内静水压增高、胸膜腔内压力降低、胸膜通透性增加、胸腔内液体蛋白水平升高、腹腔积液的增多破坏了胸腔内的血管及淋巴管）或液体吸收减少（引流胸膜液的淋巴管阻塞、胸膜水通道系统的破坏、全身血管压力升高）。诊断胸腔积液的病因首先要区分漏出液还是渗出液[2]。

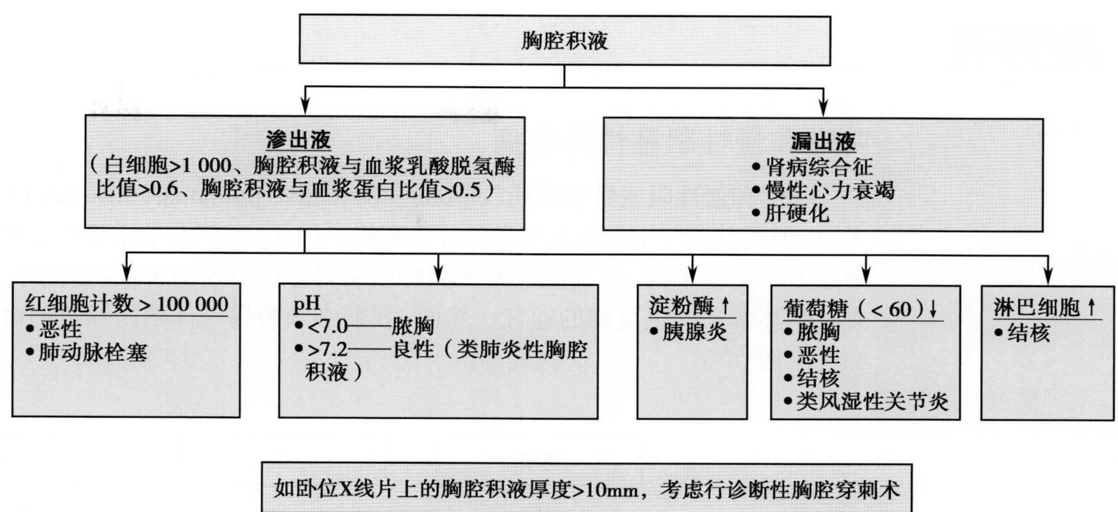

急性呼吸衰竭

急性呼吸衰竭是在重症医学科（intensive care unit，ICU）治疗的最常见疾病之一。相比那些需要收住ICU并危及生命的其他疾病不同的是呼吸衰竭存在直接风险，需要及时处理。简单来说，呼吸通过肺以氧的吸入及二氧化碳的排出方式进行气体交换。因此，呼吸衰竭可以被视为氧吸入不足或二氧化碳排出障碍。有些人将脓毒症导致的呼吸衰竭视为一种单独类型，而其他人则将其归类为低氧血症或通气不足。关于呼吸衰竭类型及其发病机制的流程图如下[3]，我们将具体描述。

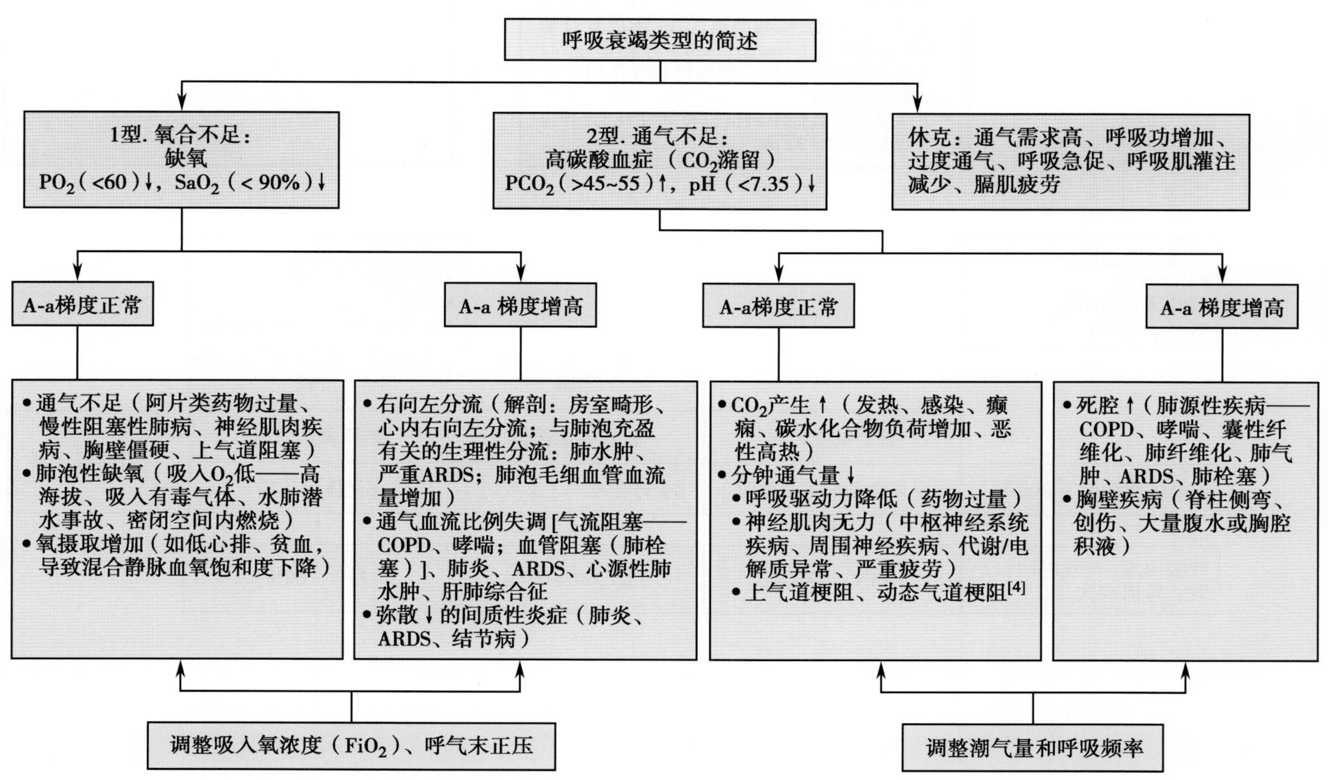

通气不足

哮喘和慢性阻塞性肺疾病

哮喘和慢性阻塞性肺疾病(chronic obstructive pulmonary disease，COPD)的病理生理不同，但因其通气不足而最终导致呼吸衰竭。因此，虽然非危重型稳定期哮喘和COPD的治疗方法可能不同，但当疾病发展到呼吸衰竭阶段时这两种疾病的治疗侧重点仍是缓解支气管痉挛并提供足够的通气。然而，我们必须警惕气体陷闭导致的血流动力学不稳定和气压伤[5,6]。

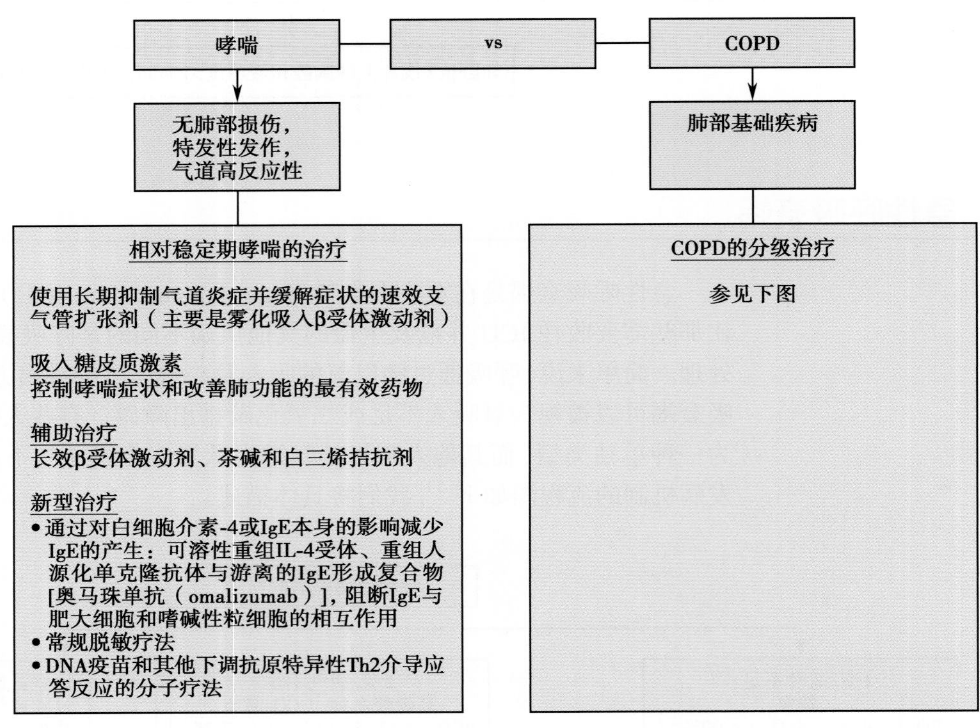

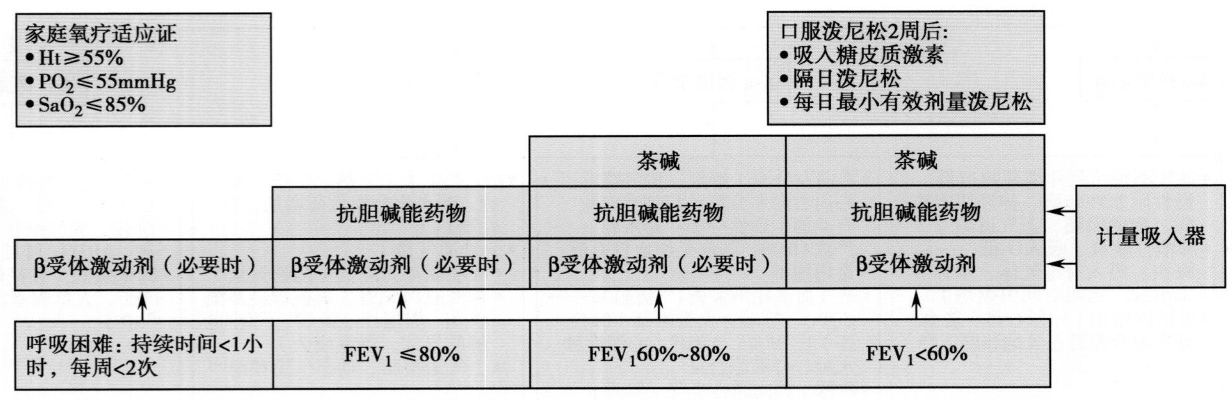

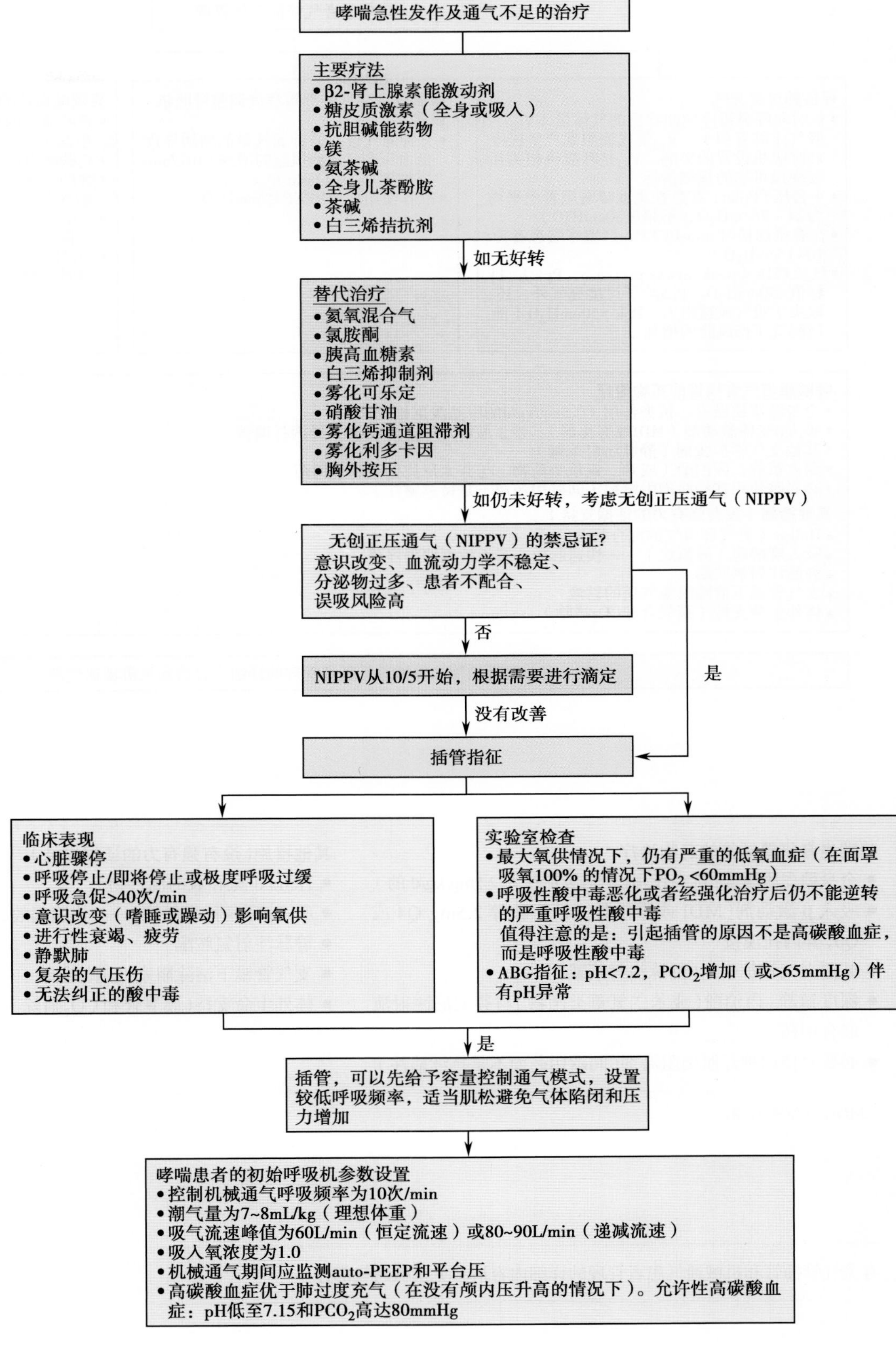
哮喘急性发作及通气不足的治疗
主要疗法
•β2-肾上腺素能激动剂
•糖皮质激素（全身或吸入）
•抗胆碱能药物
•镁
•氨茶碱
•全身儿茶酚胺
•茶碱
•白三烯拮抗剂
如无好转
替代治疗
•氦氧混合气
•氯胺酮
•胰高血糖素
•白三烯抑制剂
•雾化可乐定
•硝酸甘油
•雾化钙通道阻滞剂
•雾化利多卡因
•胸外按压
如仍未好转，考虑无创正压通气（NIPPV）
无创正压通气（NIPPV）的禁忌证?
意识改变、血流动力学不稳定、
分泌物过多、患者不配合、
误吸风险高
否
是
NIPPV从10/5开始，根据需要进行滴定
没有改善
插管指征
临床表现
•心脏骤停
•呼吸停止/即将停止或极度呼吸过缓
•呼吸急促>40次/min
•意识改变（嗜睡或躁动）影响氧供
•进行性衰竭、疲劳
•静默肺
•复杂的气压伤
•无法纠正的酸中毒
实验室检查
•最大氧供情况下，仍有严重的低氧血症（在面罩吸氧100%的情况下PO_2 <60mmHg）
•呼吸性酸中毒恶化或者经强化治疗后仍不能逆转的严重呼吸性酸中毒
值得注意的是：引起插管的原因不是高碳酸血症，而是呼吸性酸中毒
•ABG指征：pH<7.2，PCO_2增加（或>65mmHg）伴有pH异常
是
插管，可以先给予容量控制通气模式，设置较低呼吸频率，适当肌松避免气体陷闭和压力增加
哮喘患者的初始呼吸机参数设置
•控制机械通气呼吸频率为10次/min
•潮气量为7~8mL/kg（理想体重）
•吸气流速峰值为60L/min（恒定流速）或80~90L/min（递减流速）
•吸入氧浓度为1.0
•机械通气期间应监测auto-PEEP和平台压
•高碳酸血症优于肺过度充气（在没有颅内压升高的情况下）。允许性高碳酸血症：pH低至7.15和PCO_2高达80mmHg

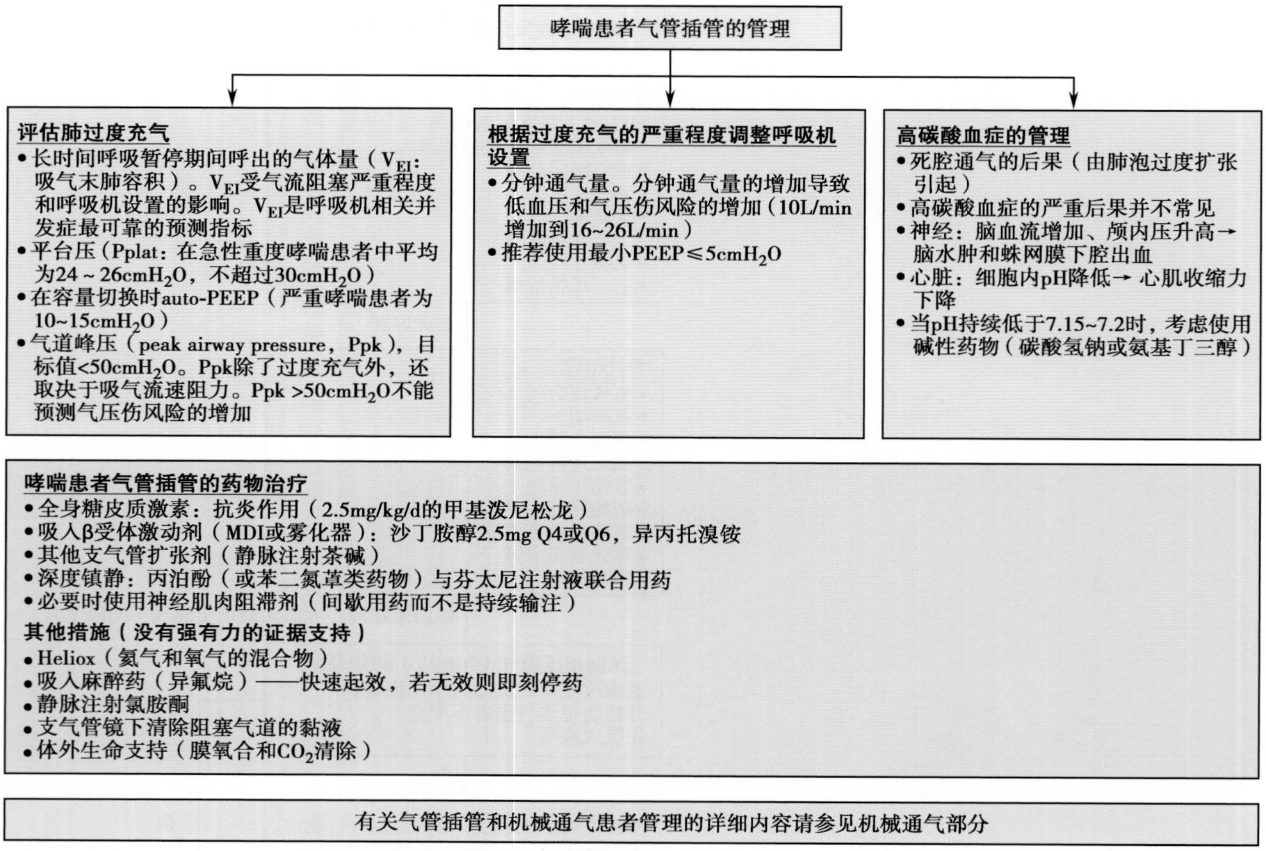

哮喘患者气管插管的管理

评估肺过度充气
- 长时间呼吸暂停期间呼出的气体量（V_{EI}：吸气末肺容积）。V_{EI}受气流阻塞严重程度和呼吸机设置的影响。V_{EI}是呼吸机相关并发症最可靠的预测指标
- 平台压（Pplat：在急性重度哮喘患者中平均为24～26cmH_2O，不超过30cmH_2O）
- 在容量切换时auto-PEEP（严重哮喘患者为10~15cmH_2O）
- 气道峰压（peak airway pressure，Ppk），目标值<50cmH_2O。Ppk除了过度充气外，还取决于吸气流速阻力。Ppk >50cmH_2O不能预测气压伤风险的增加

根据过度充气的严重程度调整呼吸机设置
- 分钟通气量。分钟通气量的增加导致低血压和气压伤风险的增加（10L/min增加到16~26L/min）
- 推荐使用最小PEEP≤5cmH_2O

高碳酸血症的管理
- 死腔通气的后果（由肺泡过度扩张引起）
- 高碳酸血症的严重后果并不常见
- 神经：脑血流增加、颅内压升高→脑水肿和蛛网膜下腔出血
- 心脏：细胞内pH降低→ 心肌收缩力下降
- 当pH持续低于7.15~7.2时，考虑使用碱性药物（碳酸氢钠或氨基丁三醇）

哮喘患者气管插管的药物治疗
- 全身糖皮质激素：抗炎作用（2.5mg/kg/d的甲基泼尼松龙）
- 吸入β受体激动剂（MDI或雾化器）：沙丁胺醇2.5mg Q4或Q6，异丙托溴铵
- 其他支气管扩张剂（静脉注射茶碱）
- 深度镇静：丙泊酚（或苯二氮䓬类药物）与芬太尼注射液联合用药
- 必要时使用神经肌肉阻滞剂（间歇用药而不是持续输注）

其他措施（没有强有力的证据支持）
- Heliox（氦气和氧气的混合物）
- 吸入麻醉药（异氟烷）——快速起效，若无效则即刻停药
- 静脉注射氯胺酮
- 支气管镜下清除阻塞气道的黏液
- 体外生命支持（膜氧合和CO_2清除）

有关气管插管和机械通气患者管理的详细内容请参见机械通气部分

哮喘患者气管插管的药物治疗
- 全身糖皮质激素：抗炎作用（甲基泼尼松龙 2.5mg/kg/d 的）
- 吸入 β 激动剂（MDI 或雾化器）：沙丁胺醇 2.5mg Q4 或 Q6，异丙托溴铵
- 其他支气管扩张剂（静脉注射茶碱）
- 深度镇静：丙泊酚（或苯二氮䓬类药物）与芬太尼注射液联合用药
- 必要时使用神经肌肉阻滞剂（间歇用药而不是持续输注）

其他措施（没有强有力的证据支持）
- Heliox（氦和氧的混合物）
- 吸入麻醉药（异氟烷）——快速起效，若无效则即刻停药
- 静脉注射氯胺酮
- 支气管镜下清除阻塞气道的黏液
- 体外生命支持（膜氧合和 CO_2 清除）

MDI，计量吸入器。

有关气管插管和机械通气患者管理的详细内容请参见机械通气部分

低氧性呼吸衰竭

引起低氧性呼吸衰竭的机制众多：氧供问题[急性呼吸窘迫综合征(acute respiratory distress syndrome，ARDS)、肺炎、肺水肿、高海拔]或肺灌注问题(肺栓塞、分流)。

以下是治疗低氧性呼吸衰竭的常规方案；我们还会更详细地讨论具体病例(ARDS，肺栓塞)。

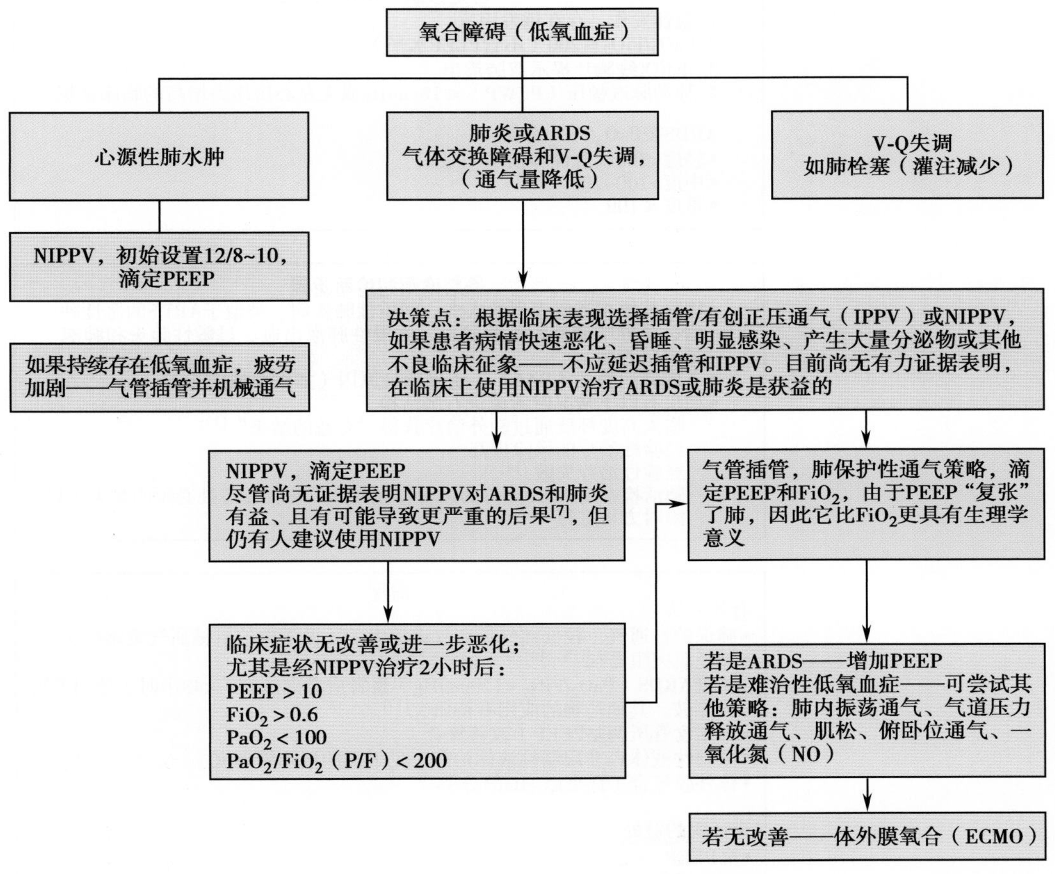

除了通气性呼吸衰竭和低氧性呼吸衰竭外，将脓毒症引起的呼吸衰竭被列为一个单独类型，但实际上，它在很大程度上是多种因素共同作用的结果。气管插管和 IPPV 是治疗脓毒症引起的呼吸衰竭患者的首选方法。

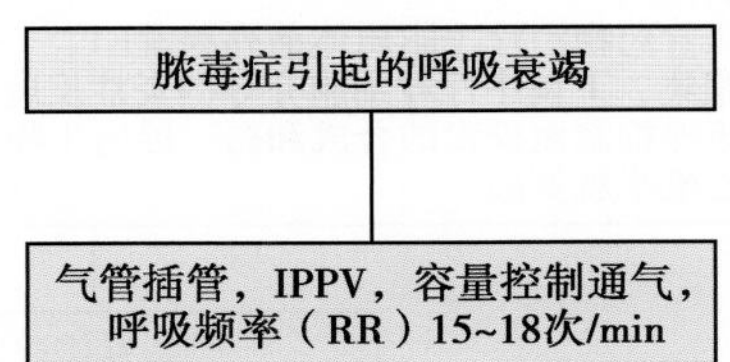

急性呼吸窘迫综合征(ARDS)

ARDS 的特征是肺泡毛细血管通透性增加、弥漫性肺泡损伤、以及蛋白质样肺泡水肿。病死率仍然很高(＞40%),并且在 1994—2006 年期间似乎没有下降[8]。此外,因发病率高、治疗手段相对有限,使得 ARDS 在 ICU 中成为一个严重且大多未能解决的问题[1,3,9-12]。

确定诊断：ARDS定义

1. 急性发作，存在诱发因素
2. PaO_2/FiO_2≤200（不管PEEP水平）
3. 正位X线胸片提示双肺渗出
4. 肺动脉嵌顿压（PCWP）≤18mmHg或无左心房压力增高的临床证据

ARDS按PaO_2/FiO_2 分类
- 轻度<300或急性肺损伤（ALI）
- 中度>100~200
- 重度≤100

鉴别诊断和诊断步骤

- 排除其他相类似表现的疾病：间质性肺疾病、类似于ARDS的恶性肿瘤、急性嗜酸性粒细胞肺炎、弥漫性肺泡出血、过敏性肺炎和肺泡蛋白沉着症
- 考虑肺泡灌洗（BAL）：明确感染原因（如细菌或病毒）
- 如果有以下情况时考虑进行肺活检
  - 临床高度怀疑通过额外治疗获得“有益的结果”[13]
  - 经验性治疗的风险极高
  - 经验性治疗失败[14]
  - 肺活检在高PEEP支持的患者存在很大风险，故益处必须明显大于风险时方可进行

治疗

有效方法
- 肺保护性通气（较低潮气量和气道压力）（见下面的机械通气策略框）
- 神经肌肉阻滞剂[15，16]
  重度ARDS（PaO_2/FiO_2 <120mmHg）患者应考虑短期（<48小时）使用顺阿曲库铵，其他药物的应用有待研究[17]
- 根据食管压调整PEEP（改善氧合）
- 限制性液体Vs非限制性液体治疗（见下面的液体管理框）
- 体外膜氧合（详见ECMO部分）

未证实的益处
- 高PEEP
- 高频通气
- 早期俯卧位
- 持续使用表面活性剂对30天生存率、机械通气时间或生理功能没有影响
- 活化蛋白C（activated protein C，APC）
- 粒细胞巨噬细胞刺激因子（granulocyte-macrophage colony-stimulating factor，GM-CSF）
- 肺动脉导管
- 甲基泼尼松龙/糖皮质激素（疗效可疑）。一些人建议对临床症状没有改善的重度ARDS患者进行泼尼松2~4mg/kg试验性治疗7~14天。排除或治疗全身感染
- ω-3脂肪酸（可能有害）
- β-2激动剂
- 抗氧化剂
- 扩血管药物治疗（脂质体前列腺素E1，一氧化氮）。脂质体PGE1阻断血小板聚集，下调中性粒细胞介导的炎症反应，致血管扩张
- 酮康唑抑制血栓素的合成和白三烯的生物合成
- N-乙酰半胱氨酸

一些特殊治疗方法

液体管理

- 过量补液可能引起肺水肿加剧或氧合下降。另一方面，血容量不足可能引起心输出量减少和器官灌注不足。监测器官功能障碍的生化标志物和乳酸水平
- 如患者贫血 [红细胞压积（Hct）<21]，可输注红细胞悬液来扩容
- 可输注晶体或胶体
- 减容可使用利尿剂来实现

机械通气

- 优化镇静和镇痛
- 较低的初始潮气量（6~8mL/kg），跨肺压不超过30~35cmH_2O
- 在FiO_2 < 60%情况下，滴定PEEP使动脉血氧饱和度 > 90%（PEEP通常在5~12cmH_2O之间）
- 低容-低压通气（平台压<30cmH_2O）可以减少机械牵张改善ARDS的预后，但可能导致低氧血症、肺顺应性差、严重的呼吸性酸中毒[11]
- 尽可能避免氧中毒（FiO_2 <0.6）
- 反比通气（吸气时间大于呼气时间）可能以通气为代价来改善肺复张。对$PaCO_2$的影响是"允许性高碳酸血症"[在开始静脉注射碳酸氢盐或三羟甲基氨基甲烷（THAM）缓冲剂之前，保持静态气道峰压<40cmH_2O，维持氧饱和度>90%，允许pH值低至7.15。允许性高碳酸血症患者需要用更高剂量的异丙酚来镇静]
- 考虑俯卧位下的机械通气[1]
- 吸入百万分之10的一氧化氮可改善VQ匹配和氧合，但未显示改变预后
- 高频振荡通气（请参阅更具体标准[10]）
- 气道压力（释放）通气（肺复张的另一种方法）
- ECMO

结果：症状缓解很慢，病死率仍很高

缓解机制

- 肺水肿重吸收
- 上皮和内皮屏障修复
- 终末气道炎性细胞和渗出液的清除

死亡原因[15]

- 基础疾病或损伤
- 脓毒症
- 不可逆的呼吸衰竭
- 持续缺氧引起多系统器官衰竭

间质性肺疾病与肺纤维化

潜在的间质性肺疾病（interstitial lung disease，ILD）可能是低氧性呼吸衰竭的原因之一。ILD 是指累及肺间质（肺泡上皮、肺毛细血管内皮、基底膜、血管周围和淋巴管周围组织）的肺部疾病[19]。关于 ILD 管理的详细讨论超出了本章的范围；我们将在下面简要地讨论 ILD 的病因和诊断方法。

间质性肺疾病

慢性间质性肺疾病

肉芽肿性疾病
- 未知原因（结节病，朗格汉斯细胞肉芽肿等）
- 已知原因（过敏性肺炎，某些药物、吸入因素）

遗传因素
- 结节性硬化
- 神经纤维瘤
- 代谢性贮积症

吸入因素
- 职业
- 环境
- 家庭（鸟类、宠物）和其他

胶原血管/结缔组织疾病
- 系统性红斑狼疮（SLE）

特发性肺纤维化

其他
- 闭塞性细支气管炎
- 嗜酸性粒细胞性肺炎
- 医源性（药物、放射性治疗）
- 淋巴管平滑肌瘤病
- 呼吸性细支气管炎
- 胃食管反流病（gastroesophageal reflux disease，GERD）

急性肺间质性改变

确定潜在因素
- 细菌性或病毒性肺炎
- 非肺部感染引起的脓毒症
- 胃内容物误吸
- 严重创伤伴休克
- 少见：急性胰腺炎、输血、药物反应、真菌和寄生虫肺部感染

危险因素
- 长期酗酒
- 脓毒症休克引起的多器官功能衰竭
- 其他:胰腺炎、溺水、体外循环术后
- 吸烟暴露（由血浆可替宁水平来衡量）
- 与此相关的变异基因超过25个

诊断步骤[20]
- 病史、查体、实验室检查
- 胸部影像（高分辨CT）
- 支气管镜检查 [如需要支气管肺泡灌洗液（BAL）检测]，内窥镜下肺活检
- 外科肺活检 [如电视辅助胸腔镜手术（video-assisted thoracic surgery，VATS）]

特殊类型ILD的治疗[20]

特发性肺纤维化：
支持治疗、抗反流措施、N-乙酰半胱氨酸、肺移植

结节病：
糖皮质激素、甲氨蝶呤、英夫利西单抗、肺移植

非特异性间质性肺炎：
糖皮质激素、麦考酚酯、其他免疫抑制剂、肺移植

隐源性机化性肺炎：
糖皮质激素、其他免疫抑制剂、大环内酯类

过敏性肺炎：
糖皮质激素、其他免疫抑制剂、肺移植

嗜酸性粒细胞性肺炎：
皮质类固醇、其他免疫抑制剂

结缔组织疾病相关ILD：
糖皮质激素、麦考酚酯、其他改善病情的抗风湿药物（DMARD）、抗反流治疗、肺动脉高压治疗、肺移植

急性间质性肺炎/弥漫性肺泡损伤：
糖皮质激素、细胞毒性药物

肺栓塞

确诊肺栓塞（pulmonary embolism，PE）后，治疗方案为：①抗凝；②溶栓 / 取栓；③如有抗凝禁忌——放置静脉过滤器。肺栓塞的治疗如下图所示[21]。

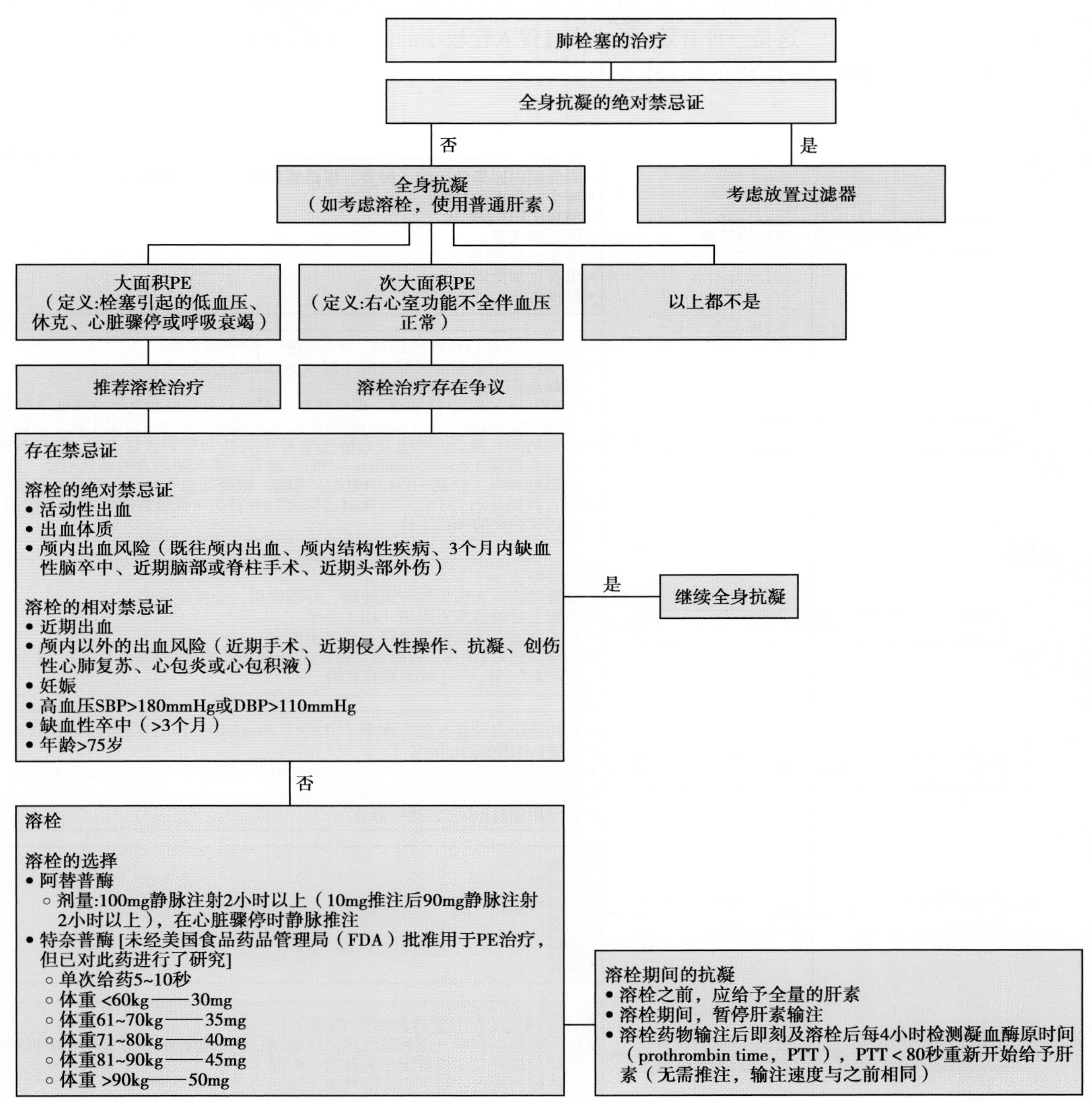

机械通气

无创正压通气

无创正压通气（Noninvasive Positive Pressure Ventilation，NIPPV）是气管插管和有创机械通气的替代方案，可用于通气性（COPD、哮喘）和低氧性（心源性肺水肿）呼吸衰竭[22]。这是一种有效、低成本且侵入性较小的治疗方法，但目前的证据只支持应用于阻塞性肺疾病和心源性肺水肿。

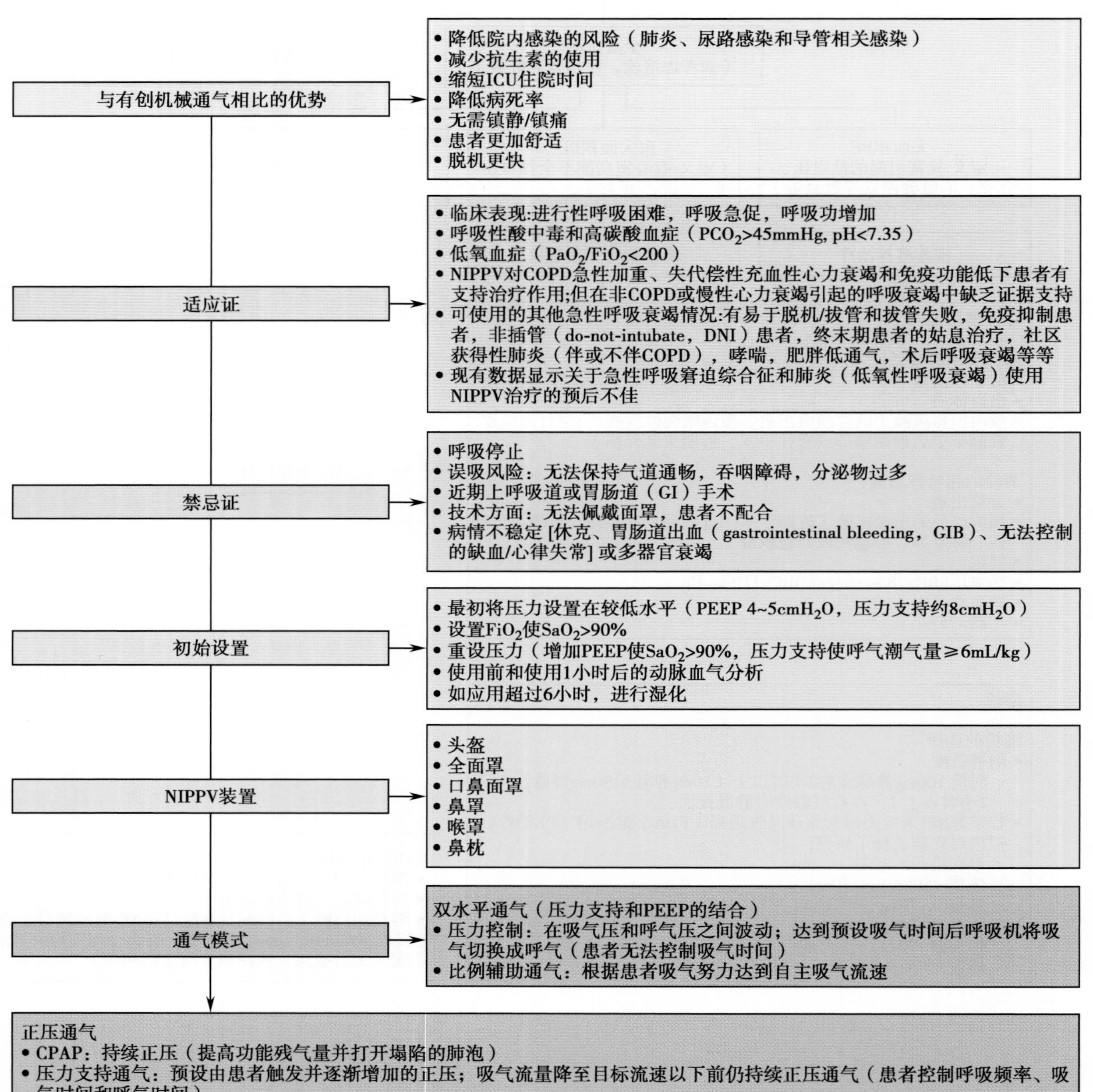

气管插管

插管是危重患者最常用的操作之一。尽管一些适应证非常明确，然而存在无法直接插管的灰色地带，大多数情况是基于患者病情是否进一步恶化来决定。与其他侵入性操作一样，插管也会引起并发症的出现，并根据机械通气需要使用镇静、有时需要肌松，在风险 - 收益分析中也应当考虑这些因素[5]。

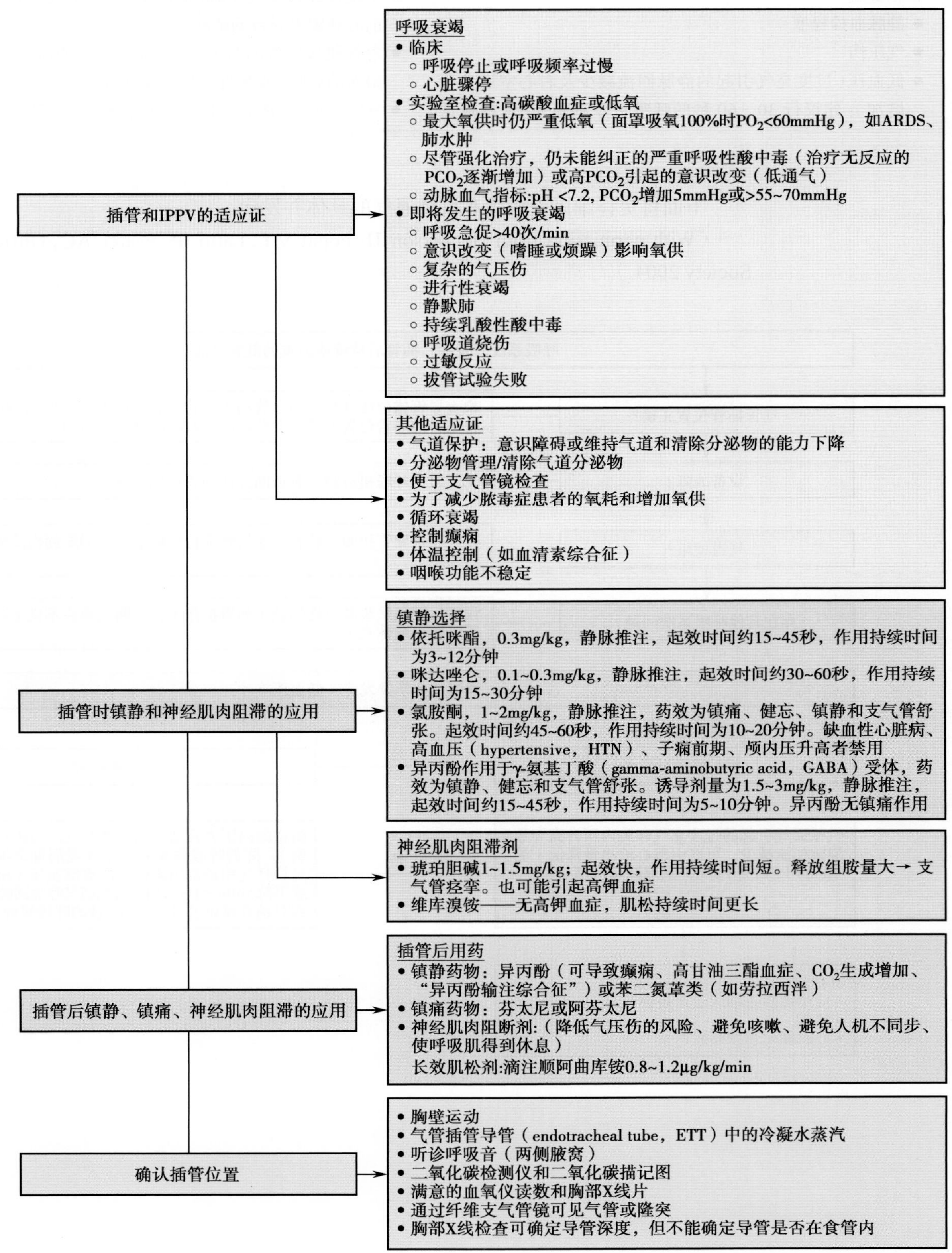

插管和机械通气并发症

IPPV 并发症
● 呼吸机相关性肺炎 ● 脓毒症 ● 静脉血栓栓塞 ● 气压伤 ● 低血压（过度充气引起的静脉回流减少及右心室后负荷增加）：建议行 30～60 秒的呼吸暂停试验，快速补液试验，如效果不好，考虑气胸或心肌抑制 ● 中枢神经系统（central nervous system，CNS）损伤（插管前心肺骤停导致的脑缺氧） ● 急性肌病导致的肌无力（可能是糖皮质激素和神经肌肉阻滞的影响，或是由于肌肉长时间几乎不活动导致） ● 气胸（钝性分离放置胸管避免穿破过度充气的肺）

下面将更详细讨论插管和机械通气的具体并发症。

（With permission from Henderson JJ，Popat MT，Latto IP，Pearce AC，Difficult Airway Society 2004.）

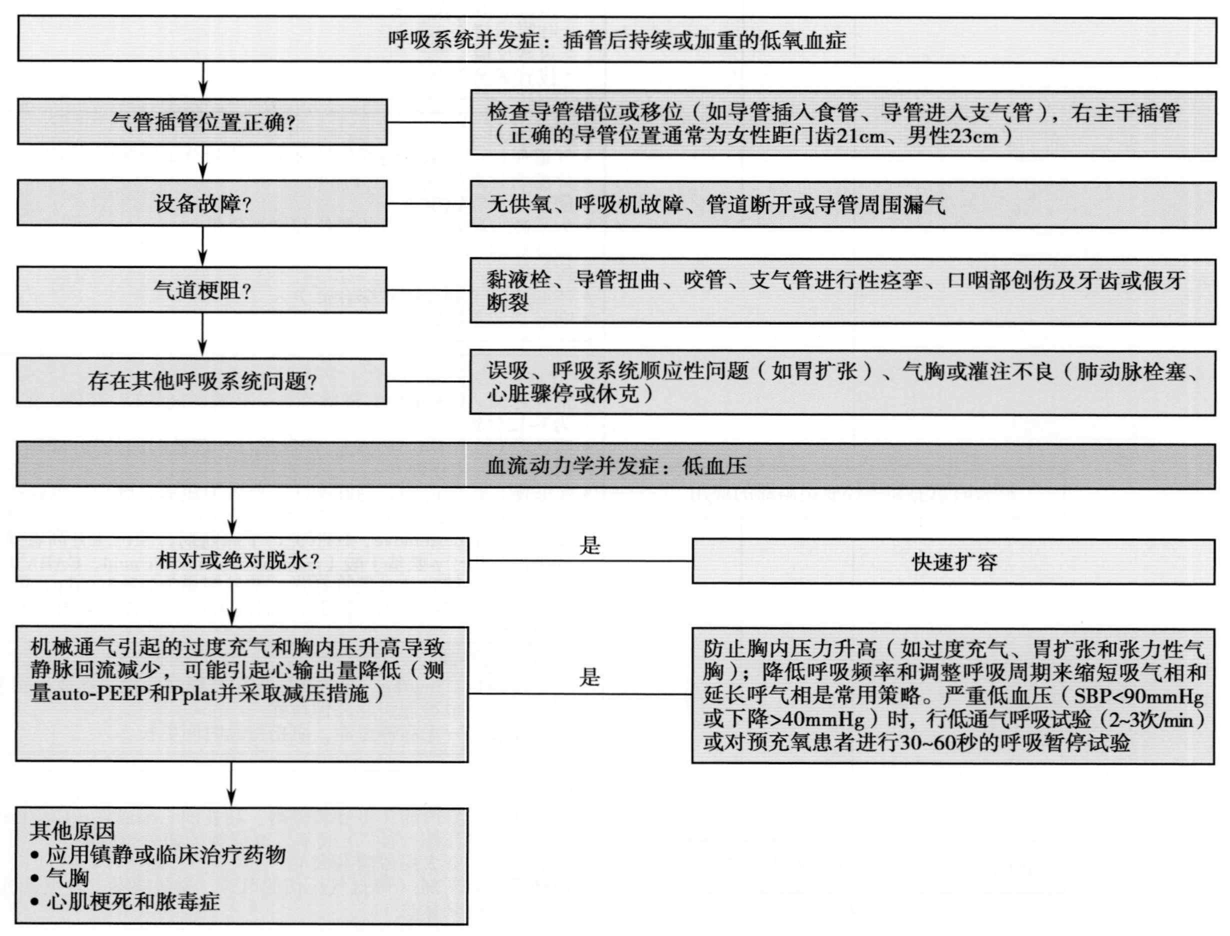

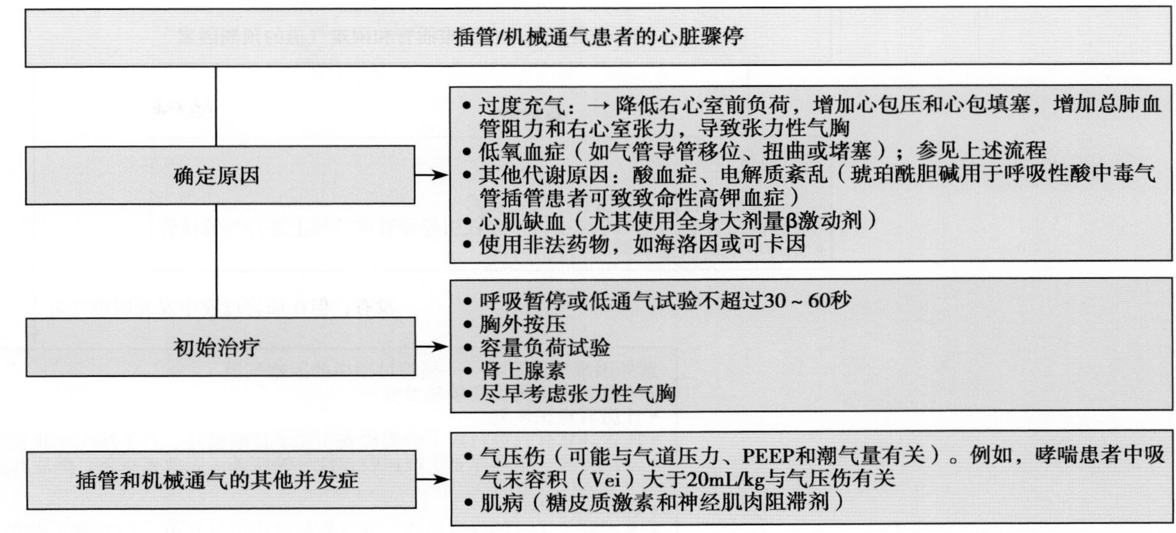

困难气道

困难气道是指困难面罩通气和困难气管插管两种不同的临床情况[7,23,24]。

困难气管插管

- 可视喉部困难（无法直接行喉镜检查）
- 解剖异常（喉或气管扭曲或狭窄）

预测：与气道困难相关的情况

- 面部解剖 / 发育异常
  - 嘴小，舌头大，牙齿畸形
  - 肥胖，晚期妊娠，肢端肥大症
- 无法张口
- 颈椎无法搬动 / 异常
  - 短颈 / 肥胖
  - 颈椎活动能力差
- 咽部和喉部异常
  - 高位或前位喉
  - 深瓣膜
  - 肿瘤
  - 声门下狭窄
  - 会厌解剖异常

其他预测

- 既往困难气道史
- 年龄＞55 岁
- 身体质量指数＞26kg/m^2
- 胡须的存在
- 缺牙
- 打鼾史

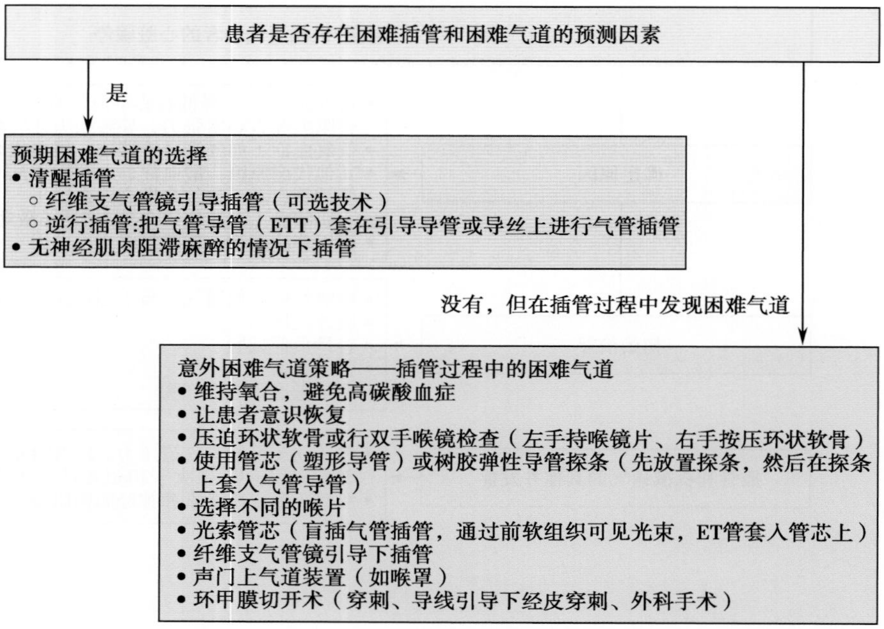

患者是否存在困难插管和困难气道的预测因素

是

预期困难气道的选择
- 清醒插管
  - 纤维支气管镜引导插管（可选技术）
  - 逆行插管:把气管导管（ETT）套在引导导管或导丝上进行气管插管
- 无神经肌肉阻滞麻醉的情况下插管

没有，但在插管过程中发现困难气道

意外困难气道策略——插管过程中的困难气道
- 维持氧合，避免高碳酸血症
- 让患者意识恢复
- 压迫环状软骨或行双手喉镜检查（左手持喉镜片、右手按压环状软骨）
- 使用管芯（塑形导管）或树胶弹性导管探条（先放置探条，然后在探条上套入气管导管）
- 选择不同的喉片
- 光索管芯（盲插气管插管，通过前软组织可见光束，ET管套入管芯上）
- 纤维支气管镜引导下插管
- 声门上气道装置（如喉罩）
- 环甲膜切开术（穿刺、导线引导下经皮穿刺、外科手术）

拔管

早期脱机是有益的。在延迟停用机械通气组中经观察发现，患者病死率更高、肺炎发生率增加、住院时间更长。虽然有选择偏差的可能性，但如果患者做好拔管准备且满足拔管指征，不应延长拔管和机械通气时间。尽管如此，在所有拔管和停止机械通气的患者中约有 15% 的患者仍需在 48 小时内再次插管。以下是脱机和拔管的方法[25]。

缩短机械通气时间的策略
- ARDS 患者小潮气量通气（6mL/kg 理想体重）
- 镇静
  - 行自主呼吸试验前每日唤醒患者（停止镇静剂）
  - 不用镇静剂
- 早期物理治疗
- 保守液体管理
- 减少呼吸机相关性肺炎的策略

常规标准
- 血流动力学稳定
- PaO_2/FiO_2＞200 伴 PEEP≤5
- 导致呼吸衰竭的潜在疾病改善

其他标准
- 临床状况改善
- 氧合满意
- pH 7.33～7.48 伴可接受的 $PaCO_2$
- 呼吸频率（RR）≤25
- 肺活量≥10mL/kg
- 最大吸气压≤25cmH_2O
- 潮气量＞5mL/kg

在 1 分钟 T 管试验期间 RR/TV（即浅快呼吸指数或 RSBI）≤105

PEEP，呼气末正压。

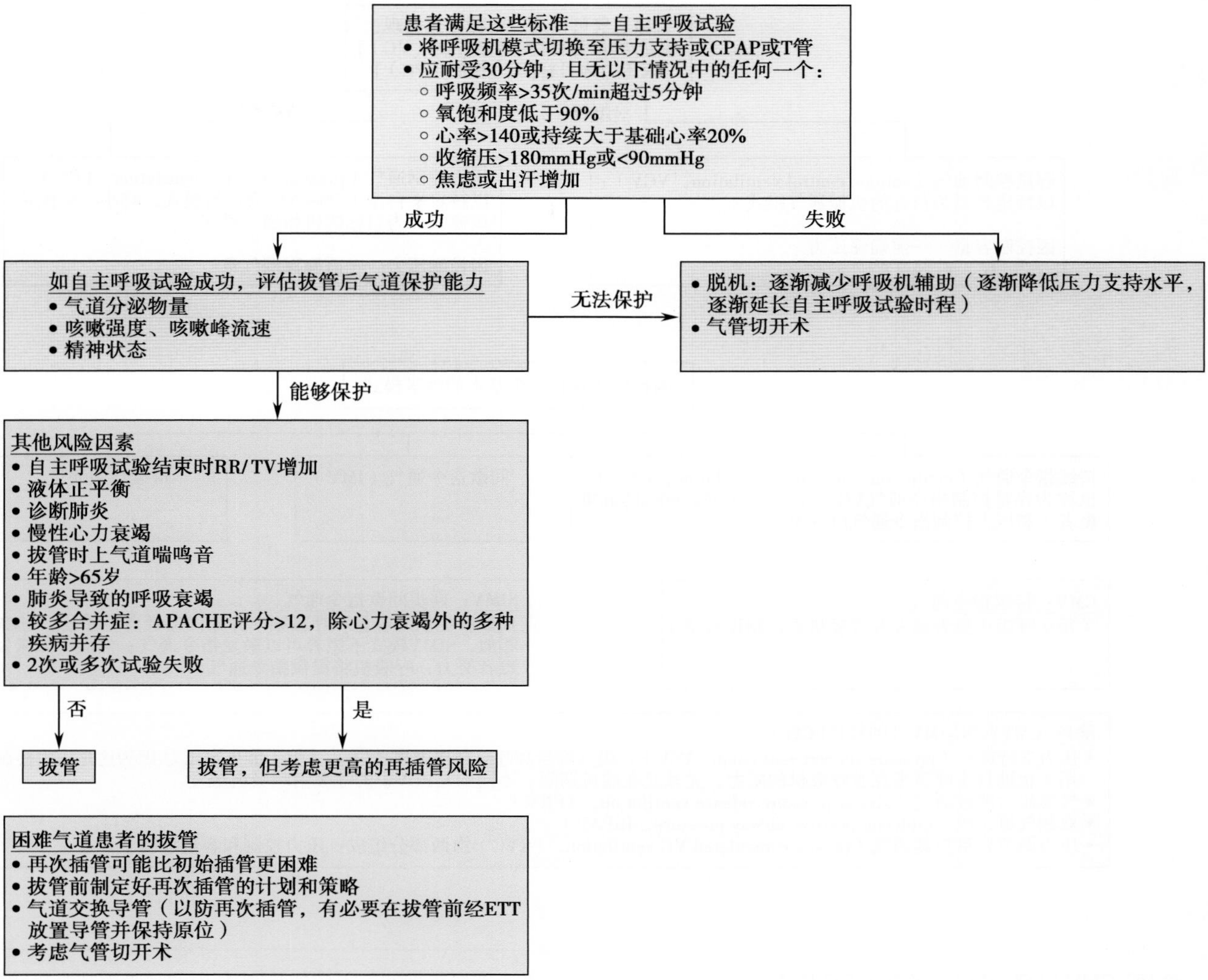

患者满足这些标准——自主呼吸试验
- 将呼吸机模式切换至压力支持或CPAP或T管
- 应耐受30分钟，且无以下情况中的任何一个：
  - 呼吸频率>35次/min超过5分钟
  - 氧饱和度低于90%
  - 心率>140或持续大于基础心率20%
  - 收缩压>180mmHg或<90mmHg
  - 焦虑或出汗增加

成功 → 如自主呼吸试验成功，评估拔管后气道保护能力
- 气道分泌物量
- 咳嗽强度、咳嗽峰流速
- 精神状态

失败 →
- 脱机：逐渐减少呼吸机辅助（逐渐降低压力支持水平，逐渐延长自主呼吸试验时程）
- 气管切开术

无法保护 → 脱机/气管切开术

能够保护 → 其他风险因素
- 自主呼吸试验结束时RR/TV增加
- 液体正平衡
- 诊断肺炎
- 慢性心力衰竭
- 拔管时上气道喘鸣音
- 年龄>65岁
- 肺炎导致的呼吸衰竭
- 较多合并症：APACHE评分>12，除心力衰竭外的多种疾病并存
- 2次或多次试验失败

否 → 拔管

是 → 拔管，但考虑更高的再插管风险

困难气道患者的拔管
- 再次插管可能比初始插管更困难
- 拔管前制定好再次插管的计划和策略
- 气道交换导管（以防再次插管，有必要在拔管前经ETT放置导管并保持原位）
- 考虑气管切开术

机械通气细节

机械通气模式

通气模式由3个因素决定[26]：

- 触发：自主（指患者努力）或呼吸机（呼吸机或患者触发呼吸）：辅助控制（assist control，AC）或间歇指令通气（intermittent mandatory ventilation，IMV）。变化的流量波形表示IMV。
- 目标：压力控制（pressure control，PC）（压力为目标）或容量控制（volume control，VC）。容量控制时压力随呼吸变化；压力控制时容量随呼吸变化（每次呼吸的压力应该是固定的）。
- 切换：吸气相向呼气相转换方式：时间、容量或流速/压力。

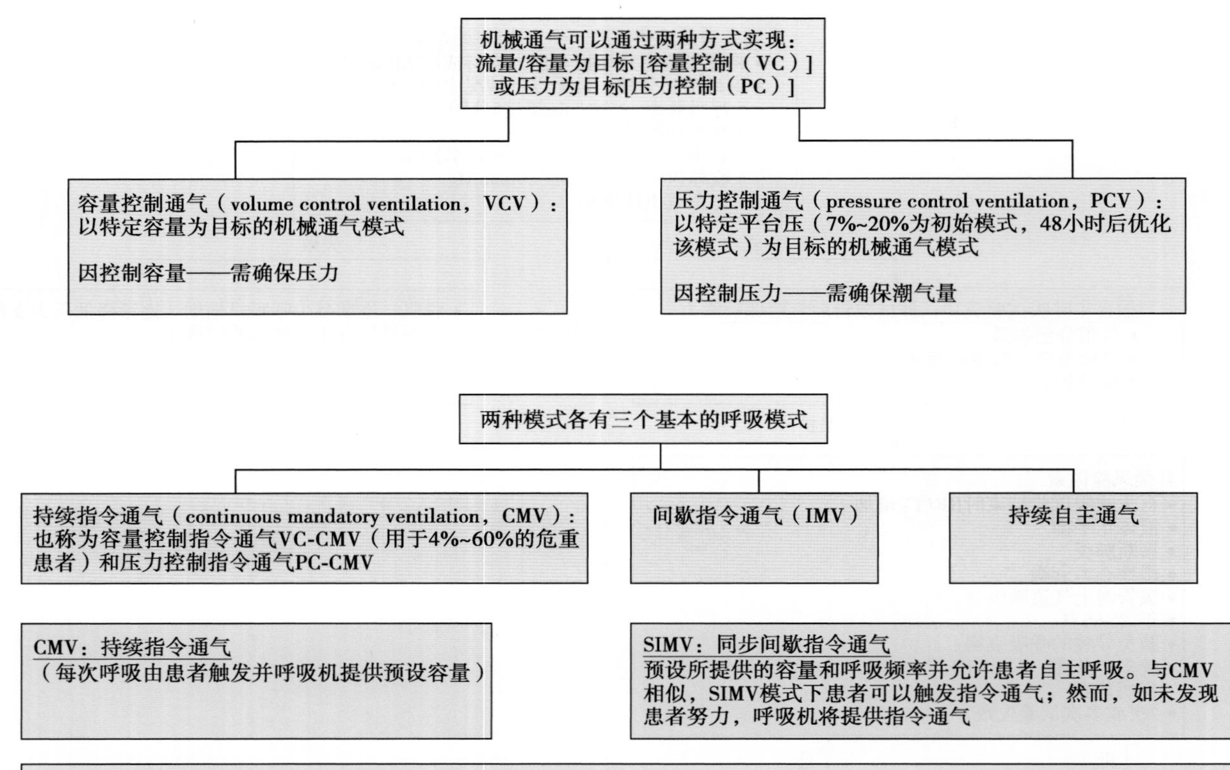

除 PC-CMV 和 PC-IMV 外的其他 PC 模式

- 压力支持通气(pressure support ventilation, PSV):吸气容量和呼吸频率由患者决定(但不能决定压力,因为这是压力控制),用于辅助自主呼吸来克服呼吸机的阻力,尤其是在脱机期间。不同的是 PCV 中的呼吸由呼吸机触发
- 气道压力释放通气(APRV)
- 双相气道正压
- 压力调节容量控制通气(PRVC)由两部分组成:PC 和 VC

PC-CMV,压力控制 - 持续指令通气。

压力控制(PC)与容量控制(VC)

	压力控制	容量控制
触发	患者或时间	患者或时间
设置通气变量	吸气压力 压力上升时间 RR 吸气时间(Ti)或吸呼比(I∶E) 影响氧合的变量:PEEP 和 FiO_2	潮气量(TV/Vt),呼吸机在每次呼吸过程中使用相同的流速 - 时间波形 RR 吸气时间(Ti)或吸呼比(I∶E) 影响氧合的变量:PEEP 和 FiO_2
因变量	容量和流速:随呼吸力学和患者的努力而变化	气道压力
压力和流速波形	吸气过程中的压力波形几乎是恒定的(方形),流速波形是一种递减波	VC-CMV 中最常见的吸气流速波形为方波;也可以使用其他流速波形[如:斜波(递增或递减波)或正弦波]

续表

	压力控制	容量控制
吸呼气切换	由时间或流速决定	时间或容量
气道峰压(Ppk)	PC-CMV 中 Ppk 由呼吸机保证,不会超过预设的压力限制	VC-CMV 中的 Ppk 是弹性和气道阻力加上流量输送过程中系统中的气道初始压力之和
潮气量(TV)	取决于驱动压、呼吸系统阻力 / 顺应性和吸气时间(Ti)	预先设置

Ppk,气道峰压;VC-CMV,容量控制指令通气。

PC 通气

- 限制最大气道压
- 可引起潮气量和每分钟通气量的变化
- 将吸气压力滴定至达到目标潮气量(tidal volume,TV)
- 吸气流速和流速波形由呼吸机决定(以维持吸气压力为方形)

VC 通气

- 预设安全的潮气量和每分钟通气量
- 临床医生需要适当设置吸气流速、流速波形和吸气时间
- 顺应性降低、阻力增加或主动呼气导致气道压力增加,并可能增加呼吸机相关性肺损伤的风险

容量控制通气(VCV)和压力控制通气(PCV)的优势可以在双重控制模式下结合,即以容量为目标、压力限制和时间切换[27]。

	压力控制	容量控制
原理	设置吸气压力水平、PEEP、I:E、RR 和 FiO_2 TV 随患者情况(顺应性、气道 / 导管阻力)和驱动压(吸气末气道平台压力与 PEEP 之差;也可以用 TV 与呼吸系统顺应性之比来表示。有证据表明,应将驱动压保持在 14cmH$_2$O 以下)而变化	设置 TV、PEEP、RR、吸气压力水平、PEEP、I:E 和 F_iO_2
优势	PC 有利于改善氧合[28] ● 用增加平均气道压来改善氧合 ● 延长肺复张持续时间(肺泡开放更早并维持时间更长) ● 防止气压伤(避免压力过高) ● 可以改善患者呼吸做功和舒适度(初始高流速可防止"流速饥饿") ● 限制输送到肺部的最大气道压 ● PCV 可降低呼吸做功并改善有增加和变化的呼吸需求患者的舒适度[27]	VC 有利于改善通气[28] ● 确保 TV 使每分钟通气量更稳定 ● 在一系列肺部特征变化中,每分钟通气量保持稳定 ● 初始流速低于压力控制模式,即避免了与高气道阻力相关的早期峰压[28]
劣势	● TV 和分钟通气量可变并取决于呼吸系统顺应性 ● 容量无法控制可能会导致"容积伤"(过度膨胀) ● 若气道阻力高,早期高吸气流速可能会超过压力极限[28] ● 对于没有自主呼吸的患者,PCV 与 VCV 相比没有优势[27]	● 平均气道压较低 ● 顺应性差的部位的肺复张可能较差 ● 漏气的情况下,平均气道压可能不稳定 ● 流量不足可能导致人机不同步[28]
使用的具体情况		

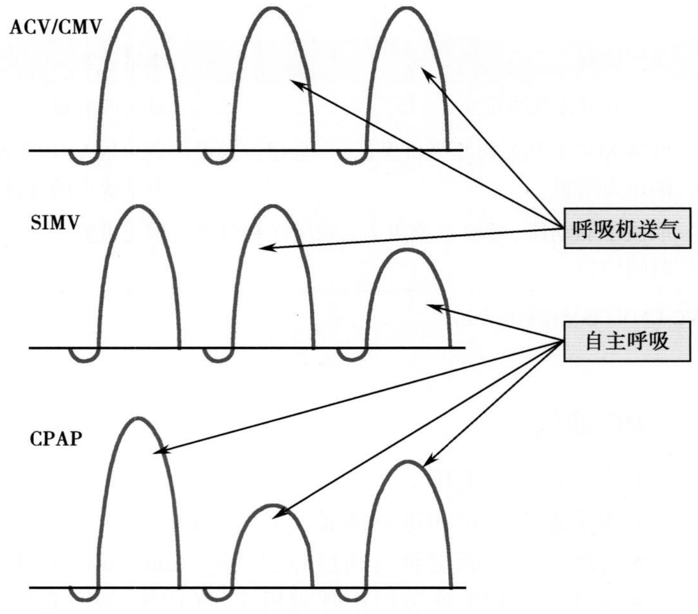

机械通气临床目标	
● 纠正低氧血症 ● 纠正急性呼吸性酸中毒 ● 缓解呼吸窘迫 ● 预防或纠正肺不张 ● 纠正呼吸肌疲劳	● 允许镇静和/或神经肌肉阻滞 ● 降低全身或心肌耗氧量 ● 降低颅内压 ● 稳定胸壁

通气衰竭患者的初始呼吸机设置	
● 控制通气，如辅助控制，偶有其他模式（如 PRVC，CMV） ● 呼吸频率：10 次 /min（最初为 8～16 次 /min），取决于所需 $PaCO_2$（目标 $PaCO_2$/ 实际 $PaCO_2$= 目标频率 / 实际频率） ● TV=6～8mL/kg 理想体重，首先计算理想体重：男性：50+2.3×［身高（英寸）-60］；女性：45.5+2.3×［身高（英寸）-60］（1 英寸≈2.54cm）	● 吸气峰流速如 80～90L/min 可缩短吸气时间并延长呼气时间 ● 初始设置 FiO_2 为 1.0，再调整以满足合适的氧合 ● PEEP——提供呼气压以防止水肿的小气道闭塞，提示氧合不足时（从 5 开始，增加 2～5 以维持 PaO_2 ≥60mmHg，当 PEEP＞12 时，有时需要 S-G 导管） ● 压力支持 = 支持吸气压力（= 气道峰压 /3）

S-G，气囊漂浮导管。

呼吸机常见故障的排除

氧饱和度下降	D——导管移位、漏气 / 气囊破裂（引起吸入与呼出 TV 差异） O——阻塞（导管或过滤器）：峰压升高 P——气胸（人工气囊通气时感到阻力，峰值和平台压升高）、肺栓塞（PE）、实质性疾病（X 线片恶化）、肺内分流 E——设备故障（罕见） R——胸廓僵硬（压力增加） 措施：检查导管、气囊压力，检查呼吸机参数（峰压和平台压、吸入气和呼出气 TV），断开呼吸机和人工气囊，查看是否有阻力（导管阻塞、气胸、胸壁僵硬），如随着人工气囊通气氧饱和度改善（提示呼吸机设置问题）。如是 ARDS——俯卧位通气和镇静

续表

峰压升高[29、30]	● 如患者有低血压时——考虑胸内压升高：严重的 auto-PEEP 或张力性气胸。撤掉呼吸机和人工气囊（如 auto-PEEP）时低血压改善。如患者没有改善——考虑导管梗阻或气胸：考虑穿刺减压和放置胸管 ● 如血流动力学稳定 ○ 如峰压与平台压差值较大（＞$5cmH_2O$）——气道阻力增加（如支气管痉挛、ET 管阻塞、呼吸机回路阻塞、过敏反应或不适当的吸气峰流速＞60L/min）：吸痰、支气管扩张剂 ○ 如峰压与平台压差值较小——肺顺应性急性下降（如气胸、ARDS、进展性肺炎、肺水肿、“屏住呼吸”引起的 auto-PEEP、胸壁僵硬、腹胀、右主支气管插管）
低血压[31]	● 相对低血容量（胸内正压减少静脉回流） ● 药物引起的血管扩张和心肌抑制（所有的麻醉诱导剂都有一些短期的血管扩张 / 心肌抑制作用） ● 气体陷闭（动态过度充气） ● 张力性气胸
人机不同步	见下文

ET，气管插管导管。

呼吸机故障的排除

- 漏气：设置 TV 与输送 TV 之间的差异：检查气囊是否漏气
- 断开气道与呼吸机连接：检查管路的连续性
- PC 模式下的 TV 问题（TV 下降）：检查顺应性是否降低或阻力是否增加
- VC 模式下压力增加：
  - ○ 如峰压和平台压均升高——顺应性降低（如气胸、气管移至右支气管、肺水肿）
  - ○ 如只有峰压升高——阻力增加（如黏液栓）

呼吸机设置评估 / 调整的快速流程和核查表

- 如设置适当：查看 ABG：PaO_2 目标 55～80mmHg 或 SpO_2 88%～95%，pH 目标 7.3～7.45。FiO_2 和 PEEP 影响 PO_2，而 TV 和呼吸频率影响 PCO_2
  - ○ 如 pH 为 7.15～7.3（呼吸性酸中毒）：增加 RR 直到 pH＞7.3 或 $PaCO_2$＜25（最大 RR 35）
  - ○ 如 pH＜7.15（呼吸性酸中毒）：增加 RR 至 35；如 pH 仍＜7.15：TV 以 1mL/kg 的速度逐步增加直到 pH＞7.15（确保 Pplat 不超过 30）
  - ○ 如 PCO_2 下降——过度换气——减少频率或 TV
  - ○ 如 PCO_2 升高——CO_2 潴留——增加频率或 TV
  - ○ 如低氧血症——增加 FiO_2 或 PEEP
  - ○ I：E：吸气≤呼气
- 如设置安全：请查看
  - TV（不超过 6mL/kg），首先计算理想体重：男性——50+2.3×[身高（英寸）-60]；女性——45.5+2.3×[身高（英寸）-60]。通过控制流速 / 容量，达到目标 TV。
  - 压力：
    - ■ 峰压反映了从呼吸机到肺泡的整个回路中的阻力
    - ■ Pplat（目标＜$30cmH_2O$）反映了肺弹性阻力（如，限制性肺疾病、TV 过高）
    - ■ 跨肺压（Pplat–Pesoph）25～$30cmH_2O$
    - ■ 驱动压（Pplat–PEEP）应为 15～18，若更高，则降低 TV[32]
    - ■ O_2 和 PEEP：PO_2 目标 55～80mmHg 或 SpO_2 88%～95%，使用最小 $5cmH_2O$ 的 PEEP
    - ■ 是否存在潜在的内源性 PEEP（auto-PEEP）
- 如果患者感到不适（寻找呼吸急促、人机不同步的原因）：提高舒适度和人机同步——控制压力。有关人机不同步的更多信息，请参阅下文
- 如果可以，拔管

I：E，吸呼气比；Pesoph，食管压；Pplat，平台压。

人机不同步的管理

患者与呼吸机之间配合度不佳或对抗，导致呼吸机提供的呼吸与患者呼吸之间不协调。最终导致患者不适和疲劳[33]。应避免采用非同步模式。

人机不同步的管理

呼吸机异常触发
- 误触发或延迟触发：患者的努力因内源性PEEP未被呼吸机识别、呼吸微弱或不适当的触发灵敏度设置（如患者在恰当灵敏度设置下仍难以触发呼吸机——考虑与auto-PEEP引起动态过度膨胀有关）
- 自动触发：由于漏气或触发灵敏度设置不当导致患者没有努力时送气
- 双触发：呼吸机送气结束后患者继续努力呼吸触发第二次呼吸周期：容量控制持续指令通气和神经电活动辅助通气（neurally adjusted ventilatory assist，NAVA）
- 反向触发：用指令、时间触发的呼吸来激活患者呼吸肌

→

处理触发不同步的方法
容量辅助控制通气（VAC）：
- 在老一代的呼吸机中流量触发有时会减少触发不同步
- 提高灵敏度
- 降低auto-PEEP
- 使用外源性PEEP

流量输送问题
- 流速不匹配或流速不同步（患者需求与呼吸机输出不匹配）：容量控制
- 增压速率不足（压力上升时间太长）：压力支持
- 非同步模式：在适应性压力通气时患者积极努力，导致呼吸机支持不足：使用可切换的容量和压力呼吸模式的间歇指令通气，充分降低呼吸肌负荷

→

处理流速不同步的方法
- 容量辅助控制通气（VAC）
  - 增加设定流速（减少Ti）
  - 切换到压力模式
  - 方波流速（减少Ti）
- 压力辅助控制通气（PAC）/PSV
  - 调整压力上升时间
  - 增加吸气压力（注意TV的增加）

时间/切换不同步
- 过早切换：神经-呼吸机不同步：呼吸机吸气时间短于神经吸气时间
- 延迟切换：神经-呼吸机不同步：呼吸机吸气时间长于神经吸气时间
- I：E：1：2接近正常呼吸模式并更舒适

→

处理切换不同步的方法
容量辅助控制通气（VAC）中的过早切换
- 降低流速/Vt

压力辅助控制通气（PAC）中的过早切换
- 增加Ti
- 切换至PSV

压力支持通气（PSV）中的过早切换
- 调整吸气终止的流速%
- 通气模式
  - 自主模式比控制模式更舒适
  - BIPAP可能更舒适并提高同步性

基于顺应性和阻力调整呼吸机参数

顺应性下降和阻力增加可能会提供更多的信息，并要求进一步调整呼吸机参数[5,6]。

顺应性和阻力的诊断价值[34]

顺应性
- 定义
  - 静态顺应性= TV/（Pplat–PEEP）通常在60cmH_2O以下
  - 动态顺应性= TV/（Ppeak–PEEP）通常在100cmH_2O以下
- 诊断价值：顺应性下降表现为峰压和平台压升高：≥30mL/cmH_2O
- 僵硬的肺会呈现出较平坦的容积曲线
- 顺应性下降见于：
  - 肺水肿
  - 纤维化
  - ARDS
  - 气胸

→

阻力
- 定义：阻力=（Paw–Pplat）/吸气峰流速
- 诊断价值：阻力增加表现为峰压增加以及峰压与平台压的差值增加）：≥6cmH_2O
- 阻力增加将“丢失”潮气量；在压力控制通气中检测潮气量
- 阻力增加：
  - 支气管痉挛
  - 黏液栓

Ppk——吸气峰压（<25~35cmH_2O）
Pplat——平台压（<30cmH_2O）

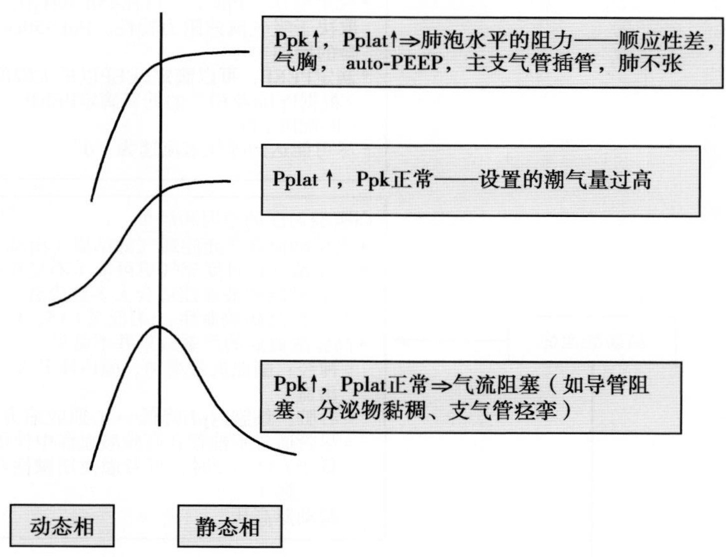

在特定情况下插管/机械通气患者的更多管理细节

阻塞性肺疾病（COPD，哮喘）的机械通气治疗[5,6]

阻塞性肺疾病患者通气的潜在问题	
评估肺过度充气（见下文）	处理不同步
治疗高碳酸血症（见下文）	评估顺应性和阻力并调整呼吸机参数

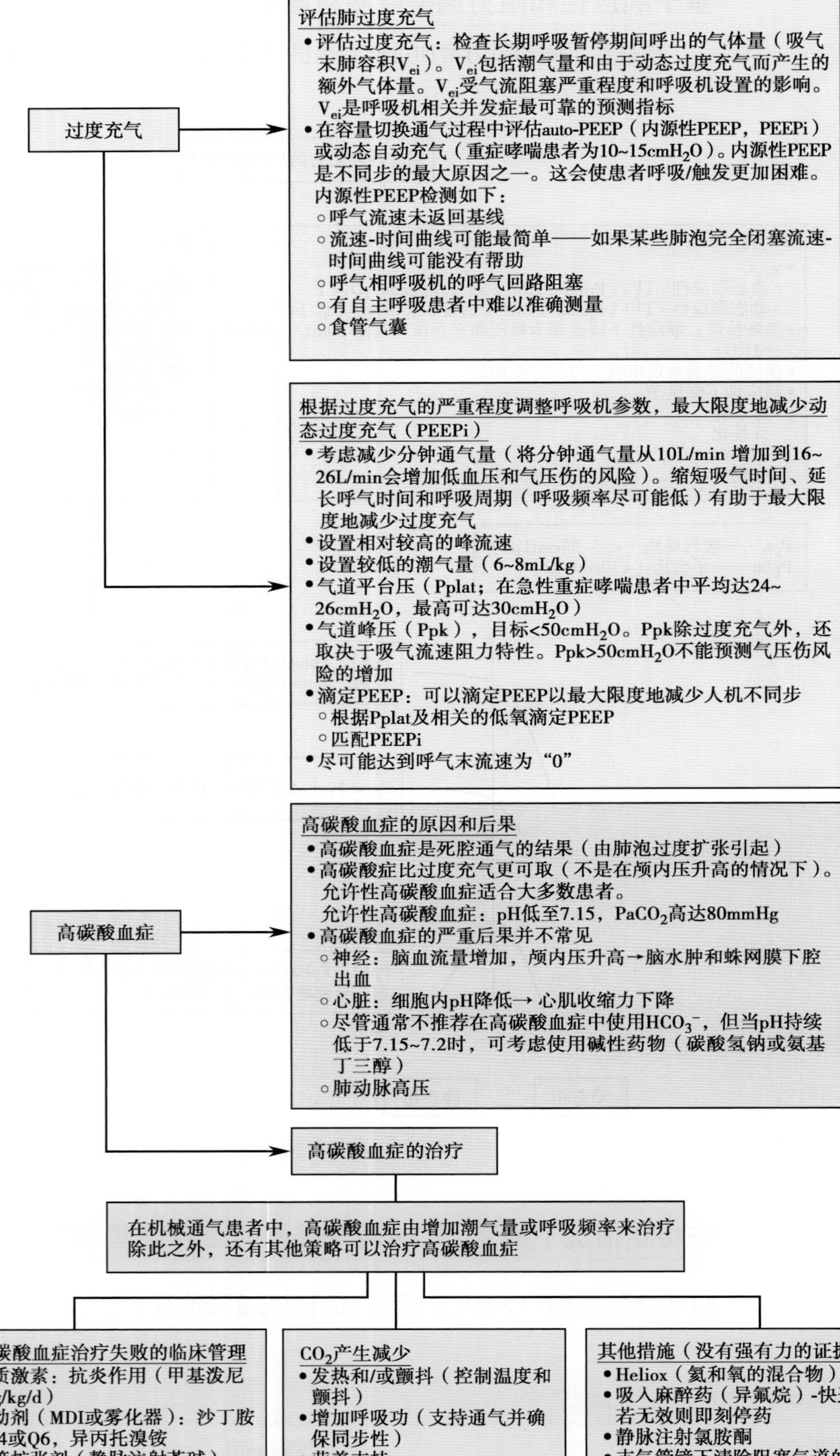
过度充气
评估肺过度充气
•评估过度充气：检查长期呼吸暂停期间呼出的气体量（吸气末肺容积V_{ei}）。V_{ei}包括潮气量和由于动态过度充气而产生的额外气体量。V_{ei}受气流阻塞严重程度和呼吸机设置的影响。V_{ei}是呼吸机相关并发症最可靠的预测指标
•在容量切换通气过程中评估auto-PEEP（内源性PEEP，PEEPi）或动态自动充气（重症哮喘患者为10~15cmH_2O）。内源性PEEP是不同步的最大原因之一。这会使患者呼吸/触发更加困难。内源性PEEP检测如下：
○呼气流速未返回基线
○流速-时间曲线可能最简单——如果某些肺泡完全闭塞流速-时间曲线可能没有帮助
○呼气相呼吸机的呼气回路阻塞
○有自主呼吸患者中难以准确测量
○食管气囊
根据过度充气的严重程度调整呼吸机参数，最大限度地减少动态过度充气（PEEPi）
•考虑减少分钟通气量（将分钟通气量从10L/min 增加到16~26L/min会增加低血压和气压伤的风险）。缩短吸气时间、延长呼气时间和呼吸周期（呼吸频率尽可能低）有助于最大限度地减少过度充气
•设置相对较高的峰流速
•设置较低的潮气量（6~8mL/kg）
•气道平台压（Pplat；在急性重症哮喘患者中平均达24~26cmH_2O，最高可达30cmH_2O）
•气道峰压（Ppk），目标<50cmH_2O。Ppk除过度充气外，还取决于吸气流速阻力特性。Ppk>50cmH_2O不能预测气压伤风险的增加
•滴定PEEP：可以滴定PEEP以最大限度地减少人机不同步
○根据Pplat及相关的低氧滴定PEEP
○匹配PEEPi
•尽可能达到呼气末流速为“0”
高碳酸血症
高碳酸血症的原因和后果
•高碳酸血症是死腔通气的结果（由肺泡过度扩张引起）
•高碳酸症比过度充气更可取（不是在颅内压升高的情况下）。允许性高碳酸血症适合大多数患者。
允许性高碳酸血症：pH低至7.15，$PaCO_2$高达80mmHg
•高碳酸血症的严重后果并不常见
○神经：脑血流量增加，颅内压升高→脑水肿和蛛网膜下腔出血
○心脏：细胞内pH降低→心肌收缩力下降
○尽管通常不推荐在高碳酸血症中使用HCO_3^-，但当pH持续低于7.15~7.2时，可考虑使用碱性药物（碳酸氢钠或氨基丁三醇）
○肺动脉高压
高碳酸血症的治疗
在机械通气患者中，高碳酸血症由增加潮气量或呼吸频率来治疗
除此之外，还有其他策略可以治疗高碳酸血症
插管患者高碳酸血症治疗失败的临床管理
•全身糖皮质激素：抗炎作用（甲基泼尼松龙2.5mg/kg/d）
•吸入β激动剂（MDI或雾化器）：沙丁胺醇2.5mg Q4或Q6，异丙托溴铵
•其他支气管扩张剂（静脉注射茶碱）
•深度镇静：丙泊酚（或苯二氮䓬类药物）与芬太尼联合静脉注射
•有时需要神经肌肉阻滞剂（间歇用药而不是持续输注）
CO_2产生减少
•发热和/或颤抖（控制温度和颤抖）
•增加呼吸功（支持通气并确保同步性）
•营养支持
•充分镇静
•不推荐使用HCO_3^-
其他措施（没有强有力的证据支持）：
•Heliox（氦和氧的混合物）
•吸入麻醉药（异氟烷）-快速起效，若无效则即刻停药
•静脉注射氯胺酮
•支气管镜下清除阻塞气道的黏液
•体外生命支持（膜氧合和CO_2清除）

肺实质性疾病(如ARDS)的机械通气

调整PEEP的策略

- ARDS患者的最佳PEEP仍是一个积极研究的领域
- 选择PEEP最简单的方法是根据疾病的严重程度:轻度ARDS患者的PEEP为5~10cmH_2O，中度ARDS患者的PEEP为10~15cmH_2O，重度ARDS患者的PEEP为15~20cmH_2O[35]
- 选择最佳PEEP的方法有以下几种：增加或减少PEEP试验（见下文），ARDSnet研究（见下文）[36]
- 考虑肺复张策略[37]
- 最佳PEEP可能取决于潮气量（因此若潮气量改变，可能需要重新设置最佳PEEP）[38]
- 增加PEEP并检查平台压，如平台压增加低于PEEP的增加，则意味着已有大量肺泡复张
- 监测右心室（right ventricula，RV）功能：在ARDS患者中PEEP影响RV功能[39]
- 用测量值调整PEEP:
  - 牵张指数（由压力-时间曲线获得，能够识别有害的机械通气）
  - 食管压
  - 压力容积曲线

PEEP试验

- 设置提供最佳氧供或肺顺应性最大化的PEEP水平
- 若放置了肺动脉导管，则根据PEEP的每一次变化计算氧供（DO_2）：DO_2 =（Hb × SaO_2 × 1.34 +PaO_2 × 0.003）× CO
  - 注:当PEEP引起的CO下降大于动脉O_2含量上升时，DO_2下降

  因此，最佳PEEP可能小于达到最高SaO_2时的水平
- 如果没有肺动脉导管，最佳PEEP可通过输送潮气量下的最高顺应性来近似计算，使用公式：顺应性= TV /（Ppl-PEEP）
  - 注：心输出量的下降可能与胸廓顺应的变化无关

ARDSnet研究表[40]

氧合目标：$PaO_2$55~80mmHg或$SpO_2$88%~95%

使用最小5cmH_2O的PEEP。考虑使用如下所示的递增FiO_2/PEEP组合（非必需）以实现氧合目标

较低的PEEP/较高的FiO_2

FiO_2	0.3	0.4	0.4	0.5	0.5	0.6	0.7	0.7
PEEP	5	5	8	8	10	10	10	12

FiO_2	0.7	0.8	0.9	0.9	0.9	1.0
PEEP	14	14	14	16	18	18.24

较高的PEEP/较低的FiO_2

FiO_2	0.3	0.3	0.3	0.3	0.3	0.4	0.4	0.5
PEEP	5	8	10	12	14	14	16	16

FiO_2	0.5	0.5~0.8	0.8	0.9	1.0	1.0
PEEP	18	20	22	22	22	24

肺复张手法[35]

- 方法多种多样
- 40cmH_2O维持40~60秒
- 连续3次叹息/min伴平台压为45cmH_2O
- 峰压为50cmH_2O和PEEP高于上拐点维持2分钟（肥胖/创伤患者可能需要>60~70cmH_2O）
- 吸气压缓慢增加至40cmH_2O（RAMP）
- 压力递增法（如阶梯式肺复张）

一般原则	
● 机械通气方式并不重要 ● 提供足够的氧合（PO_2 55～80mmHg）和无毒性的 FiO_2 水平（＜0.5～0.7），以及肺保护性通气 ● 低潮气量，低压力：平台压＜30cmH_2O 以避免呼吸机相关性肺损伤（VALI）	● 保持肺复张（PEEP）。有人认为 PEEP 不会引起气压损伤 ● 减少耗氧量（如治疗发热、心动过速和炎症） ● 充足的血流动力学支持和血红蛋白

VALI，呼吸机相关肺损伤。

机械通气与急性肾衰竭

肾衰竭在机械通气患者中并不少见。除了基础疾病外，机械通气还可以通过多种机制引起或恶化肾衰竭，包括肾缺血或肾毒性等等。具体来说，允许性高碳酸血症、低氧血症和肾血流量减少可能通过缺血导致肾小管损伤。同时，机械通气可能引发或加重炎症反应，对肾实质有直接毒性作用[41]。

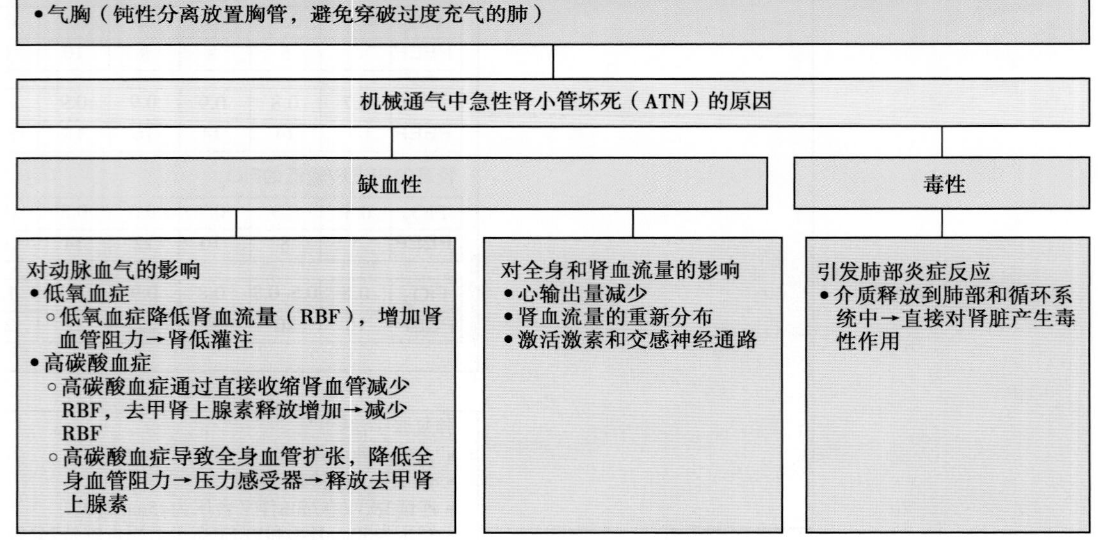

机械通气的并发症[5,6]

- 呼吸机相关性肺炎
- 感染
- 静脉血栓栓塞
- 气压伤
- 低血压(静脉回流减少,过度充气引起的右心室后负荷增加):建议行30～60秒的呼吸暂停试验,快速补液试验,若效果不佳,考虑气胸或心肌抑制
- 中枢神经系统损伤(插管前心肺骤停导致的脑缺氧)
- 急性肌病导致的肌无力(可能是糖皮质激素和神经肌肉阻滞的影响,或是由于肌肉长时间几乎不活动导致)
- 气胸(钝性分离放置胸管,避免穿破过度充气的肺)

体外膜氧合

体外膜氧合(ECMO)基于通过半透膜进行气体交换。静脉血液进入膜肺,氧合后的血液返回动脉或大静脉[11,42,43]。

ECMO的目标是提供气体交换并向组织输送氧气

适应证

呼吸
- 呼吸衰竭性低氧（如ARDS）或高碳酸血症
- 肺移植或移植期间器官功能支持的桥梁
- 大面积漏气综合征（支气管胸膜瘘）
- 哮喘持续状态
- 弥漫性肺泡出血
- 肺栓塞

心脏
- 缺血性心源性休克（急性心肌梗死）或非缺血性（如，暴发性心肌炎，心脏外科术后）
- 感染性心肌病
- 肺动脉高压危象
- 体外心肺复苏（extracorporeal cardio-pulmonary resuscitation, ECPR）
- 心脏移植后移植物衰竭
- 心室辅助装置（VAD）或心脏移植的桥梁

只有ARDS得到一些随机对照研究的支持，其他适应证证据来自队列研究

禁忌证

没有绝对禁忌证

相对禁忌证：
- 近期中枢神经系统疾病
- 出血及其他抗凝禁忌证
- 重度血管疾病

技术
- 静脉-静脉（血液从中心静脉流出并回流到中心静脉）
  - 常用的导管型号范围为23~29F
  - 仅提供气体交换
- 静脉-动脉
  - 提供气体交换和血液动力学支持
  - 体外二氧化碳清除（$ECCO_2R$）

氧合由以下因素决定：血流量、氧合器输送的FiO_2、基础肺状况

二氧化碳清除由以下因素决定：通过氧合器的气流速、血流速

潜在并发症
- 出血
- 血栓形成
- 感染
- 肢体缺血和筋膜室综合征
- 溶血、血小板减少、DIC、空气栓塞

预后不良的预测因素
- 肾功能衰竭预测预后不良
- ECMO前机械通气时间较长（尤其是>7天）

（王毅、艾山江·肉孜　译，刘玲、宋云林　审校）

参考文献

1. Sud S, Sud M, Friedrich JO, Adhikari NK. Effect of mechanical ventilation in the prone position on clinical outcomes in patients with acute hypoxemic respiratory failure: a systematic review and meta-analysis. *CMAJ (Can Med Assoc J)*. 2008;178(9):1153–1161.
2. Na MJ. Diagnostic tools of pleural effusion. *Tuberc Respir Dis*. 2014;76(5):199–210.
3. Mosier JM, Hypes C, Joshi R, Whitmore S, Parthasarathy S, Cairns CB. Ventilator strategies and rescue therapies for management of acute respiratory failure in the emergency department. *Ann Emerg Med*. 2015;66(5):529–541.
4. Pradhan D, Berger K. Images in clinical medicine. Dynamic extrathoracic airway obstruction. *N Engl J Med*. 2012;367(1):e2.
5. Brenner B, Corbridge T, Kazzi A. Intubation and mechanical ventilation of the asthmatic patient in respiratory failure. *J Emerg Med*. 2009;37(suppl 2):S23–S34.
6. Leatherman J. Mechanical ventilation for severe asthma. *Chest*. 2015;147(6):1671–1680.
7. Lavery GG, McCloskey BV. The difficult airway in adult critical care. *Crit Care Med*. 2008;36(7):2163–2173.
8. Phua J, Badia JR, Adhikari NK, et al. Has mortality from acute respiratory distress syndrome decreased over time?: a systematic review. *Am J Respir Crit Care Med*. 2009;179(3):220–227.
9. Liu LL, Aldrich JM, Shimabukuro DW, et al. Special article: rescue therapies for acute hypoxemic respiratory failure. *Anesth Analg*. 2010;111(3):693–702.
10. Hemmila MR, Napolitano LM. Severe respiratory failure: advanced treatment options. *Crit Care Med*. 2006;34(suppl 9):S278–S290.
11. Ventetuolo CE, Muratore CS. Extracorporeal life support in critically ill adults. *Am J Respir Crit Care Med*. 2014;190(5):497–508.
12. Matthay MA, Ware LB, Zimmerman GA. The acute respiratory distress syndrome. *J Clin Invest*. 2012;122(8):2731–2740.
13. Papazian L, Doddoli C, Chetaille B, et al. A contributive result of open-lung biopsy improves survival in acute respiratory distress syndrome patients. *Crit Care Med*. 2007;35(3):755–762.
14. Palakshappa JA, Meyer NJ. Which patients with ARDS benefit from lung biopsy? *Chest*. 2015;148(4):1073–1082.
15. Papazian L, Forel JM, Gacouin A, et al. Neuromuscular blockers in early acute respiratory distress syndrome. *N Engl J Med*. 2010;363(12):1107–1116.
16. Hall JB. Point: should paralytic agents be routinely used in severe ARDS? Yes. *Chest*. 2013;144(5):1440–1442.
17. Hall JB, Sessler CN, Hall JB, Sessler CN. Counterpoint: should paralytic agents be routinely used in severe ARDS? No. *Chest*. 2013;144(5):1442–1445.
18. Montgomery AB, Stager MA, Carrico CJ, Hudson LD. Causes of mortality in patients with the adult respiratory distress syndrome. *Am Rev Respir Dis*. 1985;132(3):485–489.
19. Antoniou KM, Margaritopoulos GA, Tomassetti S, Bonella F, Costabel U, Poletti V. Interstitial lung disease. *Eur Respir Rev*. 2014;23(131):40–54.
20. Meyer KC. Diagnosis and management of interstitial lung disease. *Transl Respir Med*. 2014;2(1):4.
21. Bartel B. Systemic thrombolysis for acute pulmonary embolism. *Hosp Pract*. 2015;43(1):22–27.
22. Nava S, Hill N. Non-invasive ventilation in acute respiratory failure. *Lancet*. 2009;374(9685):250–259.
23. Apfelbaum JL, Hagberg CA, Caplan RA, et al. Practice guidelines for management of the difficult airway: an updated report by the American Society of Anesthesiologists Task force on management of the difficult airway. *Anesthesiology*. 2013;118(2):251–270.
24. Henderson JJ, Popat MT, Latto IP, Pearce AC. Difficult Airway Society. Difficult Airway Society guidelines for management of the unanticipated difficult intubation. *Anaesthesia*. 2004;59(7):675–694.
25. McConville JF, Kress JP. Weaning patients from the ventilator. *N Engl J Med*. 2012;367(23):2233–2239.
26. Rittayamai N, Katsios CM, Beloncle F, Friedrich JO, Mancebo J, Brochard L. Pressure-controlled vs volume-controlled ventilation in acute respiratory failure: a physiology-based narrative and systematic review. *Chest*. 2015;148(2):340–355.
27. Campbell R, Davis B. Pressure-controlled versus volume-controlled ventilation: does it matter? *Respir Care*. 2002;47(4):416–424; discussion 424-426.
28. Practical differences between pressure and volume controlled ventilation. In: Deranged Physiology. https://derangedphysiology.com/main/cicm-primary-exam/required-reading/respiratory-system/Chapter 542/practical-differences-between. Accessed June 26, 2020.
29. Jain M, Sznajder JI. Bench-to-bedside review: distal airways in acute respiratory distress syndrome. *Crit Care*. 2007;11(1):206.
30. Covert T, Niu NT. Differential diagnosis of high peak airway pressures. *Dimens Crit Care Nurs*. 2015;34(1):19–23.
31. Troubleshooting mechanical ventilation. www.aic.cuhk.edu.hk/web8/Mech vent troubleshooting.htm. Accessed April 8, 2020.
32. Bugedo G, Retamal J, Bruhn A. Driving pressure: a marker of severity, a safety limit, or a goal for mechanical ventilation? *Crit Care*. 2017;21(1):199.
33. Branson RD, Blakeman TC, Robinson BR. Asynchrony and dyspnea. *Respir Care*. 2013;58(6):973–989.
34. Grinnan DC, Truwit JD. Clinical review: respiratory mechanics in spontaneous and assisted ventilation. *Crit Care*. 2005;9(5):472–484.
35. Hess DR. Recruitment maneuvers and PEEP titration. *Respir Care*. 2015;60(11):1688–1704.
36. Al Masry A, Boules ML, Boules NS, Ebied RS. Optimal method for selecting PEEP level in ALI/ARDS patients under mechanical ventilation. *J Egypt Soc Parasitol*. 2012;42(2):359–372.
37. Hodgson C, Goligher EC, Young ME, et al. Recruitment manoeuvres for adults with acute respiratory distress

syndrome receiving mechanical ventilation. *Cochrane Database Syst Rev.* 2016;11:CD006667.
38. McKown AC, Semler MW, Rice TW. Best PEEP trials are dependent on tidal volume. *Crit Care.* 2018;22(1):115.
39. Dambrosio M, Fiore G, Brienza N, et al. Right ventricular myocardial function in ARF patients. PEEP as a challenge for the right heart. *Intensive Care Med.* 1996;22(8):772–780.
40. ARDSnet: NIH NHLBI ARDS Clinical Network Mechanical Ventilation Protocol Summary. http://www.ardsnet.org/files/ventilator_protocol_2008-07.pdf. Accessed July 23, 2019.
41. Kuiper JW, Groeneveld AB, Slutsky AS, Plotz FB. Mechanical ventilation and acute renal failure. *Crit Care Med.* 2005;33(6):1408–1415.
42. Abrams D, Combes A, Brodie D. Extracorporeal membrane oxygenation in cardiopulmonary disease in adults. *J Am Coll Cardiol.* 2014;63(25 Pt A):2769–2778.
43. Combes A, Brodie D, Bartlett R, et al. Position paper for the organization of extracorporeal membrane oxygenation programs for acute respiratory failure in adult patients. *Am J Respir Crit Care Med.* 2014;190(5):488–496.

第二章

心脏重症与高血压

Alexander Goldfarb-Rumyantzev

胸痛

胸痛是心肌缺血的重要症状；然而，大多数患者是非心源性胸痛。下图列出了胸痛的不同病因。心源性和非心源性胸痛的区别往往不是很明显，但在临床上两者的鉴别具有重要意义。急性冠状动脉综合征（acute coronary syndrome，ACS）相关胸痛的几个指标和预测评分如下[1]。

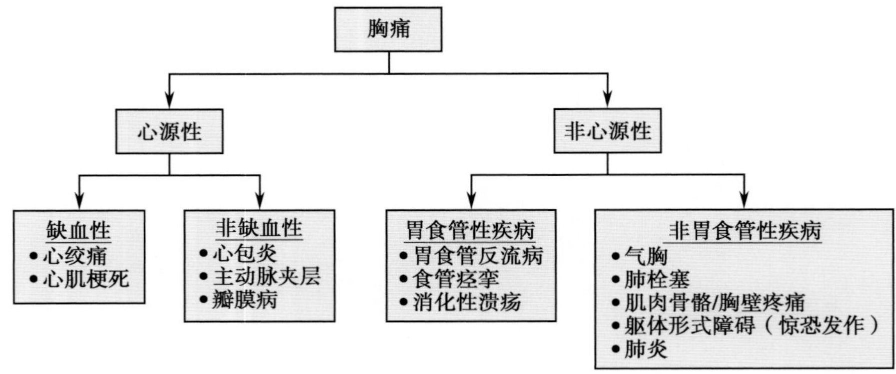

患者是否为 ACS[2,3]

ACS 最具提示性的临床因素：起病前异常应激测试、外周动脉疾病和双臂放射痛

最有意义的心电图（electrocardiogram，ECG）表现：ST 段压低或任何缺血迹象

TIMI 风险评分（预测未能鉴别的 ACS 胸痛患者）[4]

心肌梗死溶栓治疗（Thrombolysis in Myocardial Infarction，TIMI）风险评分

- 年龄≥65 岁
- ≥3 个冠心病的危险因素
- 已有的冠心病（狭窄≥50%）
- 近 7 天内服用阿司匹林
- 严重的心绞痛（24 小时内≥2 次发作）
- 心电图 ST 段改变≥0.5mm
- 心肌标志物阳性
- 每符合 1 项标准，分数就加 1 分

HEART 风险评分（预测 6 个月内发生重大心脏事件的风险）[5]

病史（高度可疑 +2，中度可疑 +1，轻度可疑 0）

心电图（显著性 ST 段压低 +2，非特异性复极异常 +1，正常 0）

年龄（≥65 +2，45～65 +1，＜45 岁　0）

风险因素：

- 高胆固醇血症
- 高血压
- 糖尿病
- 吸烟
- 家族史
- 肥胖（≥3 个危险因素或动脉粥样硬化病史 +2，1～2 个危险因素 +1）

肌钙蛋白（>3 倍正常上限 +2，1～3 倍正常上限 +1，<正常上限 0）

HEART 评分 0～3：1.7% 的患者发生主要心脏不良事件（major adverse cardiac events，MACE）

HEART 评分 4～6：MACE 的发生率为 16.6%

HEART 评分 7～10：MACE 发生率为 50.1%

GRACE 风险评分（死亡率预测）[6]

全球急性冠状动脉事件注册（Global Registry of Acute Coronary Events，GRACE）风险评分

- 年龄
- 心率加快
- 较低的收缩压（systolic blood pressure，SBP）
- 肌酐
- 入院时心搏骤停
- 心电图 ST 段偏移
- 心肌酶升高 / 异常
- Killip 分级（体征 / 症状）：充血性心力衰竭（congestive heart failure，CHF）的体征（1 级）、啰音和 / 或颈静脉怒张（jugular vein distention，JVD）（2 级）、肺水肿（3 级）、心源性休克（4 级）
- HEART 评分的 c 统计量为 0.83，TIMI 为 0.75，GRACE 为 0.70[5]。

ACS 的发病机制

ACS 的几种病因和机制如下图所示。ACS 是由心肌所需血流量不足而引起的。它可能是由机械阻塞（如斑块破裂）、冠状动脉血管收缩或需求量增加时（如心动过速）供血量无法增加而引起的。

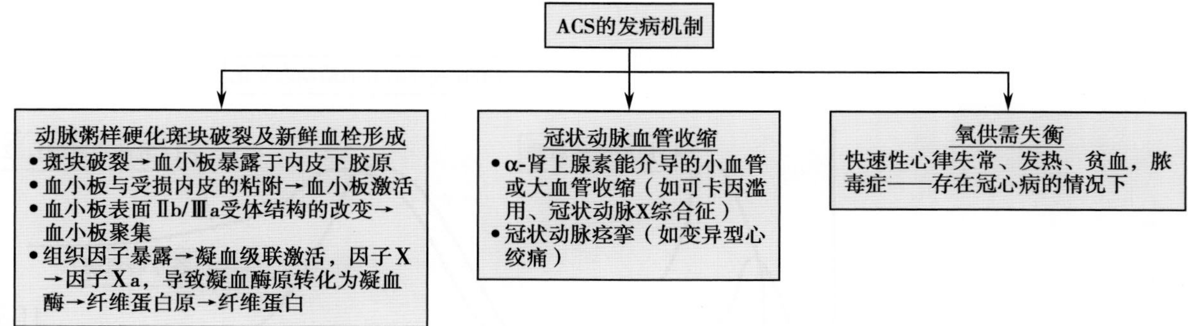

急性冠脉综合征（ACS）

ACS 进一步根据心电图表现，尤其是存在 ST 段抬高及心肌酶异常结果分为：ST 段抬高心肌梗死（myocardial infarction，MI）、非 ST 段抬高心肌梗死（NSTEMI）和不稳定型心绞痛。

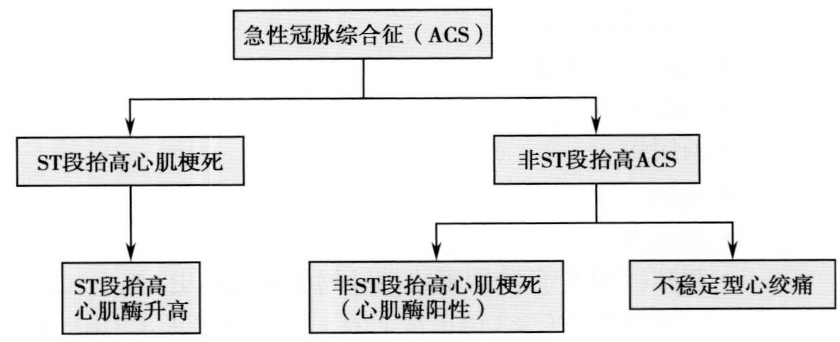

诊断 ACS 的辅助检查

如上所述，ACS 根据心电图特征和异常心肌酶进行分类。进一步检查包括超声心动图和其他影像学检查，其他生物化学标志物和 ECG 征象。

ECG	
● ST 段压低（持续性或短暂性） ● 与 ACS 相符合的、但非诊断性对称倒置的深 T 波 **生物标志物** ● 心肌肌钙蛋白（I 或 T）反映心肌坏死在 NSTEMI 中升高；两个相隔 6～9 小时的阴性结果通常可以排除 NSTEMI ● CRP（炎症标志物）升高与长期风险增加相关 ● BNP 或 proBNP 反映血流动力学应力，风险增加 ● HbA1c 和 Cr 升高增加心脏事件的风险和提示不良结局	**影像** ● 超声：评估心室功能、局部室壁运动异常（无法区分新旧） ● ^{99m}锝 - 甲氧异腈心肌灌注显像：低灌注区域（不能区分新旧） ● 增强 CT 可以识别易损斑块、冠状动脉狭窄 ● 心脏 MRI：全心和局部左心室功能，灌注，收舒运动功能 ● 冠脉造影

BNP，B 型利钠肽；CRP，C 反应蛋白；CT，计算机断层扫描；MRI，磁共振成像。

Q 波心肌梗死的心电图表现

	冠状动脉	心电图
前壁	左主干或前降支	V2～V4 中的 Q 波
下壁	右主干或后降支	Ⅱ、Ⅲ、AVF 中的 Q 波
后壁	回旋支	V1 和 V2 中的宽 R 波

心肌梗死后心肌酶动态变化

肌酸磷酸激酶
乳酸脱氢酶1、2
谷草转氨酶
肌钙蛋白
时间 0 2~3h 6h 12h 2d 3d

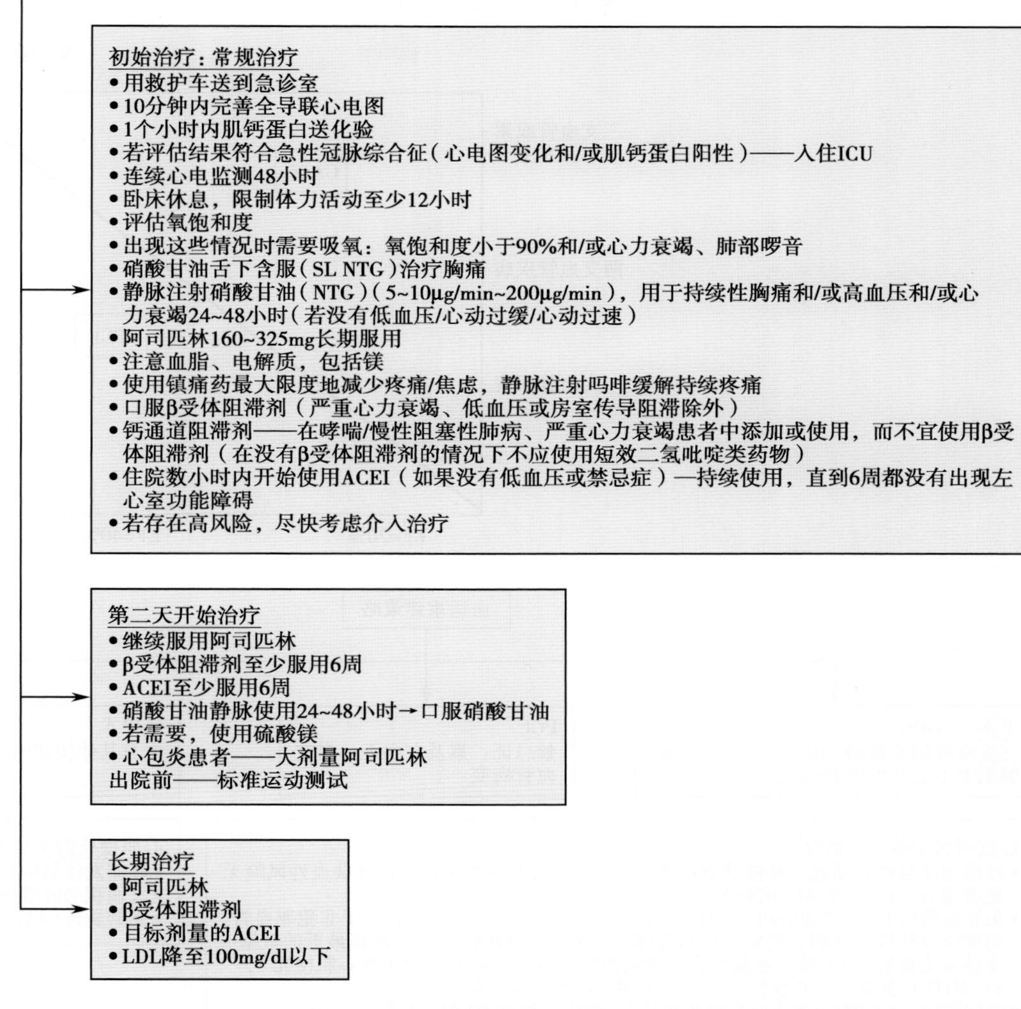

急性冠脉综合征的治疗和介入血运重建策略取决于不良结局风险。风险是基于以下列出的因素进行分级。

高风险特征（识别早期介入治疗获益者）	
● 反复心绞痛或心肌缺血	● 血流动力学不稳定
● 心肌酶升高	● 持续室速
● 新的 ST 段压低	● PCI 术后 6 个月内心脏事件或既往行冠脉搭桥术（CABG）
● 心力衰竭、左室（LV）功能降低（EF＜40%）或二尖瓣反流（新出现或加重）的征象	● 高风险评分（TIMI 或 GRACE）

CABG，冠状动脉旁路移植术；EF，射血分数；LV，左心室；PCI，经皮冠状动脉介入治疗。

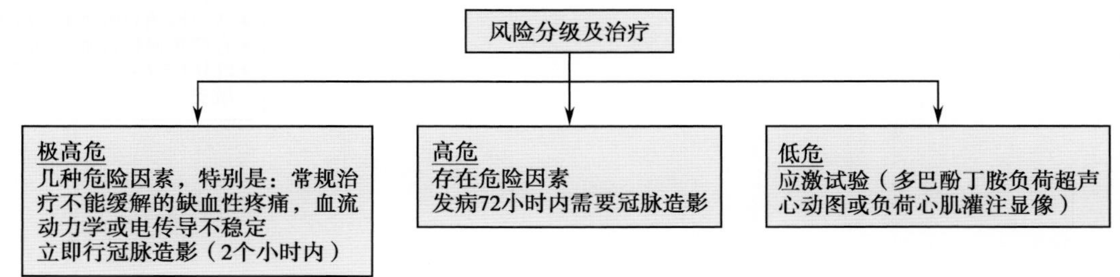

血运重建策略的选择[冠状动脉旁路移植术（CABG）与经皮冠状动脉介入治疗（PCI）]基于冠状动脉疾病和左心室功能的解剖学。

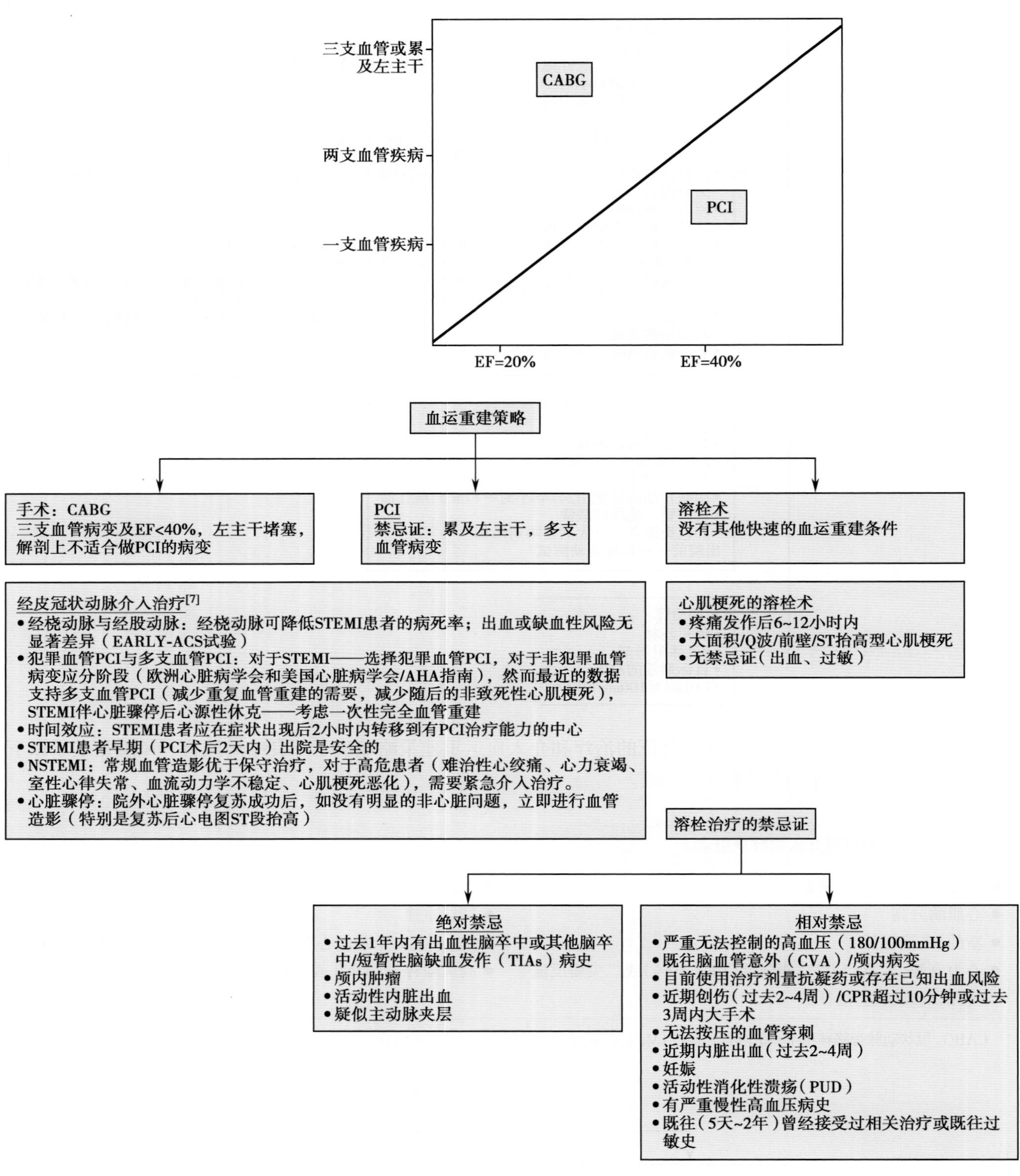

抗血小板聚集及抗凝治疗[8,9]

抗血小板聚集及抗凝治疗是 ACS 治疗的重要组成部分。

抗血小板治疗

阿司匹林肠溶片：不可逆地阻断 COX-1 并阻止血小板活化和血栓素 A2 的合成。负荷剂量为 162～325mg，随后为 75～100mg/d。不需要更高的剂量（OASIS-7 试验）。有过敏 / 不耐受、活动性出血、活动性消化性溃疡、其他来源的消化道（GI）出血的患者禁用

P2Y12 受体阻滞剂：噻吩吡啶类（氯吡格雷、普拉格雷）不可逆性阻滞 P2Y12 受体，三唑嘧啶（替格瑞洛）可逆性阻滞。坎格雷洛静脉注射

- 氯吡格雷：与阿司匹林肠溶片联合使用改善预后（CURE 试验）。负荷剂量 300（4～6 小时内起效）或 600mg（2～3 小时内起效），随后 150mg/d 持续 1 周，之后 75mg/d
- 普拉格雷：30 分钟内起效。与氯吡格雷相比更具有优势。接受 PCI 的病人中比氯吡格雷有更好的预后（TRITON-TIMI38 试验）。有脑卒中 /TIA、年龄大于 75 岁、体重小于 60kg、有出血风险的患者禁用
- 替格瑞洛：快速起效，负荷剂量为 180mg，接着使用 90mg bid，与氯吡格雷相比更好改善预后（PLATO 试验）

ACS 发作和药物洗脱支架后 1 年内使用双重抗血小板治疗（ASA+P2Y12 阻滞剂），然后长期使用 ASA。有胃肠道出血风险的患者添加 PPI（奥美拉唑除外）

GP Ⅱb/Ⅲa 阻滞剂

通过 GP Ⅱb/Ⅲa 受体阻断纤维蛋白原介导的血小板交联

替罗非班，依非巴特，阿昔单抗

除了 ASA 和氯吡格雷外，不推荐常规早期使用其他药物

高危患者行 PCI 时可加用 ASA 和氯吡格雷

PAR（蛋白酶激活受体）拮抗剂

阿托帕沙

沃拉帕沙

COX-1，环氧化酶 -1；GI，胃肠道；GP，糖蛋白；PPI，质子泵抑制剂；TIA，短暂性脑缺血发作；TRITON-TIMI，通过优化普拉格雷 - 心肌梗死溶栓治疗中的血小板抑制来评估治疗结局改善的试验。

抗凝治疗

- 普通肝素（激活抗凝血酶，阻断循环因子Ⅱa 和Ⅹa）静脉输注 60～70U/kg，随后每小时 12～15U/kg，直至部分凝血活酶时间（PTT）为正常的 1.5～2 倍，持续 2～5 天
- 低分子量肝素（依诺肝素皮下注射 1mg/kg，bid）
- 比伐卢定（凝血酶的直接抑制剂）0.75mg/kg 推注，随后 PCI 期间 1.75mg/kg/h 输注：结局与肝素类似，但出血较少，不能被肾脏清除
- 磺达肝癸钠（Ⅹa 因子抑制剂）皮下注射 2.5mg/d，由肾脏清除，结局与依诺肝素类似，出血较少，但导管相关血栓形成更多（为避免此现象可联合使用少量肝素）
- 利伐沙班（抑制Ⅹa 因子）口服 2.5mg，bid

低血压和 / 或休克的诊断流程

休克通常被认为组织器官的供血减少；休克有几种机制。在这里，我们将注重介绍心源性休克，而感染性休克将在第 6 章进行详细讨论。

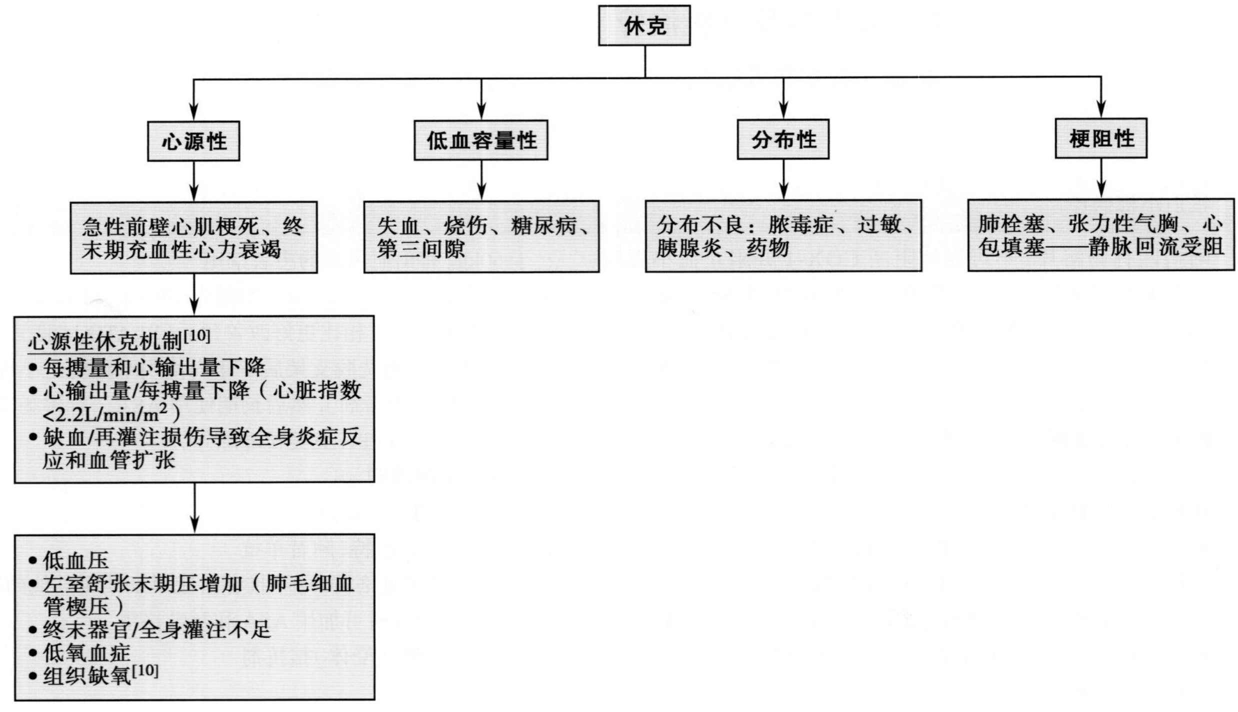

休克的心脏监测

血流动力学监测[如血压(BP)、心输出量(CO)]在明确休克病因和评估治疗效果等方面极有帮助[11]。这些方法包括以下技术：

- 血压监测[如平均动脉压(MAP)<65mmHg 是病理性的，与灌注减少和更高的病死率相关]
- 肺动脉(PA)导管：提供一系列血流动力学数据(CO、中心静脉压 CVP、肺动脉楔压 PAWP、右心房和心室压、肺动脉压)。使用 PA 导管进行血流动力学监测仍有争议，但在有指征的患者中可能是合理的
- 其他 CO 监测方法，包括微创或无创 CO 监测仪器(见下表)
- CVP 监测(在梗阻性或心源性休克中升高，在脓毒性或低血容量性休克中降低)。呼气末正压(PEEP)可引起 CVP 的异常升高。它的价值受到了质疑，一些人认为它不应该被用来指导管理[12]
- 被动抬腿以评估容量状态和液体输注效果
- 超声心动图：提供有关诊断、收缩功能的变化、容量状态[下腔静脉(IVC)直径和塌陷指数]的信息

心输出量的估算

心输出量的直接测量需要有创技术；因此，目前已研发出微创或无创监测技术[11,13,14]。CO 表示为：CO= 收缩期容积（SV）×HR。

方法	描述
FICK 公式	$CO=VO_2/(SaO_2-SvO_2)$，其中 SaO_2 为 ABG 测量的动脉氧含量，SvO_2 为肺动脉导管混合静脉气体测量的混合静脉血氧含量；VO_2 是根据 BSA、年龄、血红蛋白浓度计算的耗氧量
稀释技术（热稀释或锂稀释）	● 经心热稀释：通过 PA 导管进行。冷液体与血液混合→血液温度变化被肺动脉导管末端的热敏电阻测量 ● 经肺热稀释：中心静脉注射冰生理盐水→温度变化由动脉热敏电阻测量 ● 锂稀释 / 经肺锂稀释
胸腔电生物阻抗和生物反应	CO 是根据生物阻抗的变化，从电刺激的整体传导速度计算出来的
静脉血氧饱和度[11]	● 混合静脉血氧饱和度（SvO_2：肺动脉血中血红蛋白氧饱和度的百分比 = 肺动脉导管末端）与 CO 相关。SvO_2 在心源性休克中下降（心源性休克中＜70%，分布性休克中因为组织无法摄取氧 SvO_2＞70%） ● 中心静脉血氧饱和度（$ScvO_2$）与 SvO_2 相关，但不一定等同于 SvO_2
用 BP 或脉冲波分析估算 CO	有不同的系统可将 BP 波形转化为 SV 和 CO
从 BP 和 HR 估算 CO[13,15]	CO=（SV×HR）、SV 与 BP（PP、MAP、SBP、DBP）相关。虽然这个公式可能无法精确的计算 CO 的绝对值，但估算同一患者的变化时既方便又实用。下面 K 是每个公式特有的线性系数： ● CO 与 PP 成正比：CO=k×（PP×HR） ● CO=k×MAP×HR ● 利桑德公式：CO=（PP/［SBP+DBP］）×HR×k
超声心动图和多普勒	● 容积法（超声心动图） ● 多普勒技术 ○ 经胸多普勒 ○ 经食管多普勒

ABG，动脉血气；BSA，体表面积；DBP，舒张压；PP，脉压。

肺动脉导管的使用

肺动脉导管可以测量右心室和肺动脉压力，而 PAWP 几乎等于左室舒张压。使用热稀释肺动脉导管也可以测量 CO。

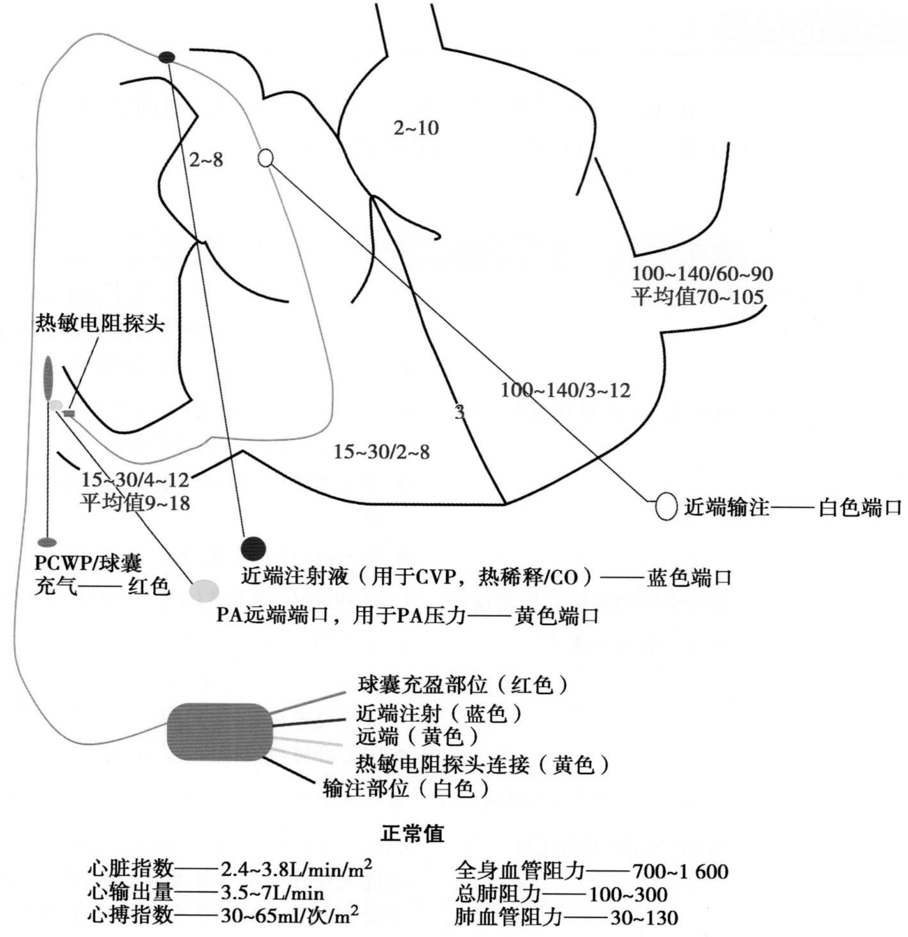

低血压和/或休克的诊断流程

低血压患者中引起休克的最重要的初始临床决定因素是容量状态[由JVD(颈静脉怒张)、CVP(中心静脉压)的测量、其他体格检查、IVC(下腔静脉)超声和B型利钠肽(BNP)水平来判断]。其他两项从PA导管中测得的指标在大多数情况下并不常规使用。因此，区分分布性/脓毒性休克和低血容量性休克往往是不容易的。尽管病史和其他临床数据可能有所帮助，但在任何情况下，充足的容量复苏是初始的治疗方法。心源性休克的显著特征是容量过多，因此病史和其他临床数据对诊断非常有帮助[11,16]。

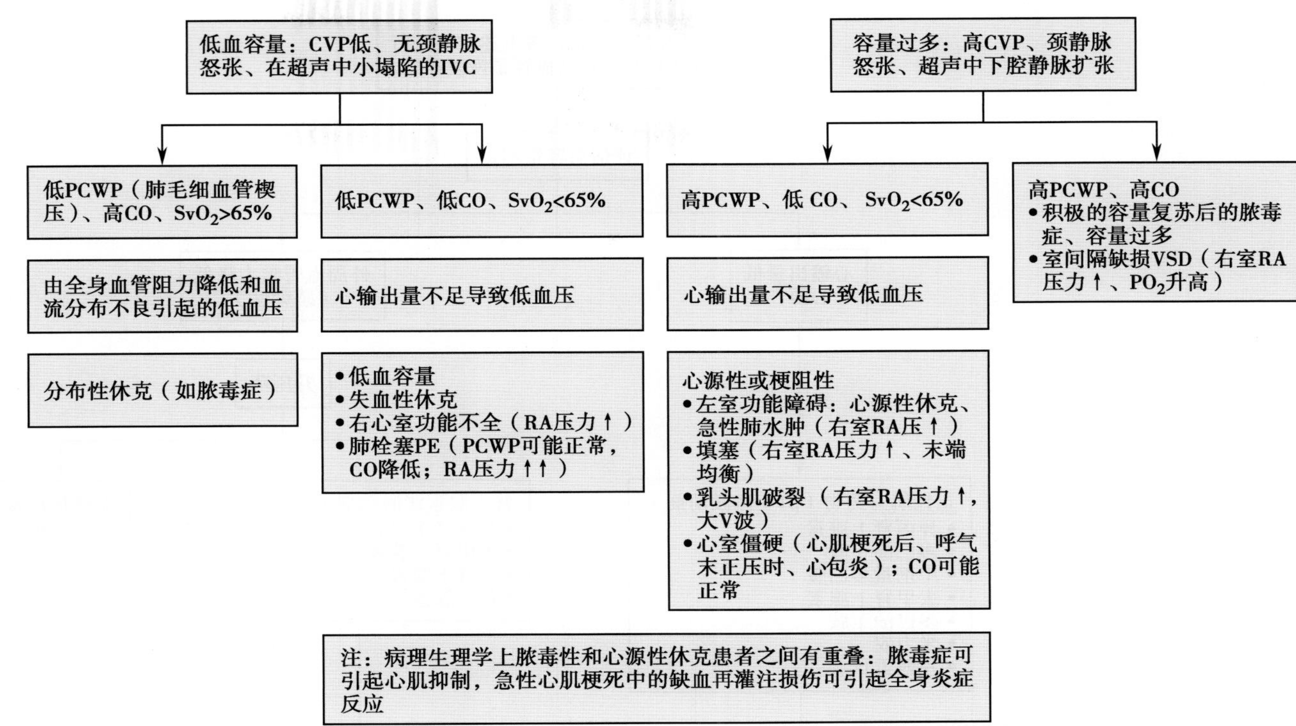

低血压和/或休克的治疗流程

除心源性休克（临床表现为容量过多）外，每一种休克的治疗都从静脉输液（IVF）开始。换句话说，如果休克患者没有表现出容量过多的迹象，则根据经验初始给予静脉输液是合理的。静脉输液的目标是液体平衡，即肺毛细血管楔压（PCWP）为 12～18cmH_2O 或 CVP 为 10～12cmH_2O。如果是心源性休克，建议使用正性肌力药物作为起始治疗方法。

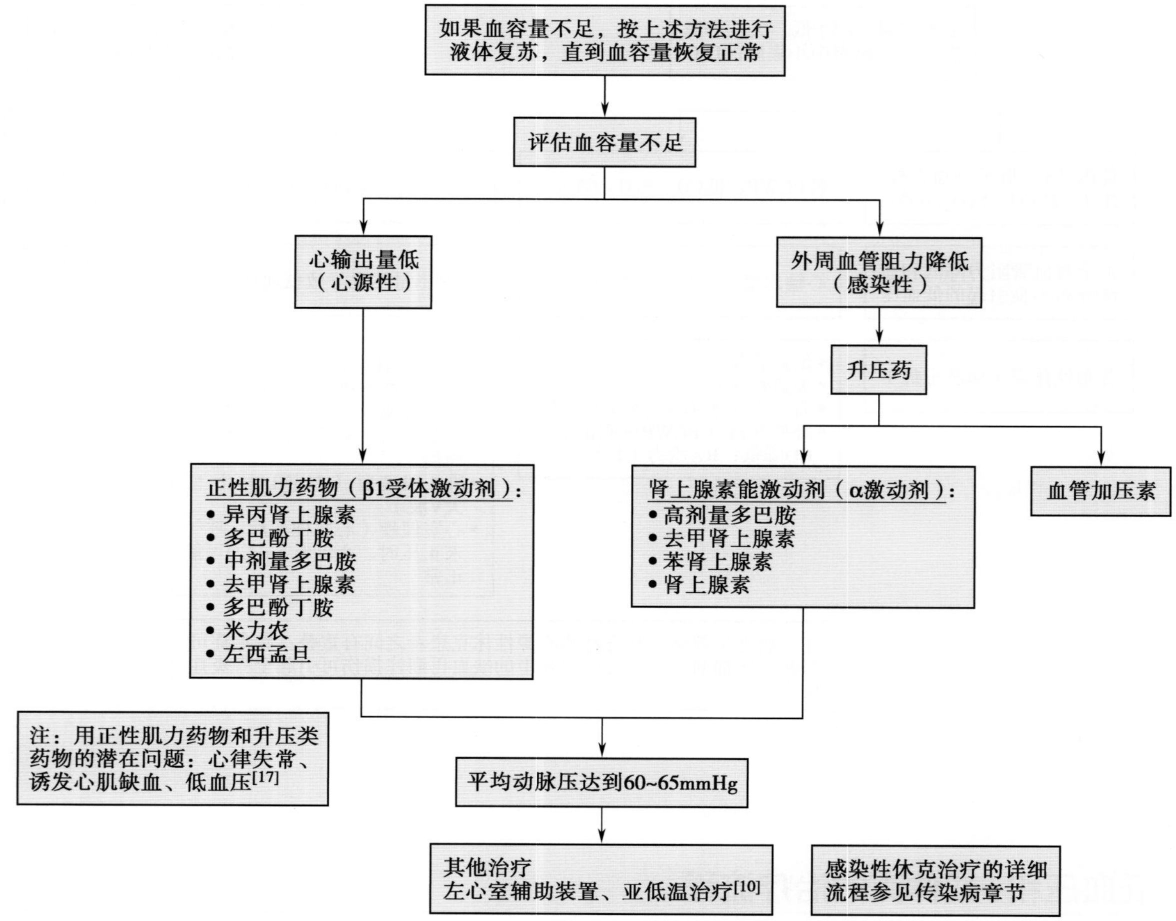

肾上腺素能药物（α 和 β 激动剂）导致血管收缩（α）和增加 CO（β）的机制。肾上腺素能药物对 α 和 β 受体有不同的作用，不同程度地引起正性肌力和升压作用。在下图中，肾上腺素能药物以降低 α 肾上腺素作用和增加 β 肾上腺素作用的顺序列出（如苯肾上腺素主要是 α 激动剂，而异丙肾上腺素主要是 β 激动剂）。

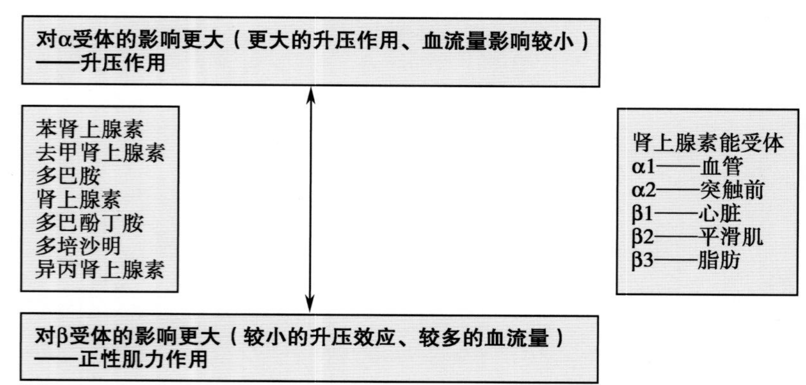

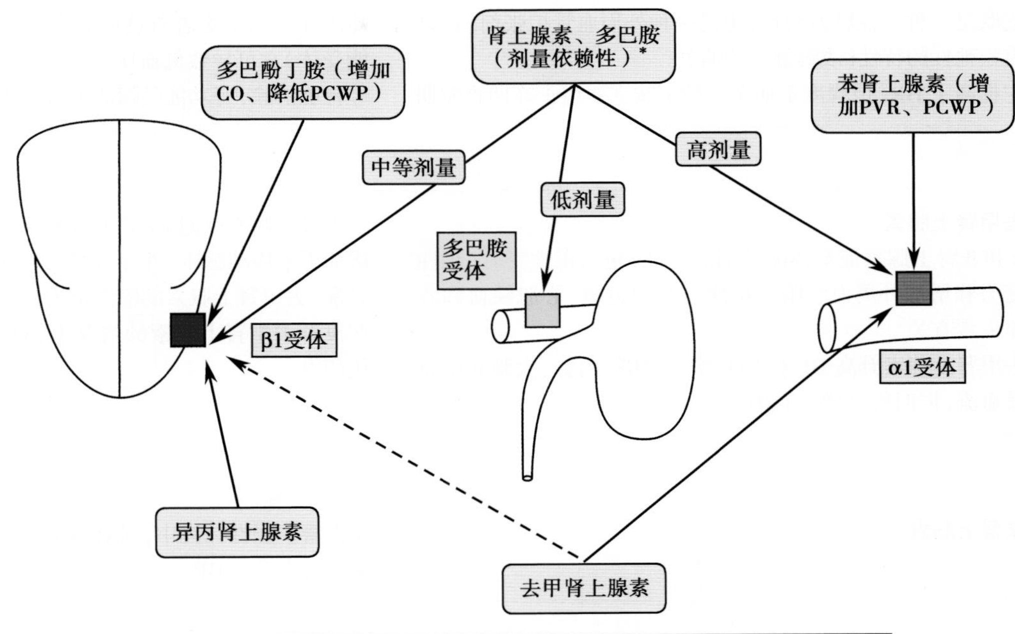

关于选用正性肌力药物和升压药物的更多细节

多巴酚丁胺

能直接激动β1和β2肾上腺素能受体、无血管收缩作用、较少出现心动过速

仅通过增加CO来升高BP

输注超过72小时与药效学耐受性相关[18]

副作用：心动过速、心肌缺血和心律失常

多巴胺

是儿茶酚胺合成途径中去甲肾上腺素的直接前体

低剂量（<3μg/kg/min）：激活多巴胺（D1）受体→各种血管床的血管扩张（如冠状动脉和肾动脉）

中等剂量（3～10μg/kg/min）：激活β肾上腺素能受体→增加收缩力和HR，促进去甲肾上腺素的释放，并抑制突触前交感神经末梢去甲肾上腺素的再摄取

高剂量（10～20μg/kg/min）：

α肾上腺素能激动剂→周围血管收缩

与去甲肾上腺素相比会增加心律失常的发生率[19]

米力农

非儿茶酚胺[磷酸二酯酶(PDE)抑制剂]

它既是一种正性肌力药物，也是一种外周血管扩张剂；也具有松弛性的特性(改善舒张功能)

它提高了HR，但程度不如多巴酚丁胺主要用于晚期收缩期心力衰竭患者，以改善心脏功能[20]；

在一些PA压力明显升高的患者中；可能是接受β肾上腺素能阻断药物的患者首选的肌力药物(它不结合β肾上腺素能受体)它可导致低血压，尤其是在低灌注患者。因米力农经肾脏清除，肾功能受损的患者应避免使用

去甲肾上腺素

α和β肾上腺素能受体激动剂的特性，包括正性变时、正性变力和增加外周血管阻力可能与心动过速、心肌缺血和心律失常有关

去甲肾上腺素升高BP和CO，增加肾脏、内脏、大脑和微血管血流，同时轻度增加心率[21]

去甲肾上腺素引起α1肾上腺素能受体介导的静脉收缩；这增加了平均动脉压，并显著增加静脉回流和心脏前负荷

通常，去甲肾上腺素的输注量为0.05～1μg/kg/min

在没有去甲肾上腺素的情况下，肾上腺素是一种合适的替代药物

苯肾上腺素

在血管扩张性休克中，选择性α1肾上腺素能激动剂通过收缩血管来升高BP

选择性正性肌力药物和升压药物对血流动力学参数的影响

	变时性作用	正性肌力作用	血管收缩	血管舒张
去甲肾上腺素	1	2	4	0
多巴胺	1～2	1～3	0～3	0～1
肾上腺素	4	4	4	3
苯肾上腺素	0	0	3	0
血管加压素	0	0	4	0
多巴酚丁胺	2	3～4	0	2
米力农	1	3	0	2
左西孟旦	1	3	0	2

选择性正性肌力药物和升压药物的剂量范围

去甲肾上腺素	0.05～1μg/kg/min
多巴胺	1～20μg/kg/min
肾上腺素	0.01～1μg/kg/min
苯肾上腺素	20～200μg/min
血管加压素	0.01～0.04U/min
多巴酚丁胺	2～20μg/kg/min
米力农	0.375～0.75μg/kg/min
左西孟旦	0.05～0.2μg/kg/min

主动脉内球囊反搏术

主动脉内球囊反搏术（IABP）可增加心肌氧灌注，同时增加 CO。

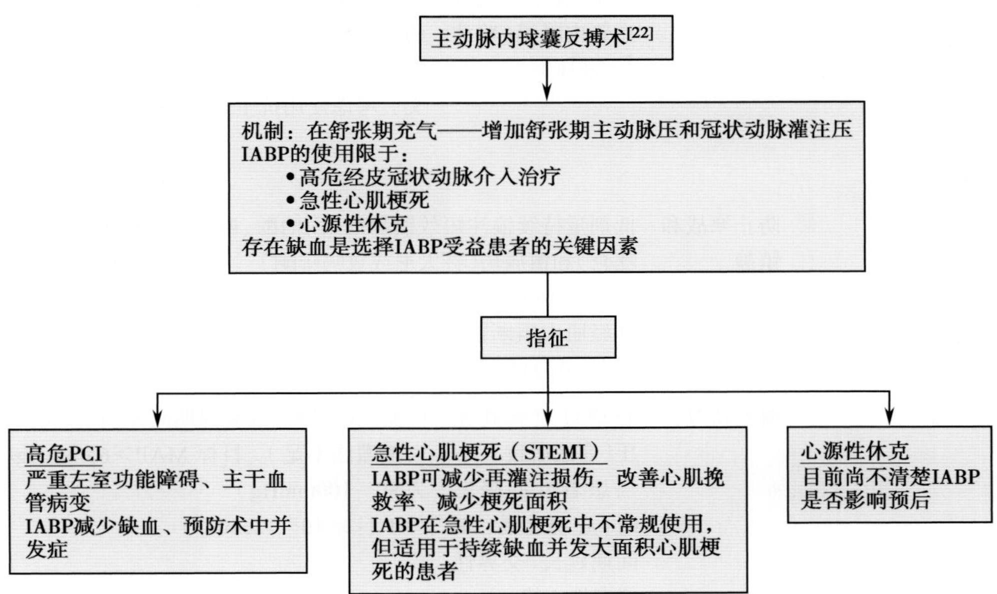

心脏骤停

亚低温治疗

自主循环恢复后尽快启动亚低温治疗与改善预后相关[23]

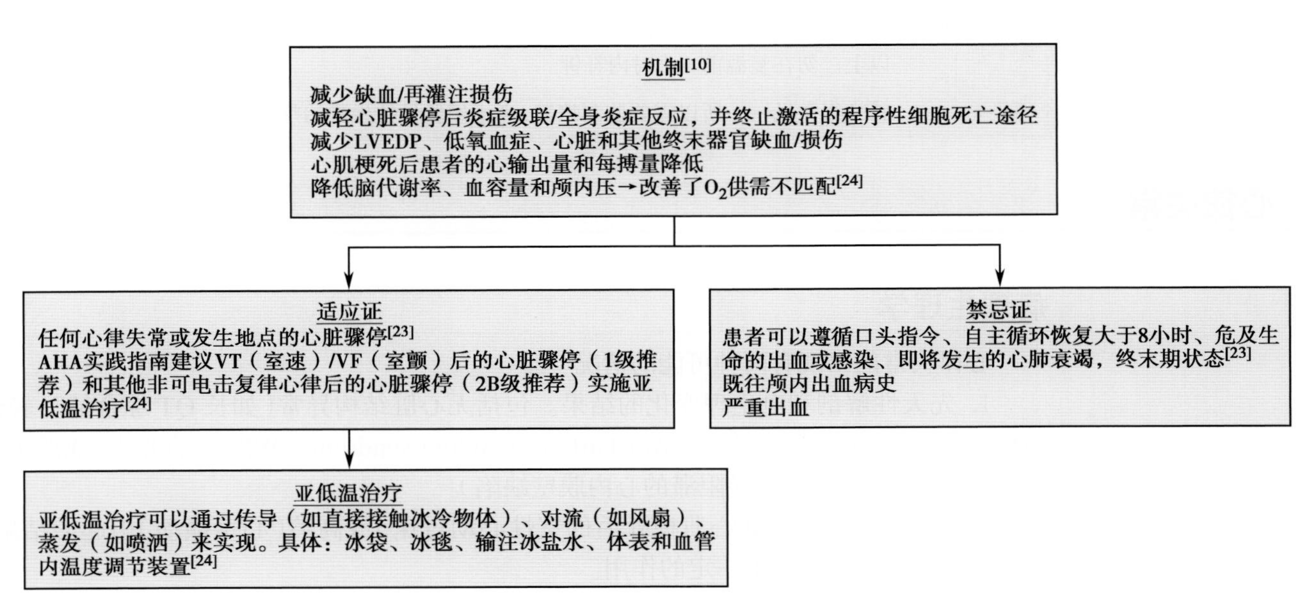

亚低温治疗的各个阶段[25]				
	诱导阶段	维持阶段	复温阶段	正常体温阶段
总体目标	防止寒战和镇静 补钾 降温：体表降温或血管内降温（输注4℃液体）	核心温度33°C维持18～24小时 维持正常的电解质、葡萄糖和pH（通过适当的通气）、MAP（见下文）、考虑使用抗生素	每小时以0.25～0.33°C复温 事件发生后72小时内维持T＜37.5°C 容量复苏 补钾 维持MAP 拔管	事件发生72小时后重新评估是否脑死亡
防止寒战和镇静	低剂量持续输注短效镇静剂（丙泊酚、咪达唑仑）和镇痛药（芬太尼或氢吗啡酮） 硫酸镁可以提高寒战的阈值 神经肌肉阻断剂（顺阿曲库铵0.15mg/kg×3，每10分钟一次）		停止肌松 T＞36°C后停止镇静	
血流动力学	心动过速和高血压（寒战所致） 当患者开始降温时：心动过缓、PR间期延长、交界性或室性心律 心动过缓只在伴有低血压时进行治疗	低血压（在降温或复温期间）应积极纠正（以避免大脑灌注不足）。目标MAP＞65mmHg（理想值为80～100mmHg） CVP目标10～12cmH$_2$O		
机械通气	目标血氧饱和度为94%～96%。避免氧气饱和度持续100% 维持正常血碳酸水平			
控制血糖	血糖升高在降温期间很常见（低于200mg/dl时无需治疗）；维持在100～150mg/dl范围内		复温过程中可能会发生低血糖	
血钾水平	降温期间的低钾血症：每3～4小时重新评估一次血钾水平，以维持在3.5～3.8mEq/L以上。勿在复温前4小时内补钾		复温期间的高钾血症	
感染	感染很常见——所以需要监测培养，考虑经验性抗生素治疗			

心律失常

病理生理学

心律失常的出现有两种可能的情况[26]。

1. 先天性解剖和电生理变化的结果。包括无心脏结构异常（如长QT综合征）、轻微结构异常[如导致预激综合征（Wol-Parkinson-White syndrome，WPW）的旁路]或严重的结构异常（如伴有心脏传导阻滞的心内膜壁缺陷）。

2. 由获得性疾病（如心肌梗死后的室性心动过速）或高龄（心房颤动）引起的结果。遗传易感性也可能起到了一定的作用。

心律失常的潜在机制是自律性、传导性和兴奋性的损害。

3. 自律性障碍（冲动形成）可引起窦性心动过速和一些异位心动过速。它还参与交界性心律失常（室性心律）的发展和触发活动。

4. 传导阻滞问题（单向阻滞、双向阻滞）、功能和解剖折返、再传导和隐匿传导，这可能是心律失常的潜在问题。

5. 兴奋性可能取决于离子的不平衡。跨心肌细胞膜的离子梯度（钠、钾、钙、镁，这是钠泵功能所必需的）对心肌细胞的功能非常重要。较高的梯度（细胞外低钾、细胞外高钠和钙、膜 ATP 酶的高活性）导致极化电位增加和兴奋性增加（如心动过速、快速传导）。另一方面，较低的梯度（细胞外高钾、细胞内低钾、细胞外低钠和钙、洋地黄和糖苷过量、一些抗心律失常药物过量）导致极化电位降低，随后导致交界性心律失常和传导阻滞。

6. 可能引起心律失常的其他因素：缺血、自主神经系统损伤、迷走神经兴奋、解剖异常（旁路）和抗心律失常药物过量。任何一种结构性心脏病都可能引起心律失常。下图中简要介绍了心律失常的发病机制。

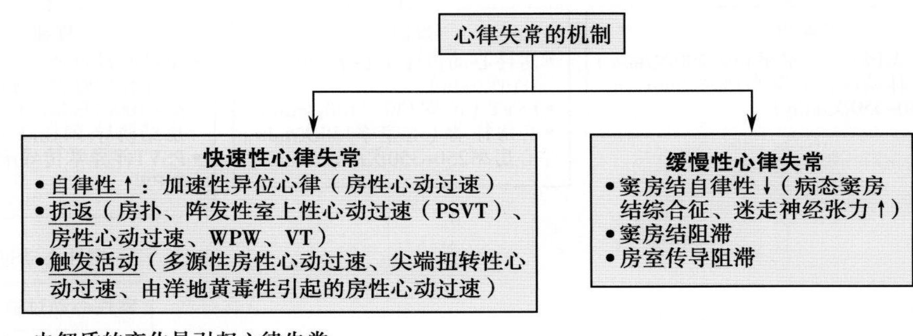

电解质的变化易引起心律失常。

	快速性心律失常、传导速度快	阻滞、逸搏
细胞外电解质	↓K^+（↑ΔK^+） ↑Na^+（↑ΔNa^+） ↑Ca^{2+}（↑ΔCa^{2+}）	↑K^+（↓ΔK^+） ↓Na^+ ↓Ca^{2+}

Δ指细胞内/细胞外差异。

折返机制示意图

冲动或折返的传导异常可能是导致心律失常的最常见原因。不同类型的折返路径和相关的心律失常如下图所示

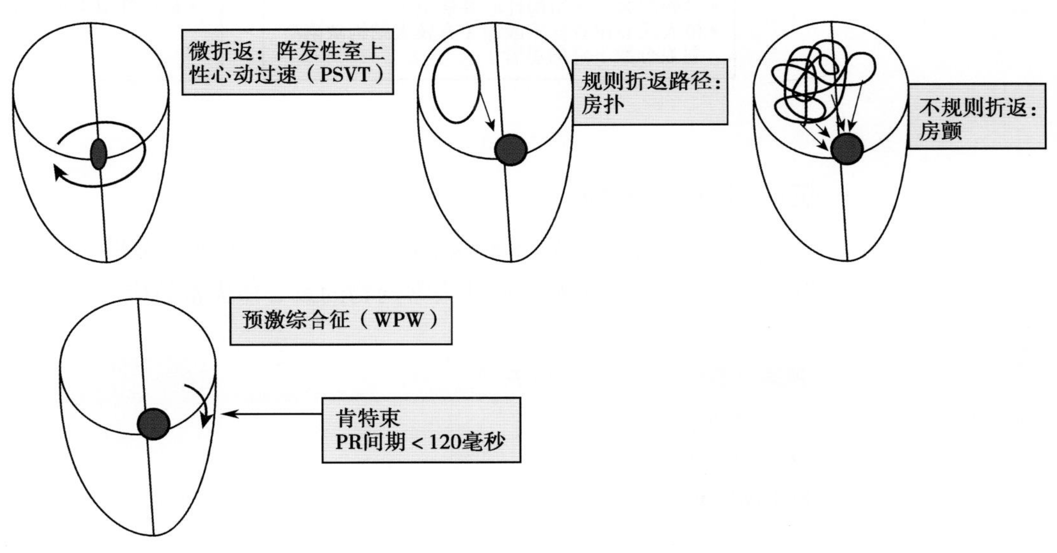

心律失常的评估

评估的初始步骤是查看 QRS 波群是否增宽（如室性心动过速、伴异常或预激室上性心动过速）或变窄［如阵发性室上性心动过速（PSVT）、房颤、房性心动过速］[27]。

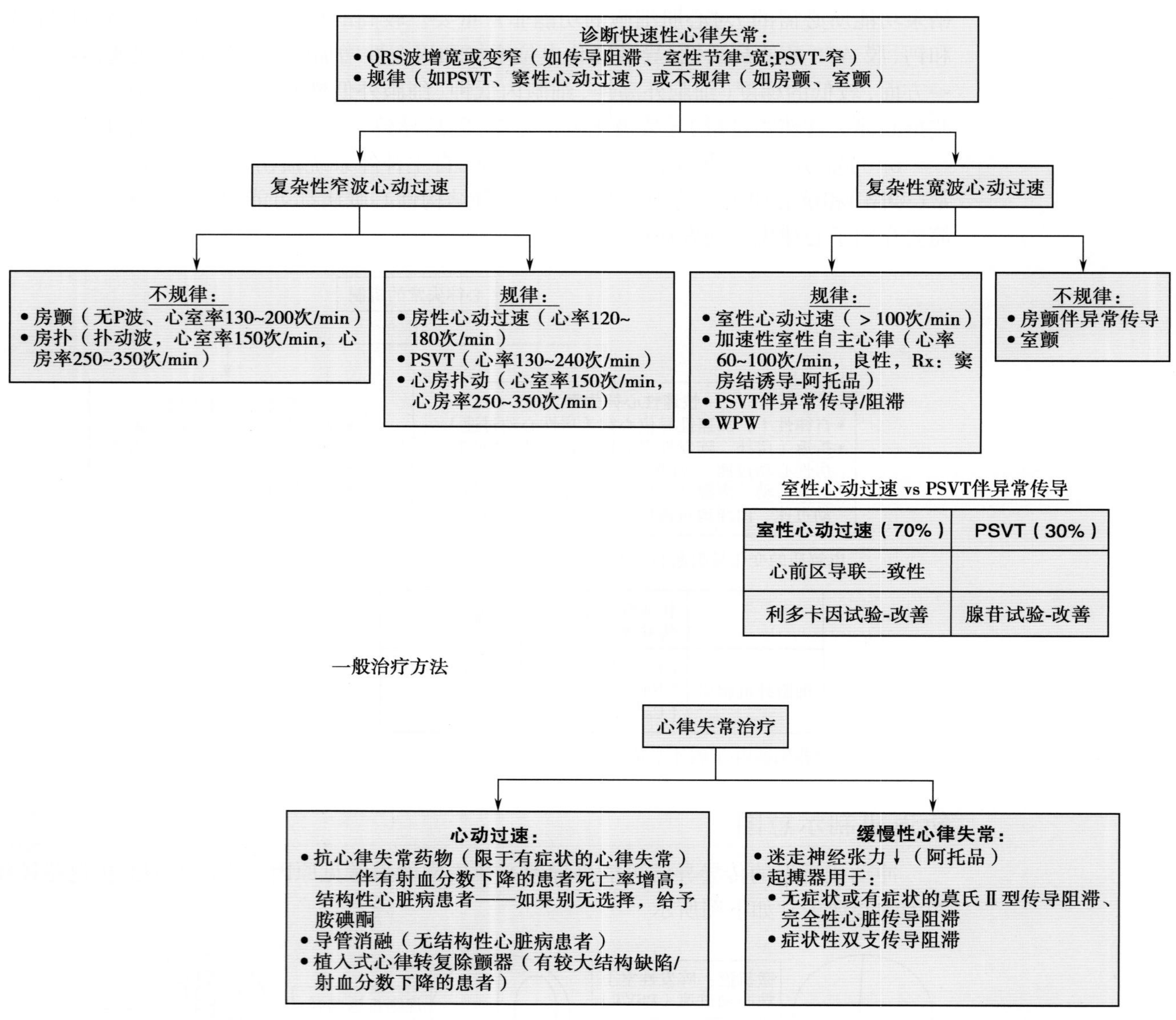

抗心律失常药物

抗心律失常药物的分类（Singh-Vaughan 威廉姆斯分类）见下表。作用机制与适应证相关。必须了解大多数抗心律失常药物的致心律失常效应。

种类	例子	指征	潜在并发症
1类：膜稳定剂 （快钠通道阻滞剂， 降低动作电位的上升斜率）			

续表

种类	例子	指征	潜在并发症
1a 类：阻断钠通道并延迟复极，动作电位持续时间↑	奎尼丁、丙吡胺、普鲁卡因	室性心律失常、阵发性房颤以维持窦性心律、预激综合征（普鲁卡因）	QT 间期延长
1b 类：阻断钠通道并加速复极，动作电位持续时间↓	利多卡因、妥卡尼、苯妥英钠	急性心肌梗死后心律失常的治疗	心搏停止风险增加，室性心动过速
1c 类：阻断钠通道，对复极化影响不大	恩卡胺，阿维卡胺，普罗帕酮，莫雷西嗪	房颤或复发性快速性心律失常以维持窦性心律	禁用于急性心肌梗死后
2 类：抗交感神经药（主要是 β 肾上腺素受体阻滞剂）	阿替洛尔、美托洛尔、卡维地洛、艾司洛尔、噻吗洛尔、普萘洛尔（也具有 1 类效应）、索他洛尔（也具有 3 类效应）	复发性快速性心律失常的心率控制	低血压
3 类：增加动作电位持续时间的药物，钾通道阻滞剂	胺碘酮（也具有 1、2 和 4 类活性）、溴苄铵、索他洛尔（也具有 2 类活性）、伊布利特	WPW 综合征、VT（胺碘酮、索他洛尔）、AF（胺碘酮、索他洛尔、伊布利特）、心房颤动（伊布利特）	
4 类：钙通道阻滞剂	维拉帕米，地尔硫䓬	控制房颤、PSVT 中的心率	低血压
5 类：其他	腺苷，地高辛，硫酸镁	室上性心律失常伴 CHF（地高辛）、控制心率、尖端扭转型室性心动过速（硫酸镁）	禁用于室性心律失常

钙通道阻滞剂的种类		
种类	代表	
二苯基烷基胺	盐酸维拉帕米	负性变时剂：影响窦房结和房室结——传导缓慢，心率↓。避免心绞痛和心室功能受损
苯噻嗪类	盐酸地尔硫䓬	负性变时剂：影响窦房结和房室结——传导缓慢，心率↓。避免心绞痛和心室功能受损
二氢吡啶类	硝苯地平、尼卡地平、伊拉地平、尼莫地平、尼索地平、非洛地平、氨氯地平	负性肌力药，血管扩张药。在收缩功能障碍——不能使用硝苯地平，但可以使用氨氯地平、非洛地平
四氢萘酚	米贝拉地尔	影响窦房结和房室结，但不具有负性肌力
其他	苄普地尔	QT 间期延长→致心律失常

钙通道阻滞剂与 β 受体阻滞剂的联用

“良好”组合：二氢吡啶类钙通道阻滞剂 +β 受体阻滞剂（β 受体阻滞剂对抗二氢吡啶类代偿性心动过速）

“不佳”组合：维拉帕米 +β 受体阻滞剂、地尔硫䓬 +β 受体阻滞剂、米贝拉地尔 +β 受体阻滞剂（常见的副作用，如心动过缓）

将抗心律失常药物按照解剖作用部位进行分类

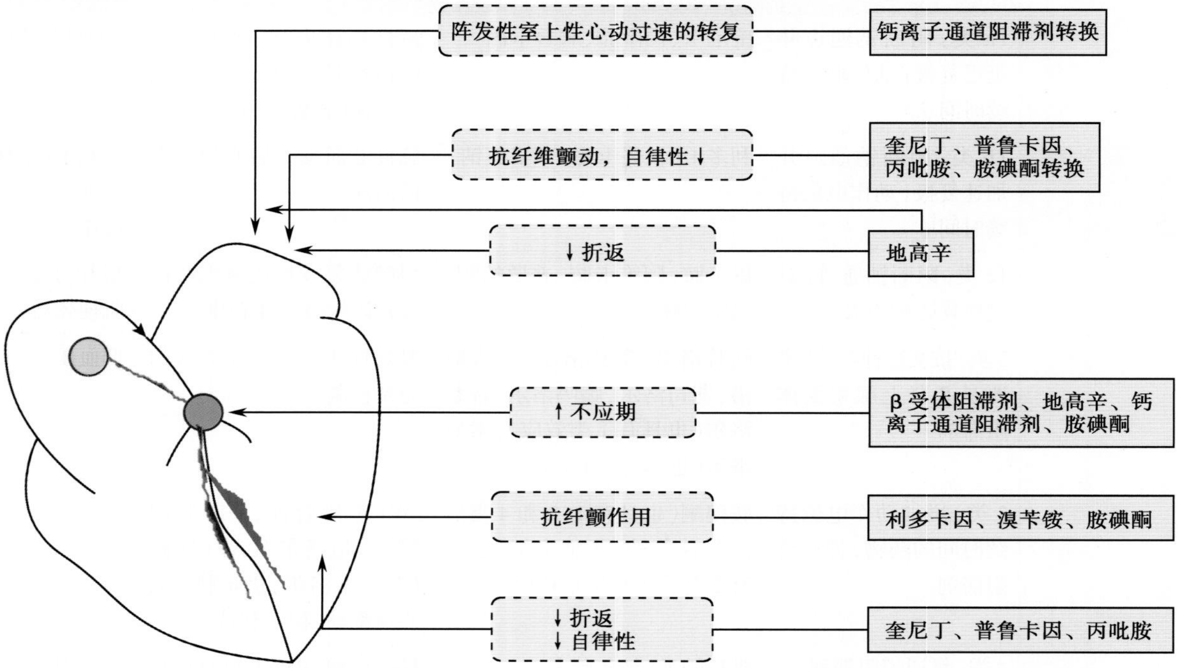

阵发性室上性心动过速的转复 —— 钙离子通道阻滞剂转换

抗纤维颤动，自律性↓ —— 奎尼丁、普鲁卡因、丙吡胺、胺碘酮转换

↓折返 —— 地高辛

↑不应期 —— β受体阻滞剂、地高辛、钙离子通道阻滞剂、胺碘酮

抗纤颤作用 —— 利多卡因、溴苄铵、胺碘酮

↓折返
↓自律性 —— 奎尼丁、普鲁卡因、丙吡胺

抗心律失常药物的分类

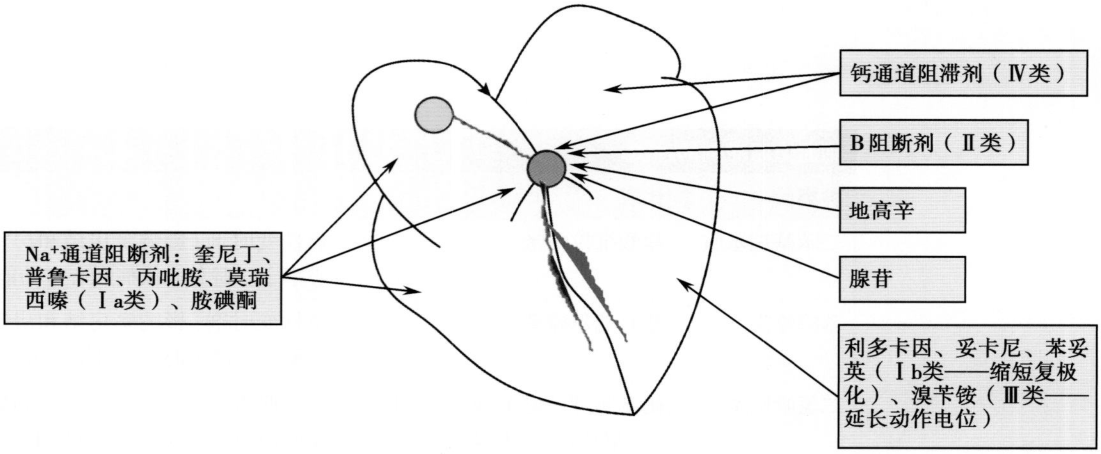

钙通道阻滞剂（Ⅳ类）

B阻断剂（Ⅱ类）

地高辛

腺苷

Na⁺通道阻断剂：奎尼丁、普鲁卡因、丙吡胺、莫瑞西嗪（Ⅰa类）、胺碘酮

利多卡因、妥卡尼、苯妥英（Ⅰb类——缩短复极化）、溴苄铵（Ⅲ类——延长动作电位）

各种心律失常的首选药物	
快速 AF （房颤）	β受体阻滞剂、钙通道阻滞剂、胺碘酮，视具体情况而定
PSVT （阵发性室上性心动过速）	腺苷、维拉帕米、Ⅰa类抗心律失常药
快速心房扑动	β受体阻滞剂、地高辛、奎尼丁
PVC（室性期前收缩）	如无症状，则无需用药，如有症状——1 类或 3 类；MI/ 缺血后——胺碘酮，β受体阻滞剂
PAC （房性期前收缩）	如果无症状，则无需用药，如有症状——Ca 通道阻滞剂 /β受体阻滞剂
MAT（多源性房性心动过速）	钙通道阻滞剂

续表

WPW（典型预激综合征）	普鲁卡因、胺碘酮、电除颤
VT（室性心动过速）	1类或3类，MI（心肌梗死）/缺血后——胺碘酮、β受体阻滞剂
心室颤动	电除颤，ACLS方案
心源性猝死	索他洛尔、胺碘酮
尖端扭转型室速	镁离子、异丙肾上腺素、电除颤（最后手段）

对于洋地黄中毒性心律失常、室性心律失常、尖端扭转型室性心动过速、期前收缩，静脉注射镁离子。

注：1型抗心律失常药——增加CHF（充血性心力衰竭）的死亡率。

ACLS，成人高级心血管生命支持；MAT，多源性房性心动过速；PAC，房性期前收缩；PVC，室性期前收缩。

导管消融术

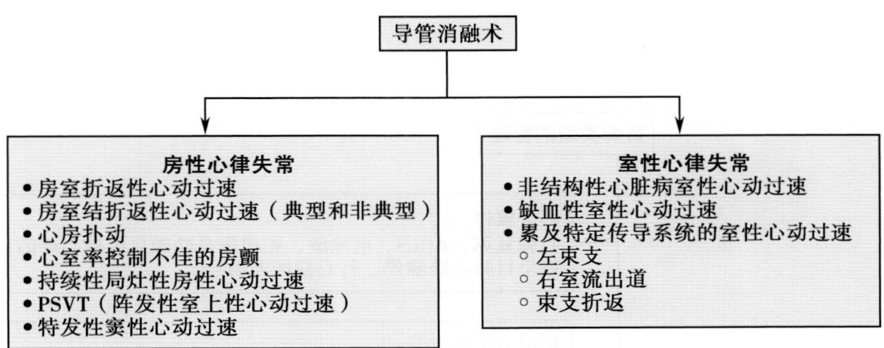

植入式心律转复除颤器

植入式心律转复除颤器的适应证[28]

二级预防

室性心律失常导致血流动力学不稳定+预期生存期>1年且功能状态良好。

初级预防

使用最佳药物治疗>3个月后仍有心力衰竭（HF）症状和射血分数（EF）≤35%，预期生存期>1年的功能状态良好的患者。

特殊类型心律失常

室性心律失常及心源性猝死[29]

室性心律失常的初步评估

- ECG（心电图）
- 超声心动图
- 心肌灌注（如果怀疑是由缺血而引起室性心律失常）
- 冠状动脉造影术（危及生命的室性心律失常或SCD幸存者）
- 电生理检查（记录室性心动过速的可诱导性、指导消融、评估药物作用、评估复发性室性心动过速或SCD的风险、评估ICD的适应症）

ICD，植入式心律转复除颤器；SCD，心源性猝死。

分类

- 血流动力学稳定或不稳定(例如,晕厥、SCD、心脏骤停)
- 有症状(例如,心悸、晕厥)或无症状
- 持续性或阵发性
- 单源性或多源性
- 心电图特征(室速,室颤,尖端扭转性,双向性室速,束支折返性快速性心律失常)

急性期治疗的一般原则

- 如果诊断不明确,宽 QRS 心动过速应被推定为室性心动过速
- 管理可逆因素(缺氧、电解质紊乱、血容量不足、机械因素、停用不良药物)
- 如果室性心动过速或心源性猝死与缺血相关,应尝试介入来治疗心肌缺血
- 非药物治疗方式:血运重建,ICD,导管消融术,手术切除
- 药物治疗
- 1C 类药物在 MI 病史患者中无作用

特殊类型的管理

→ **心脏骤停**
心肺复苏、ACLS、电除颤、胺碘酮是除颤后维持心律的首选抗心律失常药物
如果目睹心脏骤停,行心前区叩击

→ **稳定或不稳定**
稳定的持续性VT——静脉注射普鲁卡因或利多卡因,钙通道阻滞剂无作用,尤其是在心功能不全的患者中
室性心动过速伴血流动力学不稳定——心脏电复律

→ **单源形或多源形**
冠心病引起的重复性单源形性室性心动——静脉注射胺碘酮、β受体阻滞剂、普鲁卡因胺或索他洛尔
复发性多源形性VT——静脉注射β受体阻滞剂、胺碘酮、利多卡因

→ **难治性室性心动过速**
静脉注射胺碘酮或普鲁卡因,随后进行室性心动过速消融
在心肌缺血——血运重建和β受体阻滞后静脉注射抗心律失常药物(如普鲁卡因或胺碘酮)
单独或联合使用静脉注射胺碘酮和β受体阻滞剂在VT风暴(24小时内3次室性心动过速发作)患者可能是合理的

→ **尖端扭转型室性心动过速**
停用任何不良药物、急性和长期起搏(对于传导阻滞和症状性心动过缓患者)
静脉注射硫酸镁(对于QT间期正常的患者效果欠佳)
β受体阻滞剂联合起搏治疗窦性心动过缓
异丙肾上腺素(无先天性LQTS的复发性间歇依赖性尖端扭转型室性心动过速急性发作患者)
补钾、利多卡因治疗LQTS(遗传性长QT综合征)

→ **心肌梗死后的症状性室速,左室功能障碍**
β受体阻滞剂
胺碘酮
索他洛尔
ICD、导管消融、手术切除

QT 间期延长

QT 间期延长与尖端扭转型室性心动过速的发生相关。不仅是 QT 间期延长，而且 QT 间期形态学的变化也可预测心律失常的发展：QT 间期畸形，表现为突出的"U 波"。[30]

QT 间期延长的原因

代谢因素

- 低钾血症
- 低镁血症
- 低钙血症

药物

- 抗心律失常药（奎尼丁、普鲁卡因、丙吡胺、索他洛尔）
- 抗生素（红霉素、金刚烷胺、氯喹、喷他脒）
- 抗组胺药（特非那定）
- 精神药物（氟哌啶醇、阿米替林、多虑平）
- 其他药物（苄普地尔、西沙必利）

其他

- 蛋白流质饮食

QT 间期延长的治疗

- 停用引起 QT 间期延长的药物
- 静脉注射硫酸镁
- 补钾
- 心房或心室起搏
- 异丙去甲肾上腺素

房颤

新发房颤[31、32]

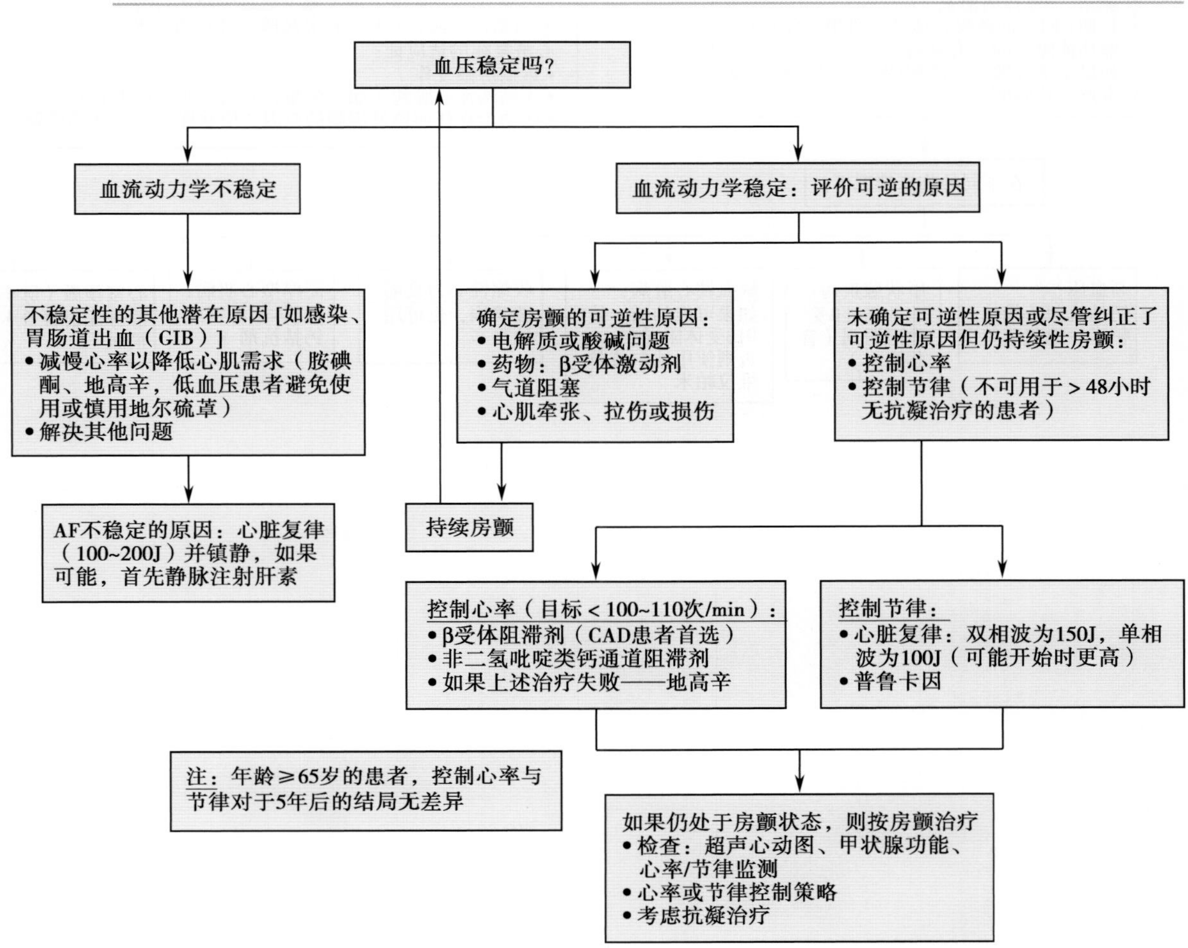

确诊的房颤/房扑

病理生理学

- 原发性心律失常不伴器质性心脏病
- 继发性心律失常不伴结构性心脏病，伴脏器功能异常（甲状腺功能亢进）
- 继发性心律失常伴有影响心房的心脏病

电生理学：各种大小的多个折返脉冲在心房中游走，产生连续的电活动。

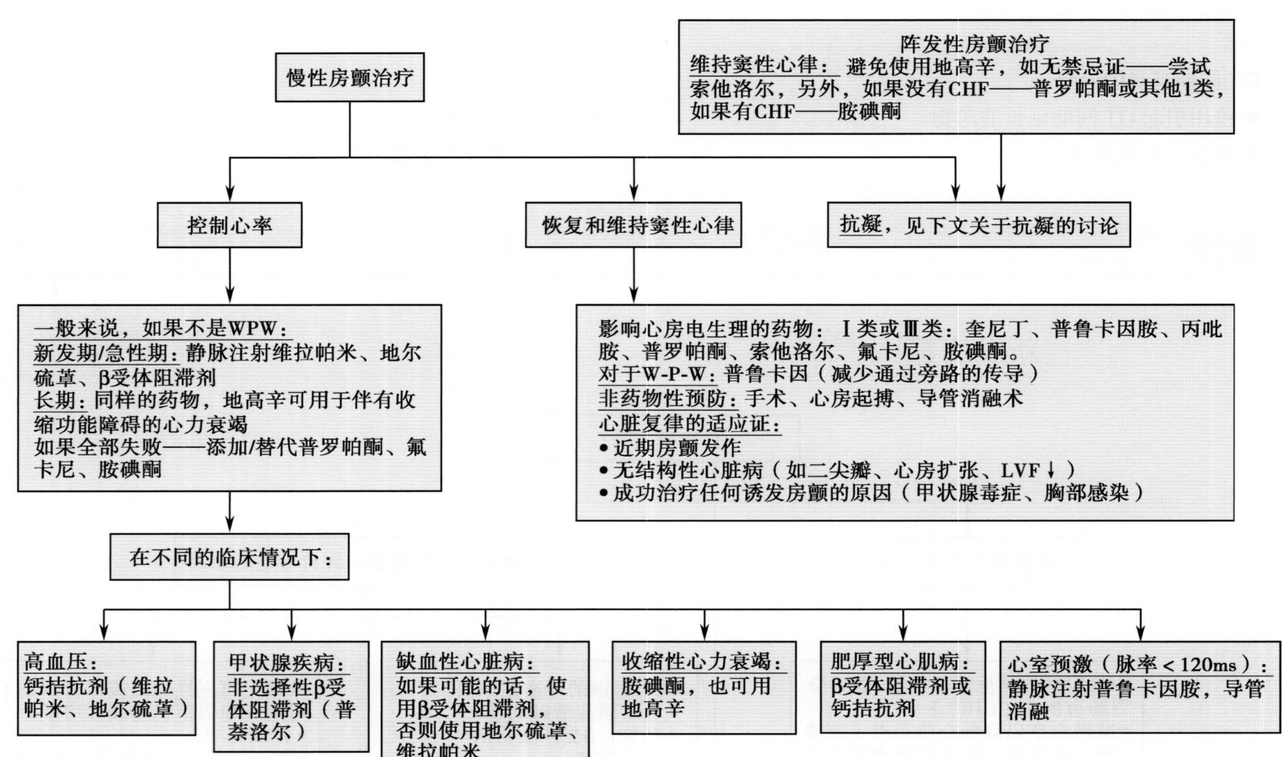

AF[33]中的抗凝问题

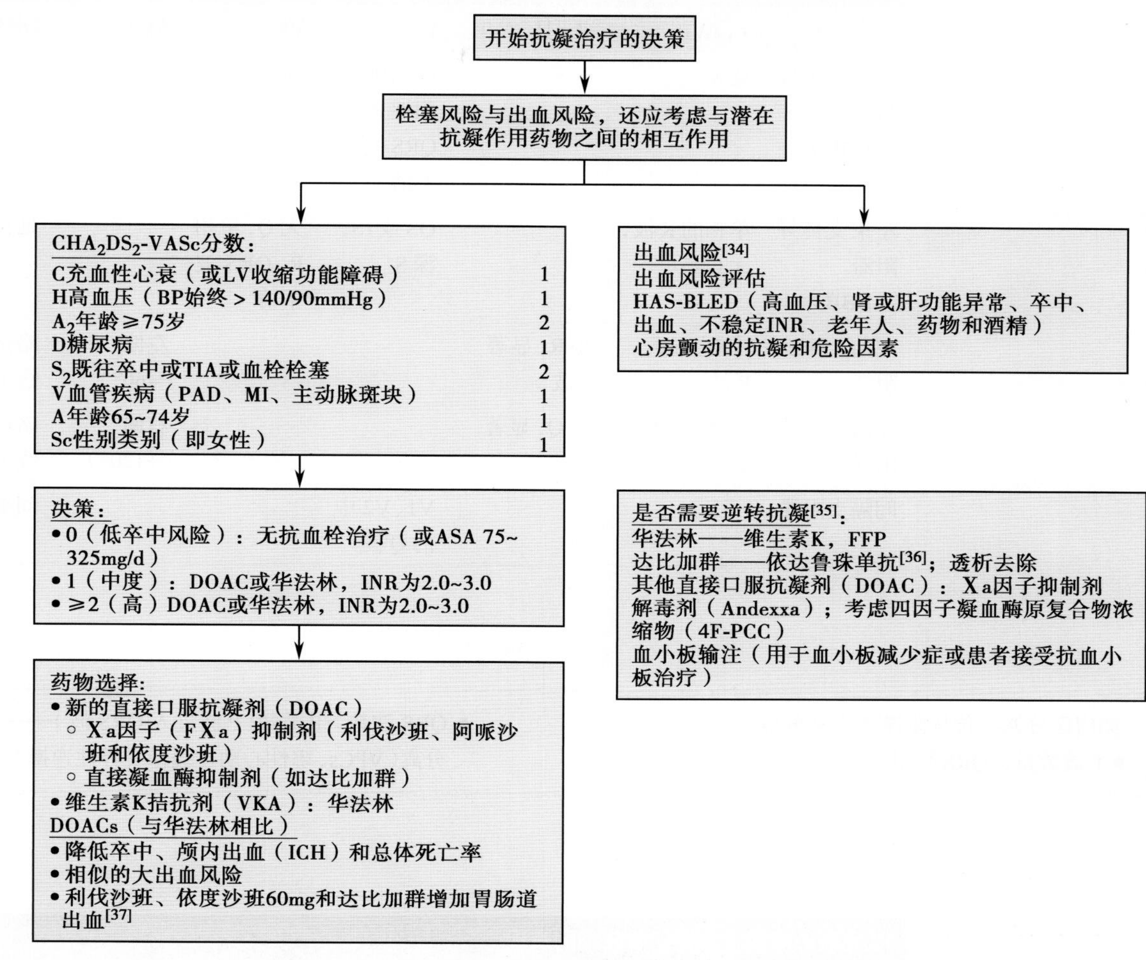

房颤复律前抗凝治疗的作用

如果复律前AF持续＞48小时——需要INR在2~3

如果使用华法林：心脏复律前3~4周需要INR维持2~3

如果使用DOAC：复律前抗凝≥3周，复律后持续抗凝≥4周

或者：心脏复律前的经食管超声心动图（尽管经食管超声心动图并未降低临床试验中血栓栓塞事件的发生率[38]）

心脏传导阻滞

12导联心电图束支传导阻滞和半传导阻滞的表现						
	Ⅰ，AVL	Ⅱ，Ⅲ，AVF	V1	V6	Axis	QRS
右束支传导阻滞（RBBB）	宽S		晚期显著阳性R波，QRS波不清	深大S波		延长
左束支传导阻滞（LBBB）	单相的R波，无Q波		QS或rS，深S	无Q，单相R，QRS波不清		延长
左前上束支阻滞	小Q，显著R波	小R，显著S波			左偏（−60°）	略微延长，肢体导线电压升高
左后下束支阻滞	小R，显著S波	小Q，显著R波			右偏（+120°）	略微延长，肢体导线电压升高
间隔支阻滞			V1、V2中的Q波			间歇正常

如何区分A-V传导阻滞和A-V分离

- P波数量>QRS数量——阻滞
- QRS波数>P波数（P波进入QRS波）——无阻滞的A-V分离（VPCs、窦性心动过缓伴交界性逸搏等）

12导联心电图上室性期前收缩的表现			
	V1	V6	V4
右VPC（看起来像LBBB）	VPC（室早）主要为阴性。宽大R	VPC具有典型的阳性形态	V4中比V1中更深的（rS或QS）复合波
左VPC（看起来像RBBB）	VPC主要为阳性、单相R或双相qR。QRS通常有两个峰值	双相（rS）或单相（QS）复合波	

房室传导阻滞的分类（按程度）

Ⅰ度：PR间期延长（PR间期至少延长0.2秒）
Ⅱ度1型（文氏）：PR逐渐延长直到QRS脱落
Ⅱ度2型：恒定的PR间期和偶尔的QRS缺失
Ⅲ度：P波和QRS波完全分离

起搏器[39]

永久性起搏器的适应症	
窦房结功能障碍伴症状性缓慢性心律失常 ● 持续性窦性心动过缓（<40bpm），持续性窦性停搏伴逃逸节律和症状； ○ 间歇性症状与心动过缓一致 ○ 诊断为不明原因晕厥伴窦房结异常 ● 变时性不良（无法根据需求增加心率） **AV（房室）传导阻滞** ● 三度房室阻滞	● Ⅱ度 2 型房室阻滞 ● Ⅱ度 1 型传导阻滞存在争议（文氏） ● 一度房室传导阻滞中罕见的适应症 **其他适应证** ● 颈动脉窦高敏综合征——证据不足，但老年晕厥患者可能受益 ● QRS>150ms 的 NYHA 2～4 级的 CHF（心脏再同步治疗）可能与 ICD 联合使用

AV，房室。NYHA，纽约心脏病学会。

永久起搏器编码			
起搏心室	**感知心腔**	**感知后的反应**	**可编程功能**
V- 心室 A- 心房 D- 双腔	V- 心室 A- 心房 D- 双腔 O- 无	T- 触发 I- 抑制 D-T+I O- 无	R- 频率调整 P- 程控

充血性心力衰竭[40]

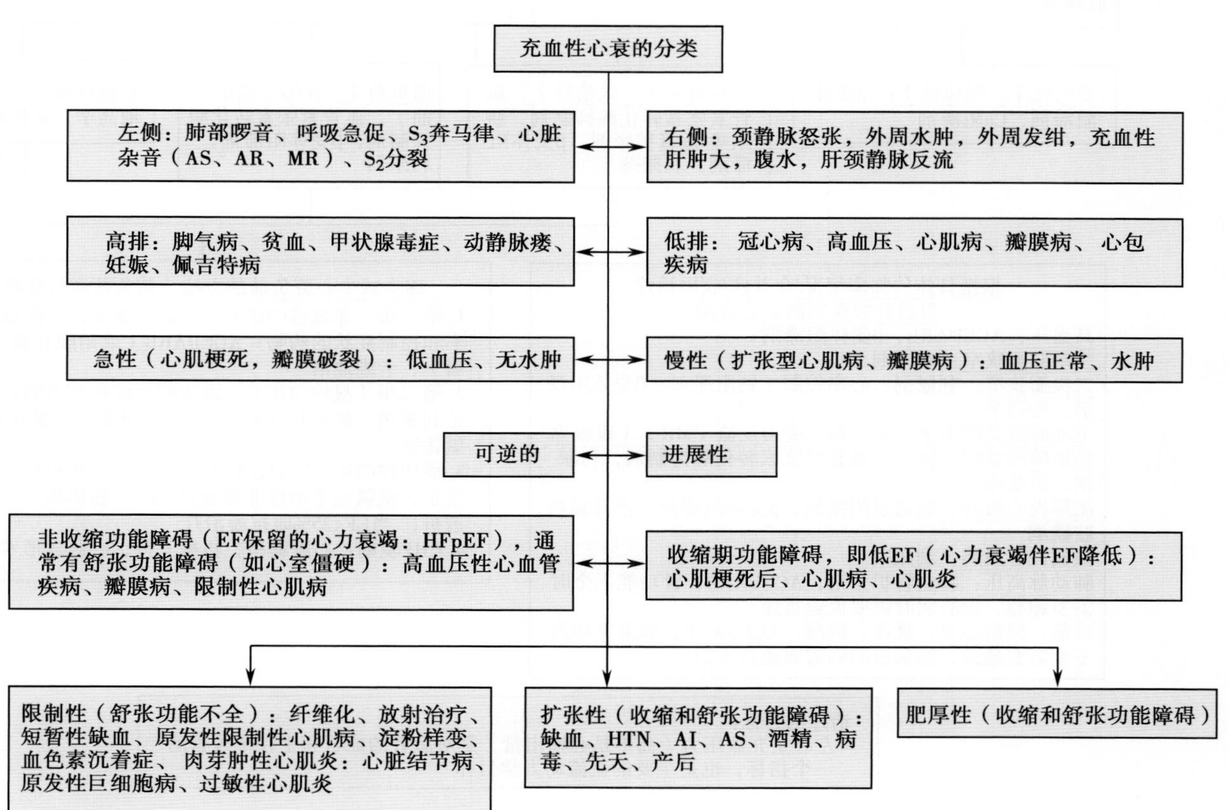

肺心病的原因

1. 肺血管疾病
   - 反复性肺栓塞
   - 肺血管炎
   - 高原继发性肺血管收缩
   - 由左向右分流的先天性心脏病
   - 肺静脉闭塞性疾病
2. 器质性疾病
   - 由阻塞性和限制性肺部疾病引起肺心病，通常以阻塞性引起为主

基于合并症和临床情况的心衰治疗路径

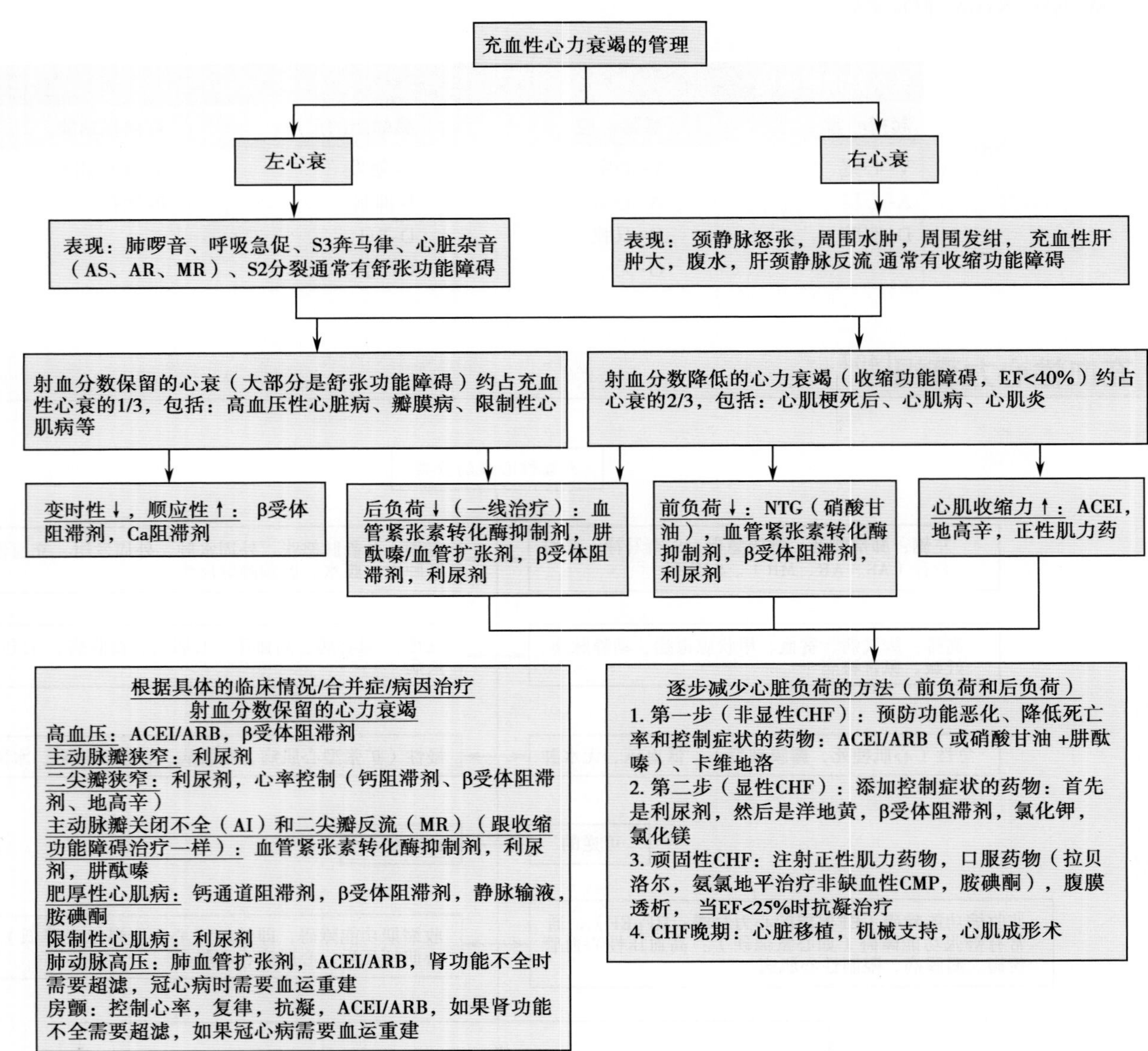

用于治疗 CHF 的药物

	发病率	死亡率	数据来源
ACEI	↓	↓	V-HeFT Ⅰ、Ⅱ、SOLVD、SAVE、CONSENSUS 等
ARB	↓	↓	ELITE
肼苯哒嗪＋硝酸异山梨酯	↓	↓	SOLVD
卡维地洛	↓	↓	美国卡维地洛心力衰竭试验
地高辛	↓	0	PROVED RADIANCE
氨氯地平	非缺血性 CHF 中↓		PRAISE
胺碘酮	↓	↓	
正性肌力药物	↓	（致心律失常）↑	

- β 受体阻滞剂治疗收缩功能障碍的依据：减少缺血、负性变时效应、增加冠状动脉血流，卡维地洛被证明可以增加存活率
- 由于钙拮抗剂的负性肌力作用，在收缩功能障碍时禁用
- 地高辛

急性心力衰竭综合征[41,42]

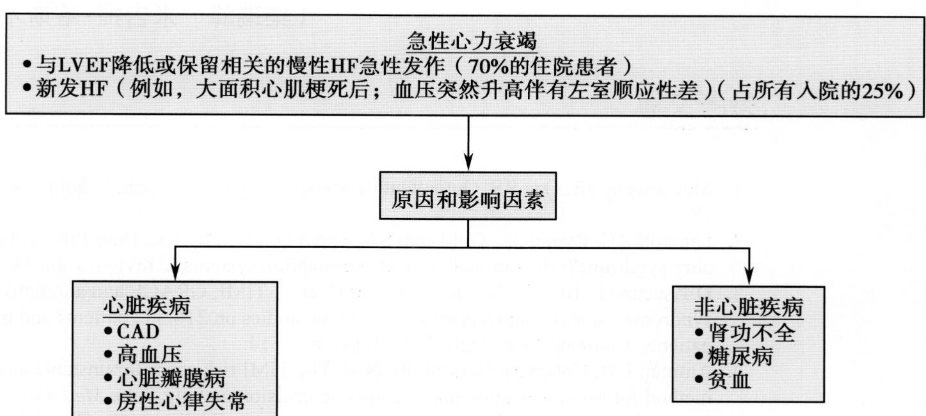

临床表现

- SBP 升高
- 低 SBP（低 CO 伴器官灌注不足体征）
- 心源性休克（并发急性 MI、暴发性心肌炎）
- ACS
- 肺水肿（“水肿”急性发作或逐渐加重）
- 单纯性右心衰竭（例如，急性肺源性心脏病、右心室梗死）
- 心脏手术后心力衰竭（通常与术后舒张功能恶化和容量超负荷相关）

治疗关注点

- 左室充盈压高（盐摄入过多、肾功能不全、神经激素和细胞因子激活以及药物可能导致体液潴留）
- CO 减少
- 血压过高
- 心肌损伤
- 肾功能不全
- 药物不良反应。多种药物可导致或加重 HF[43]（袢利尿剂——肾功能下降，正性肌力药——耗氧量增加，血管扩张剂——低 BP——肾灌注不足，心肌缺血）

治疗[41]

入院前（急诊）阶段

- 袢利尿剂
- 血管扩张剂（NTG）
- IV ACEI（争议：静脉注射依那普利可能对急性心肌梗死患者产生有害影响）
- HTN、快速 AF 患者静脉注射 β 受体阻滞剂
- 其他：吗啡，吸氧，无创通气

住院期间（直至患者病情稳定，呼吸困难改善）

- ACEI、血管紧张素受体阻滞剂、β 受体阻滞剂或醛固酮拮抗剂
- 利尿剂
- 正性肌力药（有争议，多巴酚丁胺和米力农的治疗效果较差）

ACEI，血管紧张素转换酶抑制剂；HTN，高血压；NTG，硝酸甘油。

预后因素[41]

- SBP（入院时血压高与出院后低死亡率相关）
- CAD（与原发性心肌病患者相比，出院后死亡率增加 2 倍）
- 肌钙蛋白升高（出院后死亡率增加 2 倍，再住院率增加 3 倍）
- BUN 和 BUN/ 肌酐比值（比肌酐更好的预测指标）
- 低钠血症（住院和出院后死亡率增加 2～3 倍）
- 利钠肽（有较高的出院后死亡率和再住院率）
- PCWP
- 容量反应性
- 其他预后因素：LVEF、贫血、糖尿病、新发持续性心律失常和未使用神经激素拮抗剂

BUN，血尿素氮。

（柴瑞峰 米吉提·喀斯木 译，徐永昊 刘楠 审校）

参考文献

1. McConaghy JR, Oza RS. Outpatient diagnosis of acute chest pain in adults. *Am Fam Physician.* 2013;87(3):177–182.
2. Fanaroff AC, Rymer JA, Goldstein SA, Simel DL, Newby LK. Does this patient with chest pain have acute coronary syndrome?: the rational clinical examination systematic review. *J Am Med Assoc.* 2015;314(18):1955–1965.
3. D'Ascenzo F, Biondi-Zoccai G, Moretti C, et al. TIMI, GRACE and alternative risk scores in acute coronary syndromes: a meta-analysis of 40 derivation studies on 216,552 patients and of 42 validation studies on 31,625 patients. *Contemp Clin Trials.* 2012;33(3):507–514.
4. Antman EM, Cohen M, Bernink PJ, et al. The TIMI risk score for unstable angina/non-ST elevation MI: a method for prognostication and therapeutic decision making. *J Am Med Assoc.* 2000;284(7):835–842.
5. Backus BE, Six AJ, Kelder JC, et al. A prospective validation of the HEART score for chest pain patients at the emergency department. *Int J Cardiol.* 2013;168(3):2153–2158.
6. Eagle KA, Lim MJ, Dabbous OH, et al. A validated prediction model for all forms of acute coronary syndrome: estimating the risk of 6-month postdischarge death in an international registry. *J Am Med Assoc.* 2004;291(22):2727–2733.
7. Meier P, Lansky AJ, Baumbach A. Almanac 2013: acute coronary syndromes. *Acta Cardiol.* 2014;69(1):100–108.
8. Bhatt DL, Hulot JS, Moliterno DJ, Harrington RA. Antiplatelet and anticoagulation therapy for acute coronary syndromes. *Circ Res.* 2014;114(12):1929–1943.
9. Clark MG, Beavers C, Osborne J. Managing the acute coronary syndrome patient: evidence based recommendations for anti-platelet therapy. *Heart Lung.* 2015;44(2):141–149.
10. Stegman BM, Newby LK, Hochman JS, Ohman EM. Post-myocardial infarction cardiogenic shock is a systemic illness in need of systemic treatment: is therapeutic hypothermia one possibility? *J Am Coll Cardiol.* 2012;59(7):644–647.

11. Simmons J, Ventetuolo CE. Cardiopulmonary monitoring of shock. *Curr Opin Crit Care.* 2017;23(3):223–231.
12. Marik PE, Baram M, Vahid B. Does central venous pressure predict fluid responsiveness? A systematic review of the literature and the tale of seven mares. *Chest.* 2008;134(1):172–178.
13. Koenig J, Hill LK, Williams DP, Thayer JF. Estimating cardiac output from blood pressure and heart rate: the liljestrand & zander formula. *Biomed Sci Instrum.* 2015;51:85–90.
14. García X, Mateu L, Maynar J, Mercadal J, Ochagavía A, Ferrandiz A. Estimating cardiac output. Utility in the clinical practice. Available invasive and non-invasive monitoring. *Med Intensiva (English Ed.).* 2011;35(9):552–561.
15. Zhang J, Critchley LAH, Huang L. Five algorithms that calculate cardiac output from the arterial waveform: a comparison with Doppler ultrasound. *Br J Anaesth.* 2015;115(3):392–402.
16. Hollenberg SM. Vasoactive drugs in circulatory shock. *Am J Respir Crit Care Med.* 2011;183(7):847–855.
17. Francis GS, Bartos JA, Adatya S. Inotropes. *J Am Coll Cardiol.* 2014;63(20):2069–2078.
18. Unverferth DA, Blanford M, Kates RE, Leier CV. Tolerance to dobutamine after a 72 hour continuous infusion. *Am J Med.* 1980;69(2):262–266.
19. Lampard JG, Lang E. Vasopressors for hypotensive shock. *Ann Emerg Med.* 2013;61(3):351–352.
20. Overgaard CB, Dzavik V. Inotropes and vasopressors: review of physiology and clinical use in cardiovascular disease. *Circulation.* 2008;118(10):1047–1056.
21. Marik PE. Early management of severe sepsis: concepts and controversies. *Chest.* 2014;145(6):1407–1418.
22. van Nunen LX, Noc M, Kapur NK, Patel MR, Perera D, Pijls NH. Usefulness of intra-aortic balloon pump counterpulsation. *Am J Cardiol.* 2016;117(3):469–476.
23. Nolan JP, Morley PT, Hoek TL, Hickey RW. Advancement life support task force of the international liaison committee on resuscitation. Therapeutic hypothermia after cardiac arrest. An advisory statement by the advancement life support task force of the international liaison committee on resuscitation. *Resuscitation.* 2003;57(3):231–235.
24. Scirica BM. Therapeutic hypothermia after cardiac arrest. *Circulation.* 2013;127(2):244–250.
25. Seder DB, Van der Kloot TE. Methods of cooling: practical aspects of therapeutic temperature management. *Crit Care Med.* 2009;37(suppl 7):S211–S222.
26. Albert CM, Stevenson WG. The future of arrhythmias and electrophysiology. *Circulation.* 2016;133(25):2687–2696.
27. Goldberger ZD, Rho RW, Page RL. Approach to the diagnosis and initial management of the stable adult patient with a wide complex tachycardia. *Am J Cardiol.* 2008;101(10):1456–1466.
28. Szwejkowski BR, Wright GA, Connelly DT, Gardner RS. When to consider an implantable cardioverter defibrillator following myocardial infarction? *Heart.* 2015;101(24):1996–2000.
29. Zipes DP, Camm AJ, Borggrefe M, et al. ACC/AHA/ESC 2006 guidelines for management of patients with ventricular arrhythmias and the prevention of sudden cardiac death—executive summary: a report of the American College of Cardiology/American Heart Association Task Force and the European Society of Cardiology Committee for Practice Guidelines (writing committee to develop guidelines for management of patients with ventricular arrhythmias and the prevention of sudden cardiac death) developed in collaboration with the European Heart Rhythm Association and the heart rhythm society. *Eur Hear J.* 2006;27(17):2099–2140.
30. Kannankeril P, Roden DM, Darbar D. Drug-induced long QT syndrome. *Pharmacol Rev.* 2010;62(4):760–781.
31. Walkey AJ, Hogarth DK, Lip GY. Optimizing atrial fibrillation management: from ICU and beyond. *Chest.* 2015;148(4):859–864.
32. Atzema CL, Barrett TW. Managing atrial fibrillation. *Ann Emerg Med.* 2015;65(5):532–539.
33. Kovacs RJ, Flaker GC, Saxonhouse SJ, et al. Practical management of anticoagulation in patients with atrial fibrillation. *J Am Coll Cardiol.* 2015;65(13):1340–1360.
34. Roldan V, Marín F, Fernández H, et al. Predictive value of the HAS-BLED and ATRIA bleeding scores for the risk of serious bleeding in a 'real-world' population with atrial fibrillation receiving anticoagulant therapy. *Chest.* 2013;143(1):179–184.
35. Treml B, Oswald E, Schenk B. Reversing anticoagulation in the hemorrhaging patient. *Curr Opin Anaesthesiol.* 2019;32(2):206–212.
36. Pollack Jr CV, Reilly PA, van Ryn J, et al. Idarucizumab for dabigatran reversal—full cohort analysis. *N Engl J Med.* 2017;377(5):431–441.
37. Ruff CT, Giugliano RP, Braunwald E, et al. Comparison of the efficacy and safety of new oral anticoagulants with warfarin in patients with atrial fibrillation: a meta-analysis of randomised trials. *Lancet.* 2014;383(9921):955–962.
38. Nagarakanti R, Ezekowitz MD, Oldgren J, et al. Dabigatran versus warfarin in patients with atrial fibrillation: an analysis of patients undergoing cardioversion. *Circulation.* 2011;123(2):131–136.
39. Denay KL, Johansen M. Common questions about pacemakers. *Am Fam Physician.* 2014;89(4):279–282.
40. Shah SJ, Kitzman DW, Borlaug BA, et al. Phenotype-specific treatment of heart failure with preserved ejection fraction: a multiorgan roadmap. *Circulation.* 2016;134(1):73–90.
41. Gheorghiade M, Zannad F, Sopko G, et al. Acute heart failure syndromes: current state and framework for future research. *Circulation.* 2005;112(25):3958–3968.
42. Weintraub NL, Collins SP, Pang PS, et al. Acute heart failure syndromes: emergency department presentation, treatment, and disposition: current approaches and future aims: a scientific statement from the American Heart Association. *Circulation.* 2010;122(19):1975–1996.
43. Page 2nd RL, O'Bryant CL, Cheng D, et al. Drugs that may cause or exacerbate heart failure: a scientific statement from the American Heart Association. *Circulation.* 2016;134(6):e32–e69.

第三章

肾衰竭与肾脏替代治疗

Renal Failure and Renal Replacement Therapy

急性肾损伤的定义[1]

- 48 小时内血清肌酐（serum creatinine，SCr）增加≥0.3mg/dL
- 已知或认定在过去 7 天内，SCr 增加≥基线值的 1.5 倍
- 予以液体治疗后尿量＜0.5mL/kg/h 持续 6 小时

急性肾损伤的分期[1]

急性肾损伤（acute kidney injury，AKI）分期的定义由改善全球肾脏病预后组织提出，作为一个单一定义，以取代类似的分期系统，包括风险、损伤、衰竭、肾功能丧失和终末期肾病（RIFLE）[2]和急性肾损伤网络（AKIN）[3]。用于计算估测肾小球滤过率（eGFR）或 SCr 水平的肌酐清除率的公式不适用于 AKI 患者或任何血清肌酐水平不稳定的病例。

分期	血清肌酐	尿量
1	1.5～1.9 倍的基线水平或 增加≥0.3mg/dL（≥26.5mmol/L）	＜0.5ml/kg/h，持续 6～12 小时
2	基线的 2.0～2.9 倍	＜0.5mL/kg/h 持续时间＞12 小时
3	3.0 倍基线水平 或 SCr 增加≥4.0mg/dL 或开始肾脏替代治疗 或患者年龄＜18 岁，eGFR 降至＜35mL/min/1.73m^2	＜0.3mL/kg/h 持续时间 ≥24 小时 或无尿≥12 小时

AKI 的发病率和死亡率[1]

在过去的 20 年中，住院患者的 AKI 发病率一直在上升。在 1988 年至 2002 年期间，对全国范围内 500 多万急性肾衰竭（ARF）或需要透析的急性肾衰竭（ARF-D）出院患者进行的一项流行病学研究中，ARF 的发病率从每 10 万人口 61 人增加到 288 人，ARF-D 从每 10 万人口 4 人增加到 27 人。然而，在同样的 15 年里，ARF 的死亡率从 40.4% 下降到 20.3%，ARF-D 的死亡率从 41.3% 下降到 28.1%，如下图所示。此外，从 2000 年到 2014 年，美国男性和女性 AKI 住院率大幅上升[4]。

同时需要透析的住院病人显著增加，表明 ARF 发病率的增加不是因为诊断标准的改变，而是肾脏损伤的真正增加。肾损伤可能是由本章中描述的更好的复苏医疗管理和肾毒性药物使用增加等多种因素所导致。人们已经认识到，在综合医院的病人或心脏手术后，即使 SCr 仅有小幅增长，低至 0.3～0.5mg/dL 的增幅，也与死亡率的倍数增长相关，而且这种增长可能在急性心肌梗死后持续 10 年。

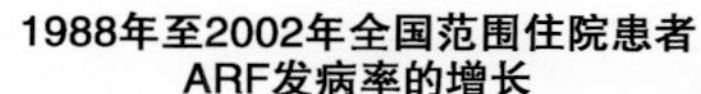

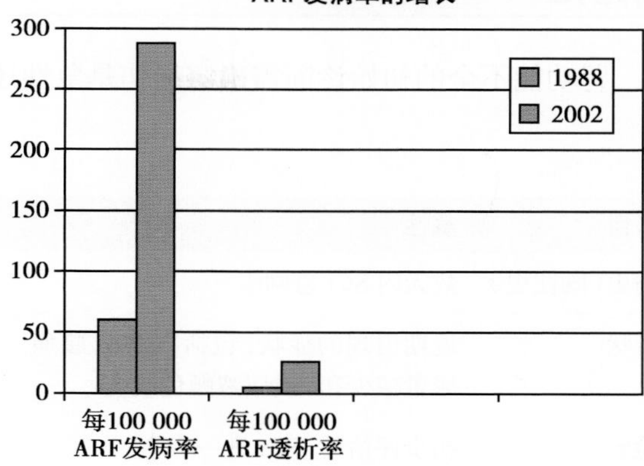

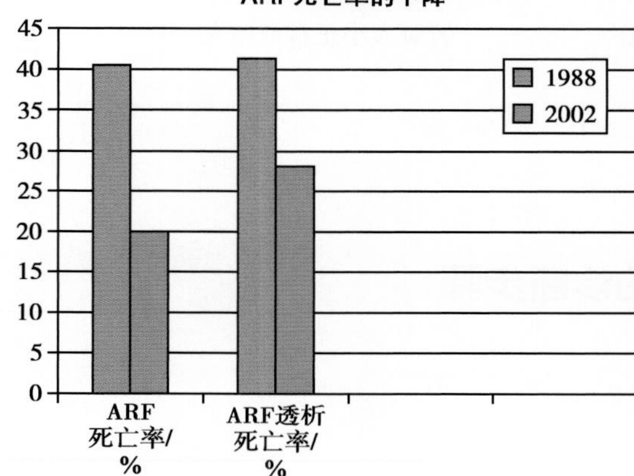

Modied from Lameire N, Van Biesen W, Vanholder R. The rise of prevalence and the fall of mortality of patients with acute renal failure: what the analysis of two databases does and does not tell us. J Am Soc Nephrol. 2006 Apr; 17(4): 923-5. doi: 10.1681/ASN.2006020152. Epub 2006 Mar 15. PMID: 16540555.

ICU 患者 AKI 的预测因素[5,6]

危险因素	比值比（95% CI）
疾病严重程度	9.08（4.57～13.60）
年龄	4.95（3.79～6.12）
血管收缩药物使用	4.52（2.03～10.05）
脓毒症 / 系统性免疫反应综合征（SIRS）	4.15（2.36～7.32）
低血压 / 休克	3.33（1.70～6.52）
高风险 / 急诊手术	2.34（1.23～4.49）
心力衰竭	2.05（1.77～2.38）
糖尿病	1.58（1.36～1.84）
肾毒性药物使用	1.53（1.09～2.14）
高血压	1.43（1.08～1.89）
肌酐基线水平	0.14（0.01～0.27）

AKI 的初步诊断方法

肾功能不全的初始诊断需确定损伤是急性还是慢性。

项目	急性	慢性
病史(既往史)	数天内 SCr 急剧↑	数周至数月内 SCr 缓慢↑
症状	近期出现的症状,包括:发热、腰痛、尿量减少和/或尿液颜色改变	无症状或缓慢出现乏力、疲劳、厌食、恶心和/或皮肤瘙痒
检验	初步评估后,SCr 进一步↑	SCr 相对稳定
贫血	非典型或非肾源性继发的贫血	特异性不足但更典型
超声	肾脏大小正常或增大	肾脏变小通常回声增强,但也可正常或增大,特别是在糖尿病、淀粉样变或多囊肾时

明确 AKI 病因的诊断步骤

诊断步骤

- 既往病史，前期诊疗记录，体格检查
- 尿量监测:少尿，<400mL/24h，或无尿，<100mL/24h（无尿或绝对无尿具有诊断意义，通常由低血压性休克、完全性尿路梗阻、双侧肾血管阻塞或HUS/TTP伴肾皮质坏死引起）
- 如果少尿/无尿，使用Foley导管监测尿量
- 尿液分析
- 尿液指标（见下文）
- 泌尿系超声检查 ± 多普勒
- SCr的增长速度（例如，急性小管坏死（ATN）每天增加0.4~2.0mg/dL；肾前性氮质血症中比较少见且经常变化）

- 评估血容量和心输出量
- 血液辅助检查（补体水平，乙型肝炎和丙型肝炎病毒检测，狼疮血清学，骨髓瘤血清和尿蛋白电泳检查）
- 肾血管检查（放射性同位素扫描，MR血管造影，如果有可疑的血管闭塞，放射性造影剂血管造影）
- 镓闪烁显像—在急性间质性肾炎（AIN）中摄取呈强阳性，在ATN中呈阴性。
- 适用的治疗试验：扩容、正性肌力药物、解除输尿管梗阻（即在肾前性氮质血症中，SCr在24~72小时内随着肾脏灌注的改善而改善，但在ATN中并不改善），注意利尿剂可能增加尿量但不增加GFR

- 肾活检
- 对疑似疾病的经验性治疗，例如，皮质类固醇用于AIN治疗

AKI的诊断流程

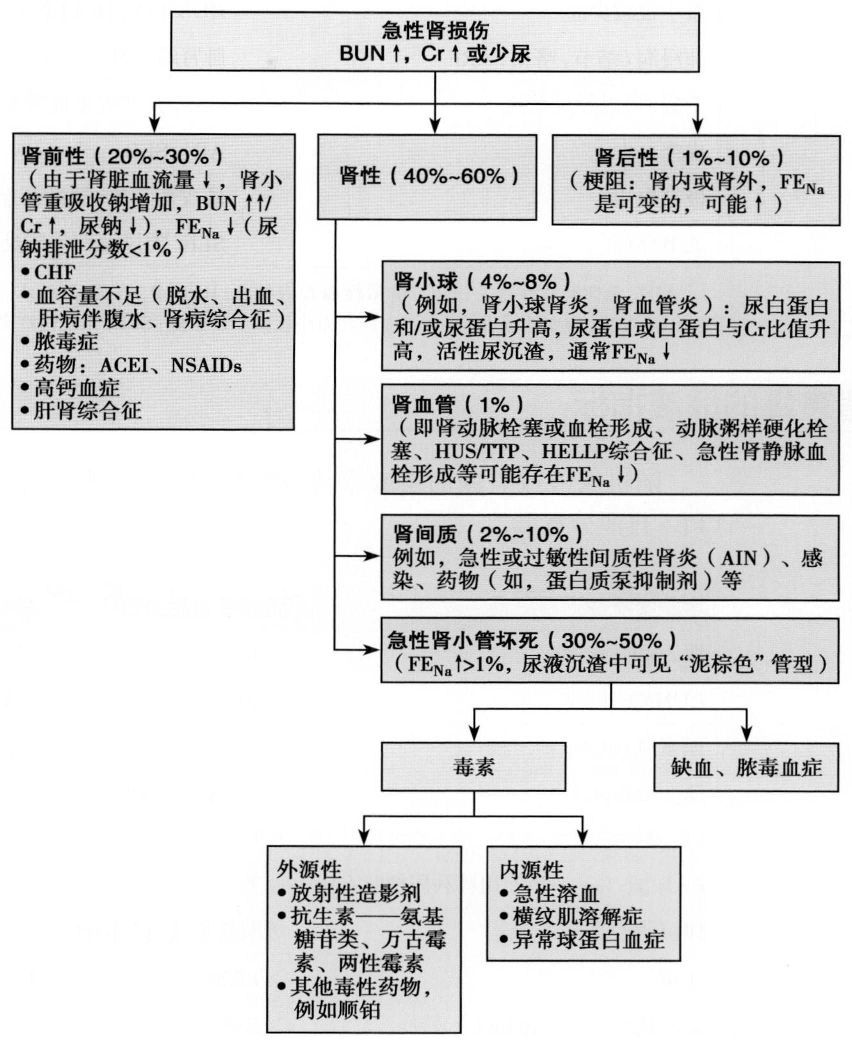

预警

虽然大多数AKI病例是由于肾前性疾病或急性肾小管坏死（ATN）引起的，但人们应该能够识别其他潜在AKI病因的“危险信号”。此外，大部分AKI都需行肾脏超声检查，避免漏诊尿路梗阻。

体征和症状	潜在病因
蛋白尿和血尿	肾小球肾炎、急性间质性肾炎(AIN)
大量蛋白尿(>3g/d)	肾小球肾炎、肾静脉血栓形成
血小板减少症	HUS/TTP, HELLP, DIC
肺浸润/结节,咯血,ARF	肺肾综合征——见下文
紫癜(可触及的紫癜)	HSP,其他类型血管炎,冷球蛋白血症
皮疹	AIN, SLE
极高血压	硬皮病危象、恶性高血压
关节疼痛	SLE、类风湿性关节炎、HSP

AIN,急性间质性肾炎;DIC,弥散性血管内凝血;HELLP,溶血,肝酶水平升高,低血小板计数;HSP,过敏性紫癜;HUS/TTP,溶血性尿毒综合征/血栓性血小板减少性紫癜;SLE,系统性红斑狼疮。

急性肾衰竭的尿液指标

随机尿液或点尿的实验室检查结果和其他症状用于鉴别肾前性氮质血症和ATN(FE=排泄分数)。

实验室检查	肾前性氮质血症	ATN
尿/血Cr比	>40	<20
BUN/Cr比	>20	<10~15
尿素氮/BUN	>8	<3
U_{Na}/(mEq/L)	<20(通常<10)	>40
FE_{Na}/%	<1	>2
FE尿酸/%——当使用袢利尿剂时有用	<7	>15
尿沉渣检查	透明管型或沉积阴性	异常:棕色颗粒管型,游离上皮细胞
比重	>1.020	1.006~1.012未使用造影剂及葡萄糖
尿渗透压/(mOsm/kg)	>500	<350~450

BUN,血尿素氮;FE_{Na},尿钠排泄分数;U_{Na},尿钠;U_{osm},尿渗透压。

有基础慢性肾脏疾病的患者可能不符合上述肾前性疾病的标准,因为他们浓缩尿液的能力可能受到慢性肾脏疾病(CKD)的影响。

尿钠排泄分数

FE_{Na}是尿钠离子排泄分数(以百分比表示),可能是AKI检查中最常用的尿液指标:

$$FE_{Na}=\frac{\text{Na 的清除}}{\text{Cr 的清除}}=\frac{\text{Na 排泄}}{\text{Na 过滤}}$$

$$FE_{Na}=\frac{U_{Na}/P_{Na}}{U_{Cr}/P_{Cr}}=\frac{(U_{Na}\times P_{Cr}\times 100\%)}{(P_{Na+}\times U_{Cr})}$$

P,血浆或血清;U,尿液。

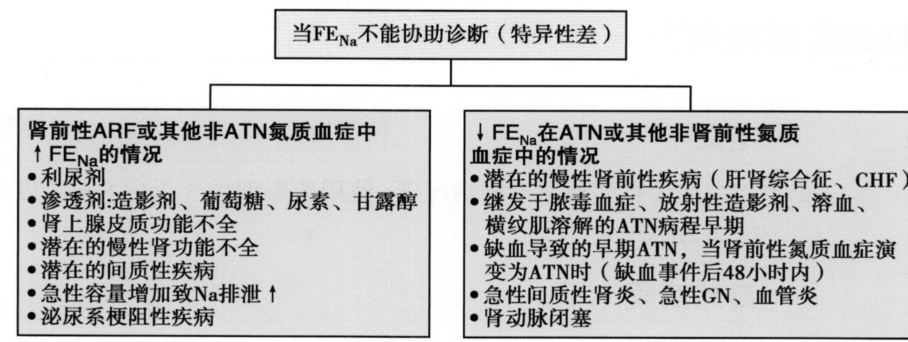

血尿素氮 / 肌酐比值

另一个容易计算的指标是血尿素氮 / 肌酐（BUN/Cr）比值。然而，在某些条件下，血尿素氮和肌酐水平可能呈非比例变化。

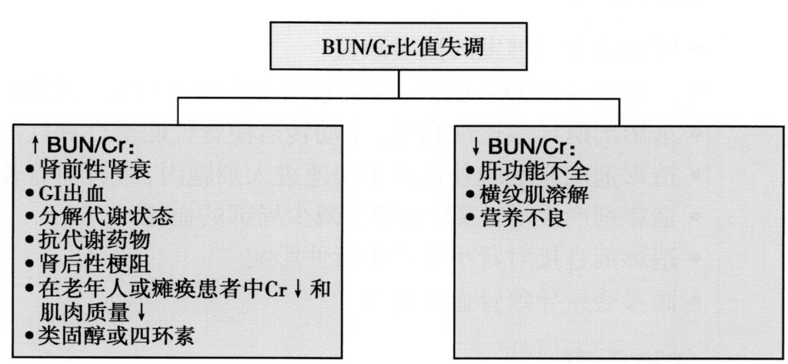

急性肾小管坏死（ATN）

ATN 诱因	
缺血	**中毒**
- 脓毒症 - 血容量不足（GI、肾脏或皮肤丢失，出血），低血压 - 水肿状态下肾血浆流量减少（CHF，肝硬化，肝肾综合征，肾病综合征） - 药物（ACEI，ARB，钙调磷酸酶抑制剂，NSAIDs，两性霉素，放射性造影剂） - 肾血管疾病（肾动脉血栓形成，狭窄或栓塞，动脉硬化栓子，HUS/TTP；其他类型的血管炎；或小血管损伤，包括移植排异反应，镰状细胞性贫血，先兆子痫，恶性 HTN）	- 氨基糖苷类（如庆大霉素）、万古霉素[8]、两性霉素、其他药物（见下文） - 放射性造影剂 - 血红蛋白（血管内溶血） - 肌红蛋白（横纹肌溶解） - 其他毒素（如重金属、乙二醇） - 化疗药物（见下文）

ACEI，血管紧张素转换酶抑制剂；ARB，动脉血气；CHF，充血性心力衰竭；GI，胃肠道；HTN，高血压；NSAIDs，非甾体抗炎药。

放射性造影剂肾病[9]

定义

在没有其他原因的情况下，使用造影剂后 3 天内 Scr 浓度增加 0.5mg/dL 或比基线值增加 25%。

自然病程

- 在使用后 24～48 小时内 Scr 浓度增加，3～5 天内达到峰值
- 通常在 7～10 天内，受损的肾功能恢复
- 迟发和持续性的肾功能损伤：寻找其他原因（如动脉造影后动脉栓塞）

发病率

- 约 0.5% 的患者肾功能正常
- 10%～40% 的病人既往有肾动脉造影后继发的肾功能损伤[10, 11]

病理生理学

- 肾血流受损继发的髓质缺血
- 一氧化氮（NO）、腺苷、血管紧张素Ⅱ和前列腺素代谢的改变
- 造影剂诱导渗透性利尿，主动转运使肾代谢活性和耗氧量增加
- 造影剂刺激细胞外钙离子快速进入细胞内，致肾血管长时间收缩
- 造影剂产生活性氧，可能会减少局部的血流
- 造影剂直接对肾小管产生毒性影响
- 高渗透压导致肾血流减少

危险因素[12]

- 肾功能基线水平下降［随着肌酐升高，放射性造影剂引起的肾病（CIN）的风险呈指数增加］
- 周围血管疾病
- 糖尿病
- 充血性心力衰竭（CHF）
- 心源性休克
- 容量不足
- 慢性肝病
- 造影剂剂量
- 潜在的肾毒性药物［如非甾体抗炎药（NSAIDs）］
- 蛋白尿，尤其是骨髓瘤蛋白
- 高血压

预防与减少风险[13]

- 限制造影剂剂量
- 尽可能使用可替代成像技术
- 使用等渗氯化钠或碳酸氢钠溶液进行扩容
- 治疗前使用 N- 乙酰半胱氨酸——（存在争议）
- 使用等渗造影剂

生物标志物

许多可能对诊断 ATN 有用的生物标志物已经被提出。时至今日，这些生物标志物的临床应用还仅限于研究，因为这些诊断方法的临床实施仍然存在争议。下表总结了最有前景的生物标志物。大多数通常在近端小管中表达，有些也在远端小管表达（所有有核细胞表达的半胱氨酸蛋白酶抑制剂 C 除外），并通过酶联免疫吸附试验（ELISA）进行测量［N- 乙酰 -β- 氨基葡萄糖苷酶（NAG）除外］。

生物标志物	功能
尿 / 血清中性粒细胞明胶酶相关脂质运载蛋白（NGAL）	生长分化因子，也参与铁转运，在缺血性损伤中上调并释放到尿液中
尿肾损伤分子 -1（KIM-1）	膜糖蛋白，在急性损伤期间脱落到尿液中，肾损伤时产生增多
尿液 / 血清 IL-18	免疫调节，炎症，在缺血性损伤中上调并释放到尿液中
尿液 / 血清半胱氨酸蛋白酶抑制剂 C	有核细胞产生的蛋白质，半胱氨酸蛋白酶抑制剂，在损伤过滤过程中减少，近端小管的代谢减少伴血清水平升高
肝脏型脂肪酸结合蛋白（L-FABP）	脂肪酸转运蛋白在缺血性损伤时从细胞膜转运到管腔致尿液中含量增加
血浆 IL-6	免疫调节、炎症，产生增加和清除减少与 AKI 有关，血浆水平增加
尿 α- 谷胱甘肽 S- 转移酶（alpha-GST）	损伤过程中释放到尿液中的胞质酶
尿 NAG	在肾损伤的尿液中，近端小管中溶酶体酶（葡萄糖苷酶）表达增加

IL-18，白细胞介素 -18。

肾小球疾病相关急性肾损伤

急性肾小球肾炎相关 AKI	
原发性 GN	**继发性肾小球疾病**
- IgA 肾病 - 膜增生性肾炎 - 感染后 GN - 塌陷性肾小球病 - C3 GN	- 冷球蛋白血症 - 肺出血 - 肾炎综合征 - 狼疮肾炎 - 过敏性紫癜（HSP） - 血管炎［如肉芽肿性多血管炎（以前称为韦氏肉芽肿病），ANCA 血管炎，结节性多动脉炎］ - 艾滋病毒可引起塌陷性肾小球病 - 感染性心内膜炎或脑室 - 心房分流性肾炎 - 骨髓瘤轻链 GN

ANCA，抗中性粒细胞胞浆抗体；GN，肾小球肾炎；IgA，免疫球蛋白 A。

肺出血 - 肾炎综合征[14]

肺出血 - 肾炎综合征是引起急性肾小球肾炎和弥漫性肺泡出血的一个疾病亚群。这些应与肾衰竭合并 CHF 或肺栓塞相关的出血性肺水肿相鉴别。大多数肺肾综合征患者抗中性粒细胞胞浆抗体（ANCA）呈阳性。

- 显微镜下多血管炎，通常与 p-ANCA［蛋白酶 3（PR3）-ANCA，抗 PR3］阳性有关
- 肉芽肿性多血管炎（以前称为韦氏肉芽肿病），常与 c-ANCA［髓过氧化物酶（MPO）-

ANCA，抗髓过氧化物酶]阳性相关
- 变应性肉芽肿性血管炎
- 系统性红斑狼疮（SLE）累及肺部
- 肺出血-肾炎综合征与抗肾小球基底膜抗体（抗GBM）相关
- 白塞综合征
- 类风湿性血管炎

急性间质性肾炎[15]

急性间质性肾炎的诱因

- 感染
  - 细菌（白喉棒状杆菌，军团菌，葡萄球菌，链球菌，耶尔森菌）
  - 病毒性[巨细胞病毒（CMV），EB病毒（EBV），汉坦病毒，HIV，单纯疱疹病毒（HSV），丙型肝炎，流行性腮腺炎，BK病毒]
  - 其他（钩端螺旋体、分枝杆菌、支原体、立克次体、梅毒、弓形体病）
- 免疫性疾病（系统性红斑狼疮、结节病、干燥综合征、血管炎、淋巴增殖性疾病）
- 肾移植急性排斥反应
- 用药[16]
  - 抗病毒药物
  - 抗生素（青霉素、头孢菌素、利福平、环丙沙星）
  - 磺胺类药物[甲氧苄啶/磺胺甲噁唑（TMP/SMZ）、氢氯噻嗪（HCTZ）、呋塞米]
  - 质子泵抑制剂（PPIs）[急性间质性肾炎（AIN）最常见的诱因]
  - 非甾体抗炎药，5-氨基水杨酸（5-ASA），其他

急性间质性肾炎（AIN）的诊断[15]

- 轻度蛋白尿（<2g/d），尿沉渣中有白细胞（WBC）
- 嗜酸性粒细胞增多和/或嗜碱性粒细胞增多
- 镓扫描阳性
- 肾脏活检

急性间质性肾炎（AIN）的治疗

- 清除导致AIN的药物
- 短疗程使用糖皮质激素

药物和抗肿瘤治疗的肾脏毒性[6,8,17-23]

众所周知，许多药物会导致肾功能障碍，可能是其作用的直接影响，也可能是其不良副作用。这可能通过各种机制发生，如下表中所列。新的抗肿瘤药尤其如此，它们可以表现出肾毒性，通常是通过诱导肾内血管收缩、直接肾小管毒性、肾小管内阻塞或血栓性微血管病的一种或多种组合。

肾脏易受毒性影响的原因如下：

- 丰富的血液供应(占心输出量的 20%)导致潜在毒物的高水平输送
- 肾小管的高吸收能力导致肾小管内毒素浓度升高进一步引起肾小管细胞内高毒素浓度
- 能够在髓质内将毒素浓缩到高水平
- 肾脏是外源物质代谢的重要场所,具有将母体化合物转化为有毒代谢物的能力
- 肾脏代谢率高,氧化过程中能量需求大,导致肾内细胞对毒素敏感性增加及对血管活性物质敏感性高
- 肾脏是大部分抗肿瘤药物及其代谢产物的主要消除途径[23]

药物相关 AKI:简要概述

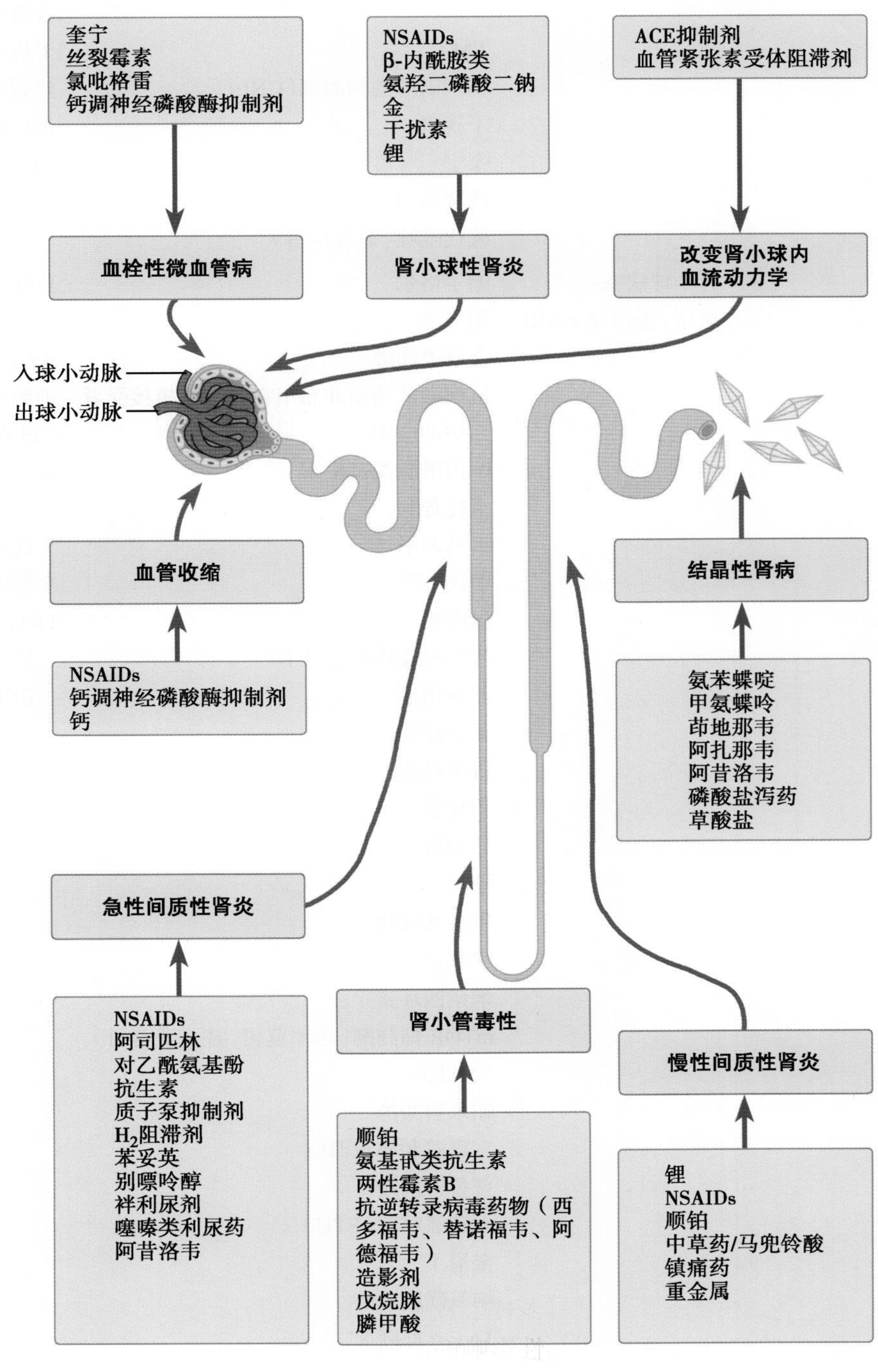

药物相关 AKI：扩展列表

肾损伤部位	潜在肾毒性药物	抗癌药物
血管灌注： 肾小球血流动力学改变、入球小动脉血管收缩、肾前性 AKI 或血栓性微血管病	ACEI 和 ARB 钙调神经磷酸酶抑制剂（血管收缩） 环氧合酶抑制剂 利尿剂 引起高钙血症的药物（维生素 D 和 A、高钙摄入） NSAIDs **TMA** 钙调磷酸酶抑制剂（CNI） 干扰素 奎宁 西罗莫司 硫代吡啶（氯吡格雷）	蛋白酶抑制剂（卡非佐米） **TMA** 蒽环素（柔红霉素、表柔比星） 抗血管生成类药物 细胞 TKIs/BCR-ABL（达沙替尼） 顺铂 吉西他滨 干扰素 丝裂霉素 蛋白酶抑制剂（硼替佐米，卡非佐米） VEGF/R 抗体（贝伐珠单抗）
肾小球病变： 血尿，蛋白尿 ±AKI	醋丁洛尔 别嘌醇 合成类固醇 抗病毒药物索非布韦在肾脏移植接受者中的应用 β- 内酰胺类抗生素 卡托普利 卡马西平 卡比马唑 氯丙嗪 掺入左旋咪唑的可卡因 非布司他 黄金疗法 肼苯哒嗪 干扰素 异烟肼 锂 甲巯基咪唑 甲基多巴 米诺四环素 mTOR 抑制剂（西罗莫司、替西罗莫司） NSAIDs 帕米膦酸酯 青霉胺和布拉西明 普鲁卡因胺 丙硫氧嘧啶（PTU） 奎尼丁 柳氮磺胺吡啶 TNF-α 抑制剂	蒽环类抗生素 抗血 VEGF 制剂 BRAF 抑制剂（维莫非尼） 细胞 TKI/BCR-ABL（达沙替尼） CTLA-4 拮抗剂（伊匹木抗单） EGFR 抑制剂［吉非替尼，西妥昔单抗（单克隆抗体）］ 干扰素 来那度胺（免疫调节剂） TKIs：受体 TKIs，VEGF 家族 TKI（舒尼替尼，索拉非尼），细胞 TKIs/BCR-ABL（达沙替尼）

续表

肾损伤部位	潜在肾毒性药物	抗肿瘤药物
间质炎症	**AIN** 抗生素（青霉素，头孢菌素，大环内酯类，环丙沙星，万古霉素，利福平、四环素） NSAIDs 阿司匹林（ASA） 对乙酰氨基酚 PPI（奥美拉唑等） H2 阻滞剂（西咪替丁、雷尼替丁） 苯妥英钠 丙戊酸 别嘌呤醇 袢利尿剂 噻嗪类利尿剂 阿昔洛韦 **慢性间质性肾炎** 锂 非甾体抗炎药 中草药 / 马兜铃酸 镇痛药 重金属，如铅、镉、砷	**AIN** 来那度胺（免疫调节剂） 蛋白酶抑制剂（卡非佐米） BRAF 抑制剂（维莫非尼，达拉非尼） 免疫检查点（PD-1，PD-L1）抑制剂（纳武利尤单抗，帕博利珠单抗） CTLA-4 拮抗剂（伊匹木单抗） TKIs，例如受体 TKIs VEGF 家族 TKI（舒尼替尼，索拉非尼） 抗 CTLA-4 **慢性间质性肾炎** 受体 TKIs VEGF 家族 TKI：（舒尼替尼，索拉非尼）顺铂
AKI： 小管毒性或 ATN	两性霉素 B 抗真菌药物 抗微生物药，如万古霉素、多黏菌素、氨基糖苷类 抗病毒 / 抗逆转录病毒药物（西多福韦，替诺福韦、阿德福韦） 钙调磷酸酶抑制剂 地拉罗司 磷甲酸 含蔗糖的 IVIG mTOR 抑制剂（西罗莫司，替西罗莫司） 非甾体抗炎药 喷他脒 放射造影剂	ALK 抑制剂 抗 KIR 药物（利瑞鲁单抗） BRAF 抑制剂（维莫非尼） 细胞 TKI/BCR-ABL（伊马替尼、达沙替尼） 顺铂 EGFR 拮抗剂［西妥昔单抗（单克隆抗体）、帕尼单抗（单克隆抗体）、厄洛替尼（抗 -EGFR TKI）、阿法替尼（抗 -EGFR TKI）、吉非替尼（抗 -EGFR TKI）］ HER-2 拮抗剂 MEK 抑制剂（曲美替尼） 苯丙氨酸氮芥 泊马度胺（免疫调节剂） SLAMF7 抑制剂（依洛珠单抗）

ALK，间变性淋巴瘤激酶；CTLA-4，细胞毒性 T 淋巴细胞相关蛋白 4；EGFR，表皮生长因子受体；HER-2，人类表皮生长因子受体 2；IVIG，静脉注射免疫球蛋白；KIR，杀伤细胞免疫球蛋白样受体；mTOR，雷帕霉素作用机制靶点；PD-1，程序性死亡 -1；PD-1L，细胞程序性死亡配体 1；SLAMF7，信号淋巴细胞活化分子 F7；TKIs，酪氨酸激酶抑制剂；TNF-α，肿瘤坏死因子 α；VEGF-R，血管内皮生长因子受体。

药物相关肾脏损害：肾小管电解质、酸碱紊乱和小管内晶体形成

疾病的部位和类型	潜在肾毒性药物	抗肿瘤药物
小管状电解质紊乱	**低钾血症** 袢类和噻嗪类利尿剂 胰岛素 两性霉素 **高钾血症** ACEI ARB 醛固酮拮抗剂（螺内酯、依普利酮） 保钾利尿剂（阿米洛利、氨苯蝶啶） 氨苯蝶啶 喷他脒 环孢素、他克莫司 琥珀胆碱（去极化麻醉剂） β-阻滞药 大剂量肝素 **低镁血症** 袢类和噻嗪类利尿剂 抗生素（如氨基糖苷类、两性霉素、喷他脒、庆大霉素、妥布霉素、紫霉素） 两性霉素 B 环孢霉素、他克莫司 PPI 药物（如奥美拉唑） **低钠血症 /SIADH** 多种药物，包括：利尿剂，主要是噻嗪类 SSRIs 两性霉素 阿立哌唑 阿托伐醌 胺碘酮 ACEI、ARB 溴隐亭 卡马西平 卡维地洛 非甾体抗炎药 去氨加压素 磺酰脲类 曲唑酮 甲苯磺丁脲 **范可尼综合征** 四环素类抗生素 抗病毒药物 氨基糖甙类 抗惊厥药物 **低磷血症** 利尿剂	**低钾血症** BRAF 抑制剂（维莫非尼） 受体 TKIs VEGF 家族 TKI（凡德他尼） EGFR 抑制剂［吉非替尼、阿法替尼（抗 EGFR TKI）、西妥昔单抗（单克隆抗体）］、帕尼单抗（单克隆抗）（抗 EGFR-TKI）］ **高钾血症** 抗 IL-6 药物（西妥昔单抗） **低镁血症** 顺铂 EGFR 抑制剂［埃罗替尼（抗 -EGFR TKI），西妥昔单抗，帕尼单抗（单克隆抗体）］ **盐耗 / 低钠血症** 顺铂、卡铂 美法仑 环磷酰胺 长春新碱 巴利昔单抗 BRAF 抑制剂（维莫非尼） MEK 抑制剂（曲美替尼） PD-1 抑制剂（纳武利尤单抗，帕博利珠单抗） CTLA-4 拮抗剂（伊匹木单抗） EGFR 拮抗剂［西妥昔单抗（单克隆抗体）、阿法替尼（抗 EGFR TKI）］） **范可尼综合征** 顺铂 来那度胺（免疫调制剂） BRAF 抑制剂（维莫非尼） 异环磷酰胺 **低磷血症** BRAF 抑制剂（达拉非尼） 抗 KIR 制剂（利瑞鲁单抗） Akt 抑制剂（哌立福新） 受体 TKIs VEGF 家族 TKI（索拉非尼，瑞戈非尼） 细胞 TKIs/BCR-ABL（伊马替尼，波舒替尼） EGFR 抑制剂［厄洛替尼（抗 EGFR TKI）］ 一些抗 VEGF TKI **低钙血症** 受体 TKIs VEGF 家族 TKI（瑞格拉非尼，凡德他尼）

续表

疾病的部位和类型	潜在肾毒性药物	抗肿瘤药物
小管状电解质紊乱	茶碱、支气管扩张剂 糖皮质激素 甘露醇 胰岛素治疗急性糖尿病 **低钙血症** 利福平 抗癫痫药物（苯妥英、苯巴比妥） 磷酸盐 降钙素 氯喹 糖皮质激素 普卡霉素	
肾损伤部位	**潜在肾毒性药物**	**抗肿瘤药物**
肾小管性酸中毒	**类型 1（“远端”）** 两性霉素 甲苯 a1 **类型 2（“近端”）** 替诺福韦，阿德福韦 地达诺辛，拉米夫定，司坦夫定 丙戊酸 氨基糖苷类，过期四环素 西多福韦 链脲菌素 **类型 4（“高钾血症”）** 保钾利尿剂（阿米洛利、氨苯蝶啶） 醛固酮拮抗剂（螺内酯，依普利酮） ACEI 甲氧苄氨嘧啶 喷他脒	**类型 2（“近端”）** 异环磷酰胺 奥沙铂，顺铂
晶体肾病 / 小管内梗阻	磷酸泻药 草酸过量（杨桃、大剂量维生素 C） 阿昔洛韦 阿莫西林 茚地那韦 阿扎那韦 环丙沙星 奥利司他 磷酸钠 磺胺嘧啶 氨苯蝶啶 膦甲酸	甲氨蝶呤 泊马度胺（免疫调制剂）

SIADH，抗利尿激素分泌不当综合征；SSRIs，选择性血清素再摄取抑制剂。

与特定药物相关的尿液晶体类型[19,24]

阿昔洛韦	双折射针状形
阿莫西林	双折射针状形
茚地那韦	板状、扇形、星爆形
环丙沙星	针状，束状，星状，双折射状
甲氨蝶呤	结晶，致密双折射或金黄色针状、环形排列结构。乌洛托品银阳性、冯 - 科萨和茜素红染色阴性
奥利司他	草酸钙（低双折射性，八面双锥体状，“信封”状）
磷酸钠	磷酸钙（无定形，颗粒状，白色）
磺胺嘧啶	麦秆束状或贝壳状
氨苯蝶啶	双折射彩色球状

对肾功能有潜在影响的其他药物副作用

问题	具有潜在肾毒性的药物	抗肿瘤药物
高尿酸血症	利尿剂 水杨酸类 吡嗪酰胺 乙胺丁醇 烟酸 环孢素，他克莫司（少见） 2- 乙氨基 -1,3,4- 噻二唑	抗 IL-6 制剂（西妥昔单抗） 细胞毒性药物
高尿酸尿症	阿托伐他汀 氨氯地平 氯沙坦（降低血清尿酸）	
渗透性肾病	免疫球蛋白 蔗糖（静脉注射） 羟乙基淀粉 甘露醇 造影剂	
出血性膀胱炎	罕见：青霉素、达那唑	环磷酰胺、异环磷酰胺、膀胱输注卡介苗（BCG）
囊肿形成		ALK 抑制剂
高血压	对乙酰氨基酚 乙醇 苯丙胺类、摇头丸（MDMA 及其衍生物）和可卡因 抗抑郁药（包括文拉法辛、安非他酮和地西帕明） 咖啡因 糖皮质激素 环孢素，他克莫司 麻黄和许多其他草药产品 促红细胞生成素 雌激素	抗 VEGF 抗体（贝伐珠单抗，阿柏西普） 细胞 TKIs/BCR-ABL（尼罗替尼、帕纳替尼） MEK 抑制剂（曲美替尼） 受体 TKIs VEGF 家族 TKI（舒尼替尼、帕佐帕尼、阿西替尼、索拉非尼、瑞格拉非尼，凡德他尼）

续表

问题	具有潜在肾毒性的药物	抗肿瘤药物
高血压	偏头痛药物，如麦角胺或曲普坦类药物 鼻血管收缩剂减充血剂 尼古丁 非甾体抗炎药	
横纹肌溶解	他汀类药物 抗艾滋病药物 环孢素，他克莫司 红霉素 秋水仙碱 可卡因（尤其是海洛因），苯丙胺类，摇头丸，LSD	细胞 TKIs/BCR-ABL（伊马替尼、达沙替尼）

LSD，麦角酸二乙酰胺；MDMA，3，4-亚甲基二氧基甲基苯丙胺。

AKI 的治疗

- 首先寻找可逆的病因，如感染、梗阻、肾毒素、循环衰竭、高钙血症等
- 支持治疗，关注液体和电解质平衡
- 药物治疗（髓袢利尿剂可增加尿量，多巴胺仅用于低心排，大多数药物试验无效）
- 用于高磷血症的磷酸盐结合剂（如果血清钙低，可以使用碳酸钙，氢氧化铝或碳酸铝可用于急性治疗，疗程<1 个月不会引起铝中毒的发生）
- 肾脏替代疗法（RRT）

AKI 患者的营养治疗

- 能量需求：每天 35kcal/kg/d
- 蛋白质需求：1.2g/kg/d，高于 1.25g/kg/d 没有益处，反而会增加 BUN 上升的速度
- 其他营养素：葡萄糖和脂类的比例为 70/30，以提供热量
- 通常低钠、低钾、低磷酸盐饮食是控制液体滞留、高钾血症和高磷血症的合理饮食（见第四章）

肾脏替代治疗

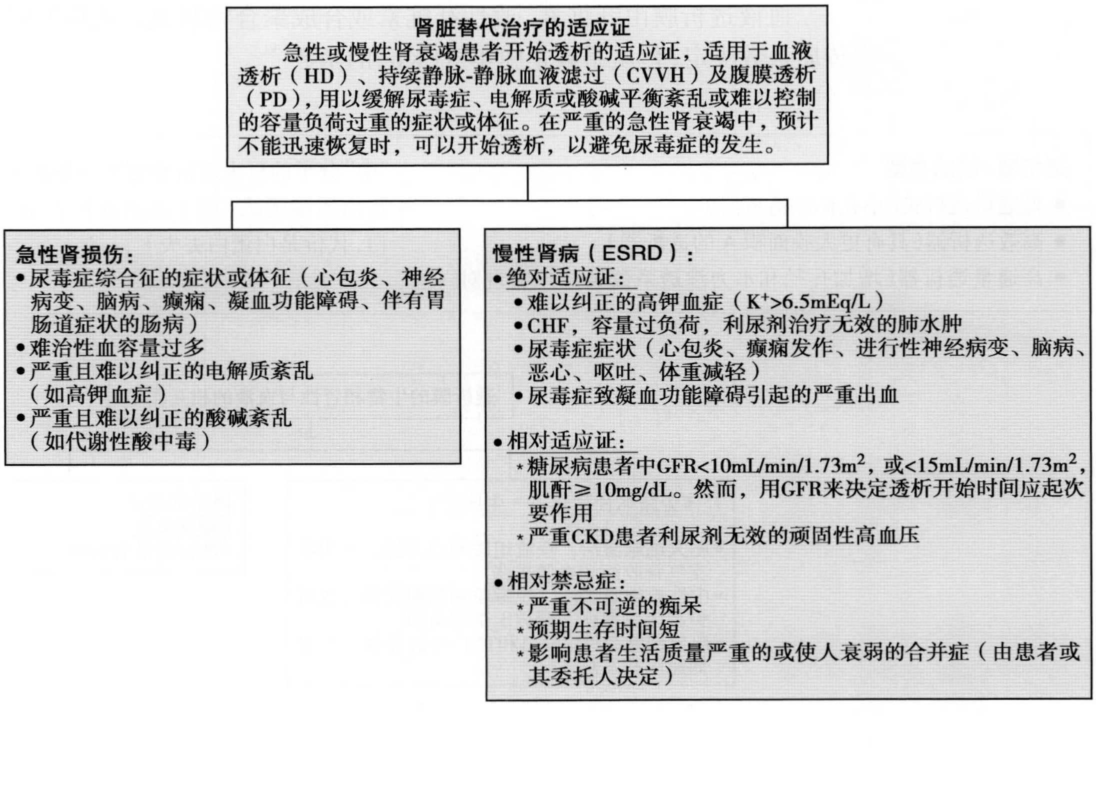

肾脏替代治疗的适应证

急性或慢性肾衰竭患者开始透析的适应证，适用于血液透析（HD）、持续静脉-静脉血液滤过（CVVH）及腹膜透析（PD），用以缓解尿毒症、电解质或酸碱平衡紊乱或难以控制的容量负荷过重的症状或体征。在严重的急性肾衰竭中，预计不能迅速恢复时，可以开始透析，以避免尿毒症的发生。

急性肾损伤：

- 尿毒症综合征的症状或体征（心包炎、神经病变、脑病、癫痫、凝血功能障碍、伴有胃肠道症状的肠病）
- 难治性血容量过多
- 严重且难以纠正的电解质紊乱（如高钾血症）
- 严重且难以纠正的酸碱紊乱（如代谢性酸中毒）

慢性肾病（ESRD）：

- 绝对适应证：
  - 难以纠正的高钾血症（K^+>6.5mEq/L）
  - CHF，容量过负荷，利尿剂治疗无效的肺水肿
  - 尿毒症症状（心包炎、癫痫发作、进行性神经病变、脑病、恶心、呕吐、体重减轻）
  - 尿毒症致凝血功能障碍引起的严重出血
- 相对适应证：
  - 糖尿病患者中GFR<10mL/min/1.73m^2，或<15mL/min/1.73m^2，肌酐≥10mg/dL。然而，用GFR来决定透析开始时间应起次要作用
  - 严重CKD患者利尿剂无效的顽固性高血压
- 相对禁忌症：
  - 严重不可逆的痴呆
  - 预期生存时间短
  - 影响患者生活质量严重的或使人衰弱的合并症（由患者或其委托人决定）

透析启动前合理性评估

对特定患者透析前的合理性评估应基于以下两点考虑：

- 患者进行或不进行透析的预期生存情况。
- 生活质量[25]。

患有终末期肾病（ESRD）和严重合并症的老年患者（＞80岁），需要告知血液透析（HD）可能比保守治疗只延长2～3个月生命，且生活质量没有改善，然而这些应该根据具体情况单独决定。

透析启动时机

- AKI：在ARF中，有观点认为早期开始透析可能有利于生存，特别是术后患者[26-29]。应考虑AKI是否可以在不需要透析的情况下恢复，以避免透析相关风险。
- CKD：直到最近，进展期CKD的透析开始时间（早期与晚期开始）存在不确定性。早期和晚期的定义是基于肾功能障碍的程度，通过肌酐清除率或以肌酐为基础的eGFR来测量。但研究发现，早期开始透析没有益处[30]，事实上有观点认为，根据尿毒症的症状或体征，晚期开始透析是有益的[31]。

透析的潜在不良影响

- 由于透析去除容量和尿素而导致尿量减少
- HD过程中反复出现低血压［腹膜透析（PD）和连续静脉-静脉血液滤过（CVVH）较少见］可能导致AKI恢复延迟和/或心肌顿抑
- 补体激活（使用生物相容性透析膜的不太严重）
- HD或CVVH或PD导管置入相关的风险和并发症

透析器

血液透析膜由纤维素、改性纤维素或合成聚合物制成。透析器间隙由表面积（A）和传质系数决定，传质系数是膜本身（Ko）的函数[32]。

透析器/膜的类型

- 低通量透析膜（小孔标准透析器）
- 高效透析器（具有更大膜面积A的透析器）
- 高通量透析器（增加孔径和水力渗透系数Ko，以实现对“中”分子的更大透析和更大的超滤）
- 蛋白质渗透膜（用于血浆置换去除大分子，如免疫球蛋白，代价是白蛋白丢失）

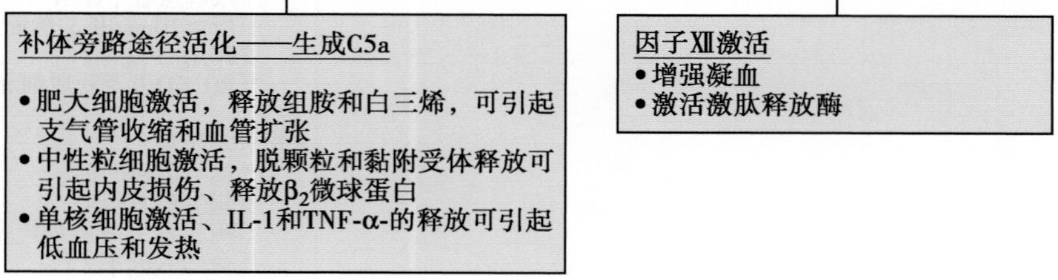

透析膜的生物相容性与血液的相互作用

补体旁路途径活化——生成C5a

- 肥大细胞激活，释放组胺和白三烯，可引起支气管收缩和血管扩张
- 中性粒细胞激活，脱颗粒和黏附受体释放可引起内皮损伤、释放β_2微球蛋白
- 单核细胞激活、IL-1和TNF-α-的释放可引起低血压和发热

因子Ⅻ激活

- 增强凝血
- 激活激肽释放酶

透析器血液透析的血管通路

HD 主要有 3 种类型的血管通路:

- 动静脉瘘(AVF)
- 人工动静脉移植内瘘(AVG)
- 中心静脉导管(CVC)(隧道式或无隧道式)

血液透析通路应提供的血流速度至少为 300mL/min。

血管通路类型

AVF

- 优选 AVF 透析途径,因为它与最佳的临床结局相关
- 具有较低的感染率和更佳的长期生存率。
- 然而,它需要足够的脉管系统来形成足够成熟的 AVF,并可用于获得满意的血流速率。
- AVF 在使用前至少需要 1～2 个月的时间来成熟,通常需要更长的时间,许多未充分成熟的瘘管或需要手术干预。

AVG

- AVG 用于因静脉状况不佳而不能进行 AVF 的患者
- 能提供良好的血流,因为 AVG 是内化的,因此比 CVC 感染率更低。
- 就患者生存率而言,AVF 被认为优于 AVG(具有合并症的老年患者除外[35])。
- AVG 不需要太多时间来成熟,通常可以立即使用或在放置后几天内使用。

CVC

- CVC 被认为是慢性透析途径的最后选择。
  - 仅在 AVF 和 AVG 不可行的情况下使用
  - 如果没有时间使 AVF/AVG 成熟
  - 可能从 AKI 中恢复的患者
  - 适用于计划接受肾移植但需要短期透析的病人
  - 患者生存期可能较短
- 导管与患者生存率低有关,通常因感染而错综复杂,与 AVF/AVG 相比,通常血液流速较低,并且更容易凝血。
- CVC 的优势是可以在放置后立即使用。

急性血管通路:透析导管

急性 HD 或 CVVH 通路

- 双腔无卡夫透析导管
  - 在室温下为半硬质性,便于插入,但在体温下变软
  - 近端管腔和远端管腔应至少间隔 2cm
  - 最大血流量通常 350～400mL/min
  - 最好放置于颈内静脉,其次是股静脉,或者不太理想的锁骨下静脉(由于中央静脉狭窄的高发)
  - 可使用第三腔进行血液取样或输注
- 硅橡胶卡夫隧道透析导管(双腔导管或双腔双导管通常置于颈内静脉)

"理想"透析导管

- 置入和拔除方便
- 价格便宜
- 感染率低
- 不易凝血或不形成纤维蛋白鞘
- 不引起中央静脉狭窄
- 保证高血流速(>400mL/min)
- 材料耐用,不易扭结或泄漏
- 舒适,病人可以接受

导管使用时间

- 临时(无隧道式)股静脉导管,采用无菌技术置入,卧床患者每日消毒,通常可安全放置 3～7 天,偶尔更长时间,但不适合门诊患者
- 锁骨下和颈内静脉临时导管(无隧道式)可留置 2～4 周
- 硅橡胶/硅酮卡夫导管(隧道式)适合长期使用

透析导管并发症

置管相关损伤（超声辅助可能有助于避免）
- 气胸
- 血胸
- 针刺穿大动脉或静脉
- 导丝或导管贯穿静脉或心腔
- 心包填塞
- 臂丛神经损伤
- 心律失常:短暂性房性或室性心律失常（导丝置入引起）
- 空气栓塞

远期并发症
- 感染（见第六章）
- 导管凝血或纤维蛋白鞘形成。可通过透析后向导管内灌注肝素、柠檬酸钠或组织型纤溶酶原激活剂（tPA）减少其发生[33]，阿司匹林、华法林或低分子量肝素的作用尚未证实。
  - 治疗：
    - tPA——在87.5%的病例中，每个端口注入2mg的tPA（阿替普酶）可重新建立有效的血流
    - 通过介入放射学去除附着在导管上的血块和纤维蛋白鞘
    - 可能需要使用导丝引导更换导管
- 中心静脉血栓形成或血管狭窄（30%~40%发生在锁骨下，2%~10%发生在颈内），这可能导致同侧臂丧失后续AVF的使用。KDOQI建议避免使用锁骨下静脉导管，除非没有其他选择，或者如果发生静脉阻塞，同侧肢体不能再用于永久透析通道（AVF或AVG）
- 经腰下腔静脉置管可致IVC血栓形成（很少使用，除非没有其他通路）
- 动静脉瘘形成是一种罕见的并发症

中心静脉导管功能不良的处理

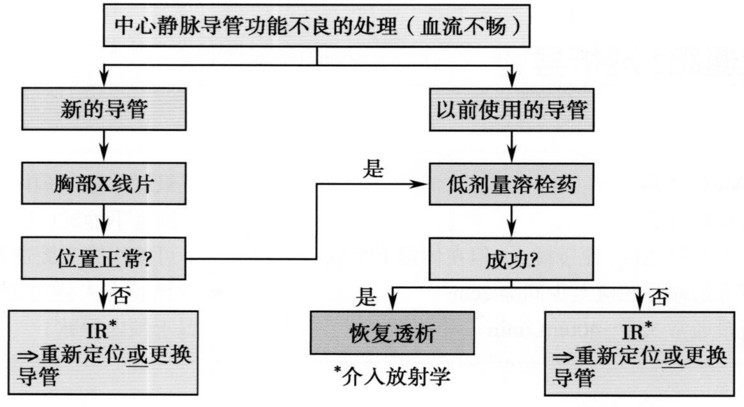

血液透析中的抗凝

抗凝是血液透析或CVVH过程的一个重要部分，但是在高出血风险的患者中可以通过间断多次的盐水冲洗，进行无抗凝透析。抗凝最常用的药物是普通肝素（美国）、低分子量肝素（西欧）[34]和枸橼酸盐，特别是对于CVVH。当肝素不能使用时（如肝素诱导的血小板减少症），可使用其他药物。

抗凝剂	化学成分	机制	监测指标	肝素诱导血小板减少症
普通肝素	氨基多糖链的混合物 5000～30 000Da	与抗凝血酶Ⅲ结合，抑制凝血因子Ⅱa 和Ⅹa	PTT	1%～5% 的发生率
低分子量肝素	普通肝素分子的解聚片段 4 000～6 500Da	与抗凝血酶Ⅲ结合，抑制凝血因子Ⅹa（↓出血发生率）	抗Ⅹa（治疗范围 0.2～0.4U/mL）	0%～3% 发生率（90% 与 HIT-IgG 交叉反应）
枸橼酸盐	枸橼酸三钠溶液，3%（ACD-A 溶液）或枸橼酸盐透析液	枸橼酸盐与钙结合，破坏凝血级联反应	离子钙（透析器中<0.4mM/L）或活化凝血时间为基线的 1.5～2.0 倍（180～250 秒）	无
除非特殊情况，以下抗凝剂通常不用于 HD				
类肝素（达那肝素）	硫酸化氨基多糖 4 000～8 000Da	与抗凝血酶Ⅲ结合，抑制凝血因子Ⅹa（出血发生率）	抗Ⅹa（治疗范围 0.2～04U/mL）	0%～3% 发生率（<10% 与 HIT-IgG 交叉反应）
阿加曲斑	精氨酸衍生物	凝血酶抑制剂	aPTT 2.0～2.5；肝脏疾病减少剂量	无
水蛭素、重组水蛭素	含有 65 个氨基酸的肽—目前不可用	与凝血酶结合	PTT	无
伊洛前列素	前列环素类似物	抑制血小板聚集	—	无
安克洛酶	从蝮蛇毒液中提取	裂解纤维蛋白原，防止转化为纤维蛋白	—	无

ACD-A，抗凝血枸橼酸葡萄糖溶液 A；aPTT，活化部分凝血活酶时间；PTT，部分凝血活酶时间。

血液透析充分性

对个体患者确定足够的透析剂量仍然是不确定的。众所周知，在一定量上再增加透析清除率并不能继续提供额外的生存益处[36,37]。虽然充足透析剂量的目标可能会随着我们学习更多而改变，但了解计算透析剂量的工具是很重要的。计算透析剂量的不同方法有一个共同点：计算是基于血液中某种特定化合物的清除率。最常见的是将尿素或肌酐用作此类化合物。因此，透析剂量可表示为血浆尿素浓度降低的百分比（尿素降低率或 URR）。另一种方法是在给定的时间段内尿素或肌酐的清除率（Kt= 清除率 × 时间），通常根据患者的身体总水量（V）计算这一指标，并表示为 Kt/V。尿素 Kt/V 和 URR 最常被用来作为 HD 剂量的指标，而尿素 Kt/V 和肌酐清除率被用来作为 PD 剂量的指标。以下公式适用于每周提供 3 次透析的慢性维持性 HD，而 AKI 的 HD 充分性还不确定。AKI 的 HD 应该提供足够的清除率、维持电解质和酸碱平衡以及容量控制，通常每次约 4 小时、每周 3 次，或减少透析时间增加频率，如每周 4～6 次。

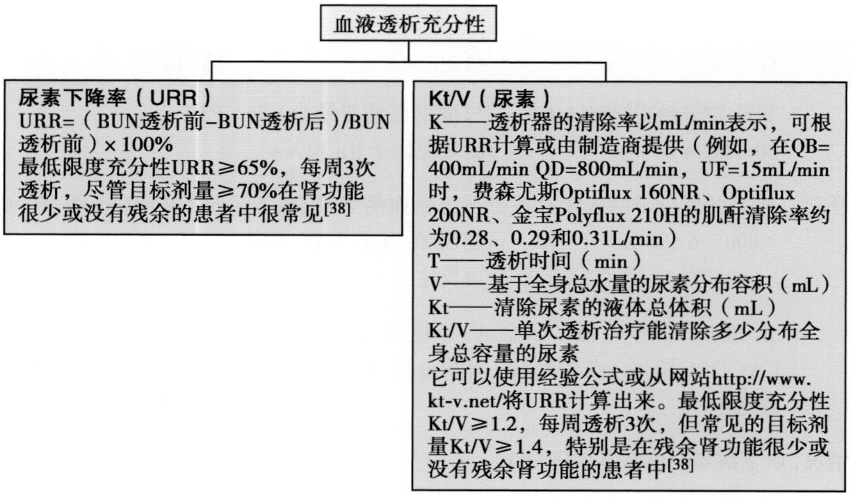

血液透析充分性

尿素下降率（URR）
URR=（BUN透析前-BUN透析后）/BUN透析前）×100%
最低限度充分性URR≥65%，每周3次透析，尽管目标剂量≥70%在肾功能很少或没有残余的患者中很常见[38]

Kt/V（尿素）
K——透析器的清除率以mL/min表示，可根据URR计算或由制造商提供（例如，在QB=400mL/min QD=800mL/min，UF=15mL/min时，费森尤斯Optiflux 160NR、Optiflux 200NR、金宝Polyflux 210H的肌酐清除率约为0.28、0.29和0.31L/min）
T——透析时间（min）
V——基于全身总水量的尿素分布容积（mL）
Kt——清除尿素的液体总体积（mL）
Kt/V——单次透析治疗能清除多少分布全身总容量的尿素
它可以使用经验公式或从网站http://www.kt-v.net/将URR计算出来。最低限度充分性Kt/V≥1.2，每周透析3次，但常见的目标剂量Kt/V≥1.4，特别是在残余肾功能很少或没有残余肾功能的患者中[38]

药物的透析清除率

HD 期间药物的清除和药代动力学是复杂的。估算药物的透析清除率以充分调整剂量是很重要的。这对于治疗窗口相对较窄的药物（如化疗、抗生素）[39]来说尤其如此。透析过程的复杂性与多种因素有关，例如透析中药物的清除率，特别是透析器的特性、透析过程、透析液和药物本身的特性。基于以上因素考虑，在没有实验数据的情况下，只能非常粗略的对清除率进行估算。有些药物（如万古霉素）可以获得这样的实验数据，但不是所有的药物[40]。

药物属性对透析清除率的影响

- 分子大小
  - <1 000Da——小分子依赖扩散运输
  - 1 000～2 000Da——仅对流运输
  - >2 000Da——在 UF 过程中有部分被膜反射
- 与蛋白质结合可减少清除率（肝素增加许多药物的游离分数）
- 分布容积（分布容积越大，透析率越小）
  - 1L/kg BW 分布容积——可能通过透析清除
  - 1～2L/kg BW 分布容积——透析临界清除率
  - >2L/kg BW 分布容积——不太可能通过透析有效去除
  - 多室分布导致透析后出现显著反弹
- 药物分子电荷
- 水或脂溶性：脂溶性化合物透析性差
- 透析器膜的结合增加了结合物的清除率

BW，体重；UF，超滤。

透析属性对药物清除率的影响

- 透析器性能（孔径、表面积、膜类型可能影响结合）
- 透析过程特点（血流速度、透析液流速、超滤速度）
- 透析液性质（溶质浓度、pH、温度）
- 透析治疗的时间

持续肾脏替代治疗

持续肾脏替代治疗（CRRT）的适应证：需要肾脏替代治疗（体液过负荷、尿毒症、无法纠正的酸中毒、高钾血症、中毒），特别是在血流动力学不稳定的患者中。CRRT 的清除基于弥散（透析），对流（超滤）和膜的吸附，清除率类似于间歇性透析，但每小时的效率较低。大多数 CRRT 是通过 CVVH 进行的，而不是持续动静脉血液滤过（CAVH），同时进行透析，则称为持续静脉血液透析滤过（CVVHD）。

CRRT 处方需要知道什么?

泵

- 血流量 120～250mL/min(平均 180mL/min)
- 超滤率 1～2L/h,但净超滤取决于患者的容量状态和总的治疗目标
- 容积清除率≥25mL/kg/h 不能改善最终预后[41]

置换液

- 如果没有成品的置换液,可以使用生理盐水和碳酸氢钠、PD 液、乳酸林格液或药制溶液

透析液

- 透析液的成分是根据与间歇性 HD 相同的原理选择的;通常使用腹膜透析液,无钙透析液可能更适合枸橼酸盐抗凝治疗

抗凝

- 全身性肝素或局部枸橼酸[42]抗凝
- 枸橼酸抗凝
  - ACD-A 3% 枸橼酸三钠溶液,以 150%(mL/h)的血液流速注入(QB),单位为 mL/min,如 150mL/min 的 QB 为 225mL/h
  - 基于每 mmol 枸橼酸盐产生约 1mmol Ca^{2+} 的原理来计算 Ca^{2+} 输注速率,然后根据离子钙(iCa^{2+})水平来调整输注速率(例如,在 30mL/h 的 500mL D5W 中加入 20g 葡萄糖酸钙,当 iCa^{2+}<1.0mmol/L 时上调,或当 iCa^{2+}>1.2mmol/L 时,下调)

监测参数

- 血清电解质,iCa^{2+}、Mg^{2+} Q4～6h
- 对于枸橼酸抗凝,iCa^{2+} 最初 Q4h 直到稳定,然后 Q6h 和总钙 Q12h 来评估枸橼酸毒性(通过总钙和离子钙水平之间不断扩大的差值)
- 使用肝素或枸橼酸抗凝的,在后置滤器端测量活化凝血时间(ACT),控制在 180～200 秒

D5W,5% 的葡萄糖溶液。

腹膜透析[43-45]

腹膜透析技术[46,47]

人工透析

- CAPD——连续动态腹膜透析(连续透析,每天约 4 次,2～3L 置换液,停留周期 4～6 小时)

需要循环机或自动 PD 仪设备(APD)

- CCPD——通常在夜间使用循环机进行连续循环 PD;在白天,停留时间比 CAPD 短,但交换时间更长,通常增加透析液总量和时间的停留,甚至是一次 PD 交换
- 白天"干"腹的 CCPD 可称为间歇性 PD(IPD)或夜间间歇性 PD(NIPD),表现为夜间频繁的短周期,白天无停留
- TPD——潮式腹膜透析[一系列不完全引流的快速灌注透析液,使部分透析液(通常为停留液量的 1/2)保留在腹膜间隙;不常用作腹膜"调理"方案]

连续性流动 PD

- CFPD——连续性流动 PD(需要双腔导管或两个独立导管来支持透析液的连续流动以增加效率;很少使用)

腹膜透析处方

合理的腹膜透析处方应提供足够的清除率、容量清除,并适合病人的生活方式 / 日程安排。腹膜透析处方包括腹膜透析方式、交换次数、交换量和透析液渗透压(腹膜透析超滤液体的"强度"通常由葡萄糖浓度决定,也可用通过较长的艾考糊精停留时间来增强超滤)。模式的选择是基于腹膜的转运特性,可以通过腹膜平衡试验(PET)来确定。然而,在急性期或 ICU 环境中,通常会以经验性的方式开始使用 CAPD,每天进行 4 次或大于 2～3L 的交换(如果放置了新的导管,最初会使用较小的容量,以避免腹透液泄漏)。根据目标清除率确定交换的体积和次数,PD 液葡萄糖浓度基于去除液体所需的目标超滤率。

PD 的充分性

- 肌酐清除率>60L/week/1.73m^2 体表面积（最好使用血清和 24 小时收集的透析液中的肌酐测量值进行计算，尽管在紧急条件下，通常会使用清除液体的目标值和血清化学指标来替代。）
- 每周 Kt/V_{urea}>1.7～2.0（仅透析清除，或透析清除和残余肾功能的结合）

从网站 http://www.kt-v.net/ 计算：如果尿量为>100mL/d，则使用残余肾功能。

计算腹膜透析的每周 Kt/V：

- K= 尿素清除率（不是肌酐）——通过定时收集尿液或透析液来测量
- T=10 080min（每周）
- V=0.6（男性）或 0.5（女性）× 体重（kg）

腹膜透析的并发症

PD 腹膜炎（见第六章）

腹膜透析的酸碱平衡和电解质紊乱

腹膜透析的酸碱平衡和电解质紊乱		
	机制	处理
高钠血症	高渗透析液导致水进入腹膜间隙（清除水超过 Na）	饮水或 D5W IV 或低糖、低钠透析液
低钠血症	钠摄入量低，过度口渴，经肾脏损失或粪便流失，超滤不足	盐的摄入量必须与透析引起的容量丢失成正比[48]，如果液体过负荷，则改为高渗透析
高钾血症	高钾摄入伴肾排泄量低和 PD 清除不足，由于胰岛素低或药物，可能出现 K 的细胞外转移	较高的透析清除率，急性高钾血症的标准治疗（见第 4 章）
低钾血症	PD 过度清除 K，进行 PD 的 ESRD 患者中有 60% 发生[49]	10%～30% 的患者需要补充 K
乳酸酸中毒	乳酸盐向碳酸氢盐的转化受脓毒症或二甲双胍的影响[50]	在透析液中用碳酸氢盐取代乳酸缓冲液

腹腔积血

腹腔积血的病因	
良性病因	严重病因
• 排卵期 • 月经期间 • 碎石术后 • 腹腔镜腹部手术，如胆囊切除术 • 子宫内膜异位脱落	• 股动脉血肿渗漏 • PKD 囊肿破裂 • 血液学：低血小板，凝血功能障碍 • 结肠腺癌 • 肠缺血 • 脾破裂 • 胰腺炎 • 硬化性腹膜炎
治疗	
• 腹腔内应用肝素（对全身凝血无影响，但可防止导管凝血） • 如积血量少——可观察 • 如无明显病因——进一步检查，如 PD 液细胞学检查，CT 扫描等	

CT，计算机断层扫描；PKD，多囊肾病。

PD 非感染性并发症

并发症	诊断	治疗
疝（腹内压↑引起）	临床检查或 CT 扫描	手术修复、疝气带、低腹内压透析（CAPD，停止日间停留或减少停留容量）
生殖器水肿（<10% CAPD Pts）：PD 液漏至阴囊 / 阴唇	临床检查，减少 PD 废液回流，超声 /CT 扫描	停止 PD 并临时 HD、卧床低容量 CAPD、进一步的处理取决于漏出来源
腹壁漏	临床检查，减少 PD 废液回流，超声 /CT 扫描	停止 PD 并临时 HD、卧床休息时低容量 CAPD、考虑更换导管或注射纤维蛋白凝胶（1mL 纤维蛋白原和凝血酶溶液）[51]
胸腔积液（发病率 <5%）	呼吸困难，高渗交换无改善，减少 PD 废液回流，胸片诊断胸腔积液，胸腔穿刺的胸腔积液分析示高糖，腹部同位素扫描	停止 PD 并临时 HD、胸腔穿刺术、低容量 PD（经过 2 周的 HD 治疗可能恢复 PD）、胸膜固定术（自体血、滑石粉、四环素）、手术修复
硬化性包裹性腹膜炎	反复腹痛伴腹胀，易患腹膜炎，可能导致肠梗阻或腹腔积血，溶质和水的转运减少，CT 特征表现	注意营养和肠道功能，腹腔镜检查[52]，手术干预，抗炎或免疫抑制药物（存在争议），他莫昔芬[53]

（布祖克拉·阿布都艾尼、孙志芳 译，王长松、陈健 审校）

参考文献

1. Kellum JA, Lameire N, KDIGO AKI Guideline Work Group. Diagnosis, evaluation, and management of acute kidney injury: a KDIGO summary (Part 1). *Crit Care*. 2013;17(1):1–15.
2. Bellomo R, Ronco C, Kellum JA, Mehta RL, Palevsky P. Acute renal failure—definition, outcome measures, animal models, fluid therapy and information technology needs: the Second International Consensus Conference of the Acute Dialysis Quality Initiative (ADQI) Group. *Crit Care*. 2004;8(4):R204–R212.
3. Mehta RL, Kellum JA, Shah SV, et al. Acute Kidney Injury Network: report of an initiative to improve outcomes in acute kidney injury. *Crit Care*. 2007;11(2):R31.
4. Pavkov ME, Harding JL, Burrows NR. Trends in hospitalizations for acute kidney injury—United States, 2000–2014. *MMWR Morb Mortal Wkly Rep*. 2018;67(10):289–293.
5. Cartin-Ceba R, Kashiouris M, Plataki M, Kor DJ, Gajic O, Casey ET. Risk factors for development of acute kidney injury in critically ill patients: a systematic review and meta-analysis of observational studies. *Crit Care Res Pract*. 2012;2012:691013.
6. Mas-Font S, Ros-Martinez J, Pérez-Calvo C, Villa-Díaz P, Aldunate-Calvo S, Moreno-Clari E. Prevention of acute kidney injury in intensive care units. *Med Intensiva*. 2017;41(2):116–126.
7. Bonventre JV, Yang L. Cellular pathophysiology of ischemic acute kidney injury. *J Clin Invest*. 2011;121(11):4210–4221.
8. Gupta A, Biyani M, Khaira A. Vancomycin nephrotoxicity: myths and facts. *Neth J Med*. 2011;69(9):379–383.
9. Weisbord SD, Palevsky PM. Contrast-induced acute kidney injury: short- and long-term implications. *Semin Nephrol*. 2011;31(3):300–309.
10. Mosca L, Grundy SM, Judelson D, et al. AHA/ACC scientific statement: consensus panel statement. guide to preventive cardiology for women. American Heart Association/American College of Cardiology. *J Am Coll Cardiol*. 1999;33(6):1751–1755.
11. Morcos SK. Prevention of contrast media nephrotoxicity—the story so far. *Clin Radiol*. 2004;59(5):381–389.
12. Freeman RV, O'Donnell M, Share D, et al. Nephropathy requiring dialysis after percutaneous coronary intervention and the critical role of an adjusted contrast dose. *Am J Cardiol*. 2002;90(10):1068–1073.
13. Kellum JA, Lameire N, Aspelin P, et al. Kidney disease: improving global outcomes (KDIGO) acute kidney injury work group. KDIGO clinical practice guideline for acute kidney injury. *Kidney Int Suppl*. 2012;2(1):1–138.

14. Jara LJ, Vera-Lastra O, Calleja MC. Pulmonary-renal vasculitic disorders: differential diagnosis and management. *Curr Rheumatol Rep.* 2003;5(2):107–115.
15. Kodner CM, Kudrimoti A. Diagnosis and management of acute interstitial nephritis. *Am Fam Physician.* 2003;67(12):2527–2534. + 2539.
16. Rossert J. Drug-induced acute interstitial nephritis. *Kidney Int.* 2001;60(2):804–817.
17. Wanchoo R, Abudayyeh A, Doshi M, et al. Renal toxicities of novel agents used for treatment of multiple myeloma. *Clin J Am Soc Nephrol.* 2017;12(1):176–189.
18. Jhaveri KD, Wanchoo R, Sakhiya V, Ross DW, Fishbane S. Adverse renal effects of novel molecular oncologic targeted therapies: a narrative review. *Kidney Int Rep.* 2017;2(1):108–123.
19. Izzedine H, Perazella MA. Anticancer drug-induced acute kidney injury. *Kidney Int Rep.* 2017;81(4):504–514.
20. Naughton CA. Drug-induced nephrotoxicity. *Am Fam Physician.* 2008;78(6):743–750.
21. Awdishu L, Mehta RL. The 6R's of drug induced nephrotoxicity. *BMC Nephrol.* 2017;18(1):124.
22. Perazella MA. Pharmacology behind common drug nephrotoxicities. *Clin J Am Soc Nephrol.* 2018;13(12):1897–1908.
23. Lameire N. Nephrotoxicity of recent anti-cancer agents. *Clin Kidney J.* 2014;7(1):11–22.
24. Yarlagadda SG, Perazella MA. Drug-induced crystal nephropathy: an update. *Expert Opin Drug Saf.* 2008;7(2):147–158.
25. Moss AH. Ethical principles and processes guiding dialysis decision-making. *Clin J Am Soc Nephrol.* 2011;6(9):2313–2317.
26. Karvellas CJ, Farhat MR, Sajjad I, et al. A comparison of early versus late initiation of renal replacement therapy in critically ill patients with acute kidney injury: a systematic review and meta-analysis. *Crit Care.* 2011;15(1):R72.
27. do Nascimento GVR, Gabriel DP, Abrão JMG, Balbi AL. When is dialysis indicated in acute kidney injury? *Ren Fail.* 2010;32(3):396–400.
28. Shiao CC, Wu VC, Li WY, et al. Late initiation of renal replacement therapy is associated with worse outcomes in acute kidney injury after major abdominal surgery. *Crit Care.* 2009;13(5):R171.
29. Lameire N, Vanbiesen W, Vanholder R. When to start dialysis in patients with acute kidney injury? when semantics and logic become entangled with expectations and beliefs. *Crit Care.* 2011;15(4):171.
30. Cooper BA, Branley P, Bulfone L, et al. A randomized, controlled trial of early versus late initiation of dialysis. *N Engl J Med.* 2010;363(7):609–619.
31. Wright S, Klausner D, Baird B, et al. Timing of dialysis initiation and survival in ESRD. *Clin J Am Soc Nephrol.* 2010;5(10):1828–1835.
32. Ward RA, Ronco C. Dialyzer and machine technologies: application of recent advances to clinical practice. *Blood Purif.* 2005;24(1):6–10.
33. Daeihagh P, Jordan J, Chen GJ, Rocco M. Efficacy of tissue plasminogen activator administration on patency of hemodialysis access catheters. *Am J Kidney Dis.* 2000;36(1):75–79.
34. Cronin RE, Reilly RF. Unfractionated heparin for hemodialysis: still the best option. *Semin Dial.* 2010;23(5):510–515.
35. DeSilva RN, Sandhu GS, Garg J, Goldfarb-Rumyantzev AS. Association between initial type of hemodialysis access used in the elderly and mortality. *Hemodial Int.* 2012;16(2):233–241.
36. Eknoyan G, Beck GJ, Cheung AK, et al. Effect of dialysis dose and membrane flux in maintenance hemodialysis. *N Engl J Med.* 2002;347(25):2010–2019.
37. Paniagua R, Amato D, Vonesh E, et al. Effects of increased peritoneal clearances on mortality rates in peritoneal dialysis: ADEMEX, a prospective, randomized, controlled trial. *J Am Soc Nephrol.* 2002;13(5):1307–1320.
38. Hemodialysis Adequacy Peritoneal Dialysis Adequacy Vascular Access A Curriculum for CKD Risk Reduction and Care Kidney Learning System (KLS)TM 2006 Updates Clinical Practice Guidelines and Recommendations. www.kidney.org.
39. Pistolesi V, Morabito S, Di Mario F, Regolisti G, Cantarelli C, Fiaccadori E. A guide to understanding antimicrobial drug dosing in critically ill patients on renal replacement therapy. *Antimicrob Agents Chemother.* 2019;63(8): e00583-1.
40. Launay-Vacher V, Izzedine H, Mercadal L, Deray G. Clinical review: use of vancomycin in haemodialysis patients. *Crit Care.* 2002;6(4):313–316.
41. Prowle JR, Schneider A, Bellomo R. Clinical review: optimal dose of continuous renal replacement therapy in acute kidney injury. *Crit Care.* 2011;15(2):207.
42. Swartz R, Pasko D, O'Toole J, Starmann B. Improving the delivery of continuous renal replacement therapy using regional citrate anticoagulation. *Clin Nephrol.* 2004;61(02):134–143.
43. El Shamy O, Patel N, Abdelbaset MH, et al. Acute start peritoneal dialysis during the COVID-19 pandemic: outcomes and experiences. *J Am Soc Nephrol.* 2020;31(8):1680–1682.
44. Adapa S, Aeddula NR, Konala VM, et al. COVID-19 and renal failure: challenges in the delivery of renal replacement therapy. *J Clin Med Res.* 2020;12(5):276–285.
45. Vinsonneau C, Allain-Launay E, Blayau C, et al. Renal replacement therapy in adult and pediatric intensive care: recommendations by an expert panel from the French Intensive Care Society (SRLF) with the French Society of Anesthesia Intensive Care (SFAR) French Group for Pediatric Intensive Care Emergencies (GFRUP) the French Dialysis Society (SFD). *Ann Intensive Care.* 2015;5(1):58.
46. Liakopoulos V, Stefanidis I, Dombros NV. Peritoneal dialysis glossary 2009. *Int Urol Nephrol.* 2009;42(2):417–423.
47. Twardowski ZJ. Peritoneal dialysis glossary III. *Perit Dial Int.* 1990;10(2):173–175.
48. Uribarri J, Prabhakar S, Kahn T. Hyponatremia in peritoneal dialysis patients. *Clin Nephrol.* 2004;61(01):54–58.
49. Zanger R. Hyponatremia and hypokalemia in patients on peritoneal dialysis. *Semin Dial.* 2010;23(6):575–580.
50. Otte K, Gonzalez MT, Bajo MA, et al. Clinical experience with a new bicarbonate (25 mmol/L)/lactate (10 mmol/L) peritoneal dialysis solution. *Perit Dial Int.* 2003;23(2):138–145.

51. Herbrig K, Pistrosch F, Gross P, Palm C. Resumption of peritoneal dialysis after transcutaneous treatment of a peritoneal leakage using fibrin glue. *Nephrol Dial Transplant*. 2006;21(7):2037–2038.
52. Kropp J, Sinsakul M, Butsch J, Rodby R. Laparoscopy in the early diagnosis and management of sclerosing encapsulating peritonitis. *Semin Dial*. 2009;22(3):304–307.
53. Allaria PM, Giangrande A, Gandini E, Pisoni IB. Continuous ambulatory peritoneal dialysis and sclerosing encapsulating peritonitis: tamoxifen as a new therapeutic agent? *J Nephrol*. 1999;12(6):395–397.

第四章

水、电解质紊乱

Robert Stephen Brown and Alexander Goldfarb-Rumyantzev

体内的液体分布[1-7]

下图显示了不同部位之间的液体分布：细胞内和细胞外，后者包括间质和血管内。

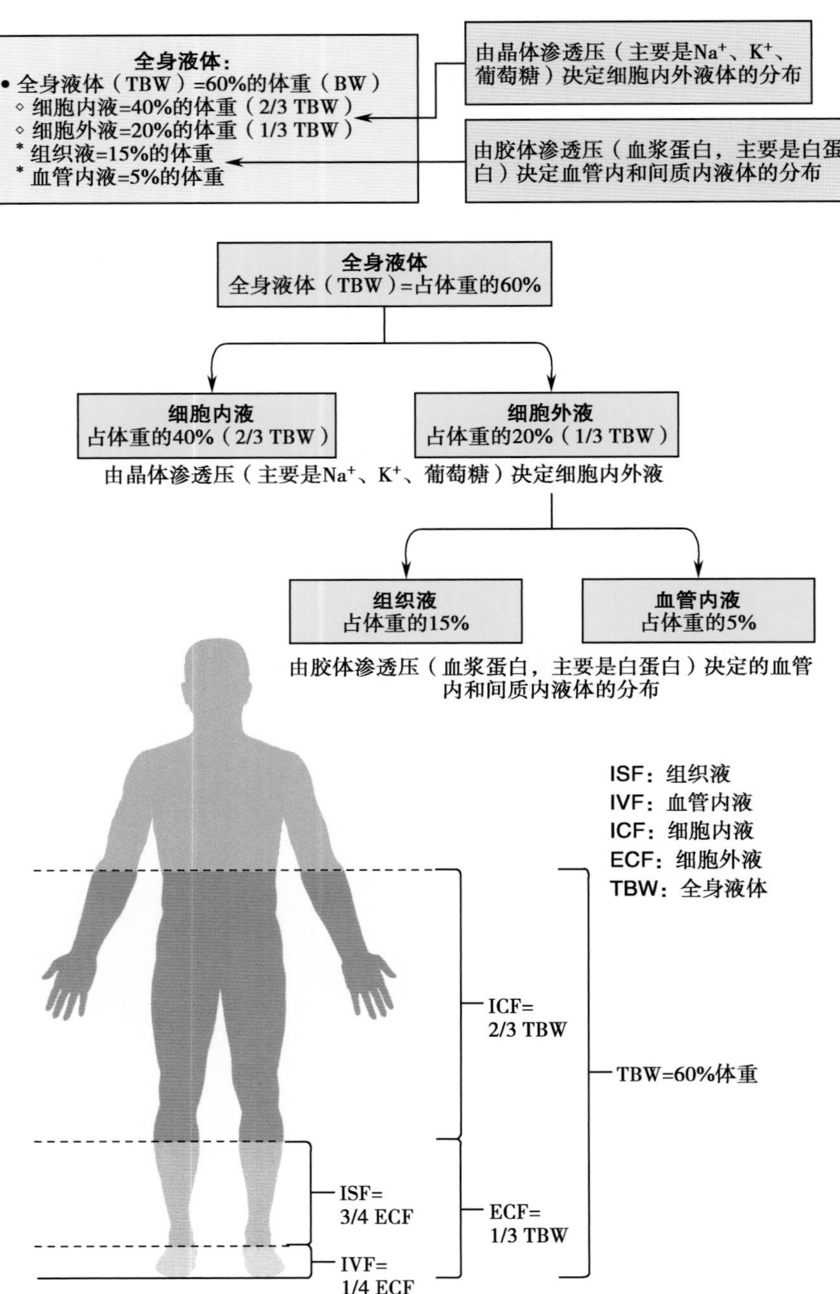

肾小管——电解质重吸收和分泌的重要部位

下面的简图说明了钠离子、氯离子、碳酸氢盐的重吸收以及钾离子、氢离子分泌的重要位置[1-6,8]。我们将在本章的最后更详细地讨论肾小管对钙和镁的吸收以及利尿剂治疗的目标。

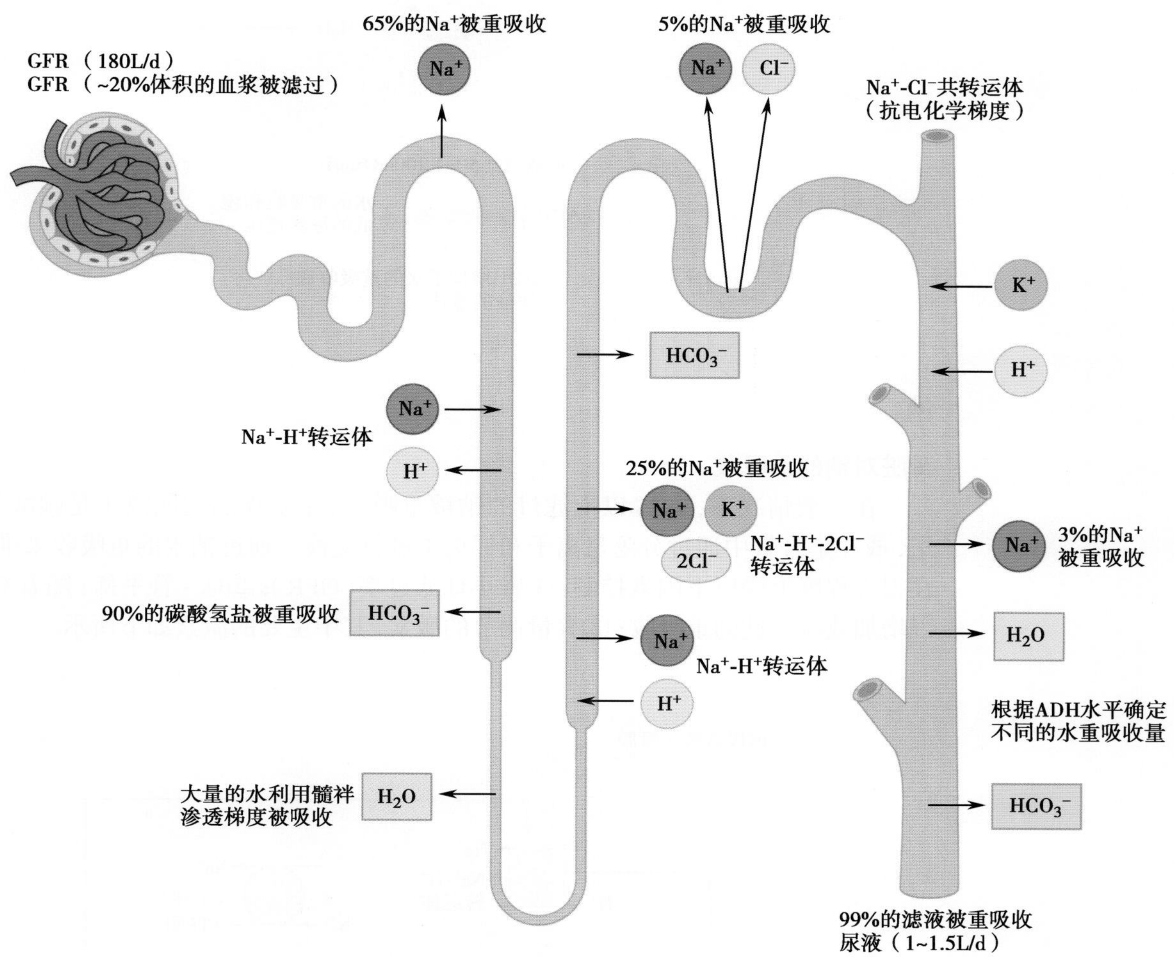

肾脏对钠、水的处理

肾脏内水的重吸收

由于部分电解质紊乱是由水的稳态问题引起的[例如，抗利尿激素分泌不当综合征时的低钠血症（SIADH）]，因此需要对肾脏处理水的生理学有全面的了解。上图简要描述了肾脏将尿量减少到滤液量的1%左右的肾小管水重吸收机制。

- 第一种机制是基于等渗皮质和高渗髓质环境的近端小管、髓袢和远端小管的被动水重吸收。
- 第二种是ADH依赖的水重吸收，主要在肾集合管，以决定尿液浓度。

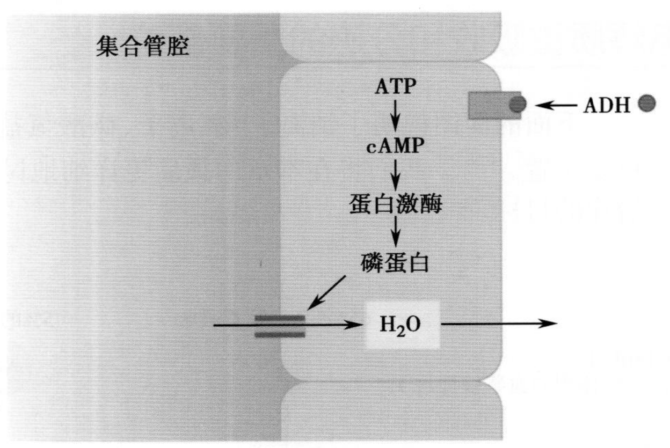

钠

肾脏对钠的重吸收

在一般情况下，99% 以上滤过的钠被重吸收，主要伴随的阴离子是碳酸氢盐和氯离子，或在集合管中通过分泌氢离子和钾离子进行交换。通过钠水的重吸收来维持稳态，其在很大程度上受以下因素控制：①肾小球滤过率（GFR）；②球 - 管平衡：随着 GFR 的改变以增加或减少钠的重吸收；③大量调节的激素，其中主要的激素如下所示。

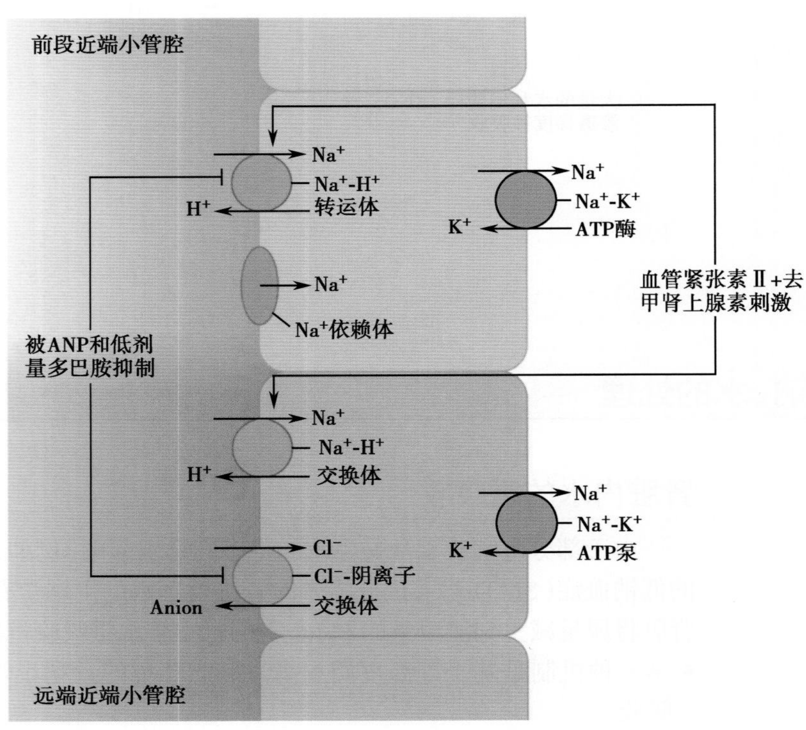

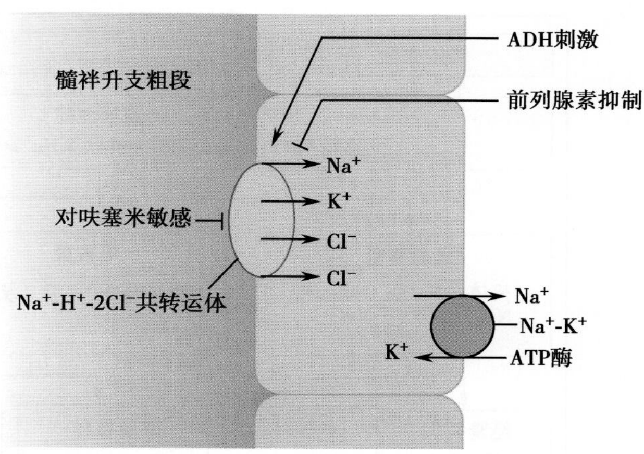

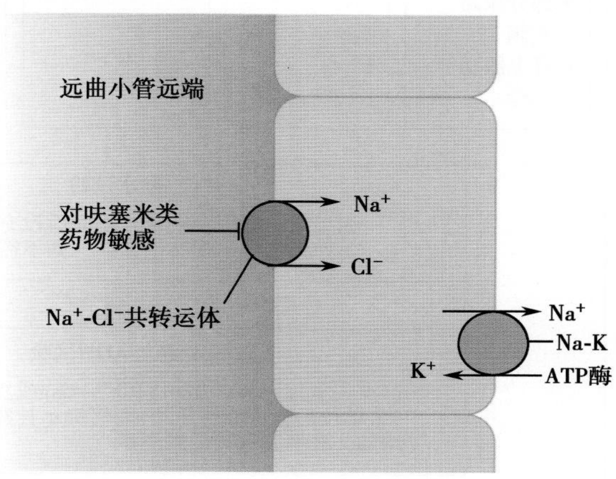

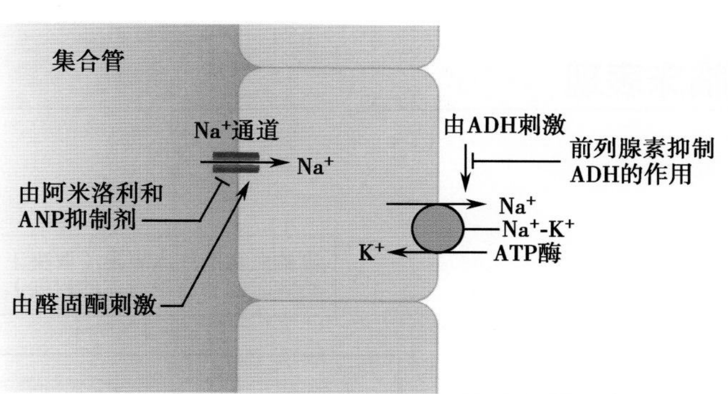

高钠血症[9]

高钠血症的病因根据患者的容量状态分为 3 类。住院患者的高钠血症并不常见（0.1%～0.2% 的住院患者）[10]，它总是与高张性（高渗透压）相关。

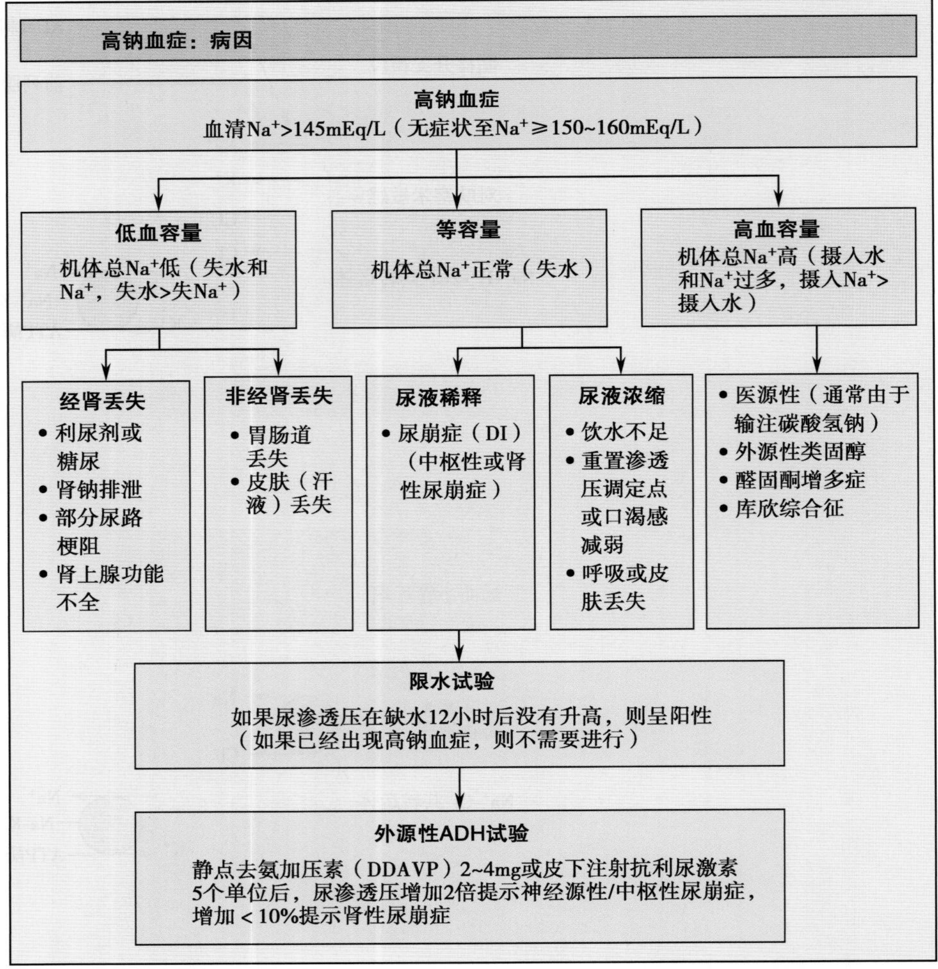
高钠血症：病因
高钠血症
血清Na⁺>145mEq/L（无症状至Na⁺≥150~160mEq/L）
低血容量
机体总Na⁺低（失水和Na⁺，失水>失Na⁺）
等容量
机体总Na⁺正常（失水）
高血容量
机体总Na⁺高（摄入水和Na⁺过多，摄入Na⁺>摄入水）
经肾丢失
• 利尿剂或糖尿
• 肾钠排泄
• 部分尿路梗阻
• 肾上腺功能不全
非经肾丢失
• 胃肠道丢失
• 皮肤（汗液）丢失
尿液稀释
• 尿崩症（DI）（中枢性或肾性尿崩症）
尿液浓缩
• 饮水不足
• 重置渗透压调定点或口渴感减弱
• 呼吸或皮肤丢失
• 医源性（通常由于输注碳酸氢钠）
• 外源性类固醇
• 醛固酮增多症
• 库欣综合征
限水试验
如果尿渗透压在缺水12小时后没有升高，则呈阳性
（如果已经出现高钠血症，则不需要进行）
外源性ADH试验
静点去氨加压素（DDAVP）2~4mg或皮下注射抗利尿激素5个单位后，尿渗透压增加2倍提示神经源性/中枢性尿崩症，增加＜10%提示肾性尿崩症

高钠血症的临床表现

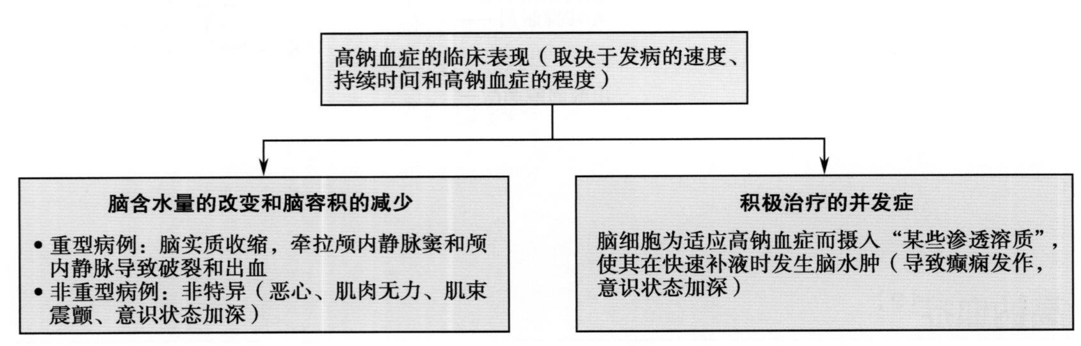
高钠血症的临床表现（取决于发病的速度、持续时间和高钠血症的程度）
脑含水量的改变和脑容积的减少
• 重型病例：脑实质收缩，牵拉颅内静脉窦和颅内静脉导致破裂和出血
• 非重型病例：非特异（恶心、肌肉无力、肌束震颤、意识状态加深）
积极治疗的并发症
脑细胞为适应高钠血症而摄入“某些渗透溶质”，使其在快速补液时发生脑水肿（导致癫痫发作，意识状态加深）

高钠血症的治疗

从实践的角度说，可以认为机体的稳态应该按以下优先顺序来维持：

1）循环容量

2）渗透平衡

3）电解质浓度

在治疗电解质紊乱时，应当以相同的顺序采取治疗措施（例如，应在纠正 Na^+ 浓度和渗透压之前优先纠正循环容量）。

高钠血症的治疗要点

- 对于低血容量患者，首先用等渗盐水或乳酸林格氏盐扩容，然后纠正缺水
- 对于高血容量患者，饮水联合袢利尿剂，以避免肺或脑水肿
- 累计缺水量应加上持续丢失（尿、胃肠道）和非显性丢失（前 24 小时内不超过累计缺水量的一半，以防止脑水肿）
- 如果有症状，Na^+ 的降低≤1mmol/L/h，但＜12mmol/L/d
- 症状缓解后，在 24～48 小时内补充剩余的不足的液体
- 血钠初步改善后，如果神经系统症状恶化提示脑水肿——停止补液
- 中枢性尿崩症——使用去氨加压素（DDAVP）治疗
- 肾性尿崩症——使用噻嗪类药物治疗，抑制尿液稀释能力，导致轻度的血容量下降，减少集合管内液体供给，从而减少多尿，缓解症状
- 阿米洛利用于锂诱导的尿崩症：与噻嗪类药物一样，阿米洛利可减少多尿，可避免 K^+ 消耗，并可能减少锂毒性（通过阻止锂进入肾小管细胞交换 Na^+）

纠正高钠血症的缺水量计算公式（假设 Na^+ 的分布容积为体重的 0.6）：

$$缺水量(L)=\frac{血清钠(mEq/L)-140}{140}\times 0.6\times 体重(kg)$$

低钠血症[9]

低钠血症相对常见（住院的 1%～2% 的患者）[10]。与高钠血症（总是与高渗相关）不同，低钠血症可与低渗、等渗或高渗相关。为了确定低钠血症的原因，必须收集以下信息：

- 血浆渗透压
- 患者容量状态
- 尿钠浓度
- 尿渗透压（影响抗利尿激素分泌）[11]。

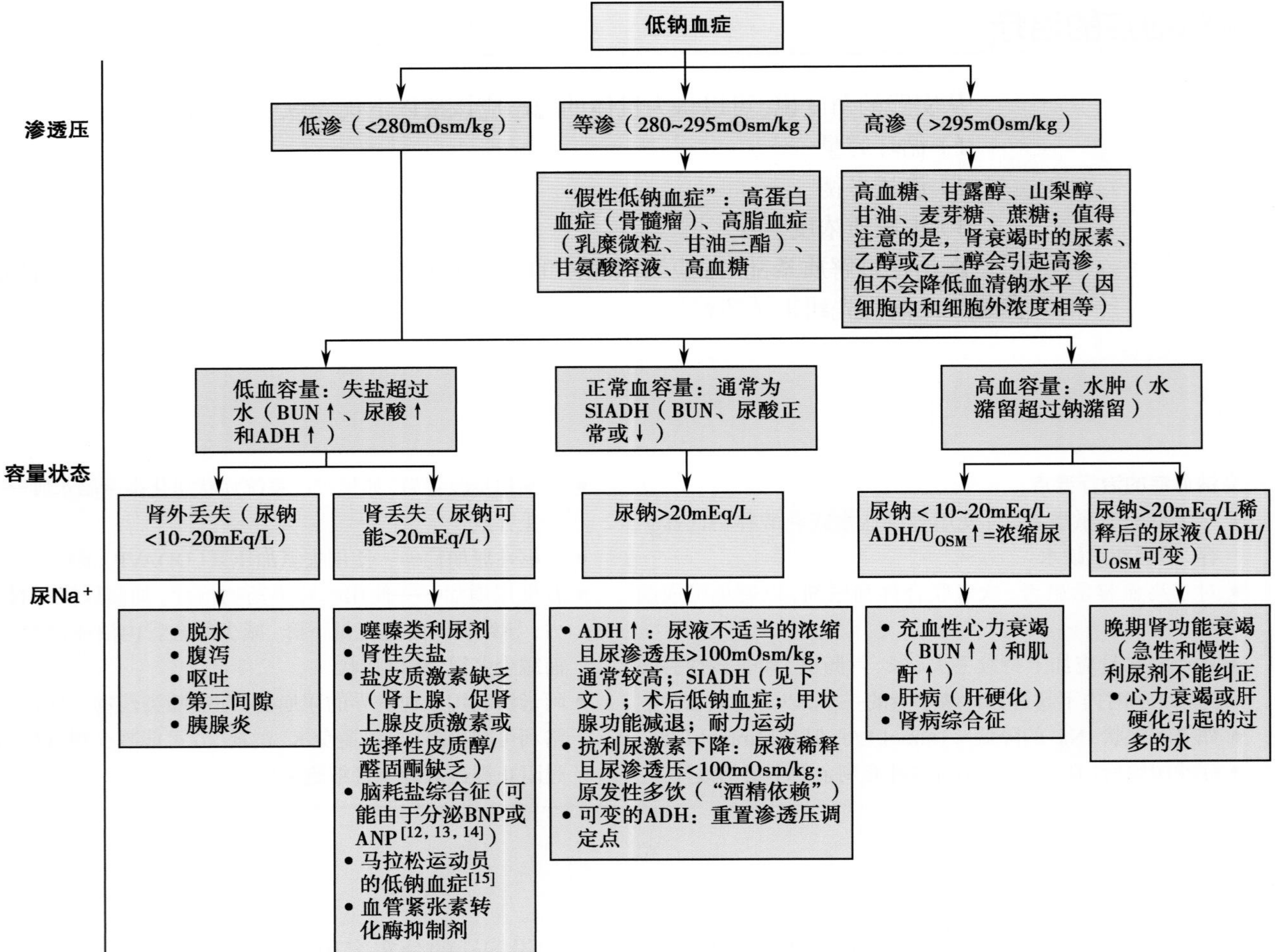

其他要点

- 低 ADH 水平导致尿液稀释，从而使尿渗透压＜100（如原发性多饮或"酒精依赖"）。
- SIADH 是正常血容量性低钠血症最常见的原因。
- 因为容量状态可能较难评估，所以 SIADH 很难与脑耗盐综合征区分。但脑耗盐综合征通常是由于颅内出血导致，其管理通常与 SIADH 类似。虽然低血压很常见，但并没有严格的诊断标准和与之相关的实验室检查[13, 14]。
- SIADH 诊断标准：
  - 低渗透压（血清渗透压＜280mOsm/kg）
  - 低钠血症（钠≤134mEq/L）
  - 临床正常血容量，尿钠＞40mEq/L
  - 尿液不适当的浓缩（尿渗透压＞100mOsm/kg）
  - 肾上腺、甲状腺、心脏、肾和肝功能正常，常伴有低尿酸血症[10, 11]

SIADH 的病因

SIADH 是住院患者中导致低钠血症最常见的原因[11]。因为 SIADH 可能是由严重的或甚至应急情况以及可能是复发引起的，因此鉴别潜在病因很重要。

1. 恶性肿瘤
   - 癌（支气管、十二指肠、胰腺、输尿管、前列腺、膀胱）
   - 淋巴瘤和白血病
   - 胸腺瘤、间皮瘤和尤文氏肉瘤
2. 中枢神经系统疾病
   - 创伤、蛛网膜下腔出血、硬膜下血肿
   - 感染（脑炎、脑膜炎、脑脓肿）
   - 肿瘤
   - 卟啉症
   - 卒中
   - 血管炎
3. 肺部疾病
   - 肺结核
   - 肺炎
   - 血管炎
   - 正压机械通气
   - 肺脓肿
4. 药物
   - 去氨加压素
   - 血管加压素
   - 氯磺丙脲
   - 噻嗪类利尿剂
   - 催产素
   - 氟哌啶醇
   - 苯噻嗪类
   - 三环类和其他抗抑郁药
   - 大剂量环磷酰胺
   - 长春新碱
   - 长春碱
   - 尼古丁
5. 其他
   - “特发性” SIADH
   - 甲状腺功能减退
   - 艾滋病病毒
   - 吉兰 - 巴雷综合征
   - 多发性硬化症
   - 肾源性 SIADH[16]

低钠血症的临床表现

低钠血症的症状取决于发病的程度、速度、潜在的中枢神经系统（CNS）状态以及其他代谢因素，如缺氧、酸中毒、高钙血症或高碳酸血症。引起症状的潜在机制是低渗性脑病（水移位引起的脑水肿）。

- 轻度症状：头痛、恶心
- 严重的症状（通常 Na^+＜125）：意识模糊、反应迟钝、局灶性神经障碍、癫痫

低钠血症的治疗

与高钠血症的病例一样，纠正低钠血症的治疗措施应首先纠正循环容量，然后纠正钠浓度。如果低钠血症进展迅速（＜24 小时），应迅速纠正；如果进展缓慢，则应缓慢纠正，以减少中枢神经系统脱髓鞘综合征的风险。

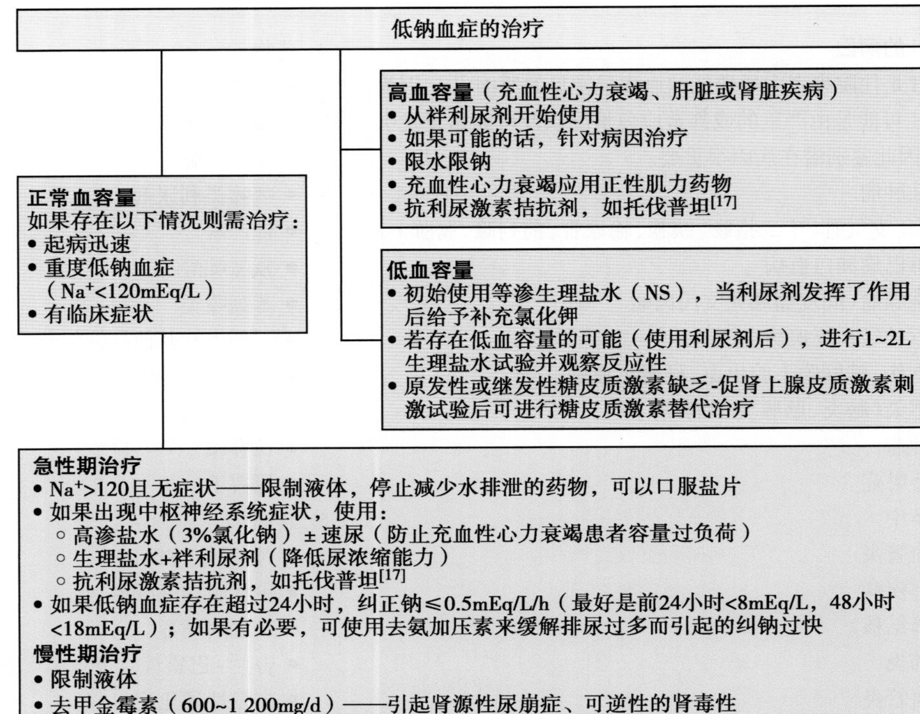

使用 3% 氯化钠的其他注意事项

- 如果症状消失或血清钠已升至≥125mEq/L，停止 3% 氯化钠的输注
- 每小时纠正血清钠 0.5mEq/L。在第一个 24 小时内，提高钠不超过 8mEq/L，除非出现急性低钠血症
- 使用抗利尿激素拮抗剂，如托伐普坦[18, 19]
- 快速纠正渗透压会导致脱髓鞘综合征和脑桥外髓鞘溶解，会提高神经系统疾病的发病率和死亡率

通过计算确定 3% 氯化钠输注速率

基于以下假设来计算：虽然氯化钠主要分布在细胞外，但其分布容积为全身液体，因此约为 0.6× 体重（kg）。以下计算为粗略的近似值，因其未考虑到钠、水、钾的丢失。

$$每小时钠(mEq)=体重\cdot 0.6\cdot 校正率(如\ 0.5mEq/L/h)$$

例如，考虑到 1L 3% 氯化钠含有 512mEq/L 钠离子，输注速率（mL/h）为：

$$输注速率=\frac{体重\times 0.6\times 校正率\times 1\,000mL}{512}$$
$$=体重\times 校正率\times 1.17$$

因此，如果 70kg 的个体的血清钠校正率为 0.5mEq/L/h：3% 氯化钠输注率 = 70×0.5×1.17（或体重[kg]×0.585）=41mL/h

计算钠缺乏量以完全纠正低钠血症

计算钠缺乏量(mEq)=0.6×(kg)×(140−血清钠 mEq/L)

将纠正低钠血症,使血清钠达到 140mEq/L。

如果仍存在容量不足,则用生理盐水补充缺乏的预估容量。

治疗低钠血症的风险 VS 受益

	低钠血症未纠正的风险	脱髓鞘的风险
起病迅速,伴有症状,Na^+<120	高	低
起病缓慢,无症状	低	高

钾

钾的生理学概述[20]

K^+ 分布的调节

人体 K^+ 的总储存量约为 3 000mEq,其中大部分在细胞内,如肌肉细胞和骨骼中,而只有约 60mEq 或 2% 的 K^+ 存在于细胞外液。维持心肌细胞膜上的 K^+ 电梯度是十分重要的,因此精确调节细胞内和细胞外的 K^+ 分布是必要的。

增加细胞对钾的摄取的主要因素有:

- 胰岛素
- β 交感神经儿茶酚胺(肾上腺素)能使 Na^+-K^+ATP 酶兴奋
- 伴有胞内 H^+ 降低和 K^+ 增加的碱中毒时可以降低血清 K^+
- 饮食中 K^+ 的增加或高血清 K^+ 引起了肌细胞对 K^+ 的胞内摄取增多的适应性

相反的过程是,低胰岛素水平、低 β 或高 α 交感神经儿茶酚胺、酸中毒或低钾饮食会降低细胞内 K^+ 的摄取,从而提高血清 K^+,如下图所示。

全身 K^+ 调节

全身 K^+ 的最终调节取决于每日饮食中摄取的钾约 60～100mEq 由肾脏排泄,以维持适当的 K^+ 平衡。

- 肾小管重吸收:肾小球滤过的约 700mEq/d 的 K^+,其中 90% 在近端和远端小管被重吸收以保存 K^+
- 尿排泄:K^+ 被分泌到集合管中,排泻 K^+ 以维持平衡
- 影响 K^+ 排泄的主要因素是醛固酮、远端小管钠输送、尿流速和酸碱状态,如下所示
- 饮食中 K^+ 的增加或高血清 K^+ 会导致肾脏排泄 K^+ 增加,以避免高钾血症的加重(在低 K^+ 饮食和低血清 K^+ 水平的情况下,则相反,以避免低钾血症)

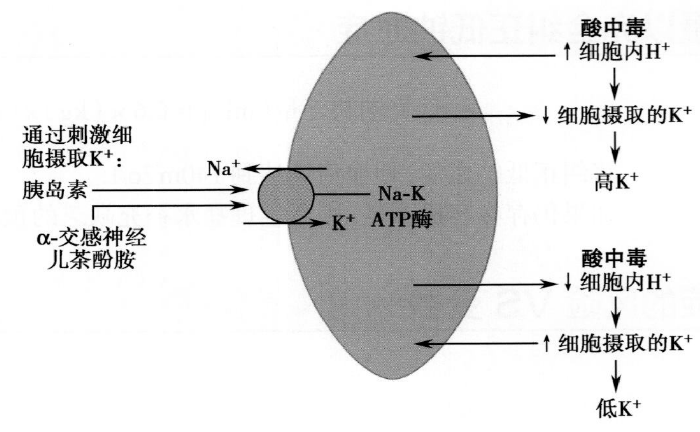

酸中毒
↑细胞内H^+
↓细胞摄取的K^+
高K^+
通过刺激细胞摄取K^+：
胰岛素
α-交感神经儿茶酚胺
Na^+
Na-K ATP酶
K^+
酸中毒
↓细胞内H^+
↑细胞摄取的K^+
低K^+

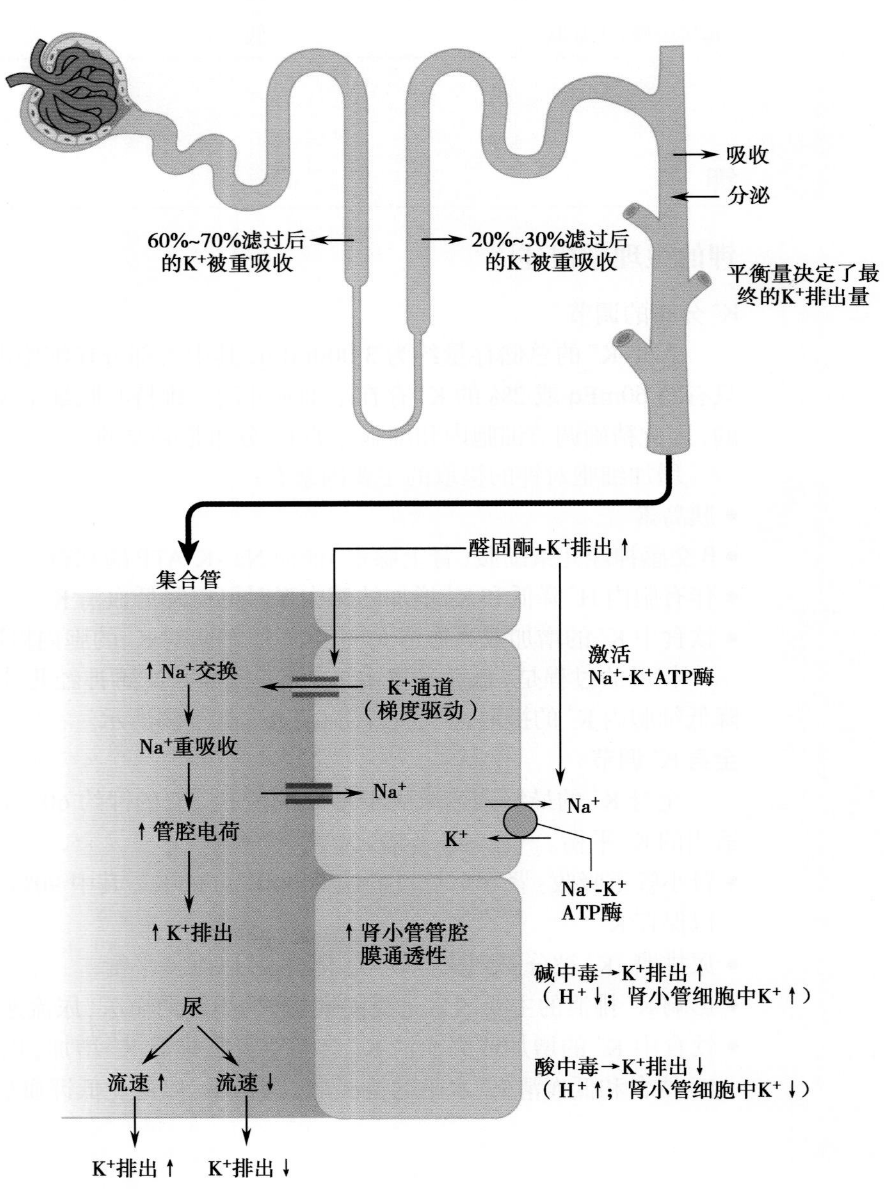

吸收
分泌
60%~70%滤过后的K^+被重吸收
20%~30%滤过后的K^+被重吸收
平衡量决定了最终的K^+排出量
集合管
醛固酮+K^+排出↑
↑Na^+交换
K^+通道（梯度驱动）
激活 Na^+-K^+ATP酶
Na^+重吸收
Na^+
↑管腔电荷
Na^+
K^+
Na^+-K^+ ATP酶
↑K^+排出
↑肾小管管腔膜通透性
碱中毒→K^+排出↑（H^+↓；肾小管细胞中K^+↑）
尿
流速↑
流速↓
酸中毒→K^+排出↓（H^+↑；肾小管细胞中K^+↓）
K^+排出↑
K^+排出↓

低钾血症

与其他电解质类似，低钾血症可以通过摄入量低、排泄量高或细胞内钾的再分布来解释。为了确定低钾血症的原因，以下检查非常有帮助：尿钾、浓缩尿（UOsm＞300mOsm/kg）、经肾小管钾浓度梯度（TTKG 如下所述）、尿氯化物和血浆碳酸氢盐[21]。

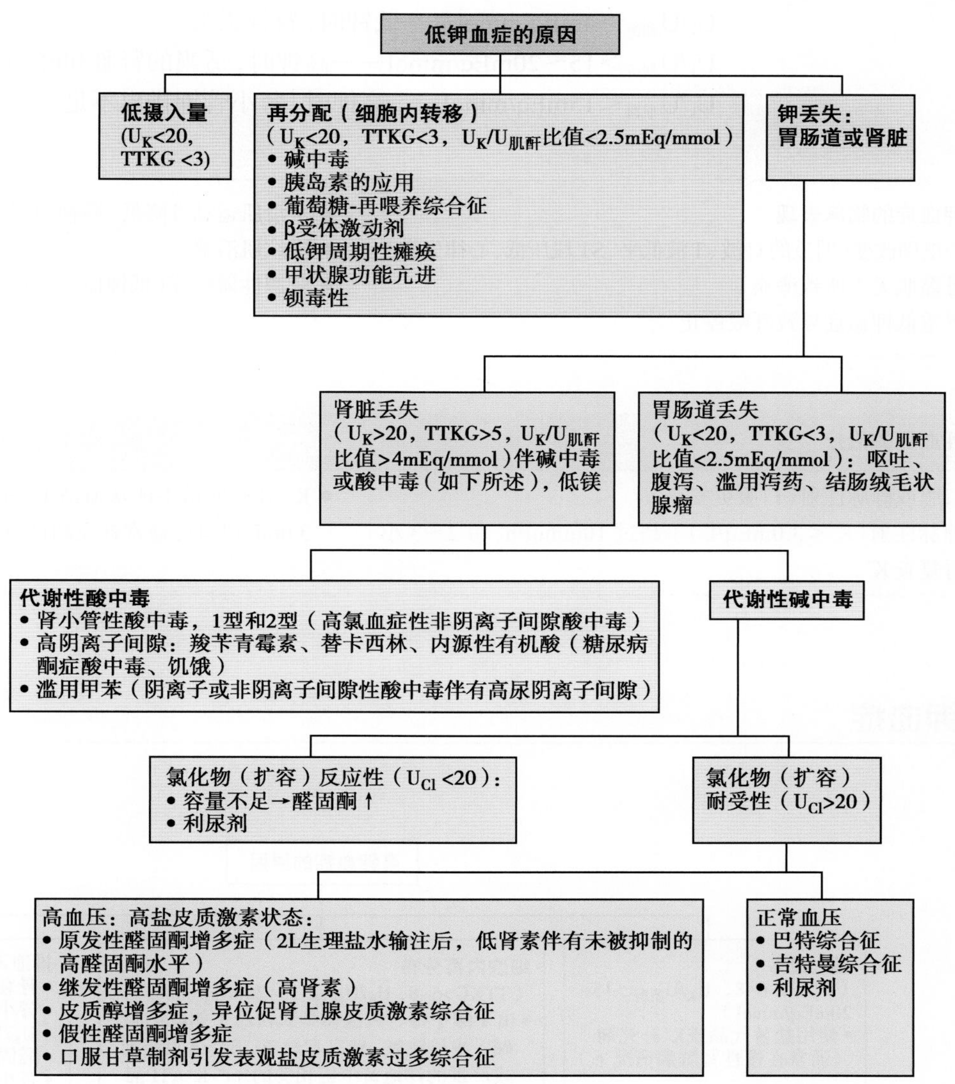

经肾小管 K^+ 浓度梯度[21-23]

经肾小管 K^+ 浓度梯度是一种反映保钾能力的指标，有助于识别 K^+ 的肾脏丢失（高 TTKG），而不是胃肠道（GI）丢失或细胞内转移（低 TTKG）。在尿浓缩尿渗透压超过 300mOsm/kg 时，TTKG 通过从终尿中去除小管液来提高尿 K^+ 浓度，但不排出更多的 K^+。

请注意，此公式仅在 U_{Osm}＞300mOsm/kg 和 U_{Na}＞25mEq/L 时有效，且不应用于“校正”稀释的尿液。

$$TTKG=\frac{尿钾}{血清钾}\div\frac{尿渗透压}{血清渗透压}=\frac{尿钾\times血清渗透压}{血清钾\times尿渗透压}$$

TTKG＜3——低钾时，胃肠道丢失，细胞内再分布，肾钾保护

TTKG＞5——低钾时，肾钾丢失

TTKG≥6～8——高钾时，肾脏和醛固酮的效果适当

TTKG＜6——高钾时，肾小管钾排出不足

另一种方法是使用$U_k/U_{肌酐}$[24]：

$U_k/U_{肌酐}$＜2.5mEq/mmol——低钾时，胃肠道丢失，细胞内再分布，肾钾保护

$U_k/U_{肌酐}$＞4mEq/mmol——低钾时，肾钾丢失

$U_k/U_{肌酐}$＞15～20mEq/mmol——高钾时，适当的肾脏和醛固酮的效果

$U_k/U_{肌酐}$＜15mEq/mmol——高钾时，肾小管钾排出不足

低钾血症的临床表现

- 心电图改变（明显的U波、T波低平、ST段压低、心律失常）
- 骨骼肌无力所致瘫痪
- 严重低钾血症导致呼吸停止
- 平滑肌运动性降低：肠梗阻，尿潴留
- 横纹肌溶解
- 肾源性尿崩症（低钾血症干扰远端肾单位的浓缩机制）

低钾血症的治疗

- 口服或静脉注射（口服更安全）
- 静脉注射（K^+＜3.0mEq/L）不超过10mmol/h，每2～3小时复查K^+
- K^+补充的量不能从血清K^+中计算出来，但当血清K^+＜3.0mEq/L时，通常补充超过200mEq

高钾血症

高钾血症的原因

摄入过多
（TTKG>6~8，$U_K/U_{肌酐}$ >15~20mEq/mmol）
- 使用盐替代品或K^+补充剂（通常在慢性肾脏病情况下）

细胞内再分布
（TTKG>6~8，$U_K/U_{肌酐}$>15~20mEq/mmol）
- 由于酸中毒、去极化型肌松药（如琥珀胆碱）或与缺氧、胰岛素缺乏、β受体阻滞剂或严重的洋地黄中毒相关的Na^+-K^+ATP酶功能下降，导致K^+从细胞中移出
- 细胞破坏-挤压伤、肿瘤溶解综合征、横纹肌溶解、烧伤或溶血
- 输注库存血，不当输血或大量输血[25]

排泄不足
- 肾衰竭、少尿
- 肾小管分泌不足（TTKG<6，$U_K/U_{肌酐}$<15mEq/mmol）
- 醛固酮减少症
- 肾小管疾病：4型肾小管性酸中毒（RTA）、间质性肾病
- 药物：阿利吉仑、ACEI、ARB[26]、醛固酮受体拮抗剂[27]、阿米洛利、甲氧苄啶、钙调磷酸酶抑制剂
- 假性醛固酮减少症

高钾血症的临床表现

- 骨骼肌无力，甚至瘫痪、呼吸衰竭
- 心电图改变
  - T波高尖
  - 一度房室传导阻滞
  - QRS波增宽
  - ST段压低
  - P波低平→心房停搏
  - 正弦波→心室停搏

高钾血症的紧急处置

1. 如果心电图 QRS 增宽，稳定心肌（氯化钙 1g 静脉注射 1 分钟或葡萄糖酸钙 3g 静脉注射 2～3 分钟，如果心电图无改善，5 分钟后重复一次）
2. 将钾离子转移到细胞内
   - 10 单位胰岛素（钾在 15～30 分钟内下降）加葡萄糖（以避免低血糖）
   - β 受体激动剂（钾在 30 分钟内下降）：在降低血清钾方面与胰岛素一样有效，作用时间更长，但可能引起心律失常[28]
   - 碳酸氢钠 50～150mEq 静点（钾在 1～4 小时内下降）：推荐级别较弱或仅有结果不明确的研究支持，但在酸中毒时是有用的[28]
3. 降低体内的钾
   - 利尿
   - 聚苯乙烯磺酸钠 15g 口服（最好不含山梨醇以避免胃肠道毒性或可能出现的胃肠道穿孔），1～2 小时后重复使用至 60g/d；或 30～50g 直肠给药，每 6 小时重复一次[29]
   - 帕替罗默 8.4～25.2g/d[30]口服，由于其延迟起效，可用于非急性高钾血症
   - 环硅酸锆钠混悬液 10g，每日 3 次，持续 48 小时，由于其延迟起效，可用于非急性高钾血症[31]
   - 透析

钙

钙和磷酸盐的调节[32-35]

因为钙和磷酸盐关系密切且受到相同因素［即甲状旁腺激素（PTH）、维生素 D、成纤维细胞生长因子 23（FGF23）］的调节，所以常被共同描述。下图显示了这 3 个因素的主要作用，其在钙磷稳态调控中发挥主导作用：

- 甲状旁腺激素通过从骨中释放钙来增加血清钙，增加肾小管对滤过钙的重吸收，将维生素 D 激活为 1，25- 二羟基钙化醇，通过抑制肾小管磷酸盐的重吸收来降低血清磷酸盐。
- 维生素 D 一旦被激活，主要通过增加胃肠道对钙的吸收和肾脏对钙的重吸收来增加钙。
- FGF23 通过降低肾小管对磷酸盐的重吸收来调节血清磷酸盐水平，并降低肾脏对维生素 D 的激活，从而降低胃肠道钙和磷酸盐的吸收[36]。

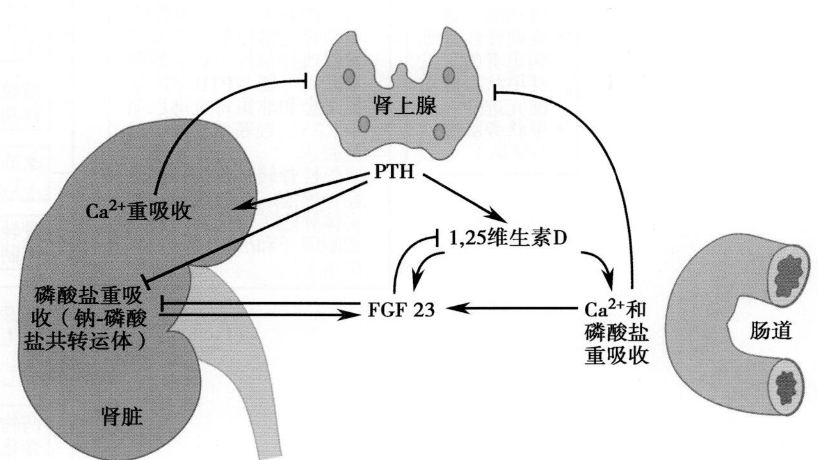

肾

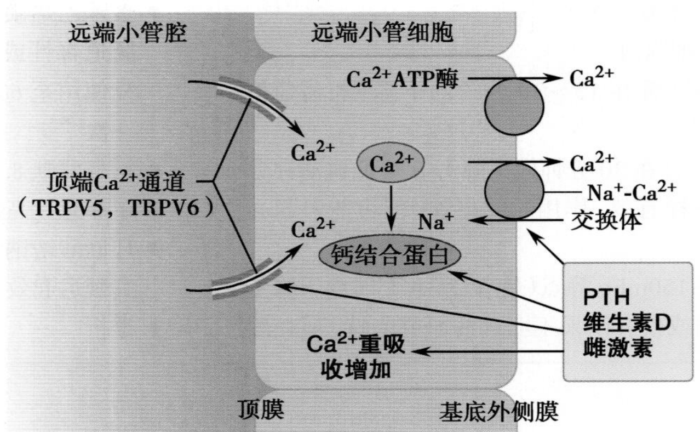

由于钙与白蛋白部分结合，约 6mg/dL 的钙被滤过，总计约 10 800mg/d 的钙在 180L/d 的肾小球滤液中。在未成年人中，肠道每天净吸收约 200mg 钙，因此肾脏排泄量将达到约 200mg/d 以保持平衡，其中 98% 滤过的钙被肾小管重吸收。

- 在近端小管和髓袢中，约 80% 的钙被重吸收，很大程度上与钠的重吸收同步。
- 在远端小管中，大约 15% 的钙被重吸收，激素通过上述机制调控钙的重吸收，以维持机体平衡。

高钙血症

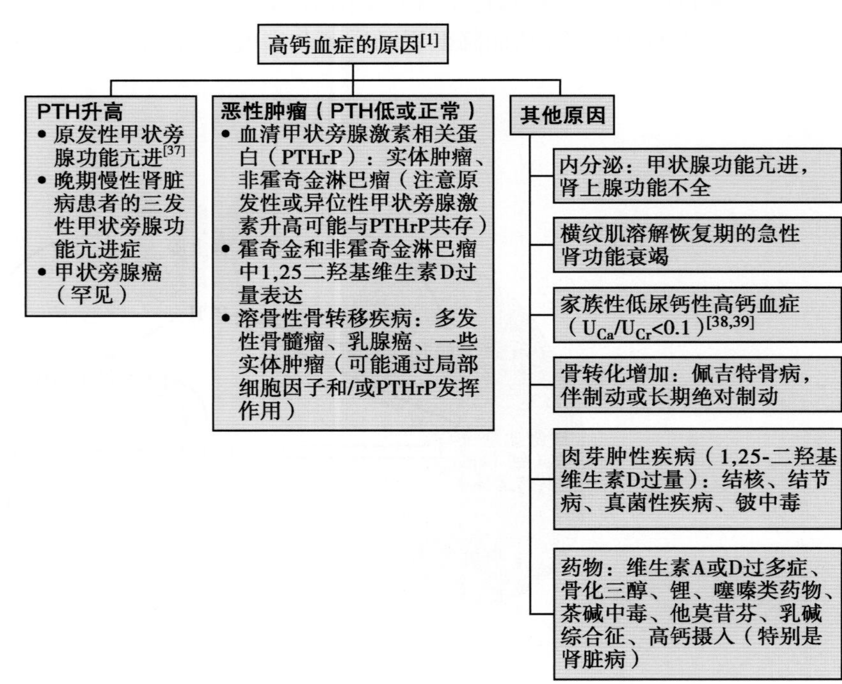

在甲状旁腺功能亢进症、恶性肿瘤和维生素 D 过量症中的钙、磷酸盐和 PTH			
	Ca^{2+}	磷酸盐	PTH
原发性甲状旁腺功能亢进：甲状旁腺的腺瘤（85%）、增生（15%）或癌（<1%）	↑	↓	↑
恶性肿瘤	↑	↓	↓
1,25- 二羟基维生素 D 产生过多（如结节病）	↑	↑	↓

甲状旁腺功能亢进的机制	
甲状旁腺功能亢进类型	机制
原发性	主要是 PTH 升高
继发性	继发于其他因素（Ca^{2+} 水平低、维生素缺乏、肾衰竭）引起的 PTH↑
三发性	长期继发性甲状旁腺功能亢进后，出现 Ca^{2+} 升高（由于甲状旁腺的长期过度刺激，伴有肥大/增生，有时发展为腺瘤）
假性甲状旁腺功能减低症	PTH 升高伴终末器官抵抗，表现为低血清 Ca^{2+} 和高磷酸盐，从而引起 PTH↑

Linglart A, Levine MA, Jüppner H. Pseudohypoparathyroidism. *Endocrinol Metab Clin North Am*. 2018; 47(4): 865-888. http://dx.doi.org/10.1016/j.ecl.2018.07.011.

高钙血症的临床表现

- 心血管系统：
  - 心律失常
  - 心电图改变（QT 间期缩短，T 波宽大，一度房室传导阻滞）
  - 地高辛敏感
  - 高血压
- 胃肠道系统：
  - 厌食
  - 恶心/呕吐
  - 便秘
  - 腹痛
  - 胰腺炎
- 泌尿生殖系统：
  - 多尿
  - 多饮
  - 肾结石
- 神经系统：
  - 失眠
  - 谵妄
  - 痴呆
  - 精神错乱
  - 昏睡
  - 嗜睡
  - 昏迷
- 肌肉骨骼系统：
  - 肌无力
  - 反射减退
  - 骨痛
  - 骨折

高钙血症的治疗

如果 Ca^{2+}>14 或精神状态改变/心电图改变，需积极治疗：

- 生理盐水 2.5～4L/d+ 呋塞米 10～40mg/6h
- 降钙素
- 双膦酸盐（帕米膦酸、唑来膦酸、依替膦酸）
- 高 PTH 激素（高钙）患者的拟钙剂[40]
- 硝酸镓（Ganite）治疗癌症相关性高钙血症[41]
- 糖皮质激素（特别是在血液系统恶性肿瘤、结节病、维生素 D 中毒中）[42]
- 雌激素，雷洛昔芬
- 氯喹/羟氯喹用于结节病
- 乙二胺四乙酸（EDTA）可以螯合钙，在极少数紧急情况下使用。
- 透析

甲状旁腺功能亢进症患者行甲状旁腺切除术的标准

在无症状的原发性甲状旁腺功能亢进症患者中[42]
- 血清钙高出本地区参考范围上限1~2mg/dL（0.25mmol/L）
- 高钙性肾病导致的肌酐清除率小于60mL/min
- 年龄<50岁
- 通过任何部位（前臂、腰椎、髋关节）的X片扫描确定的骨密度（BMD）T评分≤2.5

终末期肾病（ESRD）患者继发性/三发性甲状旁腺功能亢进症[43]
- 对药物或透析治疗无效的高钙血症
- 高碱性磷酸酶伴有肾性骨病特定的放射学和/或组织形态学改变
- 高磷酸盐血症伴骨外软组织钙化对治疗具有耐药性
- 钙过敏症
- 症状性疾病：严重瘙痒、肌病
- 明显的甲状旁腺功能亢进（PTH水平>正常上限10倍）对拟钙剂（西那卡塞、依特卡肽）耐药[44]

低钙血症[45-47]

低钙血症的原因

- 肾功能衰竭，特别是高磷血症
- 镁缺乏伴严重低镁血症
- 胰腺炎，横纹肌溶解
- 维生素D缺乏症或维生素D受体缺陷，吸收不良综合征，骨软化症
- 药物（双膦酸盐、拟钙剂、地诺单抗、降钙素、伊马替尼、用于肾脏替代治疗中抗凝用枸橼酸盐过量或多次输血）
- 钙敏感受体（CaSR）激活突变
- 甲状旁腺功能减退：颈部放射治疗、甲状腺切除术、甲状旁腺切除术、遗传性疾病、自体免疫性多内分泌综合征1型（APS1）、特发性或复发性疾病
- 假性低钙血症（低白蛋白血症伴正常钙离子，钆造影剂干扰实验室测量）
- 成骨细胞转移

低钙血症的体征和症状
- 肌肉痉挛、震颤（抽搐）
- 反射过度
- 腹泻
- 手指、脚趾，嘴唇，面部的刺痛感觉异常
- 手足抽搐
- 陶瑟征阳性：腕关节痉挛（血压袖带充气高于动脉压超过3～4分钟时引起手部痉挛）
- 面神经征阳性（轻叩面神经，口周肌肉抽搐）
- 癫痫发作
- 心电图改变/心律失常

低钙血症的治疗
- 监测实验室的其他内环境的紊乱，如低钾血症、高磷血症、低镁血症、碱中毒
- 心电监护仪
- 预防癫痫发作，保持房间安静，减少外界刺激
- 应用口服钙剂和/或维生素D联合钙剂治疗轻中度低钙血症
- 在两餐之间口服钙以增加肠道吸收
- 对严重低钙血症患者应用葡萄糖酸钙，先缓慢静推然后再缓慢静点，对严重心脏病患者若有指征，则静脉注射氯化钙
- 静脉注射时注意药物外渗，因为氯化钙的外渗可导致坏死和组织脱落（切勿肌肉注射或皮下注射钙；静脉注射钙时每小时检查面神经征）
- 向患者宣教富含钙的食物和液体

磷酸盐

磷酸盐的调节与钙水平的调节密切相关，如下所示。我们在图中添加了慢性肾脏病（CKD）和贫血对其的影响，因为这些因素是导致磷酸盐水平异常的常见原因。

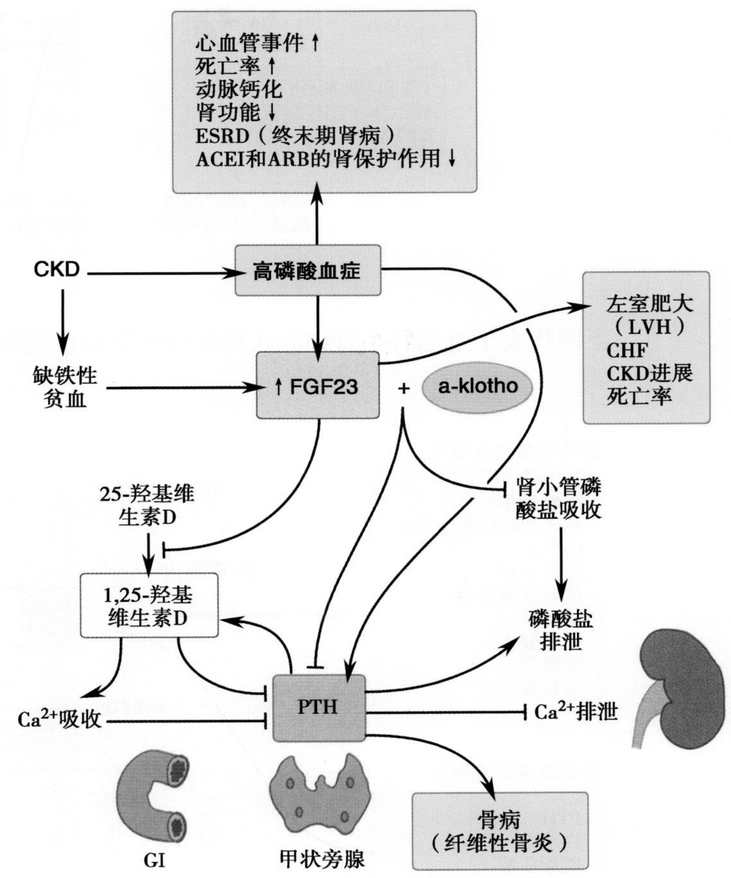

磷酸盐的肾脏代谢

磷酸盐在肾小球中被滤出，主要在近端小管中被重吸收，尿液排泄率通常约为15%～20%，但根据饮食中磷酸盐摄入量的不同而有很大差异。磷酸盐的肾小管重吸收是在PTH和FGF23的调节下进行的，这两种激素都通过阻断磷酸盐重吸收发挥磷酸化作用，如下所示。

在肾脏中，约70%的磷酸盐与钠共同被近端小管重吸收，约10%～20%被远端小管重吸收，在PTH和FGF23的影响下，抑制其重吸收以增加磷酸盐的排泄（如下所示）。

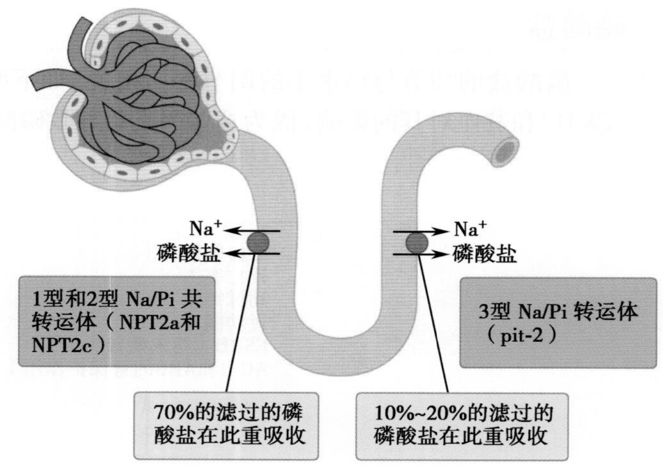

下图代表了近端肾小管细胞在磷酸盐排泄和重吸收中的作用。

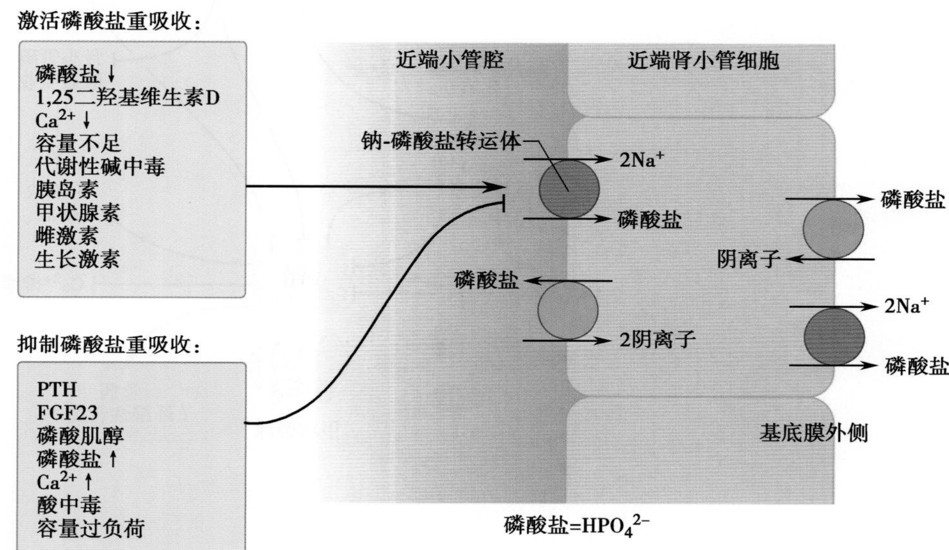

高磷血症[48,49]

原因

- 磷酸盐超负荷
  - 肿瘤溶解综合征，横纹肌溶解症，严重溶血
  - 外源性磷酸盐（摄入大量含磷酸盐的泻药）
  - 维生素 D 中毒
- 肾排泄减少
  - CKD 晚期
  - 甲状旁腺功能减退和假性甲状旁腺功能减退
- 跨细胞转移
  - 乳酸酸中毒
  - 糖尿病酮症酸中毒
- 肢端肥大症
- 家族性肿瘤样钙质沉着症

治疗—— 一般维持血清磷酸盐＞5.5mg/dL

- 肾功能保留的急性高磷血症：通过输注生理盐水扩容并予以利尿剂
- 慢性高磷血症
  - ○ 限制膳食中磷酸盐
  - ○ 磷酸盐结合剂
    - ■ 钙基结合剂
    - ■ 短期使用氢氧化铝或碳酸盐是有效的
    - ■ 司维拉姆
    - ■ 碳酸镧
    - ■ 枸橼酸铁
    - ■ 蔗糖羟基氧化蔗糖铁
    - ■ 碳酸镁
  - ○ 减少其吸收的肠磷酸盐转运蛋白的靶向药物
    - ■ 烟酸和烟酰胺[50]
    - ■ 特钠帕诺[51]
  - ○ 肾脏替代治疗
  - ○ 终末期肾病继发性甲状旁腺功能亢进的治疗

低磷血症

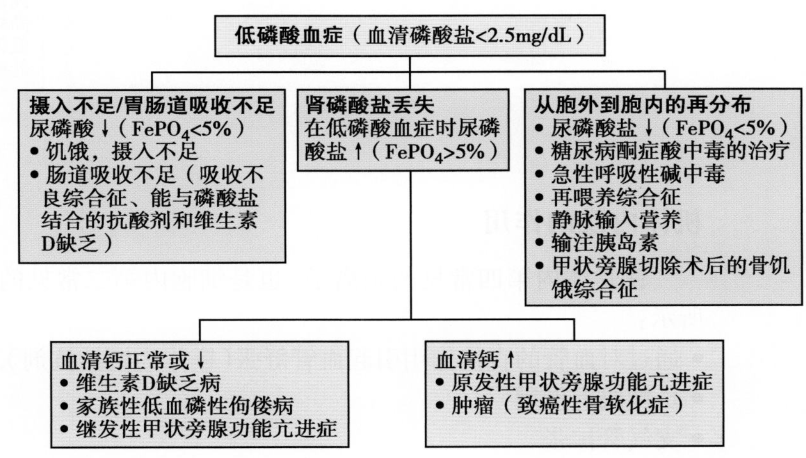

尿磷酸盐可以在 24 小时尿液中测量，也可以作为随机尿液样本中的磷酸盐排泄分数：

$$FEPO_4=(\text{尿磷酸盐}\times\text{血肌酐}\times 100\%)/(\text{血磷酸盐}\times\text{尿肌酐})$$

$FEPO_4$ 通常在 5%～20% 间变化，但在激素控制正常时，应随着高磷血症而增加，随着低磷血症而减少[52]

镁

肾脏对镁的代谢

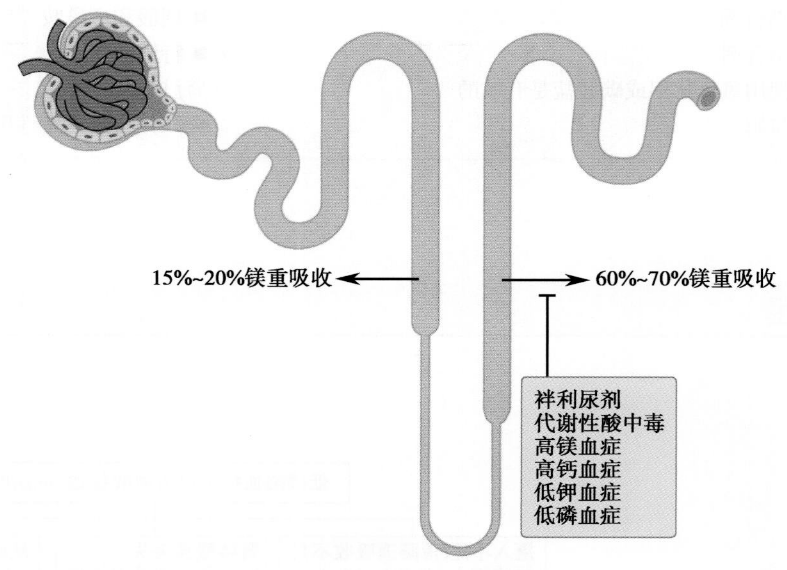

机体内镁的作用

镁是体内第四常见的阳离子，也是细胞内第二常见的阳离子。它有许多作用，如下所示：

- 通过对血管的直接作用引起血管舒张（镁作为钙拮抗剂），并发挥抗交感神经活性作用
- 负性肌力作用
- 支气管扩张
- 抗宫缩以抑制早产
- 肾血管舒张，利尿
- 许多细胞内酶的辅因子
- 负责维持钠、钾的跨膜梯度

高镁血症[57]

高镁血症的病因

- 医源性：静脉注射镁（通常用于子痫前期治疗）
- 过量使用含镁的泻药和抗酸剂

高镁血症的影响/症状

- 中枢神经系统抑制，肌无力，反射消失（通常与血清 Mg^{2+} ＞6mg/dL）
- 抑制心脏传导，QRS 波增宽，P-QRS 间期延长

高镁血症的治疗

- 加强利尿
- 透析
- 静脉注射钙

低镁血症[58,59]

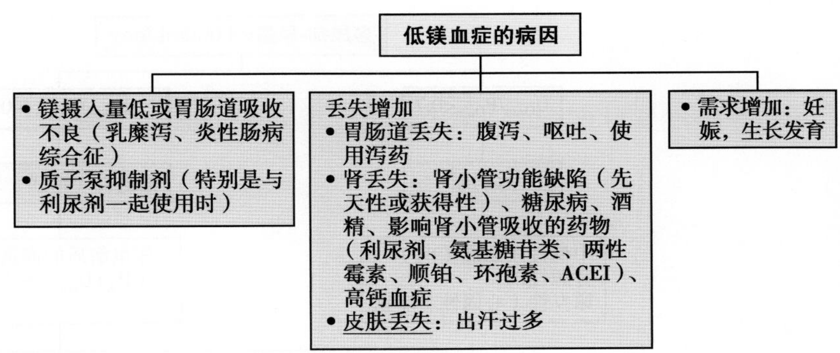

低镁血症的影响/症状

- 神经系统：眼球震颤、抽搐、麻木
- 乏力
- 抽搐、痉挛或肌肉无力
- 心律失常
- 低钙血症，由肾丢失引起的低钾血症
- 在严重病例中，出现心脏或呼吸骤停

在低镁血症患者中，可以通过计算镁排泄分数（FE_{Mg}）来诊断是胃肠道丢失 VS 肾丢失，如下所示：

$$FE_{Mg}=\frac{U_{Mg}\times P_{Cr}}{(0.7^{*}\times P_{Mg})\times U_{Cr}}\times 100\%$$

*将血浆或血清 Mg^{2+} 乘 0.7 是因为约 30% 与蛋白结合 Mg^{2+} 未被肾脏滤过。

在低镁血症患者中，$FE_{Mg}>4\%$ 表示肾丢失，而 $FE_{Mg}<2\%$ 表示胃肠道丢失或镁摄入量低。[60]

镁的治疗用途

- 子痫前期和子痫
- 心律失常（尖端扭转型室性心动过速、地高辛中毒，尤其是伴有低钾血症的任何严重的室性或房性心律失常）
- 哮喘或慢性阻塞性肺疾病（COPD）进展
- 伴有低镁血症的难治性低钾血症或低钙血症
- 抑制早产的宫缩作用

多尿症的诊断流程[61,62]

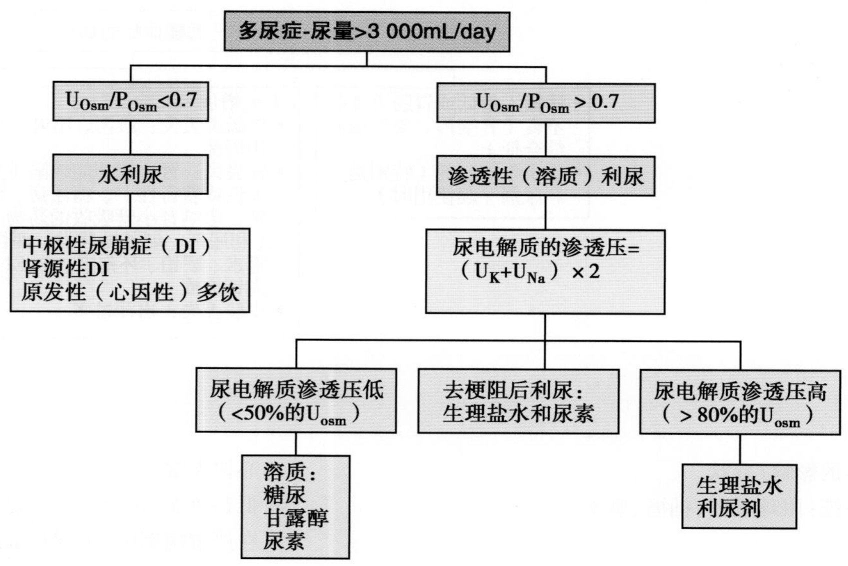

利尿剂治疗[63-74]

促进钠排泄的利尿剂主要有 3 类：

- 噻嗪类利尿剂，如氢氯噻嗪
- 袢利尿剂，如呋塞米
- 保钾利尿剂（醛固酮拮抗剂，如螺内酯，或肾小管钠通道阻滞剂，如阿米洛利）

其他药物有利尿作用，但也同时具有其他特殊的作用，如：

- 碳酸酐酶抑制剂（引起尿碳酸氢盐增多或碱化尿液以纠正代谢性碱中毒）
- 渗透性利尿剂（增加尿中毒物的排泄或用于中枢神经系统水肿）
- 低剂量多巴胺[用于充血性心力衰竭（CHF）和急性肾损伤（AKI），但可能不再适合用 AKI 的治疗]
- 抗利尿激素拮抗剂（诱导水利尿以纠正低钠血症）

利尿剂作用部位

它们在肾小管中的作用部位如下图所示。

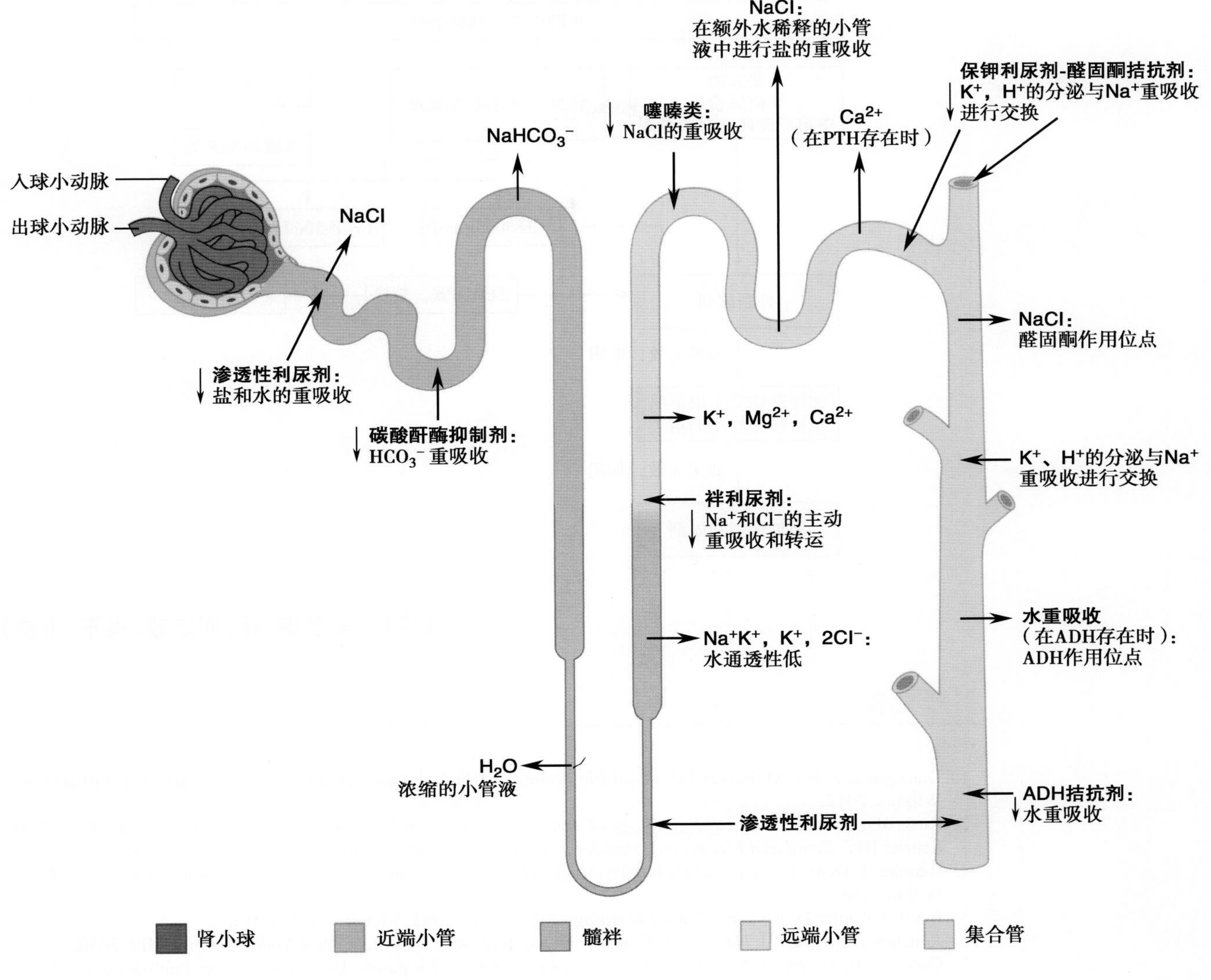

	袢利尿剂	噻嗪类利尿剂	保钾利尿剂：阿米洛利 / 氨苯蝶啶
机制	阻断髓袢中的Na^+-K^+-Cl^-转运体	阻断远端小管内的有电中性的Na^+-Cl^-转运体	阻断顶端膜Na^+通道
水和钠离子	尿液浓缩能力受损；水排泄超过钠	尿液稀释能力受损（稀释钠时，水的排泄能力下降可能导致低钠血症）	
其他电解质	K^+和Mg^{2+}丢失，增加尿Ca^{2+}排泄	K^+和Mg^{2+}丢失，尿钙潴留	K^+、H^+的分泌被抑制导致集合管中进行交换的Na^+的重吸收减少

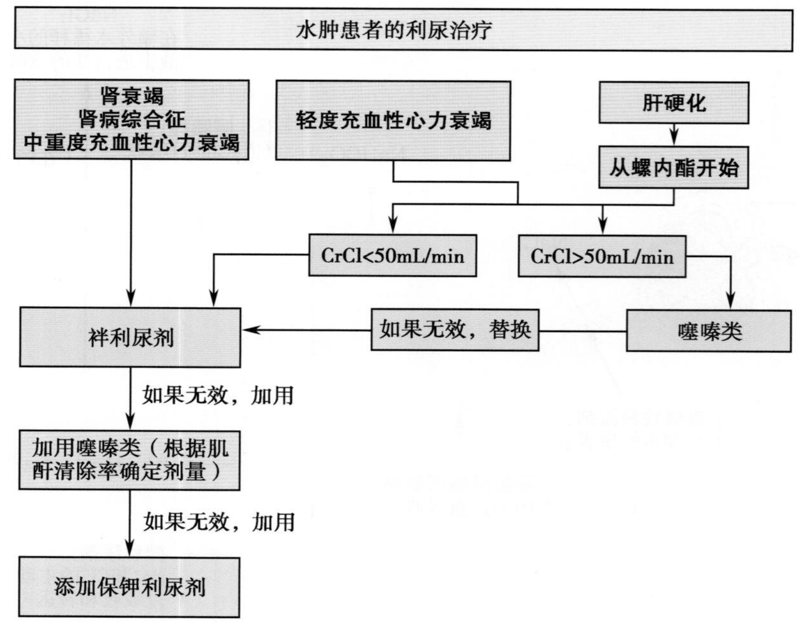

（李颖、姜梦娜 译，谢志毅、肖东 审校）

参考文献

1. Danziger J, Zeidel M, Parker MJ. *Renal Physiology: A Clinical Approach.* Philadelphia: Lippincott Williams & Wilkins; 2012.
2. Rose BD, Post TW. *Clinical Physiology of Acid-Base and Electrolyte Disorders.* New York: McGraw-Hill; 2001.
3. Schrier RW. *Renal and Electrolyte Disorders.* 7th ed. Philadelphia: Lippincott Williams & Wilkins; 2010.
4. Rennke B, Denker HG. *Renal Pathophysiology: The Essentials.* 3rd ed. Philadelphia: Lippincott Williams & Wilkins; 2009.
5. Eaton J, Pooler D. *Vander's Renal Physiology.* 8th ed. New York: McGraw-Hill; 2013.
6. Jameson J, Loscalzo J. *Harrison's Nephrology and Acid-Base Disorders.* New York: McGraw-Hill; 2010.
7. Goldfarb-Rumyantzev AS, Brown RS. *Nephrology Pocket. El Segundo.* Borm Bruckmeier Publishing; 2014.
8. Eladari D, Chambrey R, Peti-Peterdi J. A new look at electrolyte transport in the distal tubule. *Annu Rev Physiol.* 2012;74(1):325–349.
9. Seay NW, Lehrich RW, Greenberg A. Diagnosis and management of disorders of body tonicity—hyponatremia and hypernatremia: core curriculum 2020. *Am J Kidney Dis.* 2020;75(2):272–286.
10. Offenstadt G, Das V. Hyponatremia, hypernatremia: a physiological approach. *Minerva Anestesiol.* 2006;72(6):353–356.
11. Hannon MJ, Thompson CJ. The syndrome of inappropriate antidiuretic hormone: prevalence, causes and consequences. *Eur J Endocrinol.* 2010;162(suppl 1):S5–S12.
12. Sterns RH, Silver SM. Cerebral salt wasting versus SIADH: what difference? *J Am Soc Nephrol.* 2008;19(2):194–196.
13. Cui H, He G, Yang S, et al. Inappropriate antidiuretic hormone secretion and cerebral salt-wasting syndromes in neurological patients. *Front Neurosci.* 2019;13:1170.
14. Kalita J, Singh RK, Misra UK. Cerebral salt wasting is the most common cause of hyponatremia in stroke. *J Stroke Cerebrovasc Dis.* 2017;26(5):1026–1032.
15. Noakes TD. Overconsumption of fluids by athletes. *BMJ.* 2003;327(7407):113–114.
16. Feldman BJ, Rosenthal SM, Vargas GA, et al. Nephrogenic syndrome of inappropriate antidiuresis. *N Engl J Med.* 2005;352(18):1884–1890.
17. Schrier RW, Gross P, Gheorghiade M, et al. Tolvaptan, a selective oral vasopressin V2-receptor antagonist, for hyponatremia. *N Engl J Med.* 2006;355(20):2099–2112.
18. Kim Y, Lee N, Lee KE, Gwak HS. Risk factors for sodium overcorrection in non-hypovolemic hyponatremia patients treated with tolvaptan. *Eur J Clin Pharmacol.* 2020;76(5):723–729.
19. Morris JH, Bohm NM, Nemecek BD, et al. Rapidity of correction of hyponatremia due to syndrome of inappropriate secretion of antidiuretic hormone following tolvaptan. *Am J Kidney Dis.* 2018;71(6):772–782.
20. Palmer BF, Clegg DJ. Physiology and pathophysiology of potassium homeostasis: core curriculum 2019. *Am J Kidney Dis.* 2019;74(5):682–695.
21. Lin SH, Lin YF, Chen DT, Chu P, Hsu CW, Halperin ML. Laboratory tests to determine the cause of hypokalemia and paralysis. *Arch Intern Med.* 2004;164(14):1561.

22. Choi MJ, Ziyadeh FN. The utility of the transtubular potassium gradient in the evaluation of hyperkalemia. *JASN (J Am Soc Nephrol)*. 2008;19(3):424–426.
23. Ethier JH, Kamel KS, Magner PO, Lemann J, Halperin ML. The transtubular potassium concentration in patients with hypokalemia and hyperkalemia. *Am J Kidney Dis*. 1990;15(4):309–315.
24. Kamel KS, Halperin ML. Intrarenal urea recycling leads to a higher rate of renal excretion of potassium: an hypothesis with clinical implications. *Curr Opin Nephrol Hypertens*. 2011;20(5):547–554.
25. Sihler KC, Napolitano LM. Complications of massive transfusion. *Chest*. 2010;137(1):209–220.
26. Harel Z, Gilbert C, Wald R, et al. The effect of combination treatment with aliskiren and blockers of the renin-angiotensin system on hyperkalaemia and acute kidney injury: systematic review and meta-analysis. *BMJ*. 2012;344:e42.
27. Nappi JM, Sieg A. Aldosterone and aldosterone receptor antagonists in patients with chronic heart failure. *Vasc Health Risk Manag*. 2011;7:353–363.
28. Elliott MJ, Ronksley PE, Clase CM, Ahmed SB, Hemmelgarn BR. Management of patients with acute hyperkalemia. *Can Med Assoc J*. 2010;182(15):1631–1635.
29. Kayexalate® SODIUM POLYSTYRENE SULFONATE, USP Cation-Exchange Resin. https://www.rxlist.com/kayexalate-drug.htm#description. Accessed August 17, 2021.
30. Desai NR, Rowan CG, Alvarez PJ, Fogli J, Toto R. Hyperkalemia treatment modalities: a descriptive observational study focused on medication and healthcare resource utilization. *PloS One*. 2020;15(1).
31. Packham DK, Rasmussen HS, Lavin PT, et al. Sodium zirconium cyclosilicate in hyperkalemia. *N Engl J Med*. 2015;372(3):222–231.
32. Peacock M. Calcium metabolism in health and disease. *Clin J Am Soc Nephrol*. 2010;5(suppl 1):S23–S30.
33. Lambers TT, Bindels RJM, Hoenderop JGJ. Coordinated control of renal Ca2+ handling. *Kidney Int*. 2006;69(4):650–654.
34. Goltzman D, Mannstadt M, Marcocci C. Physiology of the calcium-parathyroid hormone-vitamin D axis. *Front Horm Res*. 2018;50:1–13.
35. Song L. Calcium and bone metabolism indices. *Adv Clin Chem*. 2017;82:1–46.
36. Richter B, Faul C. FGF23 actions on target tissues-with and without Klotho. *Front Endocrinol*. 2018;9:189.
37. Masi L. Primary hyperparathyroidism. *Front Horm Res*. 2018;51:1–12.
38. Varghese J, Rich T, Jimenez C. Benign familial hypocalciuric hypercalcemia. *Endocr Pract*. 2011;17(suppl 1):13–17.
39. Lee JY, Shoback DM. Familial hypocalciuric hypercalcemia and related disorders. *Best Pract Res Clin Endocrinol Metab*. 2018;32(5):609–619.
40. Makras P, Papapoulos S. Medical treatment of hypercalcaemia. *Hormones (Basel)*. 2009;8(2):83–95.
41. Chitambar CR. Medical applications and toxicities of gallium compounds. *Int J Environ Res Public Health*. 2010;7(5):2337–2361.
42. Khan A, Grey A, Shoback D. Medical management of asymptomatic primary hyperparathyroidism: proceedings of the third international workshop. *J Clin Endocrinol Metab*. 2009;94(2):373–381.
43. Schlosser K, Zielke A, Rothmund M. Medical and surgical treatment for secondary and tertiary hyperparathyroidism. *Scand J Surg*. 2004;93(4):288–297.
44. Eidman KE, Wetmore JB. Treatment of secondary hyperparathyroidism: how do cinacalcet and etelcalcetide differ? *Semin Dial*. 2018;31(5):440–444.
45. Shoback D. Hypoparathyroidism. *N Engl J Med*. 2008;359(4):391–403.
46. Mannstadt M, Bilezikian JP, Thakker RV, et al. Hypoparathyroidism. *Nat Rev Dis Prim*. 2017;3:17055.
47. Bilezikian JP, Brandi ML, Cusano NE, et al. Management of hypoparathyroidism: present and future. *J Clin Endocrinol Metab*. 2016;101(6):2313–2324.
48. Goyal R, Jialal I. Hyperphosphatemia. In: *StatPearls—NCBI Bookshelf [Online]*. Treasure Island: StatPearls Publishing; 2020. https://www.ncbi.nlm.nih.gov/books/NBK551586/.
49. Lee R, Weber TJ. Disorders of phosphorus homeostasis. *Curr Opin Endocrinol Diabetes Obes*. 2010;17(6):561–567.
50. Müller D, Mehling H, Otto B, et al. Niacin lowers serum phosphate and increases HDL cholesterol in dialysis patients. *Clin J Am Soc Nephrol*. 2007;2(6):1249–1254.
51. Ketteler M, Liangos O, Biggar PH. Treating hyperphosphatemia—current and advancing drugs. *Expert Opin Pharmacother*. 2016;17(14):1873–1879.
52. Assadi F. Hypophosphatemia an evidence-based problem-solving approach to clinical cases. *Iran J Kidney Dis*. 2010;4(3):195–201.
53. Byrd RP, Roy TM. Magnesium: its proven and potential clinical significance. *South Med J*. 2003;96(1):104.
54. Fawcett WJ, Haxby EJ, Male DA. Magnesium: physiology and pharmacology. *Br J Anaesth*. 1999;83(2):302–320.
55. Quamme GA. Renal magnesium handling: new insights in understanding old problems. *Kidney Int*. 1997;52(5):1180–1195.
56. Saris NEL, Mervaala E, Karppanen H, Khawaja JA, Lewenstam A. Magnesium: an update on physiological, clinical and analytical aspects. *Clin Chim Acta*. 2000;294(1–2):1–26.
57. Van Laecke S. Hypomagnesemia and hypermagnesemia. *Acta Clin Belg*. 2019;74(1):41–47.
58. Gröber U. Magnesium and drugs. *Int J Mol Sci*. 2019;20(9):2094.
59. Ahmed F, Mohammed A. Magnesium: the forgotten electrolyte—a review on hypomagnesemia. *Med Sci*. 2019;7(4):56.
60. Elisaf M, Panteli K, Theodorou J, Siamopoulos KC. Fractional excretion of magnesium in normal subjects and in patients with hypomagnesemia. *Magnes Res*. 1997;10(4):315–320.
61. Fenske W, Refardt J, Chifu I, et al. A copeptin-based approach in the diagnosis of diabetes insipidus. *N Engl J Med*. 2018;379(5):428–439.
62. Ranieri M, Di Mise A, Tamma G, Valenti G. Vasopressin–aquaporin-2 pathway: recent advances in understanding

water balance disorders [version 1; referees: 3 approved]. *F1000Res*. 2019;8:F1000. Faculty Rev-149.
63. Kennelly P, Sapkota R, Azhar M, Cheema FH, Conway C, Hameed A. Diuretic therapy in congestive heart failure. *Acta Cardiol*. 2021;3:1–8.
64. Bernstein PL, Ellison DH. Diuretics and salt transport along the nephron. *Semin Nephrol*. 2011;31(6):475–482.
65. Brater DC. Update in diuretic therapy: clinical pharmacology. *Semin Nephrol*. 2011;31(6):483–494.
66. Palmer BF. Metabolic complications associated with use of diuretics. *Semin Nephrol*. 2011;31(6):542–552.
67. Sarafidis PA, Georgianos PI, Lasaridis AN. Diuretics in clinical practice. Part I: mechanisms of action, pharmacological effects and clinical indications of diuretic compounds. *Expert Opin Drug Saf*. 2010;9(2):243–257.
68. Sarafidis PA, Georgianos PI, Lasaridis AN. Diuretics in clinical practice. Part II: electrolyte and acid-base disorders complicating diuretic therapy. *Expert Opin Drug Saf*. 2010;9(2):259–273.
69. Ernst ME, Gordon JA. Diuretic therapy: key aspects in hypertension and renal disease. *J Nephrol*. 2010;23(5):487–493.
70. Maaskant JM, De Boer JP, Dalesio O, Holtkamp MJ, Lucas C. The effectiveness of chlorhexidine-silver sulfadiazine impregnated central venous catheters in patients receiving high-dose chemotherapy followed by peripheral stem cell transplantation. *Eur J Cancer Care (Engl)*. 2009;18(5):477–482.
71. Wile D. Diuretics: a review. *Ann Clin Biochem*. 2012;49(5):419–431.
72. Kassamali R, Sica DA. Acetazolamide: a forgotten diuretic agent. *Cardiol Rev*. 2011;19(6):276–278.
73. Sica DA, Carter B, Cushman W, Hamm L. Thiazide and loop diuretics. *J Clin Hypertens*. 2011;13(9):639–643.
74. Epstein M, Calhoun DA. Aldosterone blockers (mineralocorticoid receptor antagonism) and potassium-sparing diuretics. *J Clin Hypertens*. 2011;13(9):644–648.

第五章

酸碱紊乱

Acid-Base Disorders

本章将详述动脉或静脉血气结果和常规血清电解质的解读，以识别、诊断和纠正酸碱紊乱[1-3]。

下图简要概述了葡萄糖、氨基酸和脂质代谢的主要代谢途径。对这些过程的总体理解有助于更好地了解酸碱生理学。

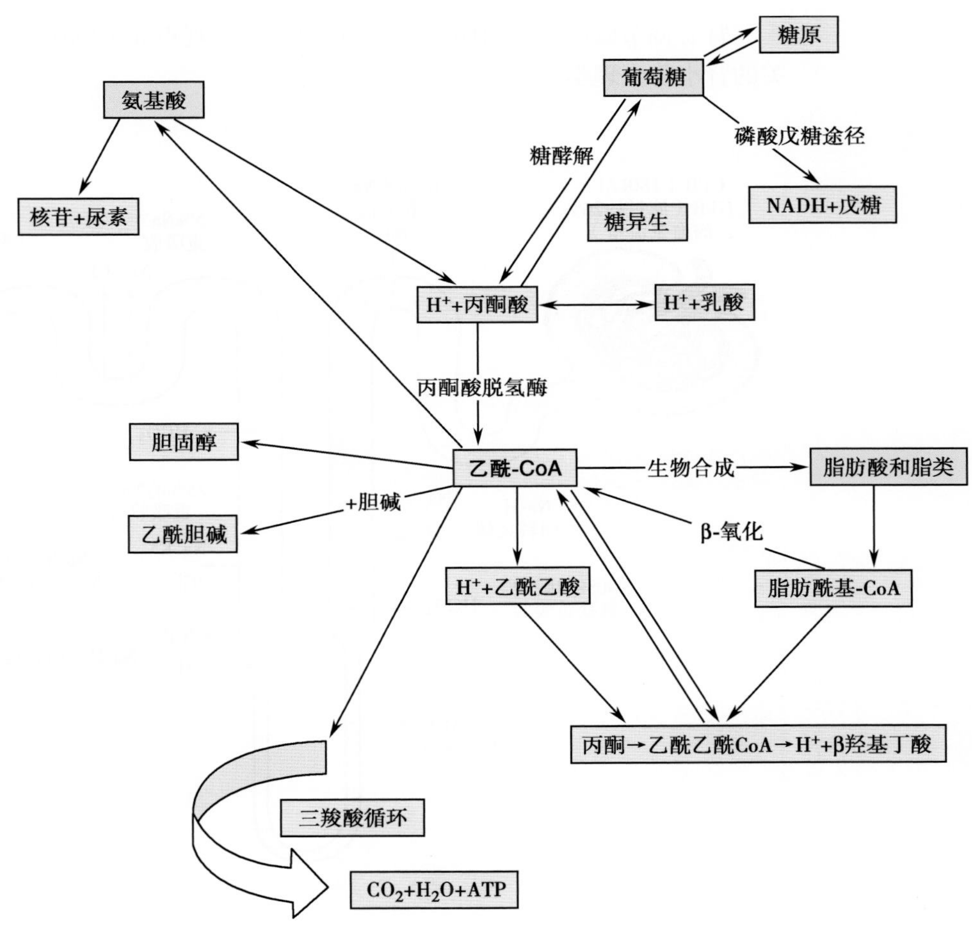

当机体有氧代谢被缺氧或休克抑制，或乙酰-CoA由脂肪而不是葡萄糖产生时（如糖尿病酮症酸中毒），代谢途径中未代谢的氢离子分别以乳酸或酮酸的形式出现，从而导致代谢性酸中毒。

亨德森-哈塞尔巴尔赫方程

使用亨德森-哈塞尔巴尔赫方程解读血气分析结果：

$$pH = pKa + \log \frac{[碱]}{[酸]}$$

其中pKa是酸解离常数的负对数：

血液缓冲系统以碳酸氢盐为碱，碳酸为酸；因此该方程可以改写为如下：

$$pH = pKa + \log \frac{[HCO_3^-]}{[H_2CO_3]}$$

碳酸pKa值为6.1，以转换系数（0.03）和动脉血气测量的CO_2分压（$PaCO_2$）表示酸浓度，最终改写为：

$$pH = 6.1 + \log \frac{[HCO_3^-]}{0.03PaCO_2}$$

由于以上表达式包含一个对数，快速床旁计算很困难，所以可以使用几个简单的近似值，将在下面讨论。

注意，在正常pH为7.4时，碱[HCO_3^-]的浓度约为25mEq/L，是浓度为1.2mEq/L碳酸（或$PaCO_2$为40mmHg）的20倍。

肾脏的酸碱调节[4-9]

肾脏调节碳酸氢盐重吸收和H^+排泄的常规观点如下图所示，下图总结了酸碱平衡相关的肾小管生理学。

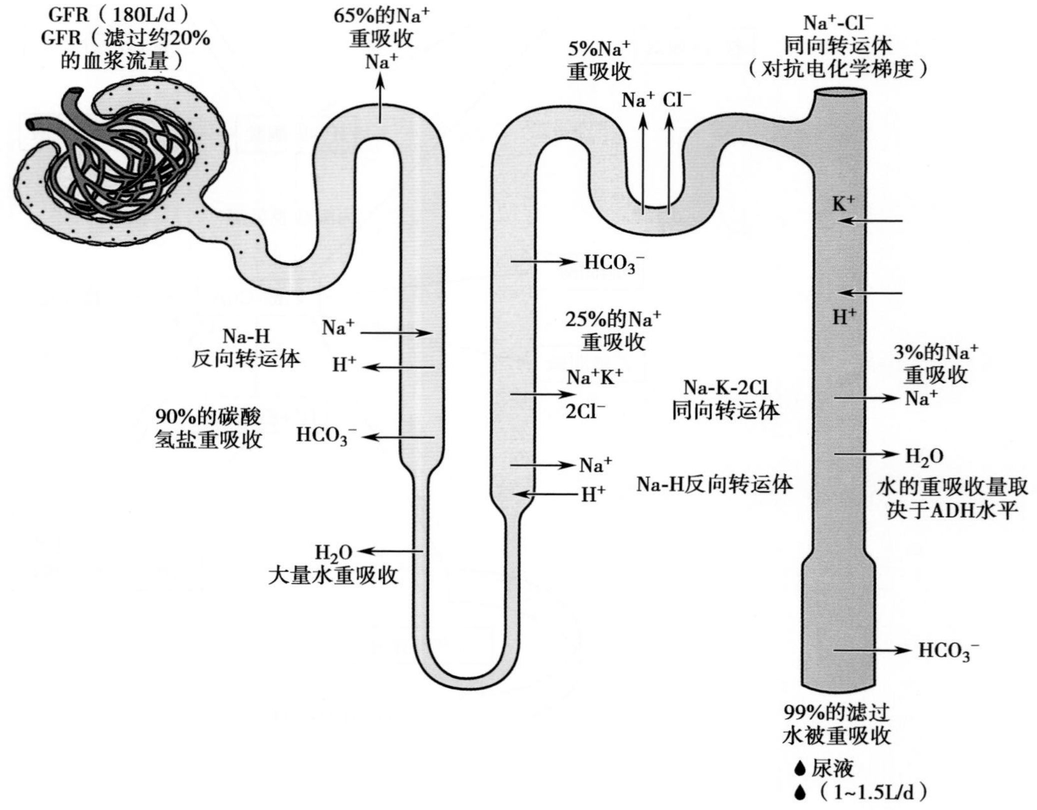

为维持正常的血液pH，肾脏必须首先重新吸收被滤过的碳酸氢盐。这一过程主要发生在近端小管中，主要与钠重吸收和氢离子（H^+）分泌相关，后者依赖于碳酸酐酶，机制如下所示。

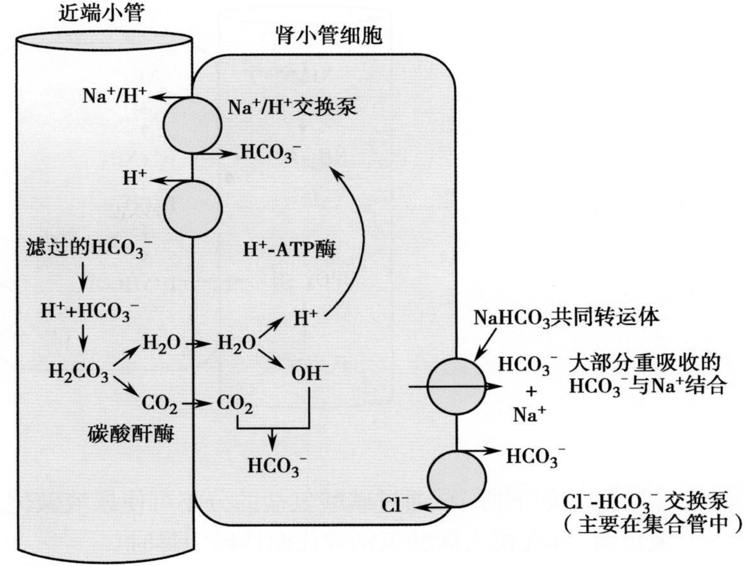

人类的大多数食物结构会产生代谢酸并排泄，在碳酸氢盐重新吸收后，额外的氢离子被分泌到尿液中，一部分以“可滴定”酸的形式排出，当尿液的 pH 降到 5 以下时，还可以通过铵离子的形式排出。

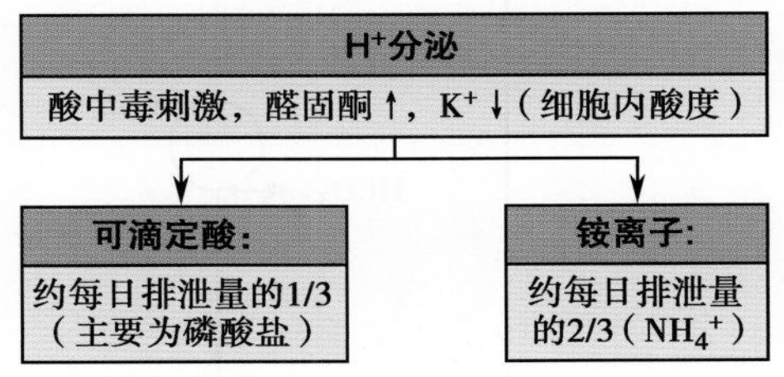

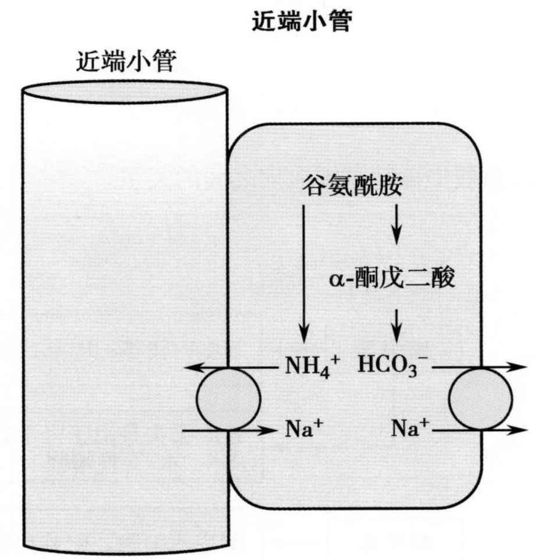

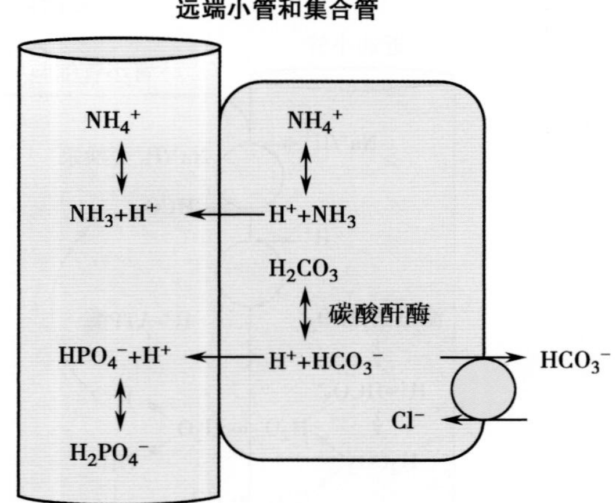

尽管如下所示，通过碳酸氢盐的分泌可使尿液碱化，但通常是没有必要的，除非存在碱负荷，如在摄入碳酸氢钠或代谢性碱中毒时。

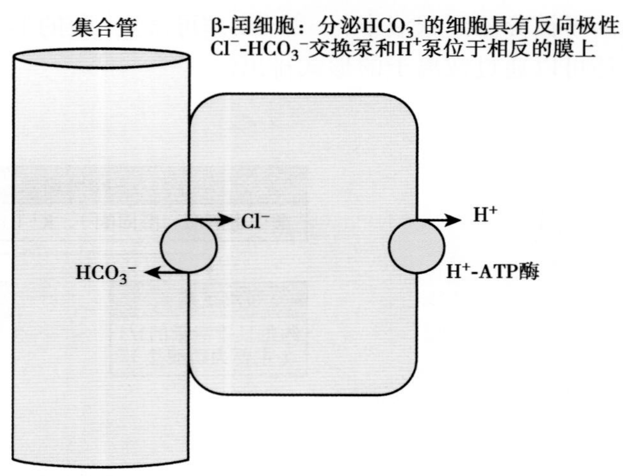

钾与酸碱平衡的相互关系

下图说明了碱中毒与低钾血症以及酸中毒与高钾血症之间的关系。

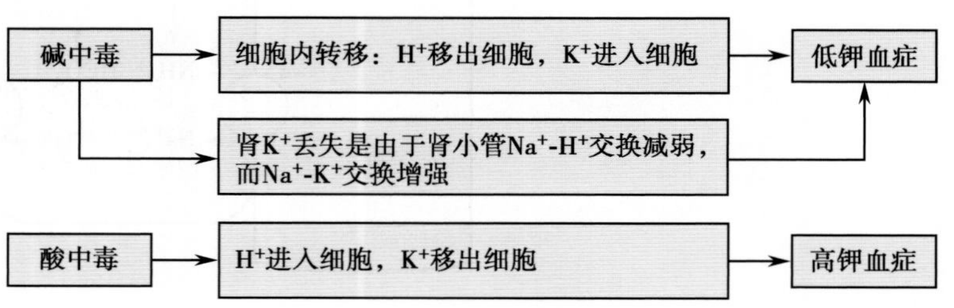

酸碱紊乱诊断流程

该流程结合血浆化学法提供了对动脉血气结果的分析。

分析步骤：

- 检查 pH 并确定酸血症或碱血症
- 使用从血清电解质中获得的碳酸氢盐（HCO_3^-）浓度和从动脉血气分析中获得的 $PaCO_2$，确定紊乱的主要原因是代谢还是呼吸引起（见以下动脉血气分析流程）
- 进行计算，检查原发性呼吸紊乱是否具有适当的代谢代偿，或原发性代谢紊乱是否有适当的呼吸代偿（请参阅下页的“适当代偿评估”表）
- 如果没有，则存在第二种“原发性”紊乱，则是“复杂的”（意味着不止一种）酸碱紊乱，而不是所观察到的“简单的”（意思是单一的）酸碱紊乱

“复杂”（双重或三重）酸碱紊乱

一个患者可能有两种甚至三种原发性酸碱紊乱。可能有一种原发性代谢性酸中毒，如糖尿病酮症酸中毒，以及同时发生原发性代谢性碱中毒，如呕吐伴盐酸丢失。这可以通过阴离子间隙进行诊断。在阴离子间隙增加的代谢性酸中毒中，可以用“delta/delta”发现“隐藏的”代谢性碱中毒。基于这样的假设，对于阴离子间隙（ΔAG）的给定增加，由于增加的未测量的酸滴定了碳酸氢盐，碳酸氢盐浓度（ΔHCO_3^-）随之降低。“delta/delta ”计算如下：

ΔAG = 测量的 AG− 正常 AG（12mEq/L）
= 未测量的阴离子

ΔHCO_3^- = 正常 HCO_3^-（24mEq/L）−
测量的 HCO_3^- = 减少的 HCO_3^-

如果 $\Delta AG/\Delta HCO_3^- > 2$，则表明伴随代谢性碱中毒。

从另一个角度来看，如果高阴离子间隙中未测量的阴离子迅速代谢为 HCO_3^-，患者的血清碳酸氢盐水平会很高，变成碱中毒。这表明代谢性酸中毒和碱中毒同时存在。如果这样的患者也存在过度通气或通气不足，那么增加的原发性呼吸紊乱将导致三重酸碱紊乱。

需要注意的是，因为除了血清碳酸氢盐，还有其他缓冲剂，AG 的增加往往比血清碳酸氢盐的下降要多，所以 $\Delta AG/\Delta HCO_3^-$ 通常超过 1，在单纯的阴离子间隙增大的代谢性酸中毒中通常在 1～2。

然而，如果 AG 的增加明显小于血清碳酸氢盐的下降，则表明可能存在由 HCO_3^- 丢失引起的原发性非阴离子间隙代谢性酸中毒，如腹泻。

如下计算：

$\Delta AG/\Delta HCO_3^- < 1$ 提示正常和高阴离子间隙代谢性酸中毒。

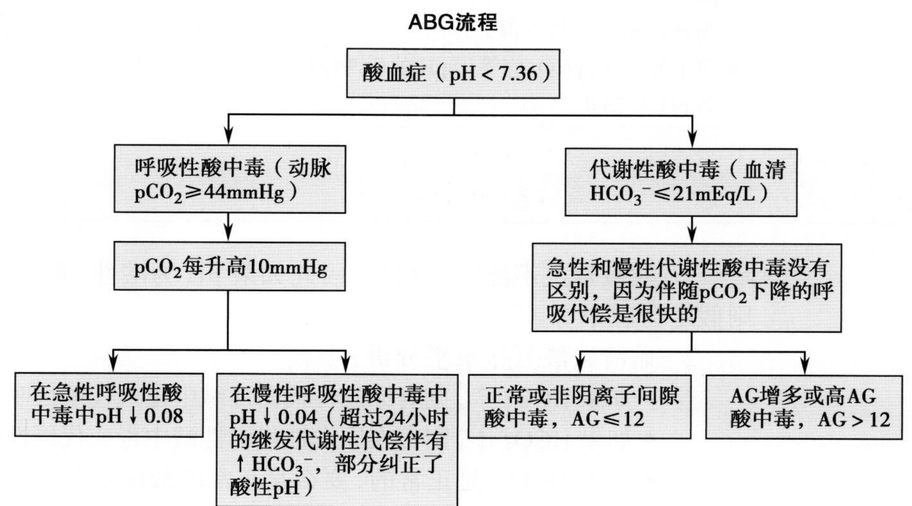

ABG流程（续）

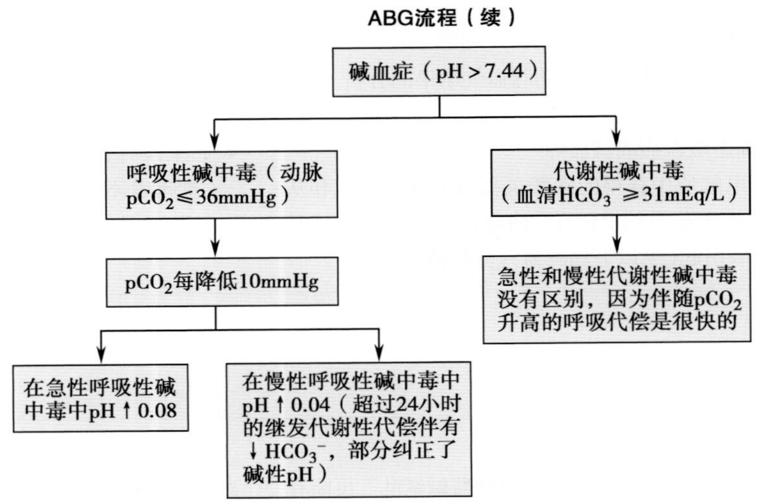

适当代偿的评估

呼吸性碱中毒的代偿	呼吸性酸中毒的代偿
急性	**急性**
在正常代谢代偿下，pCO_2 每下降 10mmHg，预计血清 HCO_3^- 将下降 2mEq/L	在正常代谢代偿下，pCO_2 每上升 10mmHg，预计血清 HCO_3^- 将上升 1mEq/L
慢性（超过 24 小时）	**慢性（超过 24 小时）**
在正常代谢代偿下，pCO_2 每下降 10mmHg，预计血清 HCO_3^- 将下降 5mEq/L	在正常代谢代偿下，pCO_2 每上升 10mmHg，预计血清 HCO_3^- 将上升 3.5mEq/L

代谢性碱中毒的代偿	代谢性酸中毒的代偿
有 3 种常用的方法来评估正常呼吸代偿反应（±2mmHg）： ● 在正常呼吸代偿下，血清 HCO_3^- 每升高 1mEq/L，预计 pCO_2 将上升 0.7mmHg ● pCO_2 应等于血清 HCO_3^-+15mmHg，直至 pCO_2 为 60mmHg 时将不再上升 ● 简单的方法：pCO_2 应等于 pH 的后两位数字，直到 pH 为 7.60	有 3 种常用的方法来评估正常呼吸代偿反应（±2mmHg）： ● HCO_3^- 每下降 1mEq/L，预计 pCO_2 将下降 1.2mmHg ● pCO_2 应等于 1.5（HCO_3^-）+8 ● 简单的方法：pCO_2 应等于 pH 的后两位数字，直到 pH 为 7.10

提示

1. 酸碱紊乱不能完全代偿，因此如果 pH 为酸性，则假定为酸中毒；如果呈碱性，则假定为碱中毒。
2. 血清碳酸氢盐水平分析：
   - 如果 HCO_3^-↑，则有原发性代谢性碱中毒或代偿性呼吸性酸中毒。
   - 如果 HCO_3^-↓，则存在原发性代谢性酸中毒或代偿性呼吸性碱中毒[10]。
   - 如果 HCO_3^- 是正常的，要么是正常的酸碱状态，要么是存在复杂的（双重或三重）紊乱。
3. ↑阴离间隙大多表明代谢性酸中毒。
4. 血清 K^+ 浓度可能有帮助：如果 K^+↓，通常是碱中毒；如果 K^+↑，通常为酸中毒。
5. 当血尿素氮（BUN）和肌酐水平↑时，肾衰竭可能与代谢性酸中毒有关，轻度时通常阴离子间隙正常，肾功能衰竭较严重时阴离子间隙增大。

6. 肝功能衰竭通常与代谢性酸中毒有关。

代谢性酸中毒[11]

代谢性酸中毒的原因

- 一旦确定了代谢性酸中毒的诊断，下一步就是确定病因。
- 第一步是评估代谢性酸中毒是否与正常阴离子间隙或异常高阴离子间隙有关。
- 阴离子间隙增加表明存在未测量的酸，可能是内源性的，如乳酸，或外源性的，如乙二醇中毒产生的草酸。
- 阴离子间隙正常的代谢性酸中毒是由碳酸氢盐丢失（经胃肠道或尿液）或由于肾脏不能泌酸（H^+）引起。

血清渗透压差

血清或血浆渗透压差有助于区分非渗透压差（通常是内源性）和高渗透压差（外源性毒素）酸中毒。

通过比较测量的血清或血浆渗透压与计算的血清渗透压来确定渗透压差。

血清渗透压

计算血清渗透压（与测量的 S_{osm} 比较是为了评估渗透压差）

$$S_{osm}=2(Na^+)+\frac{\text{葡萄糖}(mg/dL)}{18}+\frac{BUN(mg/dL)}{2.8}$$

渗透压差大于 10mOsm/kg 表明存在异常的、无法测量的渗透活性分子[12]，如酒精或乙二醇。

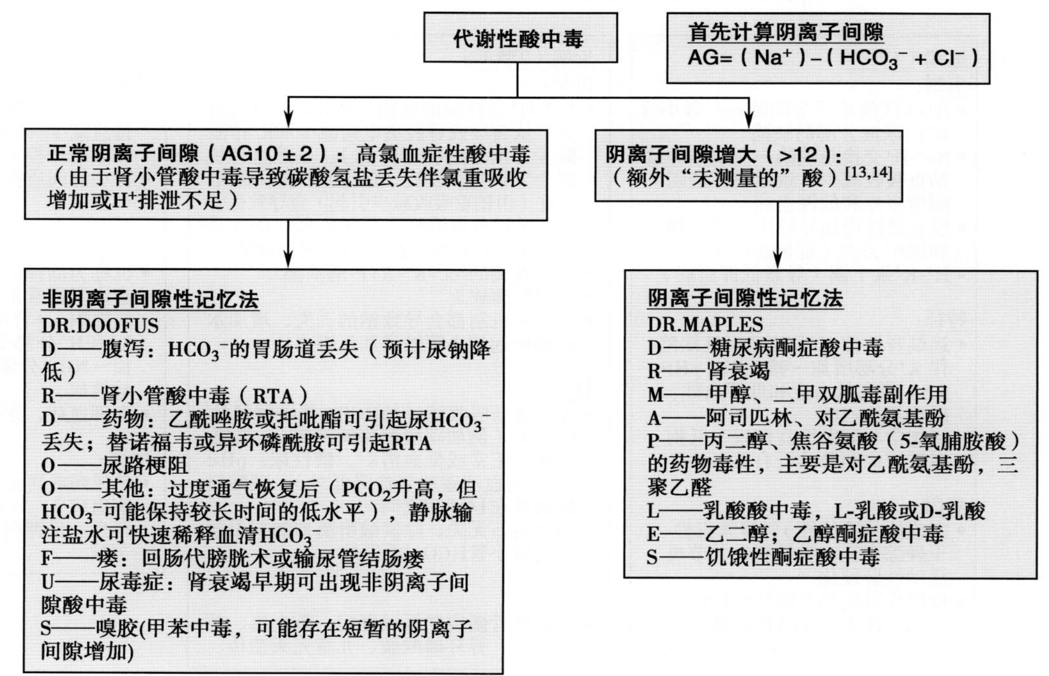

非阴离子间隙代谢性酸中毒

肾小管酸中毒(RTA)vs 胃肠道(GI)丢失

在阴离子间隙正常的代谢性酸中毒中，低血清碳酸氢盐水平要么是由于腹泻导致的胃肠道碳酸氢盐丢失，要么是由于肾脏无法保留碳酸氢盐或无法通过排泄酸再生碳酸氢盐。

这两种情况的鉴别诊断是基于肾脏对胃肠道丢失导致的酸血症的正常反应。

- 首先，正常肾对胃肠道丢失碳酸氢盐的反应，尿液 pH 应该呈酸性。
- 其次，尿阴离子间隙(尿 Na^++K^+-Cl^-)应该是小于零的，表明存在未测量的带正电荷的尿阳离子，NH_4^+，它提供额外的酸的分泌。如果肾小管 NH_4^+ 分泌受损，尿阴离子间隙保持大于或接近零。由于尿液中有未测量的阴离子，掩盖了未测量的 NH_4^+ 阳离子的数量，因此计算尿液阴离子间隙对阴离子间隙增加的代谢性酸中毒没有作用[23]。

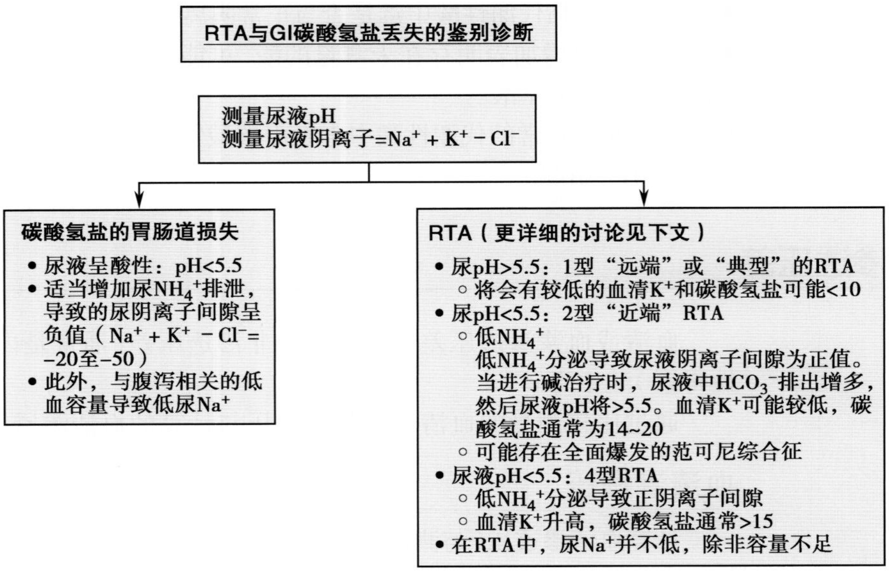

RTA与GI碳酸氢盐丢失的鉴别诊断

测量尿液pH
测量尿液阴离子=Na^+ + K^+ − Cl^-

碳酸氢盐的胃肠道损失

- 尿液呈酸性：pH<5.5
- 适当增加尿NH_4^+排泄，导致的尿阴离子间隙呈负值（Na^+ + K^+ − Cl^-=−20至−50）
- 此外，与腹泻相关的低血容量导致低尿Na^+

RTA（更详细的讨论见下文）

- 尿pH>5.5：1型“远端”或“典型”的RTA
  - 将会有较低的血清K^+和碳酸氢盐可能<10
- 尿pH<5.5：2型“近端”RTA
  - 低NH_4^+
    低NH_4^+分泌导致尿液阴离子间隙为正值。当进行碱治疗时，尿液中HCO_3^-排出增多，然后尿液pH将>5.5。血清K^+可能较低，碳酸氢盐通常为14~20
  - 可能存在全面爆发的范可尼综合征
- 尿液pH<5.5：4型RTA
  - 低NH_4^+分泌导致正阴离子间隙
  - 血清K^+升高，碳酸氢盐通常>15
- 在RTA中，尿Na^+并不低，除非容量不足

肾小管酸中毒的类型

类型 1、2 和 4 的 RTA 的模式如下所述。

3 型 RTA(1 型和 2 型的混合型)与肾功能不全相关，并且不再被视为独立诊断。肾单位缺陷的定位如下所示。

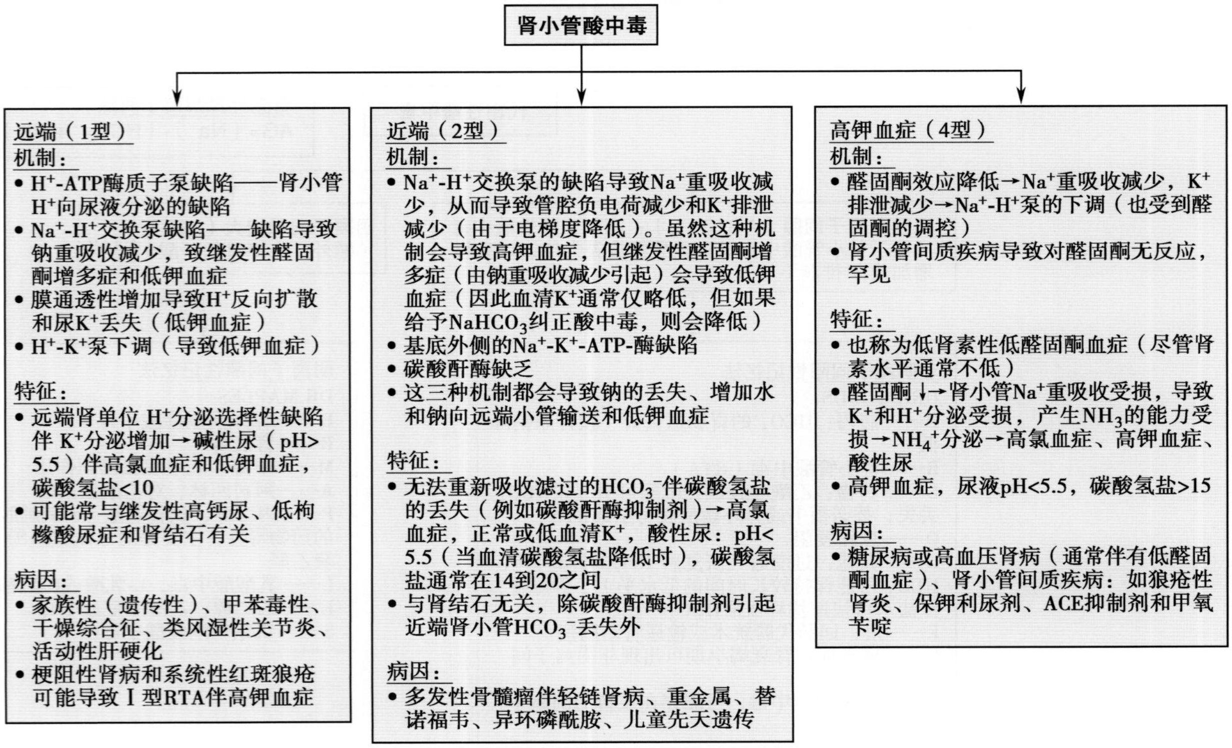

肾小管酸中毒

远端（1型）

机制：
- H^+-ATP酶质子泵缺陷——肾小管H^+向尿液分泌的缺陷
- Na^+-H^+交换泵缺陷——缺陷导致钠重吸收减少，致继发性醛固酮增多症和低钾血症
- 膜通透性增加导致H^+反向扩散和尿K^+丢失（低钾血症）
- H^+-K^+泵下调（导致低钾血症）

特征：
- 远端肾单位H^+分泌选择性缺陷伴K^+分泌增加→碱性尿（pH>5.5）伴高氯血症和低钾血症，碳酸氢盐<10
- 可能常与继发性高钙尿、低枸橼酸尿症和肾结石有关

病因：
- 家族性（遗传性）、甲苯毒性、干燥综合征、类风湿性关节炎、活动性肝硬化
- 梗阻性肾病和系统性红斑狼疮可能导致Ⅰ型RTA伴高钾血症

近端（2型）

机制：
- Na^+-H^+交换泵的缺陷导致Na^+重吸收减少，从而导致管腔负电荷减少和K^+排泄减少（由于电梯度降低）。虽然这种机制会导致高钾血症，但继发性醛固酮增多症（由钠重吸收减少引起）会导致低钾血症（因此血清K^+通常仅略低，但如果给予$NaHCO_3$纠正酸中毒，则会降低）
- 基底外侧的Na^+-K^+-ATP-酶缺陷
- 碳酸酐酶缺乏
- 这三种机制都会导致钠的丢失、增加水和钠向远端小管输送和低钾血症

特征：
- 无法重新吸收滤过的HCO_3^-伴碳酸氢盐的丢失（例如碳酸酐酶抑制剂）→高氯血症，正常或低血清K^+，酸性尿：pH<5.5（当血清碳酸氢盐降低时），碳酸氢盐通常在14到20之间
- 与肾结石无关，除碳酸酐酶抑制剂引起近端肾小管HCO_3^-丢失外

病因：
- 多发性骨髓瘤伴轻链肾病、重金属、替诺福韦、异环磷酰胺、儿童先天遗传

高钾血症（4型）

机制：
- 醛固酮效应降低→Na^+重吸收减少，K^+排泄减少→Na^+-H^+泵的下调（也受到醛固酮的调控）
- 肾小管间质疾病导致对醛固酮无反应，罕见

特征：
- 也称为低肾素性低醛固酮血症（尽管肾素水平通常不低）
- 醛固酮↓→肾小管Na^+重吸收受损，导致K^+和H^+分泌受损，产生NH_3的能力受损→NH_4^+分泌→高氯血症、高钾血症、酸性尿
- 高钾血症，尿液pH<5.5，碳酸氢盐>15

病因：
- 糖尿病或高血压肾病（通常伴有低醛固酮血症）、肾小管间质疾病：如狼疮性肾炎、保钾利尿剂、ACE抑制剂和甲氧苄啶

肾小管酸中毒类型图示

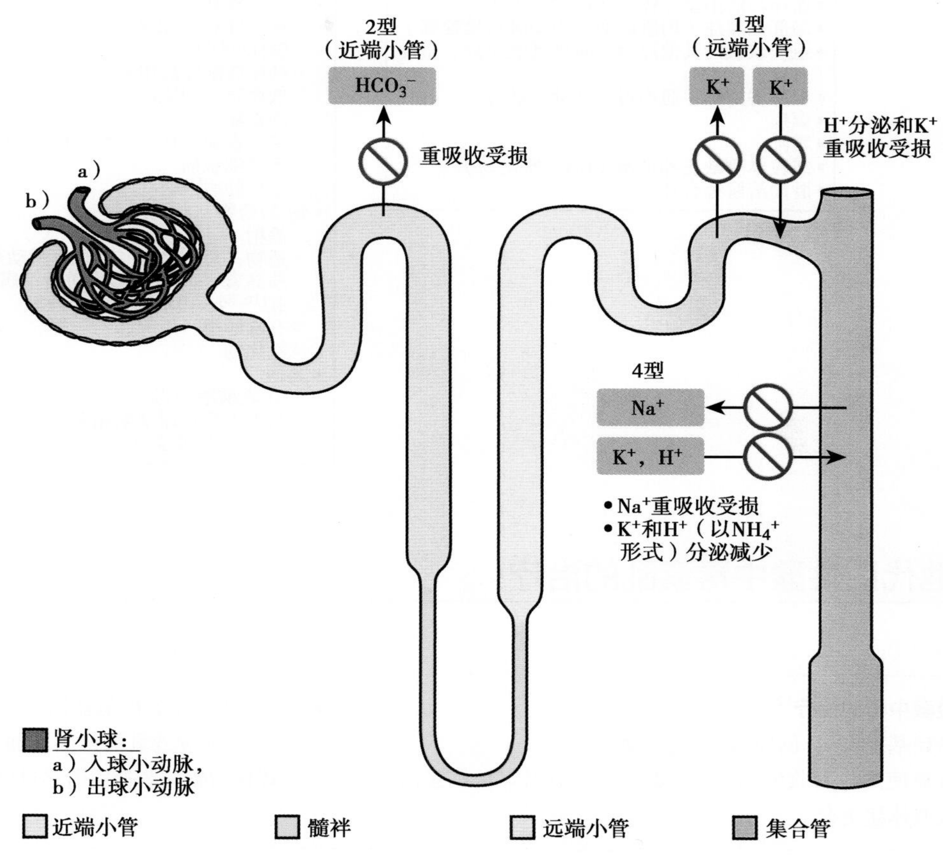

乳酸酸中毒

乳酸酸中毒的类型

乳酸酸中毒是最常见的阴离子间隙增加性代谢性酸中毒之一。

下图说明了 A 型（组织缺氧引起）和 B 型（其他原因相关的乳酸生成增加或排泄减少）乳酸酸中毒的根本原因。

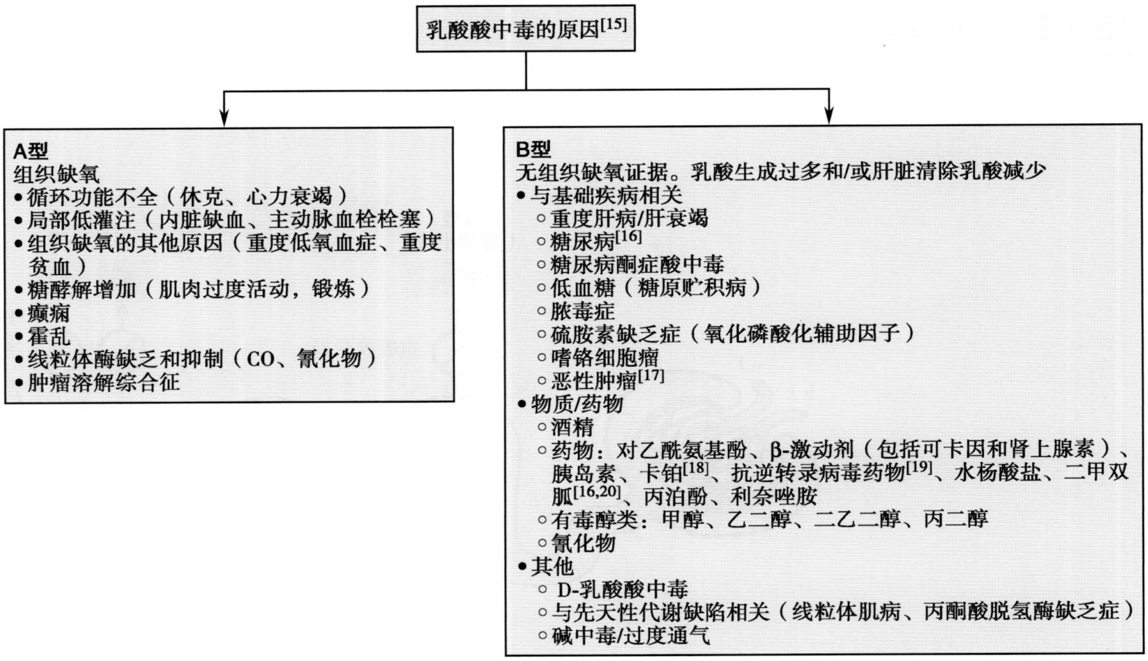

乳酸酸中毒的原因[15]

A型
组织缺氧
- 循环功能不全（休克、心力衰竭）
- 局部低灌注（内脏缺血、主动脉血栓栓塞）
- 组织缺氧的其他原因（重度低氧血症、重度贫血）
- 糖酵解增加（肌肉过度活动，锻炼）
- 癫痫
- 霍乱
- 线粒体酶缺乏和抑制（CO、氰化物）
- 肿瘤溶解综合征

B型
无组织缺氧证据。乳酸生成过多和/或肝脏清除乳酸减少
- 与基础疾病相关
  - 重度肝病/肝衰竭
  - 糖尿病[16]
  - 糖尿病酮症酸中毒
  - 低血糖（糖原贮积病）
  - 脓毒症
  - 硫胺素缺乏症（氧化磷酸化辅助因子）
  - 嗜铬细胞瘤
  - 恶性肿瘤[17]
- 物质/药物
  - 酒精
  - 药物：对乙酰氨基酚、β-激动剂（包括可卡因和肾上腺素）、胰岛素、卡铂[18]、抗逆转录病毒药物[19]、水杨酸盐、二甲双胍[16,20]、丙泊酚、利奈唑胺
  - 有毒醇类：甲醇、乙二醇、二乙二醇、丙二醇
  - 氰化物
- 其他
  - D-乳酸酸中毒
  - 与先天性代谢缺陷相关（线粒体肌病、丙酮酸脱氢酶缺乏症）
  - 碱中毒/过度通气

其他代谢性酸中毒紊乱的治疗

乳酸酸中毒的治疗[21]
- 治疗基础疾病(例如,恢复组织灌注)
- 避免使用血管收缩剂,但需要注意避免因容量扩张而导致液体超负荷
- pH＜7.1 给予碳酸氢盐治疗(注意碳酸氢盐会刺激磷酸果糖激酶⇒导致乳酸产生增加,可增加 PCO_2,并在乳酸最终转化为碳酸氢盐后引起过度性碱中毒)

首先治疗酸中毒的根本原因,例如,胰岛素治疗糖尿病酮症酸中毒,葡萄糖治疗酒精性酮症酸中毒,透析治疗用于可透析毒素的严重中毒,如阿司匹林、甲醇或乙二醇(后两种中毒用甲吡唑或乙醇),恢复循环功能不全等。此外,考虑用碳酸氢盐碱化治疗一直存在争议。作者赞成在 pH＜7.1 的酸中毒病例中使用碱,除非治疗可能迅速纠正病情,如胰岛素治疗糖尿病酮症酸中毒或抗癫痫药物治疗癫痫持续状态。

碱化治疗
非阴离子代谢性酸中毒和 pH＜7.1 时应考虑碱化治疗,其中碳酸氢钠是最常用的药物。
下表描述了碳酸氢钠的用药、治疗的并发症和替代碱化剂。

碳酸氢钠治疗

碳酸氢盐治疗指南
- 目标——纠正 pH 至 7.2,血清碳酸氢盐＞8～10mEq/L(水杨酸中毒时的目标 pH 为 7.45～7.5,目的是增加尿排泄)
- 初步计算碳酸氢盐需要量,使用碳酸氢盐分布容积,约为 0.5× 体重(kg)

(这是一个近似值,因为碱化需要 HCO_3^- 和其他缓冲剂)
- 碳酸氢钠应当选用滴注,而不能选用推注(抢救严重酸血症时)
- 输注完成≥30 分钟后检查碳酸氢盐水平

代谢性碱中毒

紧急情况下使用碳酸氢盐治疗可能无法改善预后[22]

- 糖尿病酮症酸中毒
- 乳酸性酸中毒
- 脓毒症休克
- 心搏骤停
- 术中代谢性酸中毒

碳酸氢盐治疗的潜在并发症[22]

- 液体过负荷
- 酸中毒恢复后发生代谢性碱中毒或“过量补碱”代谢性碱中毒（如乳酸酸中毒乳酸盐转化为碳酸氢盐）
- 电解质问题：高钠血症，尿钠排泄增加、低钾血症、离子型低钙血症
- 可能促进磷酸钙沉积，血管钙化的进展
- 高渗血症
- 可能增加 pCO_2 伴细胞内酸中毒的反常恶化，反常性脑脊液酸中毒，组织氧合受损
- QTc 间期延长
- 高碳酸血症
- 血液透析期间，血压轻微下降，血流动力学不稳定
- 乳酸生成增加

$NaHCO_3$ 替代碱化剂

卡比卡布——碳酸氢钠＋碳酸钠[21]

- 限制二氧化碳的产生
- 最小量增加 pCO_2

THAM：0.3N 氨丁三醇——缓冲代谢和呼吸酸中毒 1

反应如下：

$$THAM + H^+ \longrightarrow THAM^+$$

$$THAM + H_2CO_3 \longrightarrow THAM^+ + HCO_3^-$$

- 限制二氧化碳的产生
- 副作用：高钾血症、低血糖、呼吸抑制、外渗情况下的局部损伤、新生儿肝坏死

代谢性碱中毒的原因

代谢性碱中毒是由 H^+ 和 Cl^- 丢失或碳酸氢盐蓄积引起的

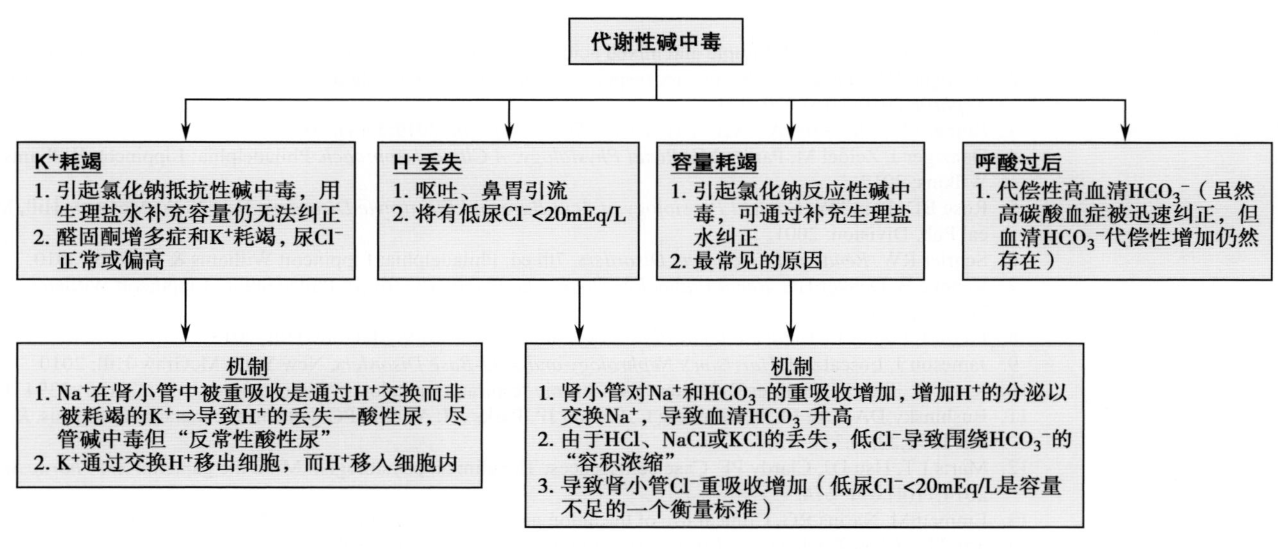

诊断检查

对代谢性碱中毒原因的诊断基于以下检查：尿氯和尿钾的浓度以及动脉血压。

下面的图表将提供检查流程。

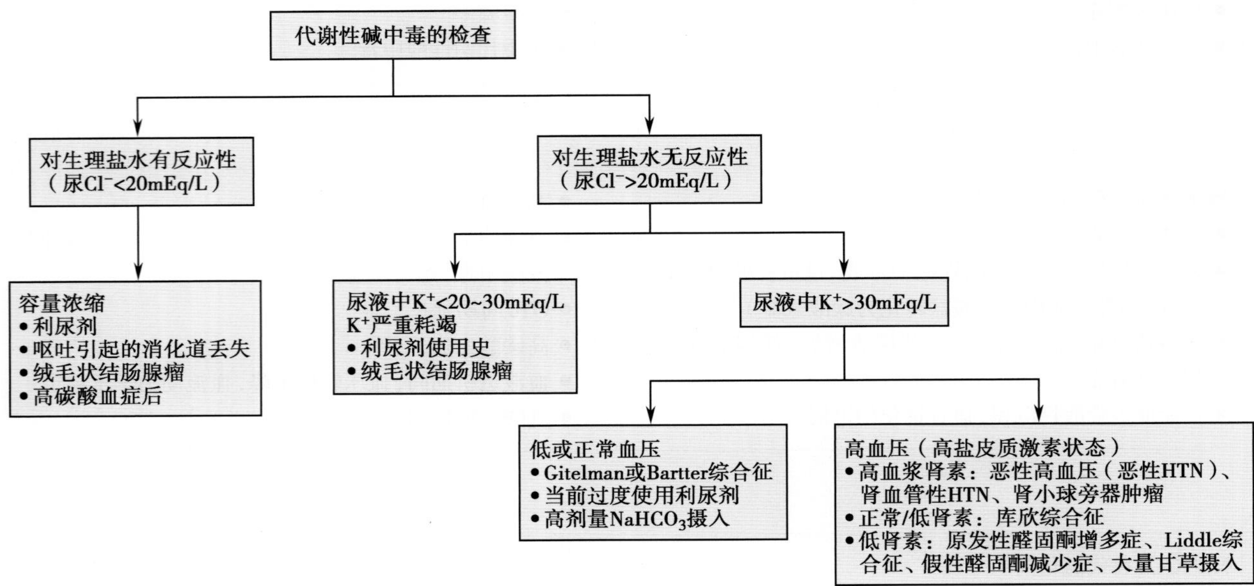

代谢性碱中毒的治疗

- 盐水治疗由血容量不足或胃肠道丢失引起的低氯反应性代谢性碱中毒
- 氯化钾用于 K^+ 和 Cl^- 丢失的盐水抵抗的代谢性碱中毒
- 乙酰唑胺（250～500mg，根据需要使用）以降低高碳酸血症后的高血清碳酸氢盐，或当病人血容量过高时避免盐水扩容。
- HCl 0.3N 很少使用（需要中心静脉导管输注）

（郭驹、张晓倩 译，许强宏、丁仁彧 审校）

参考文献

1. Narins RG, Emmett M. Simple and mixed acid-base disorders. *Medicine (Baltimore)*. 1980;59(3):161–182.
2. Adrogué HJ, Madias NE. Secondary responses to altered acid-base status: the rules of engagement. *J Am Soc Nephrol*. 2010;21(6):920–923.
3. Romero MF, Rossano AJ. Acid-base basics. *Semin Nephrol*. 2019;39(4):316–327.
4. Danziger J, Zeidel M, Parker MJ. *Renal Physiology: A Clinical Approach*. Philadelphia: Lippincott Williams & Wilkins; 2012.
5. Rose BD, Post TW. *Clinical Physiology of Acid-Base and Electrolyte Disorders*. New York: McGraw-Hill, Medical Pub. Division; 2001.
6. Schrier RW. *Renal and Electrolyte Disorders*. 7th ed. Philadelphia: Lippincott Williams & Wilkins; 2010.
7. Rennke B, Denker HG. *Renal Pathophysiology: The Essentials*. 3rd ed. Philadelphia: Lippincott Williams & Wilkins; 2009.
8. Eaton J, Pooler D. *Vander's Renal Physiology*. 8th ed. New York: McGraw-Hill; 2013.
9. Jameson J, Loscalzo J. *Harrison's Nephrology and Acid-Base Disorders*. New York: McGraw-Hill; 2010.
10. Krapf R, Beeler I, Hertner D, Hulter HN. Chronic respiratory alkalosis. *N Engl J Med*. 1991;324(20):1394–1401.
11. Bushinsky DA, Coe FL, Katzenberg C, Szidon JP, Parks JH. Arterial PCo_2 in chronic metabolic acidosis. *Kidney Int*. 1982;22(3):311–314.
12. Marts LT, Hsu DJ, Clardy PF. Case conferences: The clinical physiologist: Mind the gap. *Ann Am Thorac Soc*. 2014;11(4):671–674.
13. Emmett M, Narins RG. Clinical use of the anion gap. *Medicine (Baltimore)*. 1977;56(1):38–54.
14. Yan MT, Chau T, Cheng CJ, Lin SH. Hunting down a double gap metabolic acidosis. *Ann Clin Biochem*. 2010;47(3):267–270.

15. Seheult J, Fitzpatrick G, Boran G. Lactic acidosis: an update. *Clin Chem Lab Med.* 2017;55(3):322–333.
16. Scale T, Harvey JN. Diabetes, metformin and lactic acidosis. *Clin Endocrinol (Oxf).* 2011;74(2):191–196.
17. Ruiz JP, Singh A, Hart P. Type B lactic acidosis secondary to malignancy: case report, review of published cases, insights into pathogenesis, and prospects for therapy. *Sci World J.* 2011;11:1316–1324.
18. Brivet FG, Slama A, Prat D, Jacobs FM. Carboplatin: a new cause of severe type B lactic acidosis secondary to mitochondrial DNA damage. *Am J Emerg Med.* 2011;29(7):842.e5–842.e7.
19. Goldfarb-Rumyantzev AS, Jeyakumar A, Gumpeni R, Rubin D. Lactic acidosis associated with nucleoside analog therapy in an HIV-positive patient. *AIDS Patient Care Stds.* 2000;14(7):339–342.
20. Lalau JD, Lacroix C, Compagnon P, et al. Role of metformin accumulation in metformin-associated lactic acidosis. *Diabetes Care.* 1995;18(6):779–784.
21. Kraut JA, Madias NE. Lactic acidosis: current treatments and future directions. *Am J Kidney Dis.* 2016;68(3):473–482.
22. Adeva-Andany MM, Fernández-Fernández C, Mouriño-Bayolo D, Castro-Quintela E, Domínguez-Montero A. Sodium bicarbonate therapy in patients with metabolic acidosis. *Sci World J.* 2014;2014:627673.
23. Palmer BF, Clegg DJ. The use of selected urine chemistries in the diagnosis of kidney disorders. *Clin J Am Soc Nephrol.* 2019;14(2):306–316.

第六章

重症感染

Alexander Goldfarb-Rumyantzev

严重脓毒症和脓毒症休克

脓毒症是由感染触发炎症因子释放入血引发的危及生命的全身性炎症反应。脓毒症休克被定义为由严重炎症反应导致的低血压和终末器官灌注不足。在终末器官损害前，早期识别和治疗是非常重要的。

脓毒症休克机制[1]
- 血管麻痹或分布性休克（血管过度扩张，毛细血管血流分布异常）
- 心肌抑制
- 微血管血流改变
- 弥漫性血管内皮损伤

↓

脓毒症引起的器官功能障碍[2]
- 呼吸：急性呼吸窘迫综合征（acute respiratory distress syndrome，ARDS）
- 心血管：低血压和乳酸升高
- 中枢神经系统（central nervous system，CNS）：迟钝，谵妄
- 肾：急性肾损伤，急性肾小管坏死（acute tubular necrosis，ATN）
- 胃肠道：麻痹性肠梗阻，肝酶升高
- 血液系统：弥散性血管内凝血（disseminated intravascular coagulation，DIC），血小板减少
- 内分泌：肾上腺功能障碍，正常甲状腺功能病态综合征

↓

严重脓毒症的症状[1,2]
- 寒颤和高热
- 心率（HR）>120次/min
- 收缩压（BP）<90mmHg
- 呼吸频率>20次/min
- 体温>38.5℃或<36℃
- 意识障碍
- 乳酸>2mmol/L
- 降钙素原>0.5ng/mL
- 白细胞（WBC）计数>12 000或<4 000个细胞/μL
- 杆状核细胞计数 >5%白细胞计数
- 淋巴细胞减少症<500/pL
- 血小板减少症<150 000/pL
- 少尿
- 血培养仅在1/3的病例中呈阳性

脓毒症和脓毒症休克的治疗

脓毒症（全身性炎症反应）的治疗针对一些目标，尤其是：控制感染、实现血流动力学稳定、终末器官灌注，以及纠正酸碱和电解质紊乱。

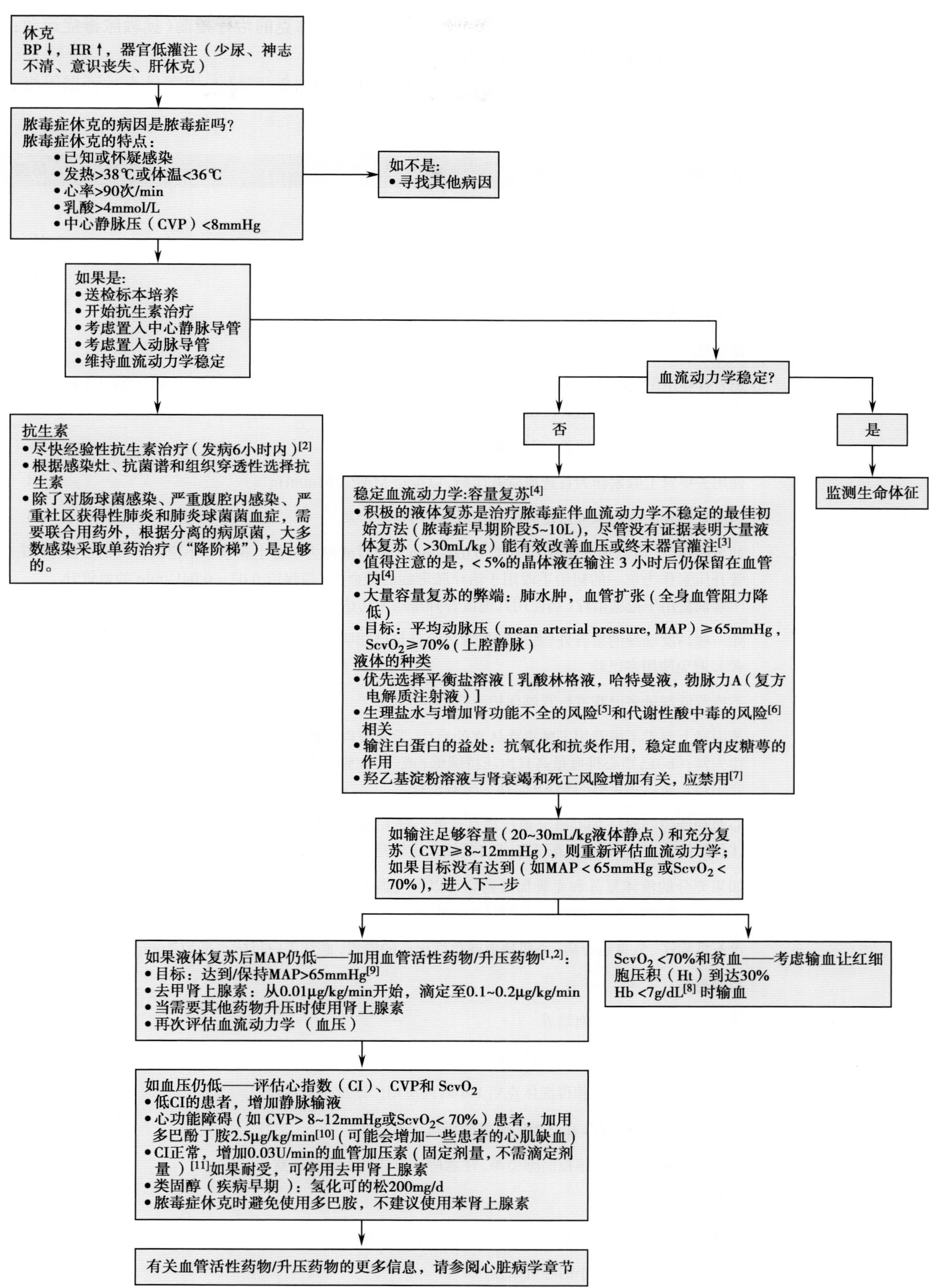
休克
BP↓，HR↑，器官低灌注（少尿、神志不清、意识丧失、肝休克）
脓毒症休克的病因是脓毒症吗？
脓毒症休克的特点：
•已知或怀疑感染
•发热>38℃或体温<36℃
•心率>90次/min
•乳酸>4mmol/L
•中心静脉压（CVP）<8mmHg
如不是：
•寻找其他病因
如果是：
•送检标本培养
•开始抗生素治疗
•考虑置入中心静脉导管
•考虑置入动脉导管
•维持血流动力学稳定
抗生素
•尽快经验性抗生素治疗（发病6小时内）[2]
•根据感染灶、抗菌谱和组织穿透性选择抗生素
•除了对肠球菌感染、严重腹腔内感染、严重社区获得性肺炎和肺炎球菌菌血症，需要联合用药外，根据分离的病原菌，大多数感染采取单药治疗（“降阶梯”）是足够的。
血流动力学稳定?
否
是
监测生命体征
稳定血流动力学:容量复苏[4]
•积极的液体复苏是治疗脓毒症伴血流动力学不稳定的最佳初始方法（脓毒症早期阶段5~10L），尽管没有证据表明大量液体复苏（>30mL/kg）能有效改善血压或终末器官灌注[3]
•值得注意的是，<5%的晶体液在输注 3 小时后仍保留在血管内[4]
•大量容量复苏的弊端：肺水肿，血管扩张（全身血管阻力降低）
•目标：平均动脉压（mean arterial pressure, MAP）≥65mmHg，$ScvO_2$≥70%（上腔静脉）
液体的种类
•优先选择平衡盐溶液［乳酸林格液，哈特曼液，勃脉力A（复方电解质注射液）］
•生理盐水与增加肾功能不全的风险[5]和代谢性酸中毒的风险[6]相关
•输注白蛋白的益处：抗氧化和抗炎作用，稳定血管内皮糖萼的作用
•羟乙基淀粉溶液与肾衰竭和死亡风险增加有关，应禁用[7]
如输注足够容量（20~30mL/kg液体静点）和充分复苏（CVP≥8~12mmHg），则重新评估血流动力学；如果目标没有达到（如MAP<65mmHg 或$ScvO_2$<70%），进入下一步
如果液体复苏后MAP仍低——加用血管活性药物/升压药物[1,2]：
•目标：达到/保持MAP>65mmHg[9]
•去甲肾上腺素：从0.01μg/kg/min开始，滴定至0.1~0.2μg/kg/min
•当需要其他药物升压时使用肾上腺素
•再次评估血流动力学（血压）
$ScvO_2$<70%和贫血——考虑输血让红细胞压积（Ht）到达30%
Hb<7g/dL[8] 时输血
如血压仍低——评估心指数（CI）、CVP和 $ScvO_2$
•低CI的患者，增加静脉输液
•心功能障碍（如 CVP> 8~12mmHg或$ScvO_2$< 70%）患者，加用多巴酚丁胺2.5μg/kg/min[10]（可能会增加一些患者的心肌缺血）
•CI正常，增加0.03U/min的血管加压素（固定剂量，不需滴定剂量）[11]如果耐受，可停用去甲肾上腺素
•类固醇（疾病早期）：氢化可的松200mg/d
•脓毒症休克时避免使用多巴胺，不建议使用苯肾上腺素
有关血管活性药物/升压药物的更多信息，请参阅心脏病学章节

来自拯救脓毒症运动关于严重脓毒症和脓毒症休克的治疗指南(拯救脓毒症运动：严重脓毒症和脓毒症休克国际管理指南：2012)[2,12]。

对于所有等级，用数字表示推荐的强度(1，推荐；2，建议)，用字母表示证据等级，从高(A)到低(D)，UG表示未分级。

治疗要点	等级
复苏	
识别脓毒症后第一个6小时内开始目标导向性复苏	1C
初始复苏使用晶体液，并考虑加用白蛋白	1B
当需要大量晶体液维持满意血压时，建议加用白蛋白	2C
避免使用羟乙基淀粉溶液	1C
患者存在组织低灌注和怀疑低血容量时，给予晶体液进行初始液体冲击治疗，达到≥30mL/kg。指南推荐在3小时内完成初始液体复苏(UG)	1C
只要血流动力学有所改善，可以继续液体冲击治疗	UG
使用去甲肾上腺素作为首选血管升压药，以维持MAP≥65mmHg	1B
当需要额外的药物来维持足够的血压时，使用肾上腺素	2B
如果能耐受，可以加入血管升压素(0.03U/min)，同时减停去甲肾上腺素。不建议将低剂量血管升压素作为单一的初始手段用于治疗脓毒症的低血压，应保留0.03～0.04U/min的血管升压素剂量用于抢救治疗(当使用其他血管升压药无法达到足够的MAP时)	UG
除一些高度选择的患者外(如心律失常风险低且已知明显左心室收缩功能障碍或心率低的患者)，避免使用多巴胺	2C
不推荐低剂量多巴胺进行肾脏保护治疗	1A
苯丙肾上腺素不推荐用于脓毒症休克的治疗，除非有以下情况：(a)去甲肾上腺素引起严重心律失常；(b)已知心排血量高且血压持续低；或(c)在强心药/升压药和低剂量血管加压素联合用药未能达到足够的MAP时作为抢救治疗	1C
心肌功能障碍时，(如心脏充盈压增高或低心排)，或尽管有足够的血管内容量和MAP，低灌注仍然持续，可注射多巴酚丁胺或将其加入血管升压药物联用治疗	1C
如果充分的液体复苏和血管加压药物可以恢复血流动力学稳定；则避免静脉使用氢化可的松；如果使用氢化可的松，给药剂量为200mg/d	2C
没有低灌注、危重冠心病、心肌缺血或急性出血的患者，血红蛋白目标水平为7～9g/dL	1B
控制感染	
在抗生素治疗前进行血培养	1C
及时进行影像学检查以确认感染源	UG
诊断为严重脓毒症或脓毒症休克后1小时内应用广谱抗生素治疗	1B/1C
每日评估抗生素治疗，在适当的时候降级抗生素	1B
在确诊12h内采取措施控制感染源，注意所选方法的风险和获益	1C
呼吸支持	
ARDS患者使用小潮气量和限制性吸气-平台压策略	1A/1B
ARDS患者应使用最小的呼气末正压	1B

续表

治疗要点	等级
对脓毒症引起的 ARDS 患者施用较高而非较低的呼气末正压	2C
对 ARDS 引起严重难治性低氧血症的患者使用肺复张	2C
建议对由脓毒症引发的 ARDS，氧合指数（PaO_2/FiO_2）≤100mmHg 时，在有操作经验的医疗机构使用俯卧位通气	2C
若无禁忌证，机械通气患者应抬高床头	1B
对于急性肺损伤或无组织低灌注证据的 ARDS 患者，应使用保守的液体策略	1C
制定撤机方案	1A
中枢神经系统（CNS）支持	
使用镇静方案，滴定镇静剂至镇静目标	1B
没有 ARDS 的患者，尽可能避免使用神经肌肉阻滞剂	1C
早期严重 ARDS 患者短期给予神经肌肉阻滞剂（＜48 小时）	2C
一般支持性治疗	
采用程序化的血糖管理方案，当连续 2 次血糖＞180mg/dL（10.0mmol/L）时，开始使用胰岛素定量治疗；目标血糖上限≤180mg/dL	1A
使用连续静脉 - 静脉血液滤过或间歇血液透析治疗肾功能衰竭或液体超负荷	2B
预防深静脉血栓形成	1B
预防应激性溃疡防止上消化道出血	1B
建议在确诊严重脓毒症或脓毒症休克最初的 48 小时内，可以耐受的情况下给予经口饮食或肠内营养，而不是完全禁食或仅给予静脉输注葡萄糖	2C
明确患者治疗目标，包括治疗方案和临终计划酌情而定	1B

ARDS，急性呼吸窘迫综合征。

针对儿童严重脓毒症的推荐包括：

在出现呼吸窘迫和低氧血症时，采用面罩吸氧、鼻导管高流量吸氧、或鼻咽管持续呼气末正压治疗	2C
体格检查作为治疗终点，例如毛细血管再充盈时间	2C
低血容量时，在 5～10 分钟内给予 20mL/kg 的晶体液（或等量白蛋白）	2C
建议对低心排及全身血管阻力升高而血压正常的患儿在强心药基础上加用扩血管药	2C
氢化可的松仅可用于怀疑或证实为绝对肾上腺功能不足的儿童	2C

证据质量的确定[12]

A（高）：随机对照试验（randomized controlled trial，RCT）

B（中度）低级别的 RCT 或高级别的观察性研究

C（低）：基于对照性 RCT 设计良好的观察性研究

D（非常低）：低级别的对照研究或基于其他证据的专家意见

特异性感染

细菌的主要类别

下图列出了在临床实践中常见的细菌类型。大多数情况下，可以根据微生物的类型选择适当的经验性抗生素治疗。

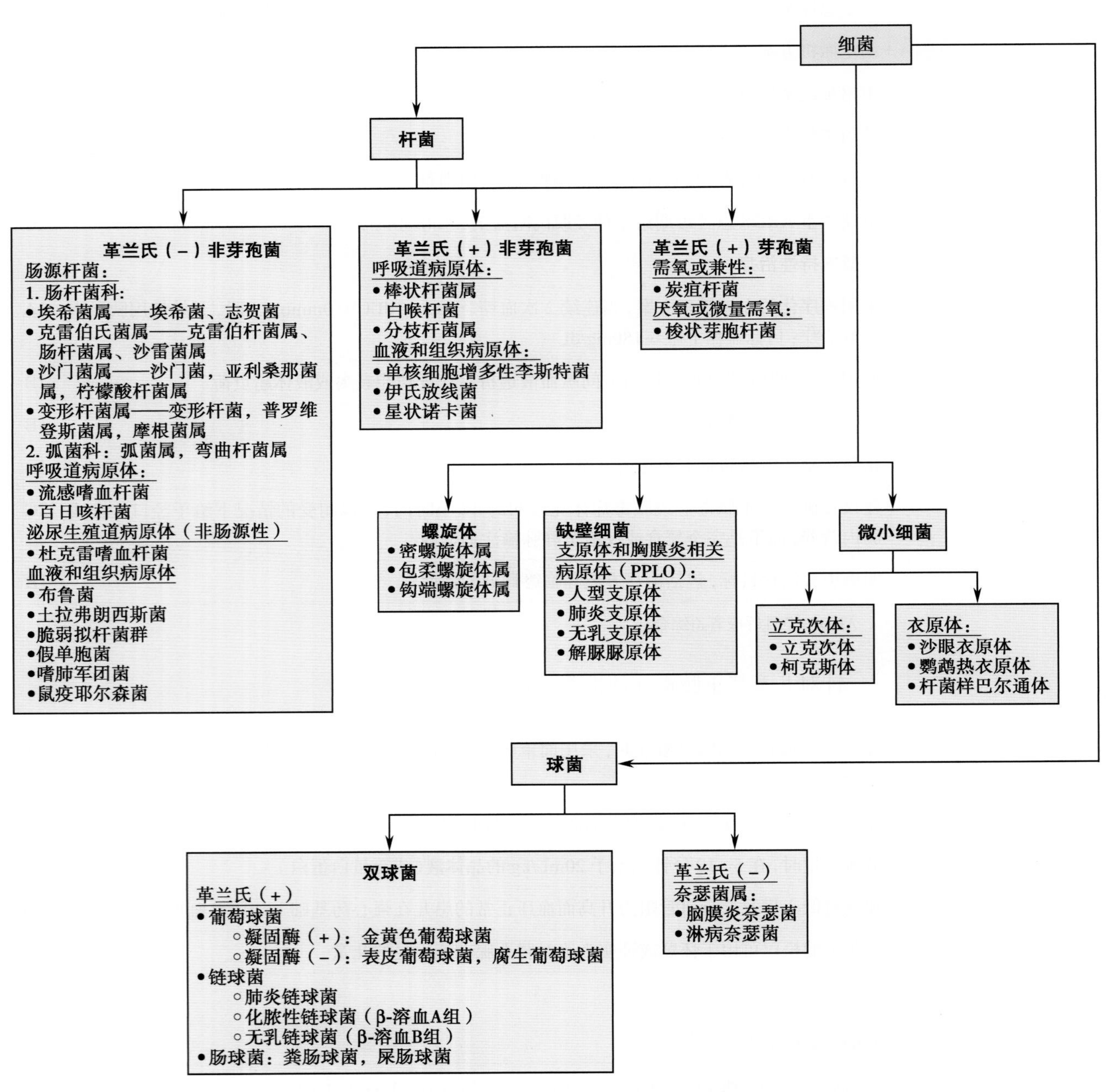

抗生素的主要类别

抗生素主要基于对微生物的作用机制进行分类。在联合治疗的复杂病例中，优先联用不同种类的抗生素（影响细菌细胞的不同成分）。

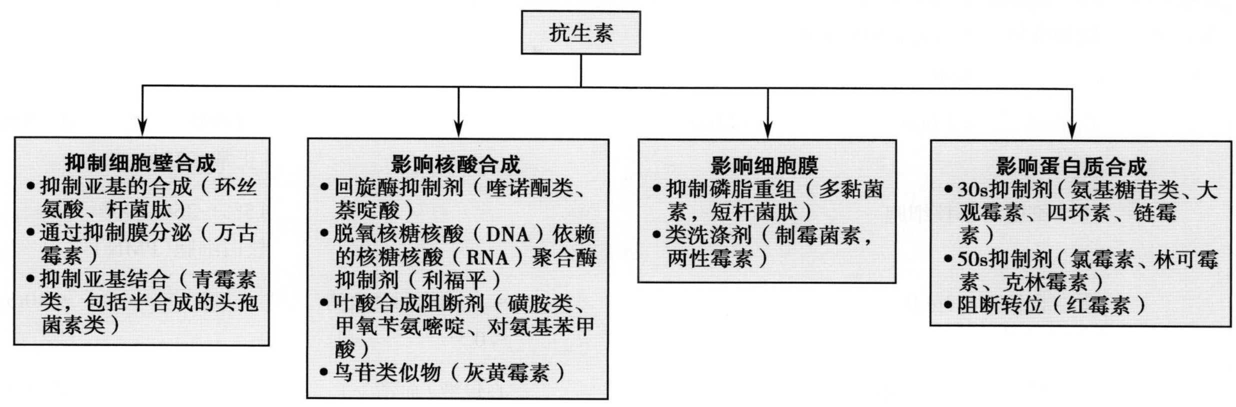

经验性使用抗生素的快速参考

抗生素初始治疗通常是在具体病原菌不明确的情况下进行的，因此大多数情况下不能拖延到明确微生物。以下是指导抗生素初次使用的速查表。关于抗生素初始选用的更多细节在治疗特定感染（如肺炎、尿路感染、心内膜炎、脑膜炎）的部分中详述。

	最常见的微生物	经验性治疗
普通感冒	由鼻病毒引起	不使用抗生素
窦炎	75%——肺炎球菌和流感嗜血杆菌 近期牙源性感染 / 恶臭——厌氧菌 卡他莫拉菌——成人仅 4%，儿童多见 葡萄球菌——重症患者	复方新诺明 3～7 天 氨苄西林 阿莫西林
脑膜炎	肺炎双球菌 流感嗜血杆菌	头孢曲松 ± 氨苄西林 万古霉素、利福平治疗高度耐药
呼吸道感染	肺炎球菌、衣原体、支原体、嗜血杆菌	红霉素、克拉霉素、阿奇霉素、阿莫西林克拉维酸钾
急性链球菌性咽炎	链球菌	青霉素或红霉素
急性支气管炎		使用抗生素无效
慢性支气管炎加重		使用抗生素效果差
肺炎	多种潜在病原体	第三代头孢菌素 + 阿奇霉素
植入物的感染	凝固酶阴性葡萄球菌	万古霉素 + 庆大霉素
不明病原体的脓毒症		氨基糖苷 + 替卡西林 - 克拉维酸钾或亚胺培南或第三代头孢菌素 万古霉素 + 氟喹诺酮类
中性粒细胞减少的脓毒症患者		氨基糖苷 + 抗假单胞菌青霉素（替卡西林 - 克拉维酸钾或亚胺培南或第三代头孢菌素或哌拉西林或美洛西林） 若 48 小时后无好转，加用万古霉素，再过 3～7 天后加用两性霉素

诊断性检查

根据体液分析明确感染病因

		胸腔积液[13]	腹水[13]	心包液[13]	关节滑液[14]	脑脊液[15]
漏出液（非炎性）	物理性质	淡黄色，不能自凝，无味				
	白细胞	＜1 000	＜100		＜1 000（正常＜75）	0～5/mm^3
	主要细胞	单核细胞			15%～25% 多形核白细胞（PMN）	
	蛋白含量	＜3g/dL		＜3，心包液 / 血清＜0.5		＜40mg/dL
	葡萄糖	＞60mg/dL		心包液 / 血清＞1		40～70
	其他生化检查	乳酸脱氢酶（LDH）＜200IU，pH 7.45～7.55	高白蛋白梯度	心包液 / 血清 LDH＜0.6		
一般渗出液特征（炎性）	白细胞	＞1 000/μL，经常25 000～100 000	＞100		＜200～2 000	＞1 000
	主要细胞	PMN 中性粒细胞	PMN 中性粒细胞			PMN 中性粒细胞
	蛋白含量	＞3g/dL，胸腔积液 / 血液＞0.5	腹水 / 血清≥0.5	＞3，心包液 / 血清＞0.5		150mg/dL（高）
	葡萄糖	＜60mg/dL		心包液 / 血清＜1		＜30mg/dL（低）
	其他生化检查	pH＜7.3，LDH 升高（＞200IU，胸腔积液 / 血清 LDH＞0.6），胆固醇升高，C 反应蛋白（CRP）升高	LDH 升高（＞400IU，腹水 / 血清 LDH＞0.6），白蛋白梯度低，胰腹水淀粉酶＞2 000U/L，血尿素氮（BUN）和肌酐高于或等于血清在尿中溢出，乳糜腹水中，高胆固醇、甘油三酯	LDH 升高（＞200IU，心包液 / 血清 LDH＞0.6），心包液 / 血清胆固醇＞0.3		
细菌性	白细胞	＞1 000/μL，经常为25 000～100 000	＞100	渗出液 / 炎性渗出	＞50 000	100～1 000 或＞1 000
	主要细胞	PMN 中性粒细胞	PMN 中性粒细胞		PMN（＞75%）	PMN 中性粒细胞
	蛋白含量	＞3g/dL，胸腔积液 / 血清＞0.5	腹水 / 血清≥0.5			＜150mg/dL（高）
	葡萄糖	＜60mg/dL				＜30mg/dL（低）

续表

		胸腔积液[13]	腹水[13]	心包液[13]	关节滑液[14]	脑脊液[15]
细菌性	其他生化检查	pH＜7.3，LDH 升高（＞200IU，胸腔积液 / 血清 LDH＞0.6），胆固醇升与 CRP 升高	LDH 升高（＞400IU，腹水 / 血清 LDH＞0.6），白蛋白梯度低			脑脊液压力升高（＞20cm），乳酸升高
结核性	白细胞	5 000～10 000	渗出液 / 炎性渗出	渗出液 / 炎性渗出	25 000	通常＜100
	主要细胞	单核细胞			PMN（50%）	淋巴细胞
	蛋白含量					高或正常
	葡萄糖	等于血清水平				低
	其他生化检查	腺苷脱氨酶＞40U/L	腺苷脱氨酶＞40U/L	腺苷脱氨酶＞40U/L		
病毒性	白细胞	检测不到炎性渗出液 / 迹象	检测不到炎性渗出液 / 迹象	检测不到炎性渗出液 / 迹象	2 000～20 000	10～1 000，通常＜100
	主要细胞				不确定	淋巴细胞
	蛋白含量					升高或正常
	葡萄糖					正常
	其他生化检查					脑脊液压力正常或略升高（20cm）
癌性	白细胞	1 000～100 000	渗出液 / 炎性渗出	渗出液 / 炎性渗出		
	主要细胞	单核细胞				
	蛋白含量	＞3g/dL，胸腔积液 / 血清＞0.5				
	葡萄糖					
	其他生化检查	LDH 升高（＞200IU，胸腔积液 / 血清 LDH＞0.6）				
风湿性 / 自身免疫性	白细胞	1 000～20 000	渗出液 / 炎性渗出	渗出液 / 炎性渗出	＞2 000～50 000	正常（＜15）
	主要细胞	M 或 PMN				
	蛋白含量					升高
	葡萄糖	＜40mg/dL				正常
	其他生化检查					

CRP，C 反应蛋白。

肺炎

肺炎可能是重症医学科（intensive care unit，ICU）患者中最常见的感染。重症肺炎患者常伴有呼吸衰竭，需要入住 ICU；一些患者住进普通病房，几日后因病情恶化转入 ICU。据报道，这些病例的病死率较高[16,17]。下面列出的 ICU 转入标准可指导患者分诊。

肺炎诊断标准

- 典型的临床特征
- 肺炎诊断需要胸部X线检查并显示浸润
- 行血液和痰（气管内吸出）培养
- 尿抗原检测嗜肺军团菌和肺炎链球菌

ICU收住标准[16]

- 脓毒症休克需要血管升压药
- 急性呼吸衰竭，需要插管和机械通气治疗
- 符合以下重症社区获得性肺炎次要标准中的3项：
  - 呼吸频率≥30次/min
  - $PaO_2/FiO_2 \leqslant 250$
  - 多肺叶浸润
- 意识障碍/混乱
- 尿毒症（尿素氮水平≥20mg/dL）
- 白细胞减少（白细胞计数<4 000/mm³）
- 血小板减少（血小板计数<10 000/mm³）
- 体温过低（核心体温<36℃）
- 低血压，需要积极的液体复苏

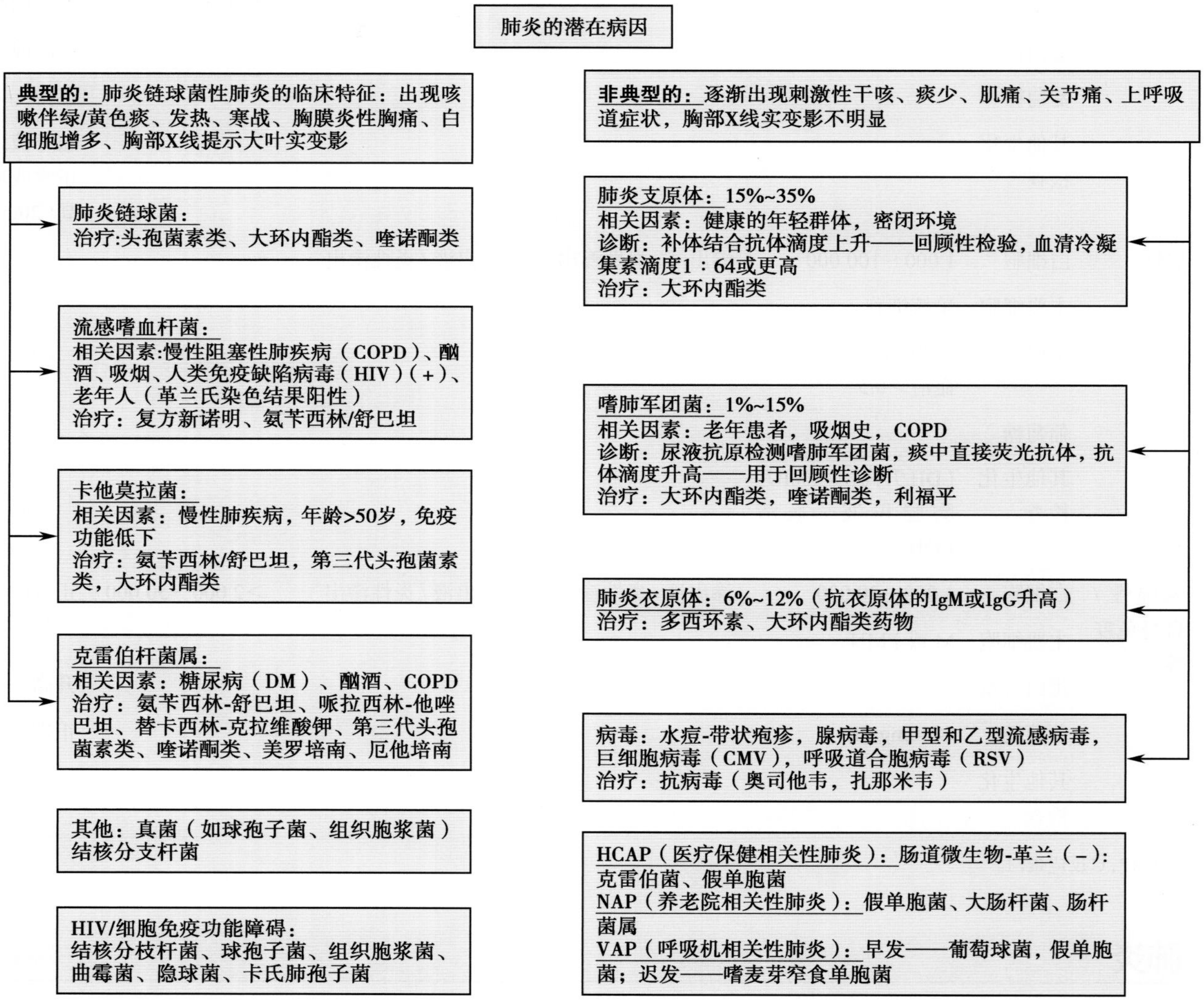

肺炎的潜在病因

典型的：肺炎链球菌性肺炎的临床特征：出现咳嗽伴绿/黄色痰、发热、寒战、胸膜炎性胸痛、白细胞增多、胸部X线提示大叶实变影

- 肺炎链球菌：
  治疗:头孢菌素类、大环内酯类、喹诺酮类
- 流感嗜血杆菌：
  相关因素:慢性阻塞性肺疾病（COPD）、酗酒、吸烟、人类免疫缺陷病毒（HIV）(+)、老年人（革兰氏染色结果阳性）
  治疗：复方新诺明、氨苄西林/舒巴坦
- 卡他莫拉菌：
  相关因素：慢性肺疾病，年龄>50岁，免疫功能低下
  治疗：氨苄西林/舒巴坦，第三代头孢菌素类，大环内酯类
- 克雷伯杆菌属：
  相关因素：糖尿病（DM）、酗酒、COPD
  治疗：氨苄西林-舒巴坦、哌拉西林-他唑巴坦、替卡西林-克拉维酸钾、第三代头孢菌素类、喹诺酮类、美罗培南、厄他培南

其他：真菌（如球孢子菌、组织胞浆菌）结核分支杆菌

HIV/细胞免疫功能障碍：
结核分枝杆菌、球孢子菌、组织胞浆菌、曲霉菌、隐球菌、卡氏肺孢子菌

非典型的：逐渐出现刺激性干咳、痰少、肌痛、关节痛、上呼吸道症状，胸部X线实变影不明显

- 肺炎支原体：15%~35%
  相关因素：健康的年轻群体，密闭环境
  诊断：补体结合抗体滴度上升——回顾性检验，血清冷凝集素滴度1：64或更高
  治疗：大环内酯类
- 嗜肺军团菌：1%~15%
  相关因素：老年患者，吸烟史，COPD
  诊断：尿液抗原检测嗜肺军团菌，痰中直接荧光抗体，抗体滴度升高——用于回顾性诊断
  治疗：大环内酯类，喹诺酮类，利福平
- 肺炎衣原体：6%~12%（抗衣原体的IgM或IgG升高）
  治疗：多西环素、大环内酯类药物
- 病毒：水痘-带状疱疹，腺病毒，甲型和乙型流感病毒，巨细胞病毒（CMV），呼吸道合胞病毒（RSV）
  治疗：抗病毒（奥司他韦，扎那米韦）

HCAP（医疗保健相关性肺炎）：肠道微生物-革兰（-）：克雷伯菌、假单胞菌
NAP（养老院相关性肺炎）：假单胞菌、大肠杆菌、肠杆菌属
VAP（呼吸机相关性肺炎）：早发——葡萄球菌，假单胞菌；迟发——嗜麦芽窄食单胞菌

社区获得性肺炎(CAP)

重症医学从业人员对轻症的病例关注度较低，但为了完整起见，我们还是列出了社区获得性肺炎的严重程度谱

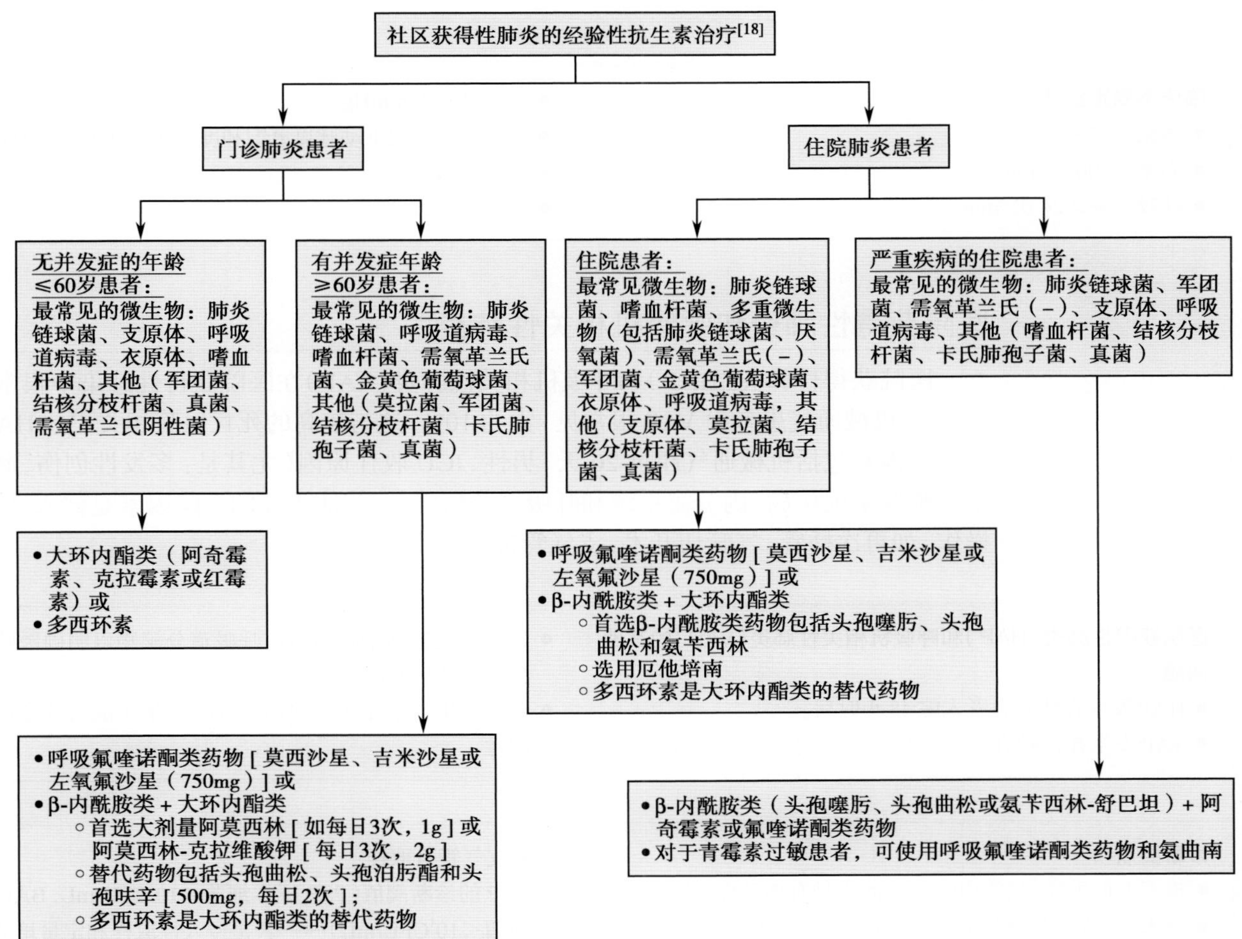

- 注：流感患者的早期治疗（症状出现后 4～8 小时内），建议使用奥司他韦或扎那米韦治疗。但对症状持续＞48 小时且无并发症的流感患者，不建议使用奥司他韦和扎那米韦。

CAP 的特殊病例

CAP 合并脓毒症休克或低血压：

- 液体复苏
- 按脓毒症休克流程治疗（见前文）
- 对死亡风险高的患者使用活化蛋白 C 治疗
- 筛查隐匿性肾上腺功能不全

CAP 伴呼吸窘迫：

- 无创通气
- 严重低氧血症（PaO_2/FiO_2＜150）及双侧肺泡渗出时插管
- 双侧弥漫性肺炎或 ARDS 时采用小潮气量通气（6mL/kg 理想体重）

一旦明确病原微生物，根据微生物学结果进行针对性治疗和抗生素的降阶梯治疗（根据病原菌更换抗菌药物）。抗生素从静脉注射（IV）改为口服和治疗的持续时间将在下面讨论。

抗生素治疗(ABx)持续时间：

当血液动力学稳定、临床症状改善、能够口服药物、胃肠道功能正常时，由静脉注射改为口服。

CAP 患者：

- 至少治疗 5 天
- 体温正常 48～72 小时以上
- 在停用抗生素之前，与 CAP 相关的临床不稳定症状不应超过一个(见下表)

临床不稳定症状

- 体温＞37.8℃
- 心率＞100 次 /min
- 呼吸频率＞24 次 /min
- 收缩压＜90mmHg
- 呼吸空气情况下动脉血氧饱和度＜90% 或 PO_2＜60mmHg
- 无法口服
- 精神状态改变

医院获得性肺炎和呼吸机相关性肺炎

医院获得性肺炎(HAP)和呼吸机相关性肺炎(VAP)在医院获得性感染中很常见(约 22%)。机械通气患者中 VAP 很常见，大约 10%，这与较高的死亡风险相关[19]。HAP/VAP 的危险因素包括机械通气超过 20 天、男性、ICU 收住原因(尤其是：多发性创伤、脓毒症、中枢神经系统疾病、内分泌系统和呼吸系统疾病)。其他重要的危险因素是侵入性呼吸道操作，如再次插管、气管切开术、支气管镜检查[20]。

医院获得性肺炎(HAP)和呼吸机相关性肺炎(VAP)的其他问题

- HAP 发生在住院患者入院 48 小时后。
- VAP 发生在接受机械通气大于 48 小时的 ICU 患者。
- 建议在抗生素治疗前留取呼吸道分泌物以明确医院获得性肺炎的病原体。
- 若在抗生素治疗 48 小时后取样，结果可能会改变或出现阴性。

诊断要点

- 推荐无创采样(气管内吸取)，而不是有创采样：支气管镜
- 技术[如支气管肺泡灌洗(BAL)，防污染样本毛刷(PSB)和支气管盲取样]
- VAP 的诊断阈值(PSB 标本细菌＜10^3CFU/mL，BAL 标本细菌＜10^4CFU/mL)——若是侵入性取样和定量培养

根据特定机构的抗菌谱对 HAP/VAP 进行初始治疗，这将有助于减少耐药菌感染的发生和抗生素使用，特别是避免对耐甲氧西林金黄色葡萄球菌(MRSA)非必要覆盖，使用短期抗生素，一旦确定病原体后使用降阶梯策略[19]。下文将讨论 HAP/VAP 的经验性治疗，并根据临床标准制定治疗决策。

抗生素治疗的一般原则

- 是否开始抗生素治疗(ABx)应根据临床标准，而生物标志物(降钙素原、sTREM-1、CRP)无帮助
- 最恰当的抗生素选择应根据各医院抗菌谱选择
- 尽量减少不必要的抗生素使用，减少抗生素耐药的发生
- 使用抗菌谱数据是为了减少不必要的对革兰氏阴性菌双覆盖和对 MRSA 的经验性覆盖
- 大多数 HAP 或 VAP 患者的短期抗生素治疗不依赖病原学检查
- 抗生素降阶梯治疗

下面列出了一些可用于治疗 HAP/VAP 的抗生素。然后根据当地的抗菌谱、疑似感染、患者死亡风险经验性选择抗生素治疗。

治疗 HAP/VAP 的抗生素

具有 MRSA 活性的抗革兰氏阳性菌的抗生素：

- 万古霉素 15mg/kg IV q8～12h（重症患者考虑负荷剂量为 25～30mg/kg × 1）
- 利奈唑胺 600mg IV q12h

具有抗假单胞菌活性的抗革兰氏阴性菌的抗生素：β- 内酰胺类药物

- 哌拉西林 - 他唑巴坦 4.5g IV q6h
- 头孢吡肟 2g IV q8h
- 头孢他啶 2g IV q8h
- 亚胺培南 500mg IV q6h
- 美罗培南 1g IV q8h
- 氨曲南 2g IV q8h

具有抗假单胞菌活性的抗革兰氏阴性菌的抗生素：非 β- 内酰胺类药物

- 环丙沙星 400mg IV q8h
- 左氧氟沙星 750mg IV q4h
- 阿米卡星 15～20mg/kg IV q24h
- 庆大霉素 5～7mg/kg IV q24h
- 妥布霉素 5～7mg/kg IV q24h
- 黏菌素 5mg/kg IV × 1（负荷剂量），然后 2.5mg ×（1.5 × CrCl+30）IV q12h（维持剂量）
- 多黏菌素 B 2.5～3.0mg/kg/d，IV bid

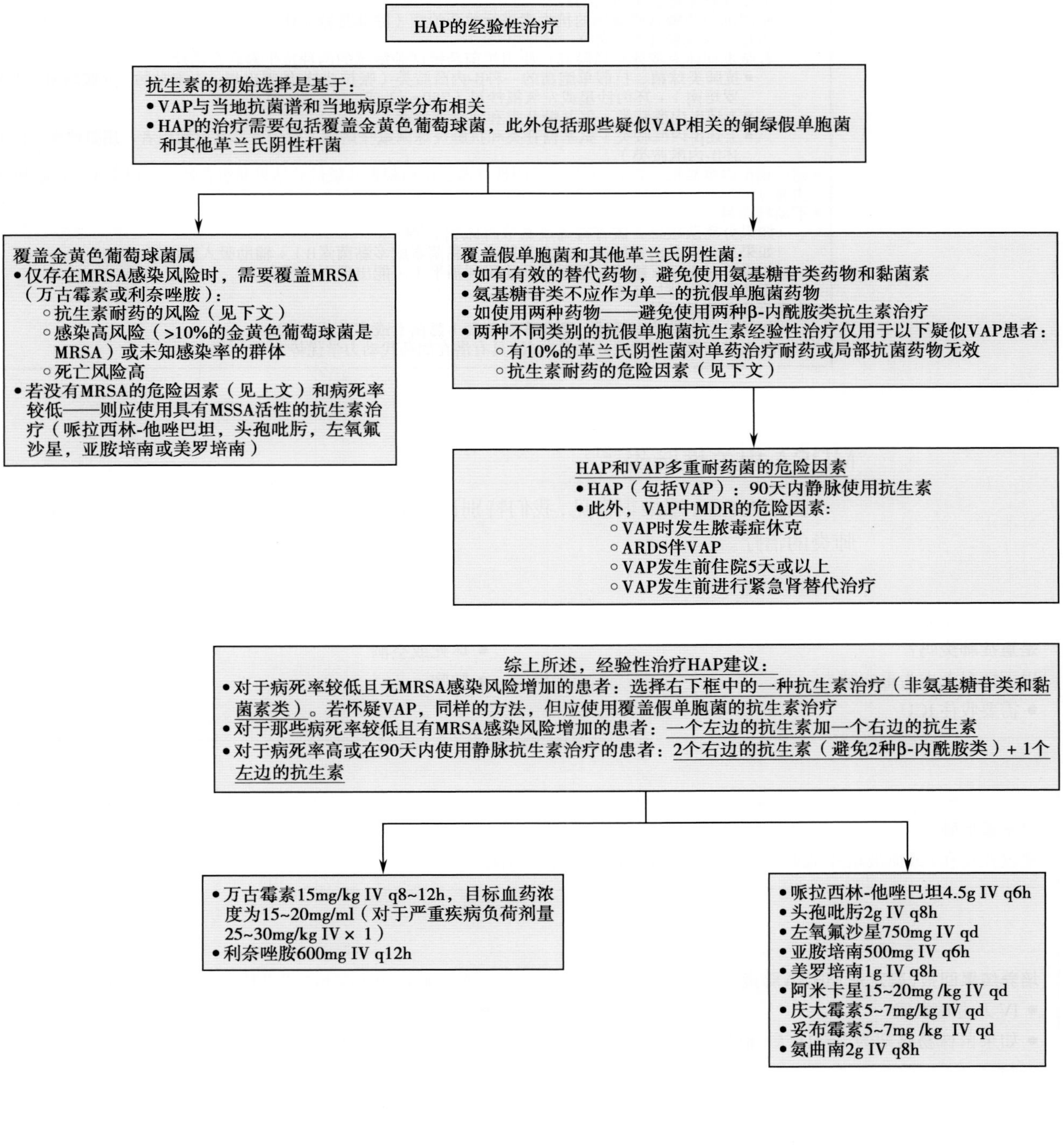

HAP的经验性治疗

抗生素的初始选择是基于：
- VAP与当地抗菌谱和当地病原学分布相关
- HAP的治疗需要包括覆盖金黄色葡萄球菌，此外包括那些疑似VAP相关的铜绿假单胞菌和其他革兰氏阴性杆菌

覆盖金黄色葡萄球菌属
- 仅存在MRSA感染风险时，需要覆盖MRSA（万古霉素或利奈唑胺）：
  - 抗生素耐药的风险（见下文）
  - 感染高风险（>10%的金黄色葡萄球菌是MRSA）或未知感染率的群体
  - 死亡风险高
- 若没有MRSA的危险因素（见上文）和病死率较低——则应使用具有MSSA活性的抗生素治疗（哌拉西林-他唑巴坦，头孢吡肟，左氧氟沙星，亚胺培南或美罗培南）

覆盖假单胞菌和其他革兰氏阴性菌：
- 如有有效的替代药物，避免使用氨基糖苷类药物和黏菌素
- 氨基糖苷类不应作为单一的抗假单胞菌药物
- 如使用两种药物——避免使用两种β-内酰胺类抗生素治疗
- 两种不同类别的抗假单胞菌抗生素经验性治疗仅用于以下疑似VAP患者：
  - 有10%的革兰氏阴性菌对单药治疗耐药或局部抗菌药物无效
  - 抗生素耐药的危险因素（见下文）

HAP和VAP多重耐药菌的危险因素
- HAP（包括VAP）：90天内静脉使用抗生素
- 此外，VAP中MDR的危险因素：
  - VAP时发生脓毒症休克
  - ARDS伴VAP
  - VAP发生前住院5天或以上
  - VAP发生前进行紧急肾替代治疗

综上所述，经验性治疗HAP建议：
- 对于病死率较低且无MRSA感染风险增加的患者：选择右下框中的一种抗生素治疗（非氨基糖苷类和黏菌素类）。若怀疑VAP，同样的方法，但应使用覆盖假单胞菌的抗生素治疗
- 对于那些病死率较低且有MRSA感染风险增加的患者：一个左边的抗生素加一个右边的抗生素
- 对于病死率高或在90天内使用静脉抗生素治疗的患者：2个右边的抗生素（避免2种β-内酰胺类）+ 1个左边的抗生素

- 万古霉素15mg/kg IV q8~12h，目标血药浓度为15~20mg/ml（对于严重疾病负荷剂量25~30mg/kg IV × 1）
- 利奈唑胺600mg IV q12h

- 哌拉西林-他唑巴坦4.5g IV q6h
- 头孢吡肟2g IV q8h
- 左氧氟沙星750mg IV qd
- 亚胺培南500mg IV q6h
- 美罗培南1g IV q8h
- 阿米卡星15~20mg /kg IV qd
- 庆大霉素5~7mg/kg IV qd
- 妥布霉素5~7mg /kg IV qd
- 氨曲南2g IV q8h

HAP 抗生素的降阶梯治疗

一旦微生物培养结果回报并明确病原体，降阶梯治疗给予窄谱抗生素，如下文所述。

持续时间，降级，停用
- VAP 或 HAP：7 天疗程
- 降级 ABx，将经验性广谱抗生素改为单一窄谱抗生素
- 根据降钙素原和临床症状指导停用抗生素

病原体特异性治疗原则

- MRSA：万古霉素或利奈唑胺
- 铜绿假单胞菌：
  - 应根据抗菌药敏试验结果使用抗生素
  - 不建议氨基糖苷类单药治疗
  - 使用抗菌药敏试验敏感的抗生素进行单药治疗（除非是脓症休克或死亡风险高），建议进行的单药治疗（氨基糖苷类除外）
  - 若脓毒症休克或死亡风险高：使用抗菌药敏试验敏感的两种抗生素联合治疗
    - 抗肺炎球菌、抗假单胞菌的一种β-内酰胺类（哌拉西林-他唑巴坦、头孢吡肟、亚胺培南、或美罗培南）+ 环丙沙星或左氧氟沙星（750mg）或
    - 上述β-内酰胺类 + 氨基糖苷类和阿奇霉素或
    - 上述β-内酰胺类 + 氨基糖苷类和抗肺炎球菌氟喹诺酮（对于青霉素过敏患者，用氨曲南替代上述β-内酰胺类）
- 超广谱β-内酰胺酶（ESBL）革兰氏阴性杆菌：用药根据药敏试验结果和患者特异性因素（即过敏和合并症）
- 不动杆菌种
  - 如果分离菌敏感，碳青霉烯或氨苄西林/舒巴坦
  - 如果只对多黏菌素敏感→IV多黏菌素（黏菌素或多黏菌素B）+ 辅助吸入黏菌素
  - 如果只对黏菌素敏感，不要辅助使用利福平（可能出现不良反应）
  - 不建议使用替加环素
- 耐碳青霉烯类病原体
  - 如果只对多黏菌素敏感，则IV多黏菌素（黏菌素或多黏菌素B）
  - 吸入黏菌素可能比吸入多黏菌素B具有潜在的药代动力学优势

MRSA 相关性肺炎[21]

由于 MRSA 感染很常见，我们特别讨论了怀疑（根据严重程度）或确定 MRSA 相关性肺炎的治疗。

是重症肺炎吗？
以下情况考虑为重症肺炎：
- 需要收住 ICU
- 坏死或空洞
- 脓胸

对于重症肺炎
建议在痰和 / 或血液培养结果回报之前给予 MRSA 的经验性治疗

培养结果回报，确定是 MRSA 肺炎
- IV 万古霉素或
- 如果菌株易感期为 7～21 天，根据感染程度给予利奈唑胺 600mg PO/IV bid 或克林霉素 600mg PO/IV，tid
- 若是脓胸——除抗生素治疗外还需要引流

非消退性肺炎

尽管给予适当的治疗，一些肺炎患者病情仍恶化或无法改善。通常与发病时病情严重、未能覆盖病原菌、误诊或出现并发症（感染性或非感染性）有关。

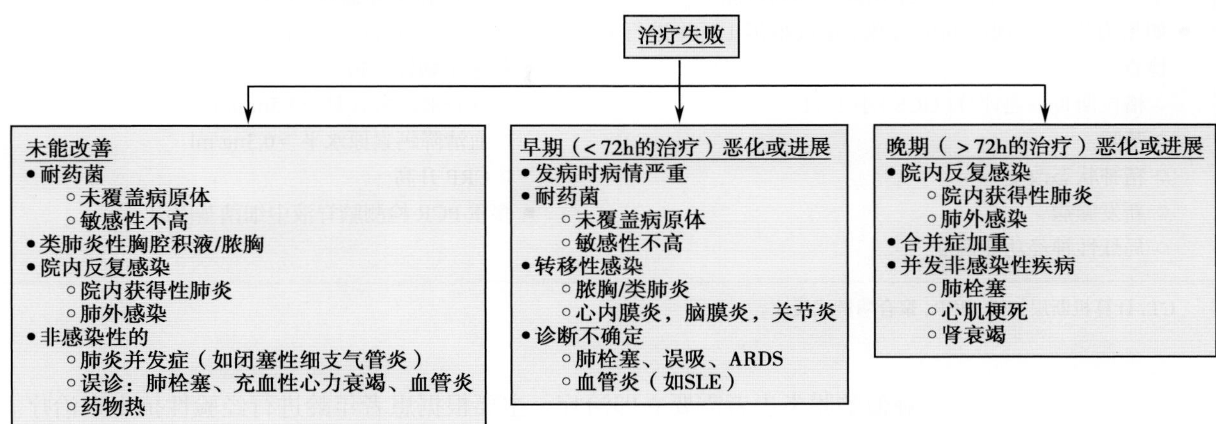

脑膜炎

病因[22]	
● 细菌	● 病毒
	● 真菌

美国最常见的细菌病原体	
● 肺炎链球菌（58%）	● 脑膜炎奈瑟菌（脑膜炎球菌）（14%）
● B 组链球菌（18%）	● 流感嗜血杆菌（7%）
	● 单核细胞增多性李斯特菌（3%）

真菌性脑膜炎	
● 新型隐球菌	● 曲霉菌属
● 粗球孢子菌	● 念珠菌属
	● 毛霉菌病（更常见于 DM；经头、面部组织直接向颅内蔓延）

DM，糖尿病

脑膜炎的病因[22]
•细菌
•病毒
•真菌

美国最常见的细菌性病原体：
肺炎链球菌（58%）
B组链球菌（18%）
脑膜炎奈瑟菌（14%）
流感嗜血杆菌（7%）
单核细胞增生性李斯特菌（3%）

真菌性脑膜炎
•新型隐球菌
•粗球孢子菌
•曲霉属
•念珠菌
•毛霉菌病（更常见于DM；经头、面部组织直接向颅内蔓延）

细菌性脑膜炎：不同年龄组的可能病因

无乳链球菌（B组链球菌）、大肠埃希菌 | 流感嗜血杆菌 | 脑膜炎奈瑟菌（偶发）、肺炎链球菌（多见于体弱的成人）、单核细胞增生性李斯特菌（>60岁）

2个月 | 5岁 | 成人

诊断

- 根据脑脊液（CSF）分析，可作出明确诊断
- 一些患者在腰椎穿刺（LP）前建议进行 CT 检查（尽管发生率＜5%[23]，仍需关注 LP 引起脑疝的可能）
- 如果有即将出现脑疝的迹象，建议推迟 LP 并进行 CT 检查：
  - 格拉斯哥昏迷评分（GCS）小于 11
  - 嗜睡
  - 精神状态改变
  - 新发癫痫
  - 局灶性神经功能病变
- 腰椎穿刺和脑脊液分析
  - 脑脊液细胞增多（＞100/mm^3）
  - 多核中性粒细胞为主（＞80%）
  - CSF/血清葡萄糖＜0.4
  - CSF 蛋白含量＞2g/L
- 临床生物标志物[23]
  - 脑脊液乳酸含量＞3.5mmol/ml
  - 血清降钙素原水平＞0.3ng/ml
  - CRP 升高
- 多重 PCR 检测脑脊液中细菌基因组

CT，计算机断层扫描；PCR，聚合酶链式反应。

疑似脑膜炎患者需要立即治疗。主要根据患者年龄进行经验性抗生素治疗。

经验性抗菌治疗
应在患者入院后60分钟内给予适当的治疗

新生儿
- 氨苄西林100mg /kg IV（大于1月龄者剂量为50mg/kg）
- ≤1月龄者给予头孢噻肟75mg/kg IV 或庆大霉素2.5mg/kg IV，或＞1月龄者注射头孢曲松
- 阿昔洛韦40mg/kg IV

成人
- 头孢曲松2g IV
- 万古霉素20mg/kg IV
- ＞50岁，加用氨苄西林2g IV

其他特殊脑膜炎病例

异物相关性脑膜炎（术后、穿透性创伤）
- 头孢吡肟2g IV或头孢他啶2g IV或美罗培南2g IV和
- 万古霉素20mg/kg IV

伴有严重青霉素过敏的脑膜炎
- 氯霉素1g IV和
- 万古霉素20mg/kg IV

真菌性（隐球菌）脑膜炎
- 两性霉素B 1mg/kg IV和
- 氟胞嘧啶25mg/kg PO

其他治疗注意事项

类固醇
- 抗生素治疗前或治疗时给予地塞米松 10mg IV
- 如果患者已经接受过抗生素治疗，则不用地塞米松
- 口服甘油可以替代静脉注射地塞米松[24]

若患者有脑膜炎症状，给予降低颅内压：
- 床头抬高 30 度
- 插管患者轻度过度通气
- 渗透性利尿剂：如 25 % 甘露醇或 3 % 生理盐水

MRSA 引起的中枢神经系统感染[21]

ABx
- 万古霉素 ± 利福平 600mg IV qd 或 300～450mg IV bid
- 或：利奈唑胺 600mg PO/IV，bid；或 TMP-SMX 5mg/kg IV q8～12h

持续时间
- 脑膜炎：2 周
- 脑脓肿、硬膜下脓肿、脊髓硬膜外脓肿：4～6 周
- 海绵窦或硬脑膜静脉窦感染性血栓形成：4～6 周

干预措施
- 对于中枢神经系统分流管感染：移除分流管，直到反复 CSF 培养阴性时才可再次置管
- 脑脓肿、硬膜下脓肿、脊髓硬膜外脓肿：神经外科切开引流
- 海绵状静脉窦或硬脑膜静脉窦的感染性血栓形成：对感染或脓肿邻近部位进行切开和引流

TMP-SMX，甲氧苄啶 / 复方新诺明

骨髓炎

骨髓炎是一种骨的感染性疾病。感染可从局部（伤口 / 溃疡）扩散，或继发于血源性播散。局部感染通常是由多种微生物引起，而血源性播散的感染通常是由单个微生物引起，因此选择经验性治疗至关重要[25]。

诊断
- 实验室检查：WBC，ESR，CRP，IL-6（关节置换相关感染）
- 影像学检查
  - X 线检查在病程早期敏感性差
  - MRI 是主要的影像学检查，包括疾病早期
  - CT 对急性感染的诊断价值较低
  - 超声可显示骨骼周围软组织水肿
  - PET-CT 具有较高的特异度和敏感度
  - 核素骨扫描（使用铟比镓或锝特异度更高）
- 病理学：骨活检显示骨内有病原体，则可明确诊断

ESR，红细胞沉降率；IL-6，白介素 -6；MRI，磁共振成像；PET-CT，正电子发射断层扫描。

根据病程分类
- 急性：骨髓炎初次发作。水肿、形成脓液、血管充血、小血管血栓形成
- 慢性：急性骨髓炎复发。有大面积缺血、坏死以及死骨形成

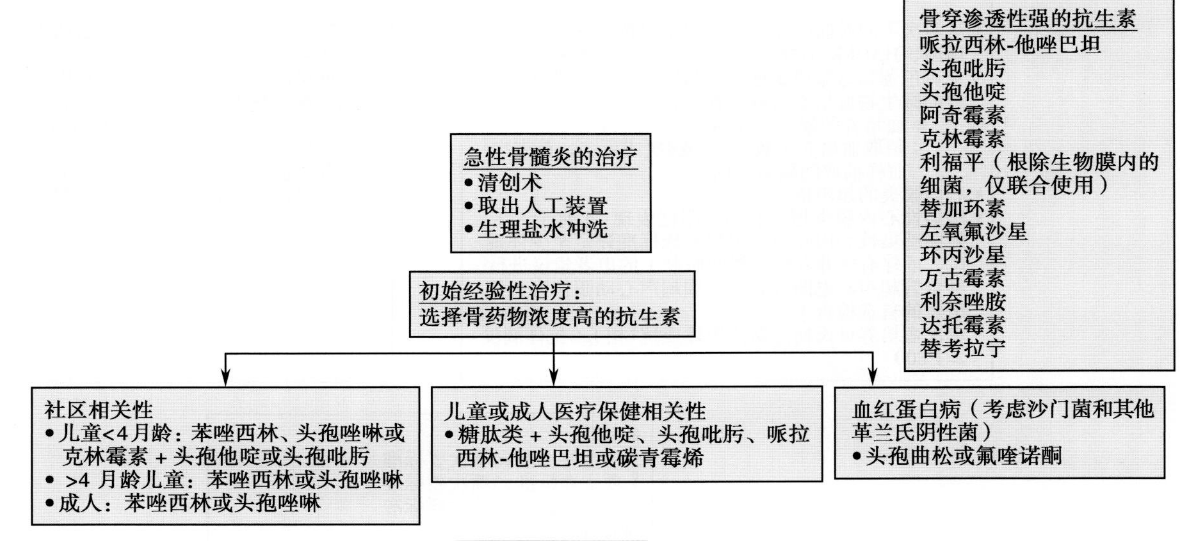

慢性感染的治疗
- 全面清创，清除所有坏死组织
- 当重要结构暴露时，通过各种方式闭合伤口
- 负压封闭引流术
- 去除人工材料
- 抗生素疗程 3～6 个月

MRSA 骨关节感染

MRSA 引起的骨髓炎和关节炎相对常见，值得讨论。一般情况下，骨髓炎的治疗基于积极的清创和长期的抗生素治疗[21]。

MRSA 骨髓炎
- 使用钆作为造影剂的 MRI 是骨髓炎可选的成像方式
- 骨髓炎和脓毒性关节炎的清创和引流
- 静脉注射或口服抗生素
  - 静脉注射：
    - 万古霉素
    - 达托霉素（6mg/kg/d）
  - 静脉注射或口服：
    - 复方新诺明 4mg/kg（含甲氧苄啶成分）bid 联合利福平 600mg，qd
    - 利奈唑胺 600mg bid
    - 克林霉素 600mg q 8h
    - 利福平 600mg PO qd 或 300～450mg bid，可以添加到上述任何方案中

疗程
- 脓毒性关节炎治疗 3～4 周
- 骨髓炎至少 8 周
- 对于慢性感染或未进行清创术：
  口服利福平为基础的治疗 1～3 个月（可能更长）
  联合复方新诺明、多西环素 - 米诺环素、克林霉素，或者根据敏感性选择氟喹诺酮
- ESR 和 / 或 CRP 水平可指导评估疗效

感染性心内膜炎（IE）

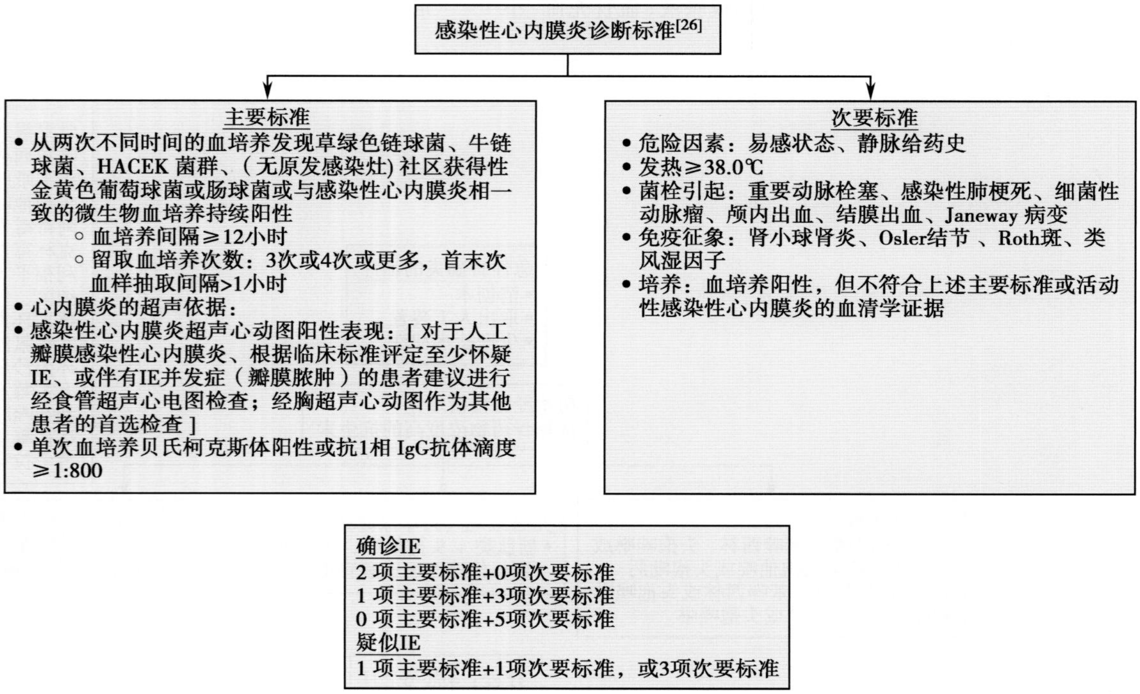

感染性心内膜炎诊断标准[26]

主要标准
- 从两次不同时间的血培养发现草绿色链球菌、牛链球菌、HACEK 菌群、（无原发感染灶）社区获得性金黄色葡萄球菌或肠球菌或与感染性心内膜炎相一致的微生物血培养持续阳性
  - 血培养间隔≥12小时
  - 留取血培养次数：3次或4次或更多，首末次血样抽取间隔>1小时
- 心内膜炎的超声依据：
- 感染性心内膜炎超声心动图阳性表现：[对于人工瓣膜感染性心内膜炎、根据临床标准评定至少怀疑IE、或伴有IE并发症（瓣膜脓肿）的患者建议进行经食管超声心电图检查；经胸超声心动图作为其他患者的首选检查]
- 单次血培养贝氏柯克斯体阳性或抗1相 IgG抗体滴度≥1:800

次要标准
- 危险因素：易感状态、静脉给药史
- 发热≥38.0℃
- 菌栓引起：重要动脉栓塞、感染性肺梗死、细菌性动脉瘤、颅内出血、结膜出血、Janeway 病变
- 免疫征象：肾小球肾炎、Osler结节 、Roth斑、类风湿因子
- 培养：血培养阳性，但不符合上述主要标准或活动性感染性心内膜炎的血清学证据

确诊IE
2 项主要标准+0项次要标准
1 项主要标准+3项次要标准
0 项主要标准+5项次要标准
疑似IE
1 项主要标准+1项次要标准，或3项次要标准

确诊 IE	0 项主要标准 +5 项次要标准
2 项主要标准 +0 项次要标准	**疑似 IE**
1 项主要标准 +3 项次要标准	1 项主要标准 +1 项次要标准，或 3 项次要标准

感染性心内膜炎（IE）的预防超出了重症监护的范围；这是一个基本卫生保健内容，但为患者提供咨询很重要，如，在侵入性手术之前，建议对有 IE 病史的患者采取预防措施，具体如下：

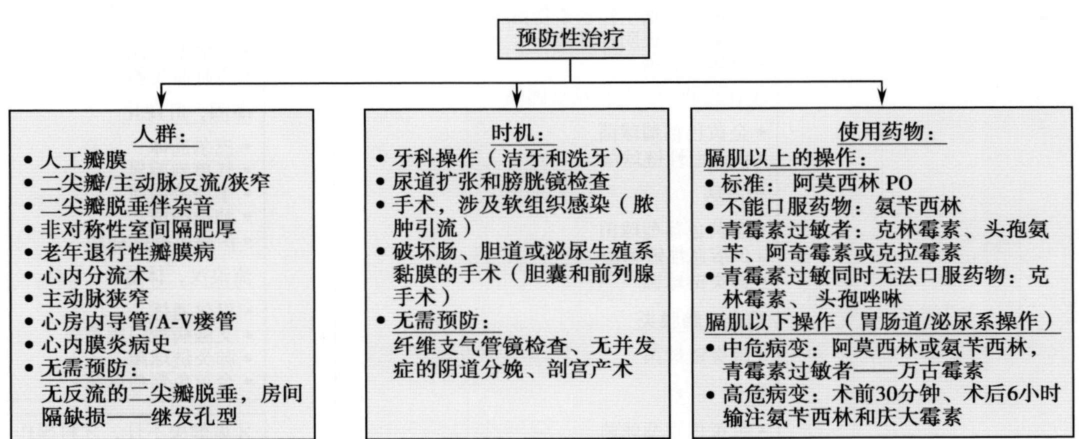

以下是感染性心内膜炎简化的经验性治疗方法。值得强调的是，金黄色葡萄球菌心内膜炎的发病率在逐渐上升，目前已经成为发达国家感染性心内膜炎的主要病因。

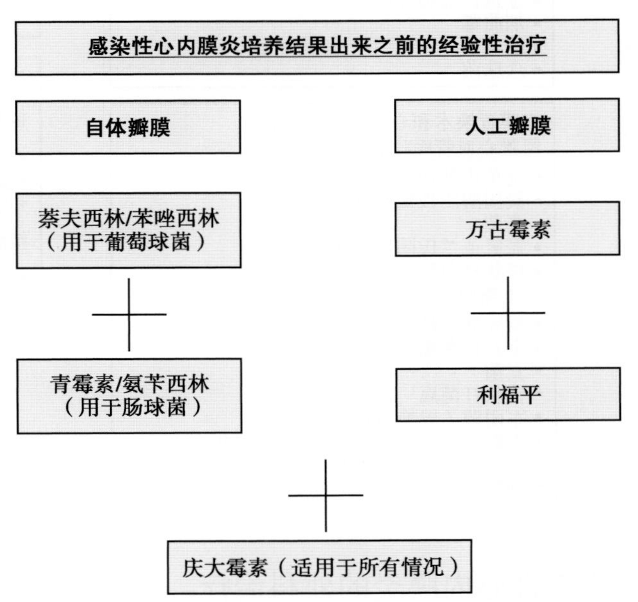

感染性心内膜炎的经验性治疗

一旦血培养呈阳性，抗生素治疗方案根据血培养结果给予相应改变，血培养阴性的感染性心内膜炎基于以下讨论的流行病学情况给予治疗[26]。

基于临床情况/合并症/危险因素提供最可能的致病微生物的诊断线索

基于特定的合并症

泌尿生殖系统疾病、感染和操作，包括怀孕、分娩和流产

- 肠球菌属
- B组链球菌（无乳链球菌）
- 单核细胞增生性李斯特菌
- 需氧革兰氏阴性杆菌
- 淋病奈瑟菌

慢性皮肤病，包括反复感染

- 金黄色葡萄球菌
- β-溶血性链球菌

糖尿病

- 金黄色葡萄球菌
- β-溶血性链球菌
- 肺炎链球菌

肺炎、脑膜炎

- 肺炎链球菌

烧伤

- 金黄色葡萄球菌
- 需氧革兰氏阴性杆菌，包括铜绿假单胞菌
- 真菌

胃肠道病变

- 食腐酸链球菌（牛链球菌）
- 肠球菌
- 败毒梭菌

实性器官移植

- 金黄色葡萄球菌
- 烟曲霉
- 肠球菌
- 念珠菌

瓣膜置换术和心血管留置装置

留置心血管医疗装置

- 金黄色葡萄球菌
- 凝固酶阴性葡萄球菌
- 真菌
- 需氧革兰氏阴性杆菌
- 棒状杆菌属

人工瓣膜置换

- 凝固酶阴性葡萄球菌
- 金黄色葡萄球菌
- 真菌
- 棒状杆菌属
- 军团菌（置换后1年内）
- 需氧革兰氏阴性杆菌（置换后1年内）
- 草绿色链球菌（置换后>1年）
- 肠球菌属（置换后>1年）

基于冶游史和吸毒史

静脉吸毒

- 金黄色葡萄球菌，包括社区获得性耐苯唑西林菌株
- 凝固酶阴性葡萄球菌
- β-溶血性链球菌
- 真菌
- 需氧革兰氏阴性杆菌，包括铜绿假单胞菌
- 多种微生物

酗酒，肝硬化

- 巴尔通体
- 气单胞菌属
- 李斯特菌属
- 肺炎球菌
- β-溶血性链球菌

流浪汉，体虱

- 巴尔通体
- 艾滋病沙门氏菌属
- 肺炎链球菌
- 金黄色葡萄球菌

牙齿健康不佳，牙科操作

- 草绿色链球菌
- 营养变异性链球菌
- 软弱贫养菌
- 颗粒链球菌属
- 双歧杆菌属
- HACEK菌群［H（*Haemophilus*），嗜血杆菌属；A（*Actinobacillus*），放线杆菌属；C（*Cardiobacterium*），心杆菌属；E（*Eikenella*），艾肯菌属；K（*Kingella*），金杆菌属］

暴露史

接触污染的牛奶或感染的农场动物

- 布鲁菌属
- 贝氏柯克斯体
- 丹毒丝菌属

接触猫狗

- 巴尔通体属
- 巴斯德菌属
- 二氧化碳嗜纤维菌属

感染性心内膜炎的外科治疗

抗生素是治疗的主要组成部分，此外，许多病例需要外科治疗，有些可能需要紧急处理，或者有些患者可以择期手术[26]。

手术适应证

- 难治性CHF
- 在充分的抗生素治疗下不能控制的感染/复发
- 重度瓣膜功能障碍/超声提示局部化脓性并发症/明确的心内感染（传导阻滞、脓肿、心力衰竭、乳头肌/腱索/瓣膜破裂）
- >1次的严重全身性栓塞事件
- 真菌性动脉瘤
- 巨大赘生物
- 人工瓣膜心内膜炎
- 由真菌或假单胞菌引起的心内膜炎

早期手术[27]

- 高栓塞风险
  - 赘生物>10mm
  - 活动性赘生物
  - 二尖瓣赘生物（前叶）
- 致病菌（如金黄色葡萄球菌、真菌）
- 脑脓肿
- 人工瓣膜心内膜炎
- CHF

择期手术[27]

- 意识水平下降/昏迷
- 持续的脓毒症
- 预期寿命短/多器官功能衰竭
- 感染性动脉瘤破裂

MRSA 菌血症和感染性心内膜炎[21]

上文我们讨论了关于心内膜炎的常见治疗方案。与 MRSA 相关菌血症和心内膜炎治疗的具体问题也在这里进行了讨论。菌血症（复杂性或非复杂性）和心内膜炎的治疗总结如下图。值得注意的是，在万古霉素的基础上加用庆大霉素或利福平是无效的。

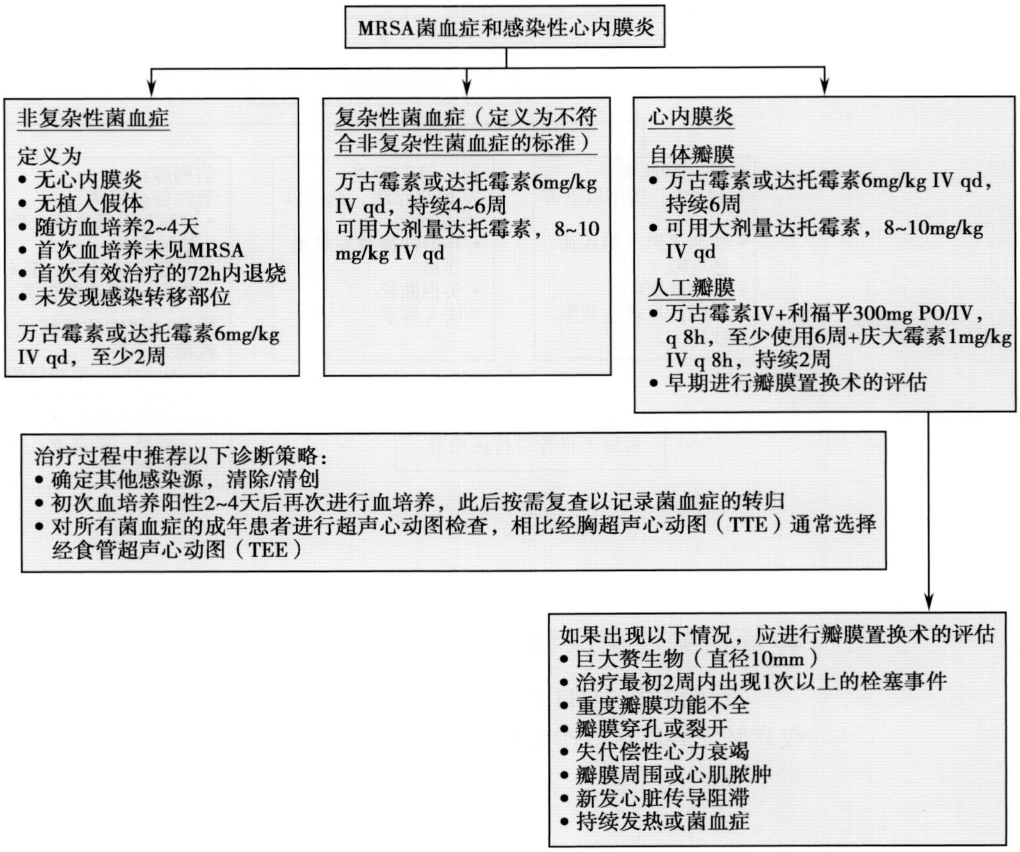

MRSA菌血症和感染性心内膜炎

非复杂性菌血症

定义为
- 无心内膜炎
- 无植入假体
- 随访血培养2~4天
- 首次血培养未见MRSA
- 首次有效治疗的72h内退烧
- 未发现感染转移部位

万古霉素或达托霉素6mg/kg IV qd，至少2周

复杂性菌血症（定义为不符合非复杂性菌血症的标准）

万古霉素或达托霉素6mg/kg IV qd，持续4~6周
可用大剂量达托霉素，8~10 mg/kg IV qd

心内膜炎

自体瓣膜
- 万古霉素或达托霉素6mg/kg IV qd，持续6周
- 可用大剂量达托霉素，8~10mg/kg IV qd

人工瓣膜
- 万古霉素IV+利福平300mg PO/IV，q 8h，至少使用6周+庆大霉素1mg/kg IV q 8h，持续2周
- 早期进行瓣膜置换术的评估

治疗过程中推荐以下诊断策略：
- 确定其他感染源，清除/清创
- 初次血培养阳性2~4天后再次进行血培养，此后按需复查以记录菌血症的转归
- 对所有菌血症的成年患者进行超声心动图检查，相比经胸超声心动图（TTE）通常选择经食管超声心动图（TEE）

如果出现以下情况，应进行瓣膜置换术的评估
- 巨大赘生物（直径10mm）
- 治疗最初2周内出现1次以上的栓塞事件
- 重度瓣膜功能不全
- 瓣膜穿孔或裂开
- 失代偿性心力衰竭
- 瓣膜周围或心肌脓肿
- 新发心脏传导阻滞
- 持续发热或菌血症

尿路感染(UTI)

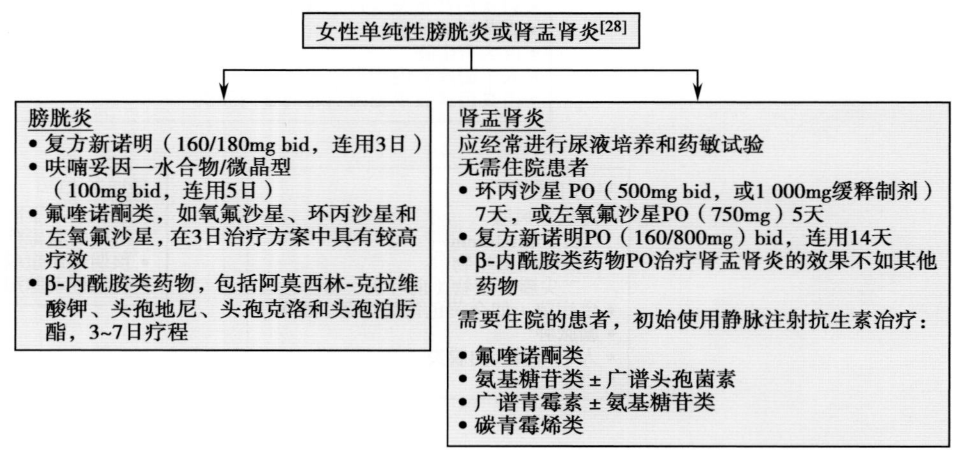

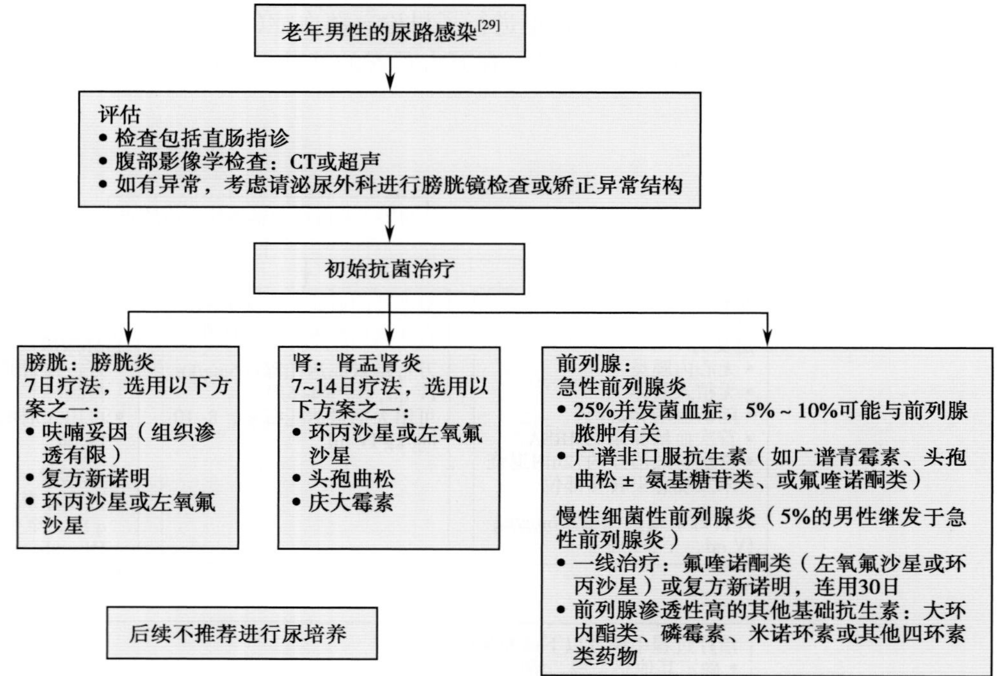

导管相关性菌尿和尿路感染(UTI)

重视脓尿在UTI诊断中的作用；在留置导尿管的患者中，脓尿是诊断的先决条件，但仅靠脓尿并不足以作出UTI的诊断。

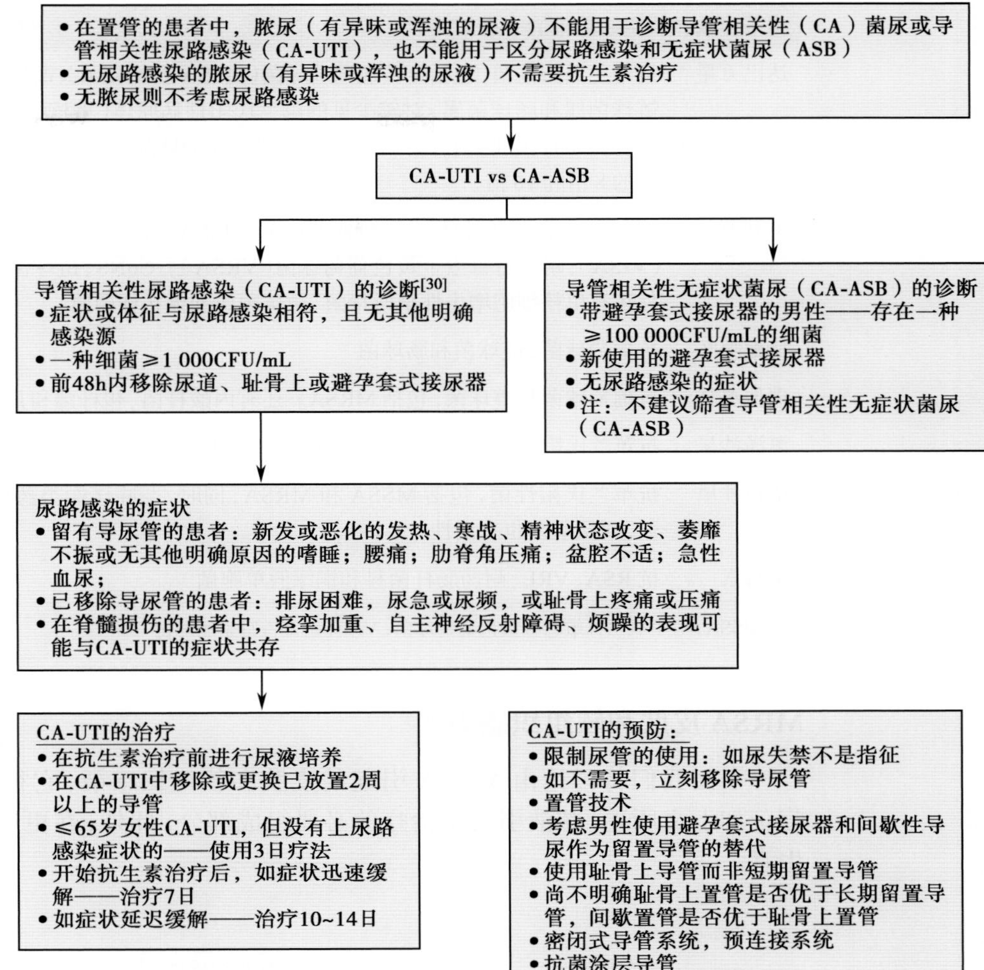

皮肤和软组织感染

皮肤和软组织感染的经验性治疗主要针对化脓性感染的葡萄球菌和非化脓性感染的链球菌。在所有化脓性感染（如脓肿）的情况下，治疗包括切开和引流[31,33]。

皮肤和软组织感染的治疗

化脓性感染（脓肿、疖、痈）——致病菌为葡萄球菌属

经验性治疗
- 切开引流
- 抗生素治疗
  - 重度：万古霉素、达托霉素、利奈唑胺、特拉万星、头孢洛林
  - 中度：复方新诺明或多西环素
  - 轻度：不用抗生素治疗

目标性治疗
- MRSA
  - 严重——与经验性治疗相同
  - 中度——复方新诺明
- MSSA
  - 严重——萘夫西林或头孢唑啉或克林霉素
  - 中度——双氯西林或头孢氨苄

非化脓性感染（蜂窝组织炎、坏死性感染、丹毒）——致病菌为链球菌

经验性治疗
- 重度：外科探查/清创、切除坏死部分、静点万古霉素+哌拉西林/他唑巴坦（佐辛）
- 中度：静点青霉素或头孢曲松或头孢唑啉或克林霉素
- 轻度：口服青霉素或头孢唑啉或双氯西林或克林霉素

目标性治疗
- 单一微生物
  - 化脓性链球菌或梭状芽孢杆菌：青霉素+克林霉素
  - 创伤弧菌：多西环素+头孢他啶
  - 嗜水气单胞菌：多西环素+环丙沙星
- 多种微生物：万古霉素+哌拉西林/他唑巴坦

用于皮肤和软组织感染的一些新药[32]	
达巴万星	抗革兰氏阳性菌，包括金黄色葡萄球菌（MSSA 和 MRSA）、凝固酶阴性葡萄球菌（CoNS）、链球菌属和肠球菌属，对较少见的革兰氏阳性病原体（单核细胞增生性李斯特菌、微球菌属和棒状杆菌属）有体外活性。对金黄色葡萄球菌的体外活性分别是达托霉素和万古霉素的 8 倍和 16 倍
奥利万星	抗革兰氏阳性菌，包括金黄色葡萄球菌[MSSA、MRSA、万古霉素中敏型金黄色葡萄球菌（VISA）、耐万古霉素金黄色葡萄球菌（VRSA）]、CoNS、链球菌和肠球菌，包括 VRE。此外还有单核细胞增生性李斯特菌、微球菌属和棒状杆菌属
特地唑胺	抗葡萄球菌、链球菌和肠球菌
瑞他莫林	抗葡萄球菌和链球菌，包括 MRSA。还有丙酸杆菌、梭杆菌和其他革兰氏阳性球菌
奥泽沙星	抗革兰氏阳性菌，包括 MRSA、CoNS 和链球菌属
德拉沙星	抗革兰氏阳性菌，包括 MSSA 和 MRSA，同时，与喹诺酮类药物的革兰氏阴性抗菌谱相似，对厌氧菌也有活性
磷霉素	抗 RSA、VRE、耐药肠杆菌科和铜绿假单胞菌

MSSA，对甲氧西林敏感金黄色葡萄球菌；VRE，耐万古霉素肠球菌

MRSA 皮肤和软组织感染[21]

下面我们将讨论由 MRSA 引起的皮肤和软组织感染，它很常见且需要积极的治疗。如上文所述，脓液引流是治疗的必要组成部分；此外，在更严重的病例中要使用抗生素。

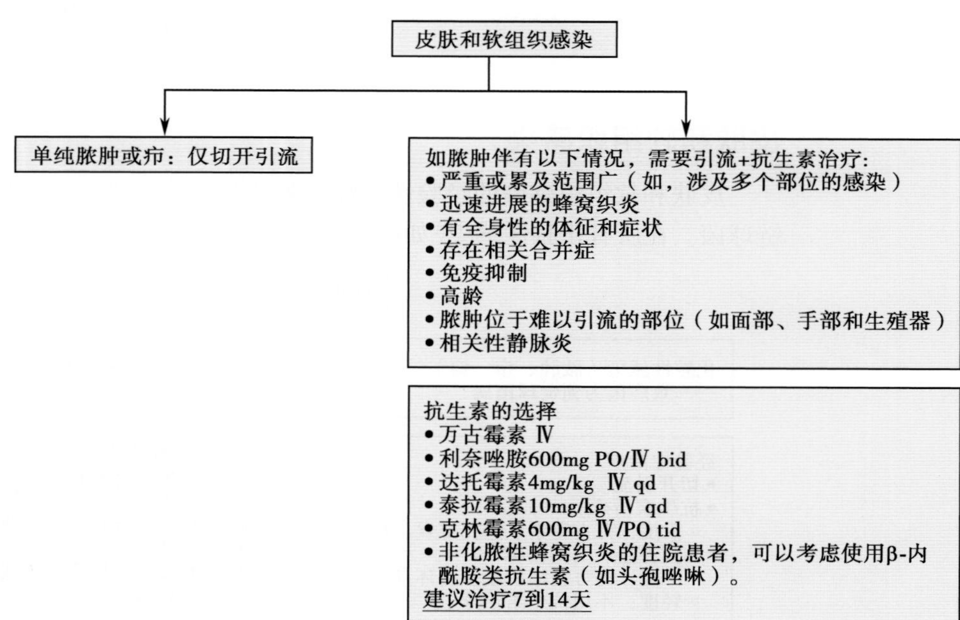

坏死性筋膜炎[33]

坏死性筋膜炎是软组织感染的一种特殊病例，也是一种内科以及外科急症，需要迅速识别，并及时进行手术清创和抗生素治疗。

坏死性筋膜炎

1型	2型
多种微生物感染，通常由非A组链球菌、其他需氧和厌氧病原菌（如大肠杆菌、嗜水气单胞菌、创伤弧菌、弧菌属和气单胞菌属）引起	单独由化脓性链球菌或与葡萄球菌共同引起（美国和欧洲的主要病原体）

诱因

- 免疫抑制
- 糖尿病
- 恶性肿瘤
- 吸毒
- 慢性肾病
- 慢性肝炎和肝硬化

早期症状

- 疼痛、压痛、肿胀、红斑、发热
- 疼痛与体征表现不符
- 对适当抗生素治疗无效的蜂窝织炎
- 浆液性水疱
- 捻发音

诊断

- 受累部位的X线可提示软组织内积气
- CT和MRI有助于明确感染和严重程度
- 针吸法进行革兰氏染色和培养

治疗

- 外科清创
- 高压氧疗[34]
- 二次探查
- 营养支持
- 如必要，早期软组织覆盖
- 抗生素

并发症

- 弥散性血管内凝血
- 中毒性休克综合征

艰难梭状芽孢杆菌感染(CDI)

艰难梭菌是一种厌氧、有芽孢、产生毒素的革兰氏阳性杆菌。当肠道菌群的保护作用减弱时(最常见于使用抗生素、老年、化疗和衰弱状态)在大肠定植。艰难梭菌产生两种引起症状的毒素TcdA和TcdB而本身没有侵袭性，不会引起结肠外感染[35,36]。

艰难梭菌性结肠炎的危险因素

- 使用抗生素(氨苄西林、阿莫西林、头孢菌素类、克林霉素和氟喹诺酮类)
- 老年人
- 住院患者
- 可能存在胃酸抑制
- 炎性肠病
- 免疫缺陷或免疫抑制(器官移植，化疗)
- 慢性肾病
- 暴露于婴儿携带者或受感染的成人

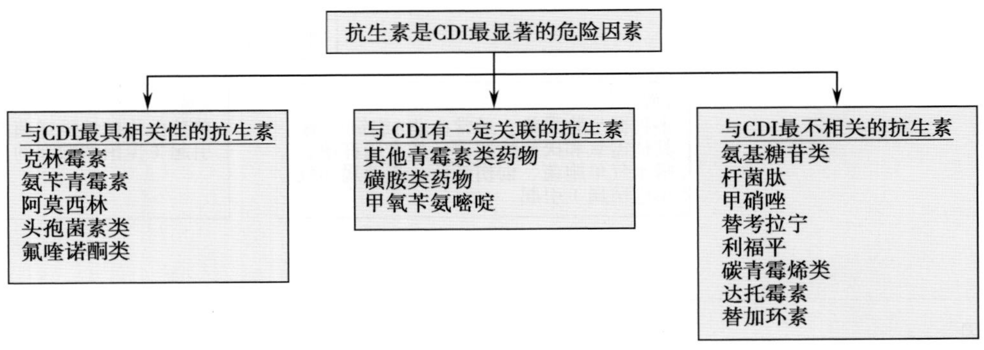
抗生素是CDI最显著的危险因素
与CDI最具相关性的抗生素
克林霉素
氨苄青霉素
阿莫西林
头孢菌素类
氟喹诺酮类
与 CDI有一定关联的抗生素
其他青霉素类药物
磺胺类药物
甲氧苄氨嘧啶
与CDI最不相关的抗生素
氨基糖苷类
杆菌肽
甲硝唑
替考拉宁
利福平
碳青霉烯类
达托霉素
替加环素

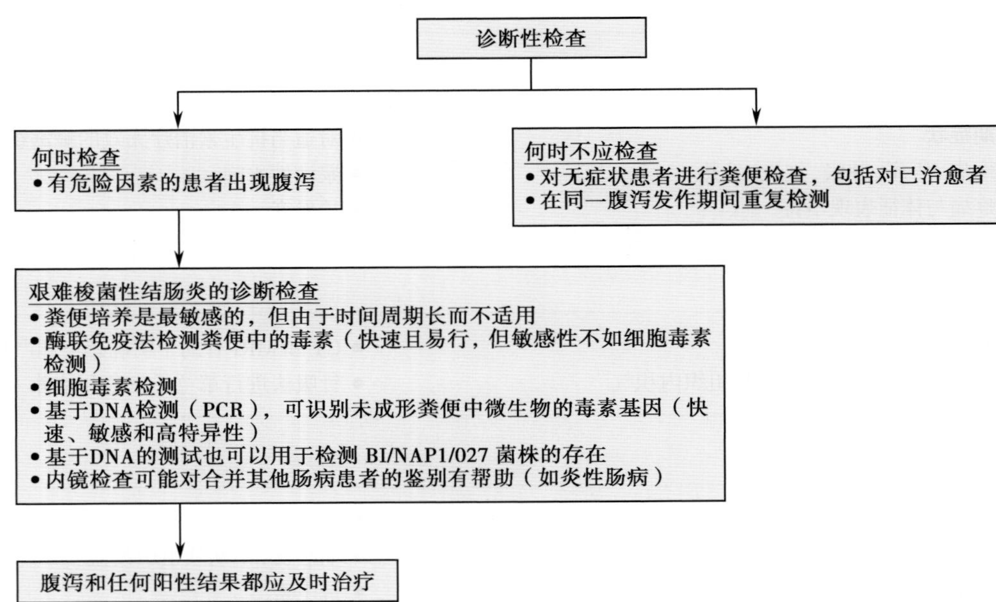
诊断性检查
何时检查
• 有危险因素的患者出现腹泻
何时不应检查
• 对无症状患者进行粪便检查，包括对已治愈者
• 在同一腹泻发作期间重复检测
艰难梭菌性结肠炎的诊断检查
• 粪便培养是最敏感的，但由于时间周期长而不适用
• 酶联免疫法检测粪便中的毒素（快速且易行，但敏感性不如细胞毒素检测）
• 细胞毒素检测
• 基于DNA检测（PCR），可识别未成形粪便中微生物的毒素基因（快速、敏感和高特异性）
• 基于DNA的测试也可以用于检测 BI/NAP1/027 菌株的存在
• 内镜检查可能对合并其他肠病患者的鉴别有帮助（如炎性肠病）
腹泻和任何阳性结果都应及时治疗

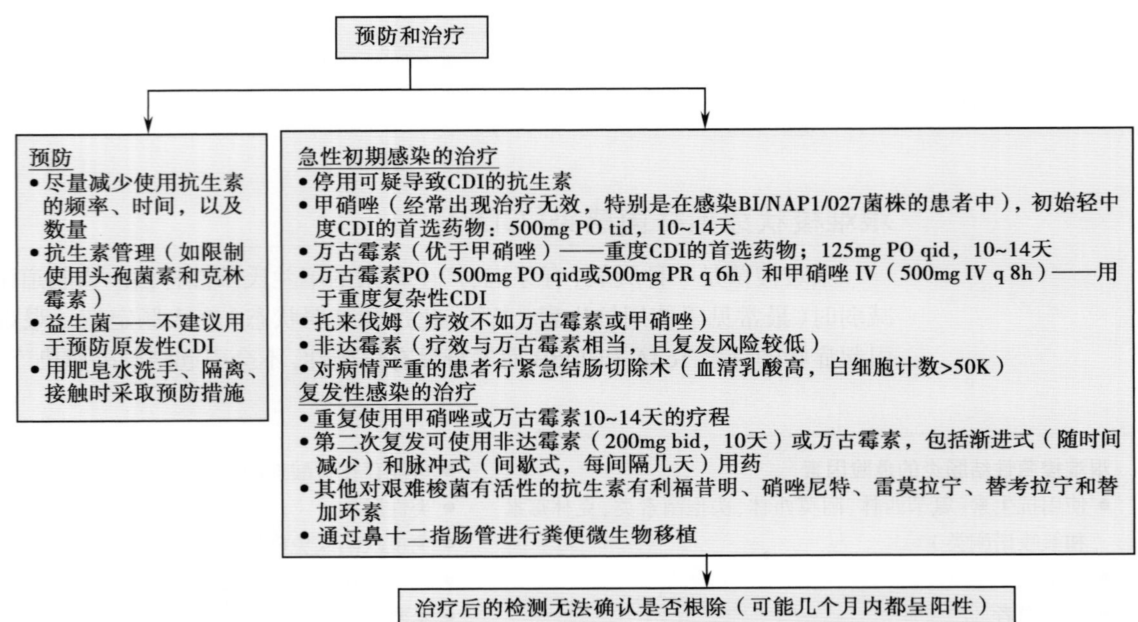
预防和治疗
预防
• 尽量减少使用抗生素的频率、时间，以及数量
• 抗生素管理（如限制使用头孢菌素和克林霉素）
• 益生菌——不建议用于预防原发性CDI
• 用肥皂水洗手、隔离、接触时采取预防措施
急性初期感染的治疗
• 停用可疑导致CDI的抗生素
• 甲硝唑（经常出现治疗无效，特别是在感染BI/NAP1/027菌株的患者中），初始轻中度CDI的首选药物：500mg PO tid，10~14天
• 万古霉素（优于甲硝唑）——重度CDI的首选药物；125mg PO qid，10~14天
• 万古霉素PO（500mg PO qid或500mg PR q 6h）和甲硝唑 IV（500mg IV q 8h）——用于重度复杂性CDI
• 托来伐姆（疗效不如万古霉素或甲硝唑）
• 非达霉素（疗效与万古霉素相当，且复发风险较低）
• 对病情严重的患者行紧急结肠切除术（血清乳酸高，白细胞计数>50K）
复发性感染的治疗
• 重复使用甲硝唑或万古霉素10~14天的疗程
• 第二次复发可使用非达霉素（200mg bid，10天）或万古霉素，包括渐进式（随时间减少）和脉冲式（间歇式，每间隔几天）用药
• 其他对艰难梭菌有活性的抗生素有利福昔明、硝唑尼特、雷莫拉宁、替考拉宁和替加环素
• 通过鼻十二指肠管进行粪便微生物移植
治疗后的检测无法确认是否根除（可能几个月内都呈阳性）

结核病的管理

结核病（TB）仍然是一个重要的医疗保健问题，发病率和病死率均较高。近几十年来结核病死灰复燃，可能是由于 HIV/AIDS 的流行（是 HIV 感染者死亡的主要原因）。就死亡率而言，结核病仅次于 HIV 感染，具体而言，世界上每年因 HIV/AIDS 死亡的人数为 300 万，因结核病死亡的人数为 200 万，而因疟疾死亡的人数为 100 万[37]。下面我们讨论结核病的诊断标准、预防和治疗。

纯化蛋白衍生物（PPD）或结核菌素皮肤试验（+）：

纯化蛋白衍生物（PPD）或结核菌素皮肤试验（+）：

PPD ≥5mm并且
- 近期触史
- HIV(+)
- 胸部X线阳性

→ 异烟肼预防12个月

PPD ≥10mm并且
- 复发相关医源风险因素(静脉吸毒)
- 高发人群(外籍人员、社会经济地位较低、非常住居民、少数民族和35岁以下的人群)
- 近期结核菌素皮肤试验转换

→ 异烟肼预防6个月

PPD ≥15mm并且
- >35 岁
- 无其他危险因素

→ 没有预防措施

预防

异烟肼（INH）6 个月［胸部 X 线（CXR）阴性］或 12 个月（CXR 阳性）

如出现 INH 抵抗：使用利福平 6～9 个月

如出现多重耐药：吡嗪酰胺 + 乙胺丁醇（EMB）或吡嗪酰胺 + 喹诺酮（6 个月）

诊断	DNA 分子诊断
培养（诊断和药敏试验）	

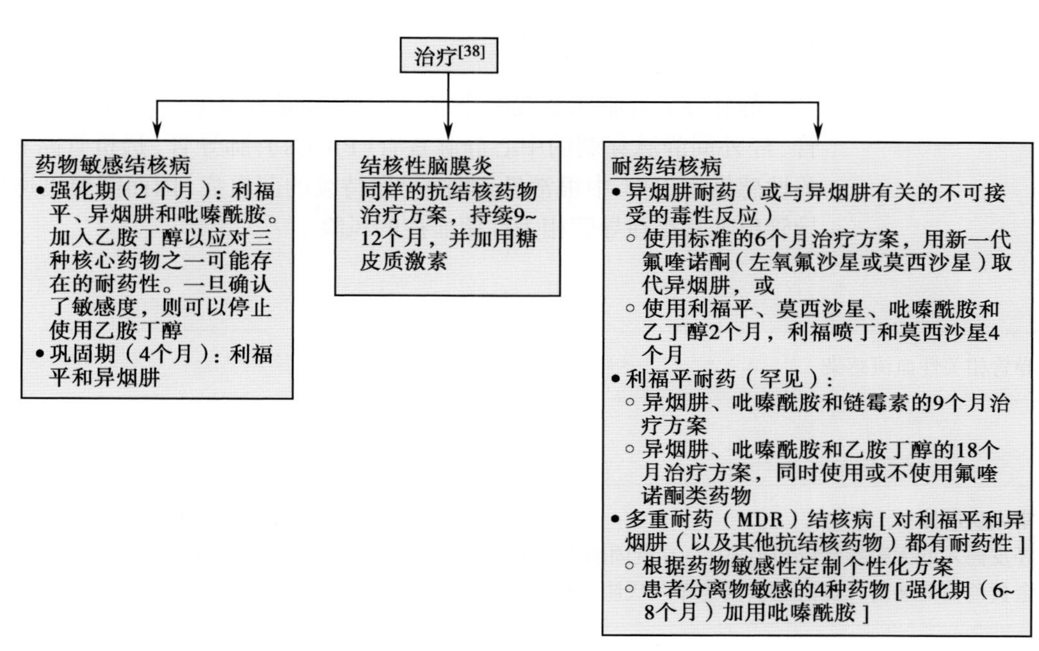

MRSA 感染[21]

MRSA 感染很常见，有时却很难治愈。医疗机构获得性感染和社区获得性感染都可能由 MASA 引起。在前文，我们讨论了与特定部位相关的 MRSA 感染，如皮肤和软组织感染、心内膜炎、MRSA 肺炎、骨关节感染以及 MRSA 引起的中枢神经系统感染。

目前治疗 MRSA 最常用的抗生素是万古霉素，下文将重点讲述万古霉素治疗 MRSA 感染的剂量和其对持续 MRSA 菌血症无效后的处理方法。

万古霉素的剂量

- 肾功能正常的患者，万古霉素 15～20mg/kg（实际体重）IV q8～12h，每次不超过 2g
- 对疑似 MRSA 感染的重症患者（如脓毒症、脑膜炎、肺炎、感染性心内膜炎）可考虑使用 25～30mg/kg（实际体重）的负荷剂量（输注时间 2h，在使用负荷剂量之前，可使用抗组胺药物）
- 第四次或第五次用药前测量血清谷浓度
- 对于 MRSA 引起的严重感染（如菌血症、感染性心内膜炎、骨髓炎、脑膜炎、肺炎和严重的 SSTI），万古霉素的谷浓度为 15～20μg/mL
- 对于大多数肾功能正常并无肥胖的 SSTI 患者，1g q12h 的剂量足够，无需监测谷浓度

SSTI，皮肤和软组织感染

持续 MRSA 菌血症和万古霉素治疗无效

若对达托霉素敏感

- 寻找感染灶并清除
- 大剂量达托霉素（10mg/kg/d），若分离菌敏感，则联合使用以下药物之一：
  - 庆大霉素，1mg/kg IV q 8h
  - 利福平 600mg PO/IV qd 或 300～450mg PO/IV bid
  - 利奈唑胺 600mg PO/IV bid
  - 复方新诺明 5mg/kg IV bid
  - β- 内酰胺类抗生素

若对达托霉素和万古霉素敏感性降低

- 达福普丁甲磺酸复合物 7.5mg/kg IV q 8h
- 复方新诺明 5mg/kg IV bid
- 利奈唑胺 600mg PO/IV bid
- 特拉万星 10mg/kg IV qd

以上方案可以作为单药治疗或与其他抗生素联用

静脉导管相关性感染

静脉导管在临床实践中非常常见，特别是在 ICU。包括外周动静脉导管、中心静脉导管、经外周静脉穿刺的中心静脉置管（PICCs）、肺导管、透析管路和植入式装置。导管相关性感染在 ICU 中很常见，可能导致持续的菌血症，因而需要迅速识别或预防[39]。静脉导管患者常存在导管相关性菌血症的风险。

导管相关性血流感染

常见病原体

经皮插入的无鞘导管（外周或中心）：凝固酶阴性葡萄球菌、金黄色葡萄球菌、念珠菌属、肠道革兰氏阴性杆菌

手术植入的导管和 PICC 管：凝固酶阴性葡萄球菌、肠道革兰氏阴性杆菌、金黄色葡萄球菌和铜绿假单胞菌

导管相关性血流感染

常见病原体

经皮插入无鞘导管（外周或中心）：凝固酶阴性葡萄球菌，金黄色葡萄球菌,念珠菌属,肠道革兰氏阴性杆菌

外科植入导管和PICC（经外周静脉置入中心静脉导管）：凝固酶阴性葡萄球菌，肠道革兰氏阴性杆菌，金黄色葡萄球菌和铜绿假单胞菌

治疗

经验性全身抗生素治疗

- 疑似革兰氏阳性菌：万古霉素
- 疑似对革兰氏阴性菌：第四代头孢菌素、碳青霉烯类或β-内酰胺类/β-内酰胺酶复合物，± 氨基糖苷类
- 包括中性粒细胞减少、严重脓毒症、既往有假单胞菌感染史的患者
- 腹股沟部位导管：应覆盖革兰氏阴性杆菌和念珠菌属
- 若全肠外营养、长期使用广谱抗生素、血液系统恶性肿瘤、接受骨髓或实性器官移植、腹股沟部位导管或念珠菌在多个部位定植，则怀疑念珠菌感染。使用棘白菌素或氟康唑

能否移除导管

- 抗生素封管治疗用作导管抢救治疗（将抗生素注入血管内导管内）——与全身ABx治疗联合使用[40]
- 移除引起导管相关菌血症的外周导管
- 如果出现以下情况，则移除长期导管：严重脓毒症、窦道感染或穿刺点脓肿、感染性血栓性静脉炎；心内膜炎；尽管抗生素治疗超过72小时，但仍有菌血症，金黄色葡萄球菌、铜绿假单胞菌、真菌或分枝杆菌感染。如果出口部位感染假单胞菌，以及由抗万古霉素肠球菌（VRE）、JK组棒状杆菌、芽孢杆菌属、乳酸杆菌属引起的菌血症，应考虑移除
- 如果出现以下情况，移除短期导管：任何上述情况或肠球菌、革兰氏阴性杆菌感染

特殊病例的治疗

- 感染性血栓性静脉炎、心内膜炎：移除导管和4~6周的抗生素治疗
- 骨髓炎：移除导管和6~8周的抗生素治疗
- 长期导管中的窦道感染、穿刺点脓肿：取出导管并治疗7~10天
- 凝固酶阴性葡萄球菌：如果移除导管，治疗5~7天；如果留置导管，治疗10~14天；对于长期留置导管，抗生素留置导管封管治疗10~14天
- 金黄色葡萄球菌：移除导管并治疗>14天（长期留置导管为4~6周）
- 肠球菌：如果是短期导管，移除导管并治疗7~14天；可以保留长期导管并治疗7~14天+抗生素留置导管内封管治疗7~15天
- 革兰氏阴性杆菌：移除导管并治疗7~14天。在某些情况下，可能尝试挽救长期导管，然后全身抗生素治疗和导管内封管治疗10~14天
- 念珠菌：第一次血液培养阴性后，移除导管并治疗14天。对于导管移除后持续性真菌血症或菌血症的患者（即移除导管后>72小时发生），应给予4至6周的抗生素治疗

注：药物治疗时间从第一次血培养阴性开始计算

血液透析患者的导管相关性感染

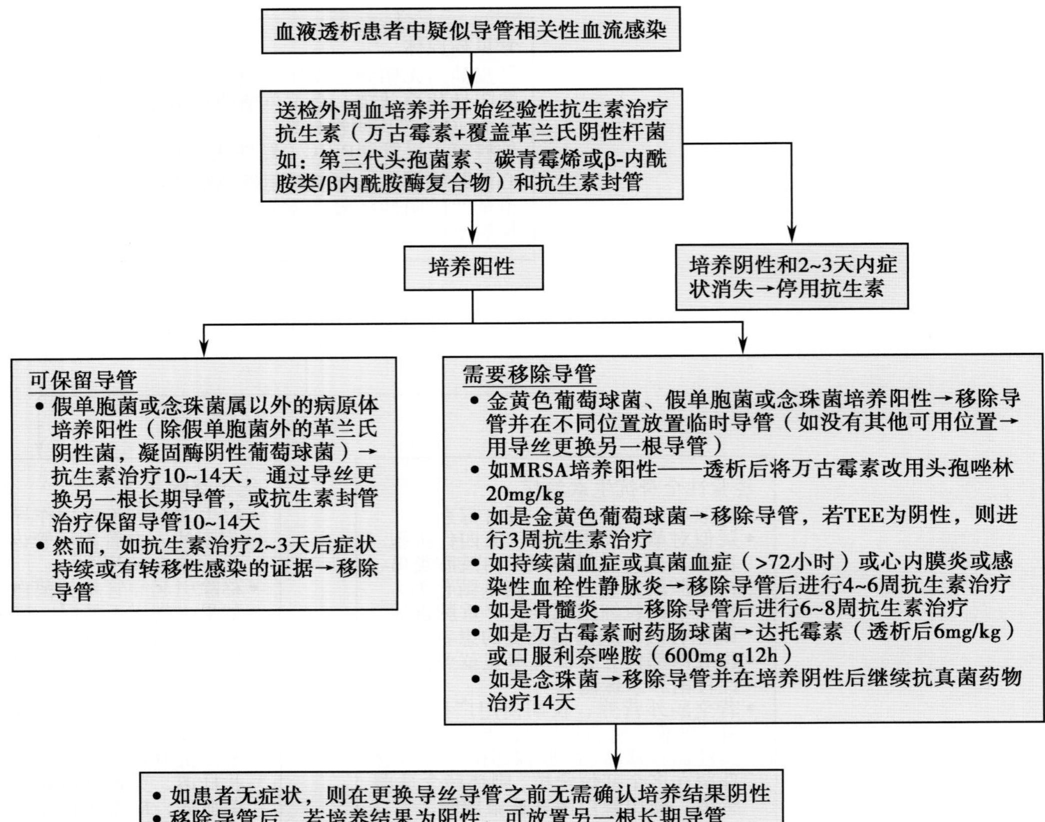

抗生素剂量

在透析的最后1小时内，万古霉素的负荷剂量为20mg/kg，然后在每次连续透析的最后30分钟内给药500mg

庆大霉素或妥布霉素1mg/kg，每次透析后不超过100mg

每次透析后头孢他啶1g

每次透析后头孢唑林20mg/kg

对于念珠菌属：棘白菌素（卡泊芬净70mg IV负荷剂量，之后50mg IV qd；米卡芬净100mg IV qd；或阿尼芬净200mg IV负荷剂量，随后100mg IV qd）；氟康唑（200mg PO qd）；或两性霉素B

腹膜透析（PD）——相关性感染

腹膜炎是腹膜透析的常见并发症，可能危及生命，最终导致腹膜功能衰竭，需要改用其他透析方式[41]

PD腹膜炎的预防

- 感染率：持续性非卧床PD（CAPD）＞持续性循环PD（CCPD）＞夜间间歇性PD（NIPD）
- 硅胶腹透管是预防腹膜炎的最佳方法
- 插入导管时预防性抗生素治疗（单次剂量IV）有益
- 放置导管时应避免外伤和血肿
- 针对金黄色葡萄球菌的穿刺部位抗生素（如莫匹罗星、庆大霉素）
- 侵入性手术的预防性抗生素治疗（单次剂量口服阿莫西林）
- 保持大便通畅

PD腹膜炎的表现和诊断

PD腹膜炎的表现
- 表现：透析液浑浊、腹痛（浑浊物由腹膜炎引起）
- 穿刺部位感染表现：红斑（不确切）、穿刺部位流出脓性分泌物
- 窦道感染的表现：皮下窦道出现红斑、水肿或压痛
- 腹痛可能是严重程度的指标
- 透析液WBC>100/mL，至少有50%的多形核中性粒细胞
- 如条件允许，在开始抗生素治疗之前进行培养
- 如透析液非常浑浊，向透析液中加入肝素500U/L

透析液的培养
- 大约20%的腹膜炎培养阴性
- 将50mL腹膜流出物以3 000g离心15分钟，将沉淀物重新悬浮在3~5L生理盐水中，然后接种在固体培养基和标准血液培养基中（只有5%为培养阴性）
- 固体培养基应分别在需氧、微需氧和厌氧环境中培养
- 大多数培养在最初的24小时内呈阳性

流出物浑浊的原因（细菌性腹膜炎除外）
- 化学性腹膜炎
- 流出物嗜酸性粒细胞增多
- 腹腔积血
- 恶性肿瘤（罕见）
- 乳糜性流出物（罕见）
- 样本取自“干性”腹腔

治疗

经验性抗生素治疗选择
- 应同时覆盖革兰氏（+）和革兰氏（-）
- 在细胞计数或培养结果回报之前，尽快开始经验性抗生素治疗
- 考虑患者的既往史和既往微生物药敏史
- 革兰氏阳性：万古霉素或头孢菌素（头孢唑林或头孢噻吩）
- 革兰氏阴性：第三代头孢菌素（头孢他啶、头孢吡肟）或氨基糖苷类或碳青霉烯类。只有在当地敏感的情况下才使用喹诺酮类药物
- 可单药治疗：亚胺培南-西司他丁或头孢吡肟或喹诺酮类
- 途径：腹膜内途径优于静脉注射

如出现以下情况，移除导管
- 难治性腹膜炎（适当抗生素治疗5天无效）
- 复发性腹膜炎（治疗完成后4周内出现相同微生物）
- 出口部位和窦道的难治性感染
- 真菌性腹膜炎
- 如对治疗无反应，可以考虑移除导管
- 值得注意的是，优先考虑患者的最佳治疗和腹膜保护，而不是保留导管
- 单次更换导管是安全的，真菌性和难治性腹膜炎除外（休息2~3周）

后续管理和特殊病原体

腹膜炎的最短疗程为2周，更严重的感染为3周
- 凝固酶阴性葡萄球菌：门诊患者通常使用第一代头孢菌素治疗。复发提示生物膜的形成→移除导管
- 链球菌和肠球菌性腹膜炎：偏严重，引起剧烈疼痛。治疗:氨苄青霉素、氨基糖苷类腹腔给药（IP）可用于肠球菌的联合治疗。对于VRE：氨苄青霉素敏感或达福普丁甲磺酸复合物敏感
- 金黄色葡萄球菌：可能很严重，通常是由于导管感染（Rx是移除导管并暂停2周）。如MRSA——万古霉素，可加用利福平最多1周。可用替考拉宁替代万古霉素。如万古霉素耐药→利奈唑胺、达托霉素或达福普丁甲磺酸复合物
- 铜绿假单胞菌：一般严重，如导管感染，则移除导管，透析至少暂停2周。需要两种抗假单胞菌抗生素治疗：口服喹诺酮+头孢他啶、头孢吡肟、妥布霉素或哌拉西林
- 其他革兰氏阴性菌（如大肠杆菌、克雷伯菌、变形杆菌）：根据敏感性和安全性选择抗生素，如头孢羟氨苄、头孢他啶或头孢吡肟。治疗无效和导管损失的几率高
- 多种微生物性腹膜炎：死亡风险较高，需要手术探查。如是多种革兰氏阳性菌——则预后更好，一般对抗生素治疗有效；如是多种革兰氏阴性菌/肠道细菌——寻找腹腔内病灶（如胆囊炎、缺血性肠病、阑尾炎、憩室炎）。治疗：甲硝唑+氨苄青霉素和头孢他啶或氨基糖苷类。最好移除导管
- 真菌：病死率为25%，立即移除导管。抗生素治疗：联用两性霉素B和氟胞嘧啶，直到培养结果回报。其他选择：卡泊芬净、氟康唑或伏立康唑。移除导管后继续口服10天
- 分枝杆菌（结核分枝杆菌或非结核分枝杆菌）：通过培养沉淀物明确诊断。开始四联治疗：利福平（IP，12个月），异烟肼12个月，吡嗪酰胺3个月，氧氟沙星3个月
- 培养阴性的腹膜炎：如病情没有好转，重复细胞分类计数显示有差异，则检测脂质依赖性酵母菌、分枝杆菌、军团菌、缓慢生长细菌、弯曲杆菌、真菌、支原体和肠道病毒。如患者病情改善——治疗效果良好，继续初始治疗2周。如5天内治疗无效——则移除导管

腹膜透析导管出口部位和隧道感染[42,43]

导管出口部位和隧道感染可能引起腹膜炎、腹膜透析导管失效，以及导管移除（通常在腹膜炎发生后）。这些感染需要积极治疗。

导管和出口部位感染的表现、微生物和诊断

- 出口部位感染表现：红斑（不确切），出口部位脓性分泌物
- 培养阳性但没有异常表现则提示定植
- 隧道感染表现：皮下隧道出现红斑、水肿或压痛
- 微生物：金黄色葡萄球菌和铜绿假单胞菌是最常见和最严重的，但也可能是白喉、厌氧菌、非发酵细菌、链球菌、军团菌、酵母菌和真菌
- 培养至关重要，超声有利于明确出口部位和隧道的病变程度

治疗

- 治疗：针对金黄色葡萄球菌和铜绿假单胞菌：PO 与 IP 抗生素治疗同样有效，MRSA 除外；高渗盐水外敷，每日两次
- 抗生素治疗的最短疗程为 2 周
- 抗生素覆盖下更换导管
- 出口部位感染 + 腹膜炎→拔除导管（凝固酶阴性葡萄球菌除外）

出口部位及窦道感染的口服抗生素[42]

阿莫西林 250～500mg bid
头孢氨苄 500mg bid 至 tid
环丙沙星 250mg bid
克拉霉素 500mg 负荷剂量，然后 250mg bid 或 qd
双氯西林 500mg qd
红霉素 500mg qid
氟氯西林（或氯唑西林）500mg qid
氟康唑 200mg qd，连续 2 天，然后 100mg qd
氟胞嘧啶 0.5～1g/d 根据疗效和血清谷浓度（25～50mg/ml）滴定
异烟肼 200～300mg qd
利奈唑胺 400～600mg bid
甲硝唑 400mg tid
莫西沙星 400mg qd
氧氟沙星首剂 400mg，然后 200mg qd
吡嗪酰胺 25～35mg/kg，tiw
利福平 450mg qd（体重＜50kg）；600mg qd（体重＞50kg）
复方新诺明 80/400mg qd

免疫缺陷宿主的感染

	粒细胞减少（中性粒细胞绝对计数＜500/mm³）	细胞免疫功能障碍	体液免疫功能障碍和补体缺乏
临床情况	● 粒细胞性白血病 ● 癌症化疗	● 淋巴瘤或淋巴细胞白血病 ● 类固醇 / 细胞毒性药物 ● 器官 / 骨髓移植 ● HIV ● 抗 TNF 治疗	● 多发性骨髓瘤 ● 淋巴瘤，CLL ● 脾切除术 ● 补体缺陷（如先天性、SLE） ● HIV ● 化疗 ● 镰状细胞病
最常见的病原体	● G（－）杆菌：（假单胞菌） ● G（＋）球菌：α- 链球菌、凝固酶阴性葡萄球菌、金黄色葡萄球菌 ● 真菌：念珠菌和曲霉菌	● 病毒：疱疹、水痘、EB 病毒 ● 细菌：分枝杆菌、军团菌、李斯特菌、沙门菌属、诺卡氏菌属 ● 真菌：隐球菌、组织胞浆菌、球孢子菌属 ● 原生动物：弓形虫、肺孢子菌、隐孢子虫	● 荚膜细菌： ● 肺炎球菌（肺炎链球菌） ● 脑膜炎球菌（脑膜炎奈瑟球菌） ● 流感嗜血杆菌 ● 有荚膜的革兰氏阴性杆菌（假单胞菌、克雷伯菌） ● 贾第虫病 ● 犬咬二氧化碳嗜纤维菌
发热患者的经验性治疗	大剂量静脉注射广谱抗生素： 头孢他啶 哌拉西林 - 他唑巴坦 氨曲南 亚胺培南 抗真菌药物：伏立康唑、两性霉素 B	抗病毒、抗菌、抗真菌药物（氟康唑或两性霉素）	万古霉素＋第三或第四代头孢菌素 过敏者使用左氧氟沙星

CLL，慢性淋巴细胞白血病；SLE，系统性红斑狼疮。

器官移植受体的感染[44]

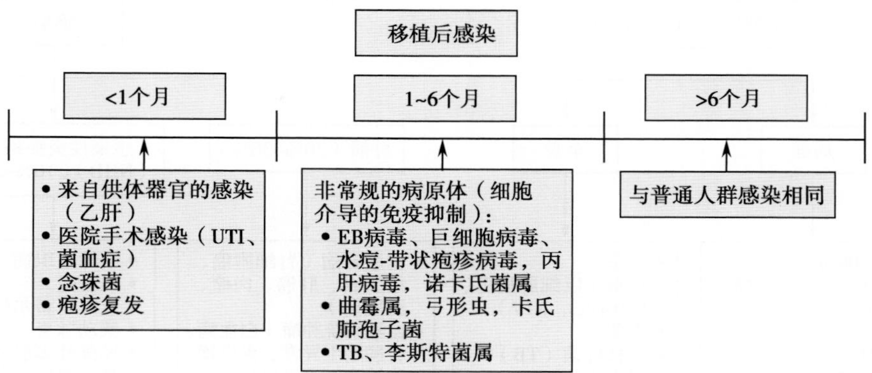

不明原因发热(FUO)

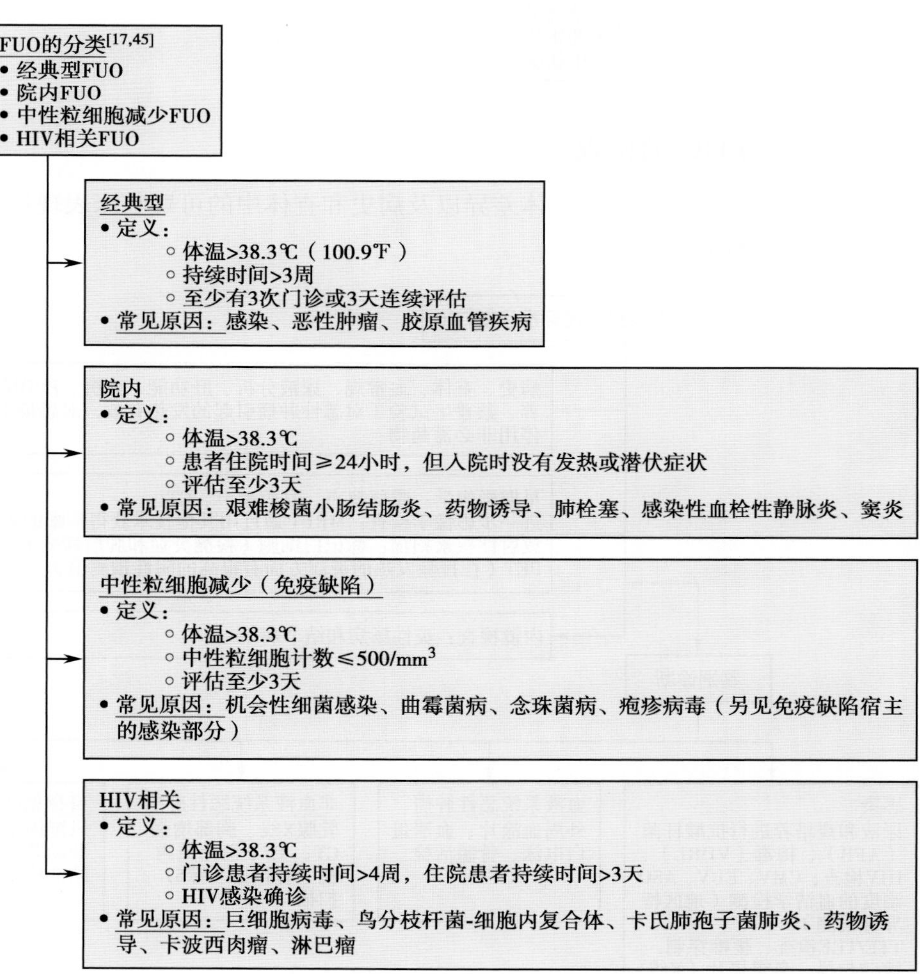

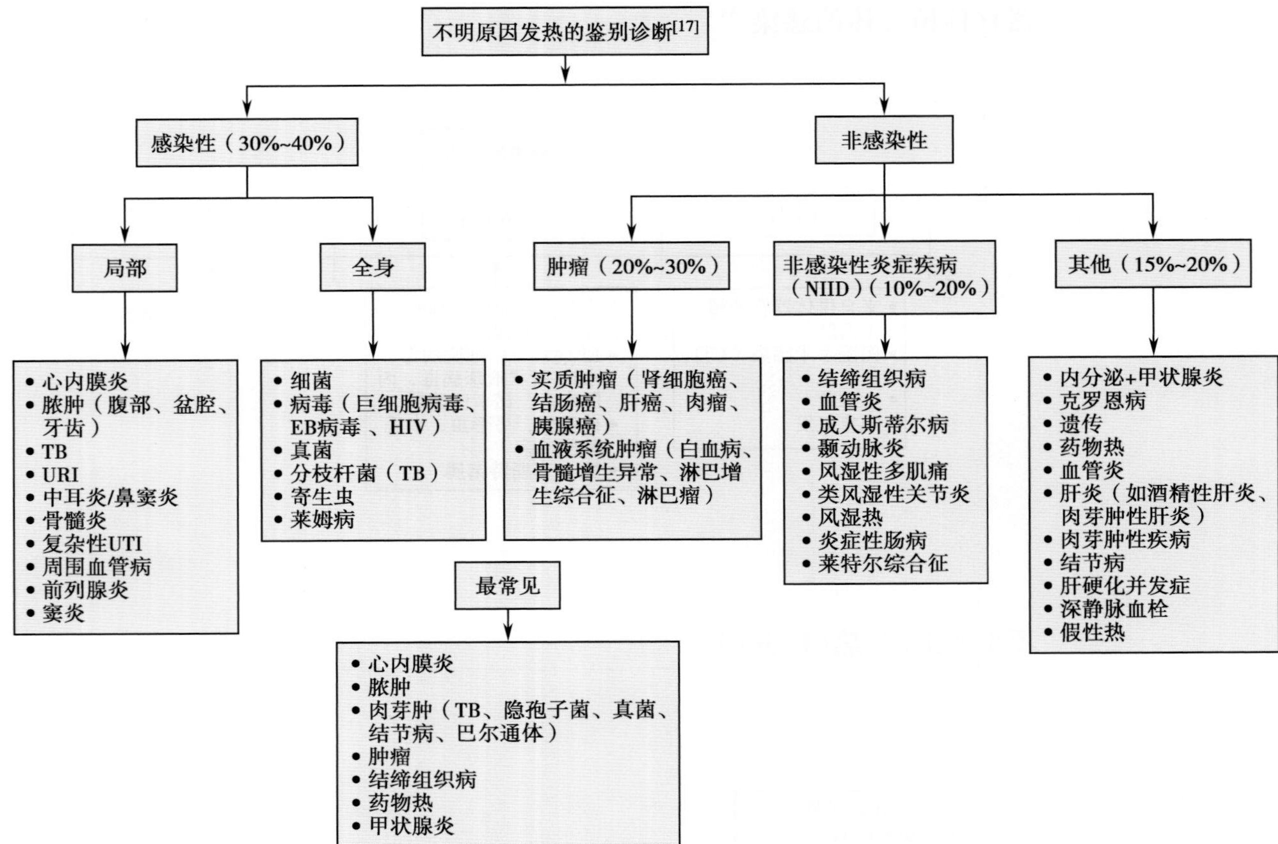

FUO 的检查

根据患者个体差异以及病史和查体中的可疑临床表现进行检查。一般来说，诊断性检查如下所示。

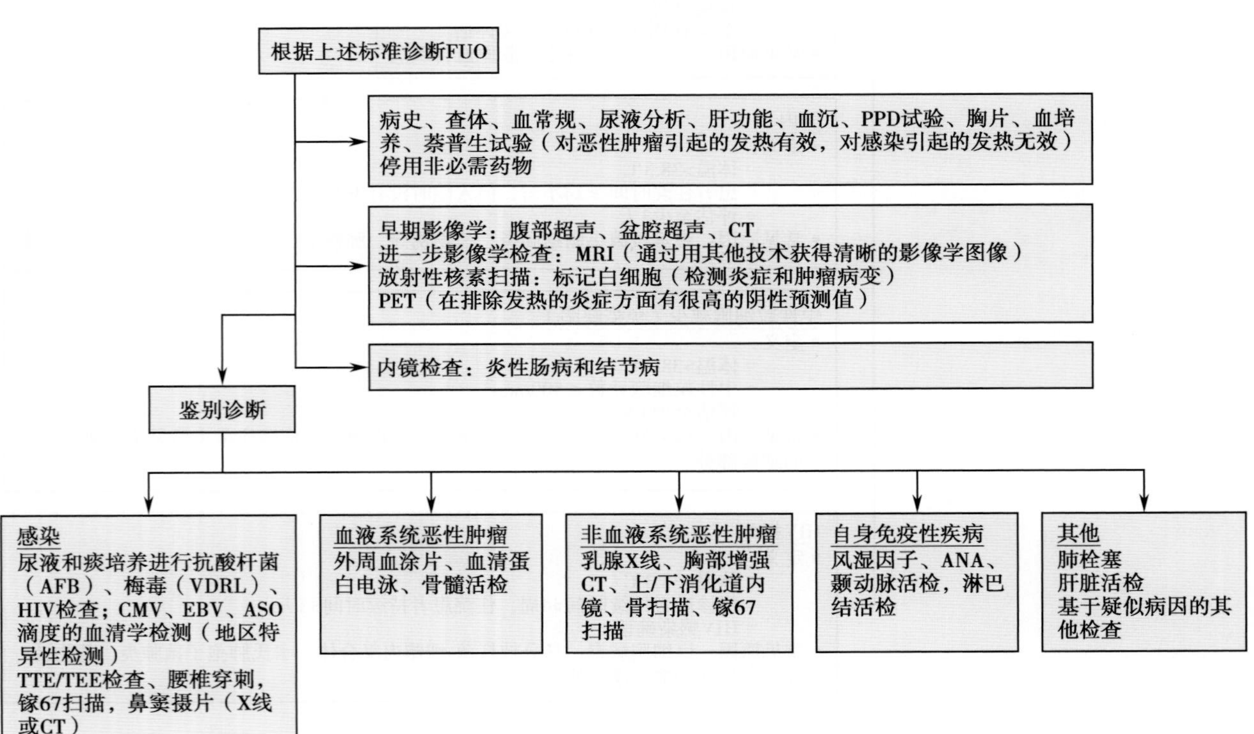

以下情况建议经验性治疗[45]**:**

- 怀疑心内膜炎，但培养阴性可使用抗生素
- 对疑似活动性 TB 进行抗结核治疗
- 糖皮质激素治疗有视力丧失风险的疑似颞动脉炎
- 大多数情况下退热治疗

旅游归来患者的常见原因[46]

- 疟疾
- 登革热
- 伤寒沙门菌或副伤寒沙门菌引起的伤寒
- 立克次体病
- 单核细胞增多症（EBV、CMV）
- 急性 HIV 感染
- 弓形虫病

CMV，巨细胞病毒；EBV，EB 病毒。

HIV/AIDS 的机会性感染

在诊断和治疗潜在的机会性感染时，需要特别关注感染 HIV 的患者。大多数机会性感染（OIs）常在 CD4 细胞计数＜200/mm^3 的患者中诊断出，即使 CD4 细胞计数＞200/mm^3 的患者，也存在食管念珠菌感染、卡波西肉瘤和肺结核的风险[47, 48]。

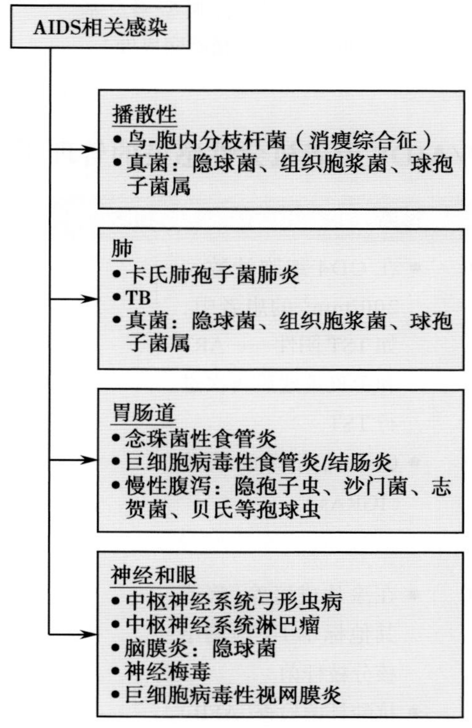

阶段	CD4 细胞计数	机会性感染
早期	CD4＞500	不常见
中期	CD4 200～500	结核分枝杆菌 疱疹（复发性带状疱疹、皮肤单纯疱疹） 口腔和食管念珠菌病 菌血症（肺炎链球菌、沙门菌） 卡波西肉瘤
晚期	CD4 50～200	卡氏肺孢子菌肺炎 食管念珠菌病

续表

阶段	CD4 细胞计数	机会性感染
进展期	CD4＜50	脑弓形虫病 隐球菌性脑膜炎 鸟分枝杆菌 播散性巨细胞病毒、侵袭性曲霉菌病、播散性组织胞浆菌病、球孢子菌病、巴尔通体病、进行性多灶性白质脑病
终末期	CD4＜5	

HIV 阳性患者的中枢神经系统病变

	弓形虫病	中枢神经系统淋巴瘤	进行性多灶性脑白质病
临床表现	偏瘫、失语症、视力缺陷、脑神经麻痹、震颤、癫痫	癫痫、局灶性功能缺失	局灶性功能缺失
神经影像	双侧多发性低密度病变，增强可强化，典型累及基底节或皮质髓质交界处	单发或多发低密度病变	非肿块性白质疾病

HIV/AIDS 患者机会性感染的管理[47,48]

机会性感染	危险因素	诊断	预防	治疗	何时开始 ART
潜伏性 TB： 在 HIV 感染患者中，LTBI 是结核菌素皮肤试验（TST）硬结＞5mm，但临床或影像学证据不支持活动性结核	CD4＜500	● 在 CD4 细胞计数＜200/mm^3 的患者中，如 TST 阴性——ART 和免疫重建后再次进行 TST ● 0 干扰素释放试验（IGRAs）		● 每日使用异烟肼，持续 9 个月 ● 或者：每周一次异烟肼和利福平治疗，观察 3 个月	
活动性 TB	CD4＜500	● 在涂片或培养（痰或其他标本）中检测结核分枝杆菌 ● 抗酸杆菌检查（AFB） ● GeneXpert 检测技术（实时 PCR） ● 尿脂阿拉伯甘露聚糖（LAM）		与 HIV 阴性患者相同的治疗，包括强化期和巩固期	● 无论 CD4 细胞计数如何，在所有 HIV 和活动性结核病患者中开始 ART 治疗 ● 应首先开始抗结核治疗，随后进行 ART 治疗 ● 开始 TB 治疗 2 周内若 CD4 细胞计数＜50/mm^3 ● 开始 TB 治疗 8～12 周内若 CD4 细胞计数＞50/mm^3

续表

机会性感染	危险因素	诊断	预防	治疗	何时开始 ART
巨细胞病毒感染，播散性巨细胞病毒	CD4＜50	通过 PCR 或抗原检测		● 巨细胞病毒性视网膜炎：缬更昔洛韦 PO、更昔洛韦 IV，更昔洛韦 IV 后改为缬更昔洛韦 PO、膦甲酸钠 IV、西多福韦 IV、更昔洛韦眼内植入联合缬更昔洛韦使用 ● 结肠炎或食管炎：更昔洛韦或膦甲酸钠 IV ● 肺炎：IV 更昔洛韦、膦甲酸钠或者西多福韦	抗 CMV 治疗后开始
水痘 - 带状疱疹	CD4＜500	● 从新鲜病灶处取拭子进行病毒培养 ● 直接荧光抗原检测 ● PCR	水痘疫苗、暴露后水痘 - 带状疱疹免疫球蛋白、阿昔洛韦	● 阿昔洛韦 PO（20mg/kg，最大剂量为 800mg，每日 5 次） ● 伐昔洛韦（1g PO tid） ● 泛昔洛韦（500mg PO tid）5～7 天 ● 阿昔洛韦 IV 7～10 天治疗重度患者	
单纯疱疹	CD4＜500	病毒培养，HSV DNA PCR，以及 HSV 抗原		● 口唇病变：PO 伐昔洛韦、泛昔洛韦或阿昔洛韦 5～10 天 ● 严重黏膜皮肤 HSV 病变：阿昔洛韦 IV 作为初始治疗 ● 生殖器 HSV：PO 缬更昔洛韦、泛昔洛韦或阿昔洛韦 5～14 天	
口腔和食管念珠菌	CD4＜200 但有时＜500	● 临床诊断 ● 氢氧化钾（KOH）溶液涂片检查 ● 食管念珠菌病需要内镜观察病变	氟康唑可降低黏膜念珠菌感染的风险	● 氟康唑 PO ● 初发口咽念珠菌感染的治疗（克霉唑栓剂、制霉菌素混悬液或片剂） ● 伊曲康唑口服液 7～14 天（与口服氟康唑同样有效） ● 食管念珠菌感染的全身抗真菌药物：14～21 天疗程的氟康唑（PO 或 IV）或 PO 伊曲康唑；米卡芬净和阿尼芬净	
菌血症（肺炎链球菌、沙门菌）	CD4＜500		肺炎链球菌疫苗	与非 HIV 感染者治疗方法相同	

续表

机会性感染	危险因素	诊断	预防	治疗	何时开始 ART
HHV-8（与卡波西肉瘤和卡斯尔曼病相关）	CD4＜500	● 血清学检测（免疫荧光、ELISA 检测，蛋白质印迹） ● 原位 DNA 杂交和 PCR） ● 卡波西肉瘤的诊断需要活检 / 病理学检查	● 早期初始 ART，抑制 HIV 复制 ● 目前不建议使用抗病毒药物预防卡波西肉瘤	● 卡波西肉瘤细胞毒性化疗，脂质体表柔比星或紫杉醇 ● 抑制艾滋病毒 ART 复制 ● 在卡斯尔曼病中：抗疱疹病毒药物（更昔洛韦 IV 或缬更昔洛韦 PO）	ART 推荐适用于所有活动性卡波西肉瘤和其他与 HHV-8 相关的恶性淋巴增生性疾病的 HIV 患者
卡氏肺孢子菌肺炎	CD4＜200	● 诱导痰，经纤维支气管镜肺泡灌洗液和活检组织的镜下检查 ● LDH 升高（非特异性标记物） ● β 葡聚糖（GM 实验）	存在以下情况开始预防： ● CD4 细胞计数＜200/mm^3 ● 口咽念珠菌病 ● CD4 细胞百分比＜14% ● AIDS 病史 ● 如果 CD4 细胞不能准确计数，且 CD4 细胞计数＞200 但＜250/mm^3 ● 在接受 HAART 治疗的患者中，CD4 增加到 200 并持续 3 个月以上者可以停止一级和二级预防：复方新诺明、氨苯砜、阿托伐醌	复方新诺明 5mg/kg IV q6	开始 OI 治疗后约 2 周内
脑弓形虫病（弓形虫脑炎）	CD4＜50	抗弓形虫免疫球蛋白 G（IgG）抗体	● CD4＜100 的血清阳性患者 ● 复方新诺明 ● 氨苯砜、乙胺嘧啶＋亚叶酸钙 ● 阿托伐醌加或不加乙胺嘧啶 / 亚叶酸钙 ● 如 ART→CD4$^+$ 计数增加至＞200 个细胞 /μL，持续＞3 个月，停止预防	● 乙胺嘧啶 + 磺胺嘧啶＋亚叶酸钙 ● 克拉霉素＋乙胺嘧啶 ● 5- 氟尿嘧啶 + 克林霉素 ● 氨苯砜 + 乙胺嘧啶 + 亚叶酸钙 ● 如果临床症状和影像学有改善，TE 的急性期治疗应至少持续 6 周	
隐球菌脑膜炎	CD4＜50	● 血清或脑脊液隐球菌抗原检测（CrAg）或培养 ● 脑脊液墨汁染色		● 诱导期（至少 2 周）：脂质体两性霉素 B，3～4mg/kg/d，联合氟胞嘧啶 100mg/kg ● 巩固期：用氟康唑 400mg qd 至少 8 周，至少有两周每日分	抗真菌治疗约 5 周后开始 ART

续表

机会性感染	危险因素	诊断	预防	治疗	何时开始 ART
隐球菌脑膜炎				为 4 个相等剂量 ● 如进行至少 12 个月的氟康唑维持治疗，CD4 细胞计数≥100/mm^3，并且在 ART 治疗≥3 个月内检测不到 HIV RNA，则可以停止治疗	
MAC	CD4＜50	从血液、淋巴结、骨髓或其他无菌组织或体液培养中分离 MAC	● 阿奇霉素或克拉霉素或利福平是首选预防药物 ● 如 ART 有效且 CD4 计数增加至＞100/uL，持续 3 个月以上，则停止预防	两种或两种以上抗菌药物：克拉霉素 + 乙胺丁醇 ± 利福平	
播散性组织胞浆菌病	CD4＜50	● 血液或尿液中的组织胞浆菌属抗原 ● 从血液、骨髓、呼吸道分泌物或其他相关部位的荚膜组织胞浆菌培养	伊曲康唑可以降低组织胞浆菌病的风险	两性霉素 B 脂质制剂 IV＞2 周（或直到临床症状改善），然后口服伊曲康唑（200mg tid，持续 3 天，然后 200mg bid，持续 12 个月以上）	
球孢子菌病	CD4＜50	● 从临床标本中培养病原体，或在病变组织病理检查中显示典型的小球体 ● IgM 和 IgG 血清学检查 ● 在球孢子菌性脑膜炎的 CSF 中经常检测到补体固定的 IgG 抗体	生活在流行地区患者的潜在益处：如果 IgM 或 IgG 血清学阳性和 CD4＜250/μL，则口服氟康唑 400mg qd 或伊曲康唑 200mg bid	● 氟康唑或伊曲康唑 400mg qd ● 如果无效，则使用泊沙康唑和伏立康唑	
侵袭性曲霉病	CD4＜50	● 从培养或呼吸道分泌物中反复分离曲霉菌 ● 在呼吸道或其他标本中发现与曲霉属一致的隔膜菌丝伴二分枝 ● 培养中发现曲霉菌丝阳性是诊断侵袭性组织的病原学证据	泊沙康唑对血液系统恶性肿瘤和中性粒细胞减少症患者有效	● 伏立康唑或 ● 两性霉素 B	
进行性多灶性脑白质病（PML）	CD4＜50，也可能 CD4＞100/mm^3			没有针对 JC 病毒的有效抗病毒药物	OI 初始治疗的一部分
巴尔通体病	CD4＜100	● 活检 ● 血清学检查	不建议对巴尔通体相关疾病进行一级化学预防	● 红霉素和多西环素 ● 多西环素 ± 利福霉素治疗累及中枢神经系统的巴尔通体病 ● 严重感染三药联用	

ART，抗逆转录病毒疗法；ELISA：酶联免疫吸附试验；HAART，高效抗逆转录病毒疗法；HHV-8，人类疱疹病毒 8；HSV，单纯疱疹病毒；JC，John Cunningham；KS，卡波西肉瘤；LTBI，潜伏性结核感染；MAC，鸟分枝杆菌复合体；TE，弓形虫性脑炎。

美国特定地理区域的传染病

地理区域	感染
东北部	莱姆病（伯氏疏螺旋体）
西南沙漠	鼠疫（鼠疫耶尔森菌）
美国西南部和墨西哥北部	粗球孢子菌
密西西比和俄亥俄山谷	组织胞浆菌病
阿肯色州、密苏里州	兔热病（土拉弗朗西斯菌）埃立克体病
美国东南部，俄克拉荷马州，大西洋中部	落基山斑疹热
安第斯山脉（秘鲁）	巴尔通体病（杆状巴尔通体）——“奥罗亚热”
南美	恰加斯病

（赵伯智、邓雪飞 译，王正凯、尚游 审校）

参考文献

1. Marik PE. Early management of severe sepsis: concepts and controversies. *Chest.* 2014;145(6):1407–1418.
2. Angus DC, van der Poll T. Severe sepsis and septic shock. *N Engl J Med.* 2013;369(9):840–851.
3. Hilton AK, Bellomo R. A critique of fluid bolus resuscitation in severe sepsis. *Crit Care.* 2012;16(1):302.
4. Bark BP, Persson J, Grande PO. Importance of the infusion rate for the plasma expanding effect of 5% albumin, 6% HES 130/0.4, 4% gelatin, and 0.9% NaCl in the septic rat. *Crit Care Med.* 2013;41(3):857–866.
5. Yunos NM, Bellomo R, Hegarty C, Story D, Ho L, Bailey M. Association between a chloride-liberal vs chloride-restrictive intravenous fluid administration strategy and kidney injury in critically ill adults. *J Am Med Assoc.* 2012;308(15):1566–1572.
6. Boniatti MM, Cardoso PR, Castilho RK, Vieira SR. Is hyperchloremia associated with mortality in critically ill patients? A prospective cohort study. *J Crit Care.* 2011;26(2):175–179.
7. Perner A, Haase N, Guttormsen AB, et al. Hydroxyethyl starch 130/0.42 versus Ringer's acetate in severe sepsis. *N Engl J Med.* 2012;367(2):124–134.
8. Marik PE, Corwin HL. Efficacy of red blood cell transfusion in the critically ill: a systematic review of the literature. *Crit Care Med.* 2008;36(9):2667–2674.
9. Varpula M, Tallgren M, Saukkonen K, Voipio-Pulkki LM, Pettila V. Hemodynamic variables related to outcome in septic shock. *Intensive Care Med.* 2005;31(8):1066–1071.
10. Jellema WT, Groeneveld AB, Wesseling KH, Thijs LG, Westerhof N, van Lieshout JJ. Heterogeneity and prediction of hemodynamic responses to dobutamine in patients with septic shock. *Crit Care Med.* 2006;34(9):2392–2398.
11. Sandifer JP, Jones AE. Is the addition of vasopressin to norepinephrine beneficial for the treatment of septic shock? *Ann Emerg Med.* 2013;62(5):534–535.
12. Dellinger RP, Levy MM, Rhodes A, et al. Surviving sepsis campaign: international guidelines for management of severe sepsis and septic shock: 2012. *Crit Care Med.* 2013;41(2):580–637.
13. Kopcinovic LM, Culej J. Pleural, peritoneal and pericardial effusions—a biochemical approach. *Biochem Med.* 2014;24(1):123–137.
14. Seidman AJ, Limaiem F. Synovial Fluid Analysis; 2019 In *StatPearls.* StatPearls Publishing: Treasure Island, FL, USA; 2019.
15. Deisenhammer F, Bartos A, Egg R, et al. Routine cerebrospinal fluid (CSF) analysis. In Gilhus NE, Barnes MP, Brainin M, eds. *European Handbook of Neurological Management,* 2nd ed. Blackwell Publishing Ltd, USA; 2011:5–17.
16. Mandell LA, Wunderink RG, Anzueto A, et al. Infectious Diseases Society of America/American Thoracic Society consensus guidelines on the management of community-acquired pneumonia in adults. *Clin Infect Dis.* 2007;44(suppl 2):S27–S72.
17. Roth AR, Basello GM. Approach to the adult patient with fever of unknown origin. *Am Fam Physician.* 2003;68(11):2223–2228.
18. Mandell LA, Wunderink RG, Anzueto A, et al. Infectious Diseases Society of America/American Thoracic Society consensus guidelines on the management of community-acquired pneumonia in adults. *Clin Infect Dis.* 2007;44(suppl 2):S27–S72.
19. Kalil AC, Metersky ML, Klompas M, et al. Management of adults with hospital-acquired and ventilator-associated pneumonia: 2016 clinical practice guidelines by the Infectious Diseases Society of America and the American Thoracic Society. *Clin Infect Dis.* 2016;63(5):e61–e111.
20. Walaszek M, Kosiarska A, Gniadek A, et al. The risk factors for hospital-acquired pneumonia in the Intensive

Care Unit. *Przegl Epidemiol.* 2016;70(1):15–20, 107-110.
21. Liu C, Bayer A, Cosgrove SE, et al. Clinical practice guidelines by the infectious diseases society of America for the treatment of methicillin-resistant Staphylococcus aureus infections in adults and children. *Clin Infect Dis.* 2011;52(3):e18–e55.
22. Hersi K, Kondamudi NP. Meningitis. In: *StatPearls.* Treasure Island, FL: StatPearls; 2017.
23. Viallon A, Botelho-Nevers E, Zeni F. Clinical decision rules for acute bacterial meningitis: current insights. *Open Access Emerg Med.* 2016;8:7–16.
24. Vaziri S, Mansouri F, Sayad B, et al. Meta-analysis of studies comparing adjuvant dexamethasone to glycerol to improve clinical outcome of bacterial meningitis. *J Res Med Sci.* 2016;21:22.
25. Lima AL, Oliveira PR, Carvalho VC, et al. Recommendations for the treatment of osteomyelitis. *Braz J Infect Dis.* 2014;18(5):526–534.
26. Baddour LM, Wilson WR, Bayer AS, et al. Infective endocarditis in adults: diagnosis, antimicrobial therapy, and management of complications: a scientific statement for healthcare professionals from the American Heart Association. *Circulation.* 2015;132(15):1435–1486.
27. Yanagawa B, Pettersson GB, Habib G, et al. Surgical management of infective endocarditis complicated by embolic stroke: practical recommendations for clinicians. *Circulation.* 2016;134(17):1280–1292.
28. Gupta K, Hooton TM, Naber KG, et al. International clinical practice guidelines for the treatment of acute uncomplicated cystitis and pyelonephritis in women: a 2010 update by the Infectious Diseases Society of America and the European Society for Microbiology and Infectious Diseases. *Clin Infect Dis.* 2011;52(5):e103–e120.
29. Schaeffer AJ, Nicolle LE. Clinical practice. Urinary tract infections in older men. *N Engl J Med.* 2016;374(6):562–571.
30. Hooton TM, Bradley SF, Cardenas DD, et al. Diagnosis, prevention, and treatment of catheter-associated urinary tract infection in adults: 2009 international clinical practice guidelines from the Infectious Diseases Society of America. *Clin Infect Dis.* 2010;50(5):625–663.
31. Stevens DL, Bisno AL, Chambers HF, et al. Practice guidelines for the diagnosis and management of skin and soft tissue infections: 2014 update by the Infectious Diseases Society of America. *Clin Infect Dis.* 2014;59(2):e10–e52.
32. McClain SL, Bohan JG, Stevens DL. Advances in the medical management of skin and soft tissue infections. *BMJ.* 2016;355:i6004.
33. Wang JM, Lim HK. Necrotizing fasciitis: eight-year experience and literature review. *Braz J Infect Dis.* 2014;18(2):137–143.
34. Riseman JA, Zamboni WA, Curtis A, Graham DR, Konrad HR, Ross DS. Hyperbaric oxygen therapy for necrotizing fasciitis reduces mortality and the need for debridements. *Surgery.* 1990;108(5):847–850.
35. Leffler DA, Lamont JT. Clostridium difficile infection. *N Engl J Med.* 2015;372(16):1539–1548.
36. Cohen SH, Gerding DN, Johnson S, et al. Clinical practice guidelines for Clostridium difficile infection in adults: 2010 update by the society for healthcare epidemiology of America (SHEA) and the Infectious Diseases Society of America (IDSA). *Infect Control Hosp Epidemiol.* 2010;31(5):431–455.
37. Sandhu GK. Tuberculosis: current situation, challenges and overview of its control programs in India. *J Glob Infect Dis.* 2011;3(2):143–150.
38. Horsburgh Jr CR, Barry 3rd CE, Lange C. Treatment of tuberculosis. *N Engl J Med.* 2015;373(22):2149–2160.
39. Mermel LA, Allon M, Bouza E, et al. Clinical practice guidelines for the diagnosis and management of intravascular catheter-related infection: 2009 Update by the Infectious Diseases Society of America. *Clin Infect Dis.* 2009;49(1):1–45.
40. Fortun J, Grill F, Martín-Dávila P, et al. Treatment of long-term intravascular catheter-related bacteraemia with antibiotic-lock therapy. *J Antimicrob Chemother.* 2006;58(4):816–821.
41. Piraino B, Bailie GR, Bernardini J, et al. Peritoneal dialysis-related infections recommendations: 2005 update. *Perit Dial Int.* 2005;25(2):107–131.
42. Li PK, Szeto CC, Piraino B, et al. Peritoneal dialysis-related infections recommendations: 2010 update. *Perit Dial Int.* 2010;30(4):393–423.
43. Piraino B. Peritoneal catheter exit-site and tunnel infections. *Adv Ren Replace Ther.* 1996;3(3):222–227.
44. Fishman JA. Infections in immunocompromised hosts and organ transplant recipients: essentials. *Liver Transpl.* 2011;17(suppl 3):S34–S37.
45. Unger M, Karanikas G, Kerschbaumer A, Winkler S, Aletaha D. Fever of unknown origin (FUO) revised. *Wien Klin Wochenschr.* 2016;128(21–22):796–801.
46. Korzeniewski K, Gawel B, Krankowska D, Wasilczuk K. Fever of unknown origin in returning travellers. *Int Marit Heal.* 2015;66(2):77–83.
47. Zanoni BC, Gandhi RT. Update on opportunistic infections in the era of effective antiretroviral therapy. *Infect Dis Clin North Am.* 2014;28(3):501–518.
48. Kaplan JE, Benson C, Holmes KK, Brooks JT, Pau A, Masur H. Guidelines for prevention and treatment of opportunistic infections in HIV-infected adults and adolescents. *Morb Mortal Wkly Rep.* 2009;58(RR-4):1–207.

第七章

胃肠道危重症

Alexander Goldfarb-Rumyantzev

ICU 相关的腹部体征

在重症医学科（ICU）患者中，许多与胃肠道（gastrointestinal，GI）问题相关的症状需要识别和处理，基于病史和体格检查，大多数都很明确。下面将讨论关于胃肠道体征的要点[1]。

腹痛
- 内脏疼痛通常不易定位（中空器官扩张或痉挛）
- 体腔壁痛易于定位且为锐痛（腹膜刺激，如急性阑尾炎）
- 牵涉痛是机体体表区域感知内脏器官病变时产生的疼痛感（如基底部肺炎）

腹胀

腹腔内容积增加是由于下列因素
- 腹水
- 肠水肿
- 血肿
- 肠道扩张或肠梗阻

腹泻（详见腹泻部分）
- 定义为稀便/水样便≥3 次/d，且大便重量＞200～250g/d（或＞250mL/d）
- 危险因素：肠内营养、低白蛋白血症、肠道缺血、药物（抗生素、泻药）
- 后果：体液和电解质丢失、血流动力学不稳定

肠鸣音异常
- 肠蠕动减少或消失常见于接受镇静剂、阿片类药物和/或儿茶酚胺治疗的机械通气患者中
- 肠梗阻时肠鸣音亢进和呈叮铛声

呕吐
- 多种原因，包括腹内压增加
- 并发症：吸入性肺炎、脱水、营养不良、手术切口裂开

胃残余量（GRV）
- 如果单次余量＞200mL 或总胃抽吸量＞1 000mL/d，则提示胃残余量（gastric residual volume，GRV）很高
- 并发症：将正常 GRV 的临界值增加到 500mL，与肠内营养（enteral nutrition，EN）不良反应、胃肠道并发症或结局变量增加无关
- 虽然高 GRV 值得特别关注，但不应停止鼻饲喂养

麻痹性肠梗阻

- 由于肠道蠕动功能受损
- 腹部手术后难免发生，通常持续 3～5 天
- 其他影响因素：
  - 机械通气
  - 颅内或腹腔内压力升高
  - 容量过负荷
  - 镇静状态
  - 脓毒症
  - 低血压
  - 使用对胃肠道运动有抑制作用的药物（儿茶酚胺、阿片类药物）
- 重要的是，在接受镇痛和镇静药物治疗的机械通气患者中，胃肠道瘫痪可能是持续腹膜炎的唯一体征

肠道扩张

- 结肠直径>6cm（盲肠直径>9cm）或小肠直径>3cm
- 可能是胃肠道任何层面梗阻的迹象
- 也可无梗阻出现（如中毒性巨结肠或急性结肠假性梗阻 = Ogilvie 综合征）
- Ogilvie 综合征的诱发因素：非手术性腹部创伤、感染和心脏病

黄疸

- 肝前性黄疸——溶血（如疟疾、镰状细胞性贫血）
- 肝细胞性黄疸——肝实质疾病（如急性肝炎、肝硬化、肝癌）
- 肝后性黄疸——胆道梗阻（如胆管癌、胆结石）

吞咽困难

- 神经系统疾病（多发性硬化症、重症肌无力、脑瘫、卒中）
- 运动障碍（贲门失弛缓症、食管痉挛、食管炎）
- 食管结构异常和梗阻（食管环、食管蹼、狭窄、恶性肿瘤、外部压迫）

腹痛

腹痛是一种常见的症状，可由多种疾病引起，但不一定局限于腹部器官。由于腹部和胸部器官均受神经支配，因此疼痛的部位对疾病的诊断非常有意义，但它对腹痛病因的定位特异性不高。下面我们将讨论对腹痛患者的诊断步骤。病史和体格检查在评估任何疾病时都非常重要，同样，在腹痛患者的诊断中也非常关键[2]。

腹痛的原因

- 病史（疼痛的特征和其他病史因素）
- 体格检查
- 实验室和影像学检查

病史：疼痛的特征（PQRST 记忆法）[2]

- P3——位置（positional）、缓解（palliating）和诱发（provoking）因素
  - 剧烈活动，如咳嗽或行走会加剧疼痛，提示存在腹膜刺激；腹膜炎通常会随着道路上的晃动或颠簸而增加疼痛
  - 胸膜疼痛可能提示胸部疾病
  - 消化性溃疡可能随进食加重（胃）或缓解（十二指肠）
  - 肠系膜缺血可能会由进食诱发
  - 症状性胆结石间歇性疼痛通常与高脂肪饮食有关
- Q——性质（quality）
  - 内脏神经支配的器官：钝痛、定位不确切、剧烈或绞痛
  - 壁层腹膜或其他躯体神经支配的器官：尖锐、定位明确、局限的躯体疼痛
- R3——部位（region）、放射方向（radiation）、转移（referral）
  - 位置
    - 上腹部：胃、胰腺、肝脏、胆道系统和十二指肠近端
    - 脐周：小肠和结肠近端三分之一，包括阑尾
    - 耻骨上：膀胱、结肠远端三分之二、盆腔泌尿生殖器官
  - 放射方向
    - 膈肌受到刺激→肩痛（Kehr 征）；胆道疾病→同侧肩胛骨疼痛
    - 一般来说：请记住，深层肌肉骨骼结构（尤其是背部）是由内脏感觉神经支配的，其性质与来自腹部器官的疼痛相似（这些神经纤维汇聚于脊髓而形成“生骨节”）
- S——疼痛程度（severity）
  - 剧烈疼痛：提示存在一个严重的潜在病因
  - 不能因为较轻疼痛的描述来排除严重疾病，尤其是在老年患者中
- T3：时序（temporal）因素（起病时间及发病方式、进展、既往发作）
  - 发病时间：
    - 严重急性发作的疼痛：考虑潜在的腹腔内致命性疾病（血管急症，如腹主动脉瘤破裂、主动脉夹层；溃疡穿孔、肠扭转、肠系膜缺血和扭转）
    - 缓慢起病：感染或炎性病变
    - 将患者从睡眠中惊醒的疼痛：病情严重，直到查明病因
  - 持续时间
    - 持续恶化的疼痛是令人担忧的
    - 逐渐改善的疼痛通常是有益的
    - 迁移的疼痛（如阑尾炎）
    - 阵发性或稳定的（如胆囊疼痛不是阵发性的，几乎从不少于 1 小时，平均持续时间为 5～16 小时，最长可达 24 小时）
    - 小肠梗阻：通常从间歇性疼痛（“绞痛”）进展为发生腹胀时的持续性疼痛

基于不同部位的腹痛原因

与病史中的其他因素一样，疼痛的部位对于确定病因和下一步诊断和治疗至关重要[3]。

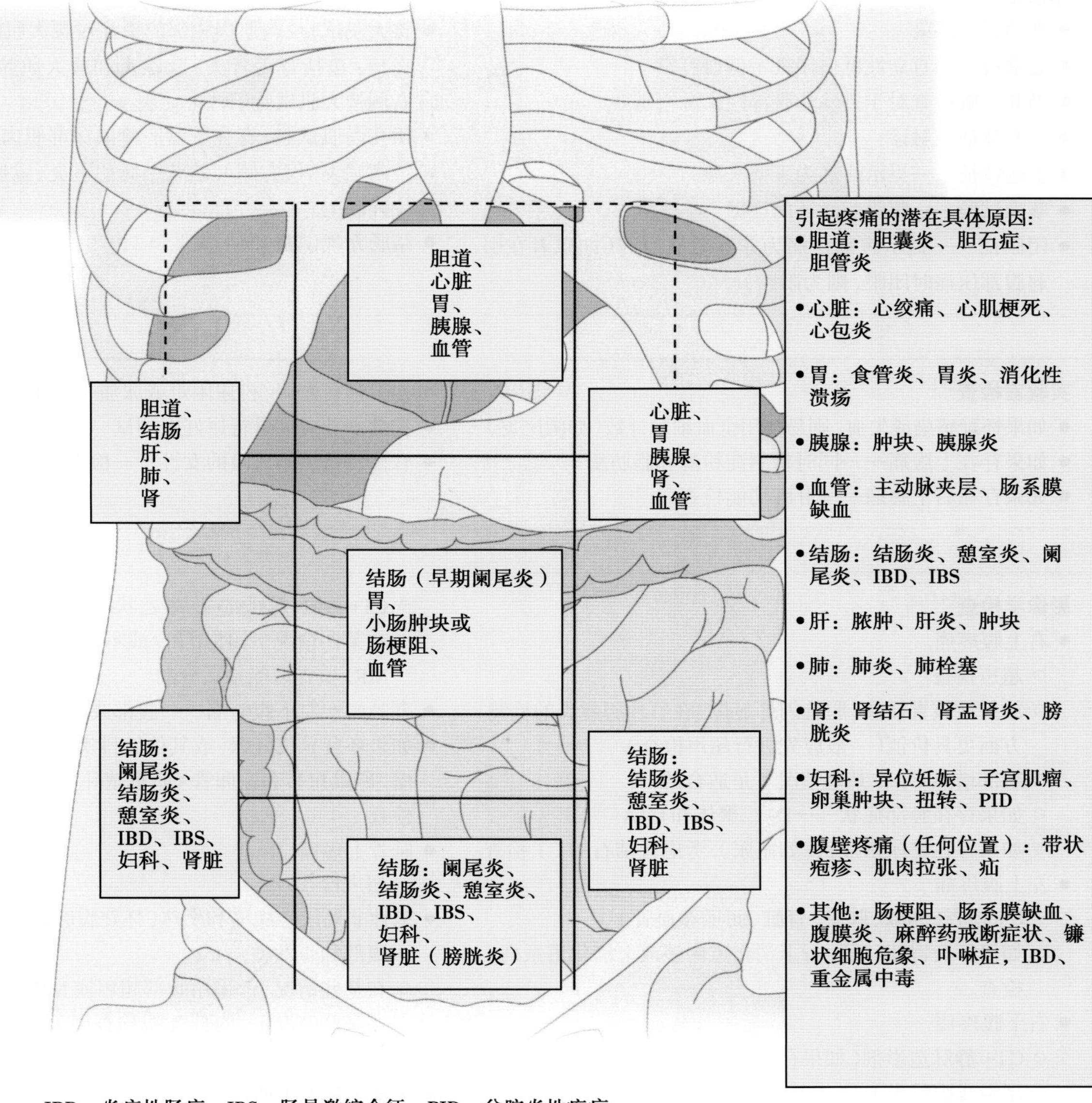

IBD，炎症性肠病；IBS，肠易激综合征；PID，盆腔炎性疾病。

其他的病史因素[2]

- 相关症状
  - 呕吐
    - 呕吐：几乎发生于任何腹部疾病（如小肠梗阻）
    - 含有胆汁或血液（如既往 AAA 手术修复的患者出现大量呕血——主动脉 - 肠道瘘）
    - 良性原因引起的呕吐（如病毒性或食源性疾病）是自限性的
  - 由阑尾炎引起的厌食症
  - 腹泻：
    - 传染性
    - 非传染性：肠系膜缺血、阑尾炎、结肠梗阻、早期小肠梗阻
  - 排便紧迫感 + 急性腹痛——严重疾病（如老年患者动脉瘤破裂或年轻女性患者异位妊娠破裂）
  - 脓尿和排尿困难：UTI，但也包括阑尾炎、胆囊炎、胰腺炎或任何累及肠道的炎症疾病
  - 心肺症状（咳嗽和呼吸困难）：非腹部原因引起的腹痛
  - 晕厥：起源于胸部（肺栓塞、夹层）或腹部（急性主动脉瘤、异位妊娠）的疾病
- 病史 / 手术史
  - 手术史→粘连
  - 糖尿病酮症酸中毒、高钙血症、阿狄森氏病、镰状细胞危象、尿毒症、铅中毒、甲醇中毒、遗传性血管性水肿、卟啉症→急性腹痛
- 药物：类固醇、非甾体抗炎药（NSAIDs）、免疫抑制药物
- 个人史：毒品、酒精（如可卡因→肠 / 心肌缺血）；家庭暴力→创伤

AAA，腹主动脉瘤；UTI，尿路感染。

体格检查[2,3]

- 发热提示感染
- 心动过速和直立性低血压提示低血容量
- 肺和心脏检查对于排除非腹部性来源很重要
- 专有体征或触诊
- 卡耐特征——提示疼痛为腹壁来源
- 咳嗽试验——腹膜刺激征的证据
- 闭眼征——提示腹部疼痛为非器质性原因（如患者在引起腹部压痛时闭眼，则为阳性）
- 墨菲氏征：胆囊炎
- 腰大肌试验：与肌肉相邻的炎症对腰大肌的刺激（腹膜后炎症：包括肾盂肾炎、胰腺炎和腰大肌脓肿；阑尾炎时，右侧腰大肌试验阳性）
- 闭孔内肌试验：存在于盆腔侧壁深部肌肉附近的炎症（盆位阑尾炎（仅右侧）、乙状结肠憩室炎、盆腔炎症疾病或异位妊娠）
- 结肠充气试验（阑尾炎）

实验室检查[3]

- 如果怀疑感染或失血，则易使用全血细胞计数（如阑尾炎）
- 如果存在上腹痛——同时检测淀粉酶和脂肪酶
- 如果存在右上腹痛——肝脏功能检查
- 如果存在血尿、排尿困难或尿痛——尿液分析
- 育龄女性应该进行尿妊娠测试
- 有性传播感染风险的女性——检查衣原体和淋病

影像学检查[4]

- 右上腹疼痛
  - 超声检查
  - 放射性核素显像（胆管闪烁显像）在急性胆囊炎的检测方面更具价值（一般应先进行超声检查）
  - 腹部增强 CT 在某些情况下是适合的
  - 如果存在肺部症状——D- 二聚体和 CTA
  - 如果存在泌尿系症状（如血尿），考虑肾结石的 CT 检查
- 左上腹疼痛
  - CT 检查（胰腺、脾脏、肾脏、肠道和血管）
  - 如果怀疑胃部问题：行上消化道内镜或上消化道系列检查
- 右下腹疼痛
  - CT+ 静脉造影剂（如果存在发热、白细胞增多，考虑阑尾炎或腹膜炎）
  - 腹部超声检查有时可用分级加压法
  - 骨盆超声检查适用于女性盆腔疼痛
- 左下腹疼痛
  - CT+ 口服和静脉造影剂（乙状结肠憩室炎是最常见的原因）
  - 在某些情况下，使用和 / 或不使用造影剂对腹部和进行 MRI 检查可能是适合的
- 育龄妇女左下腹疼痛——腹部或经阴道超声检查
- 如果怀疑异位妊娠（或其他妇科疾病：子宫肌瘤、卵巢肿瘤、卵巢扭转和输卵管 - 卵巢脓肿）则选择经阴道超声检查
- 耻骨上疼痛
  - 超声检查
- 急性非局限性腹痛和发热（怀疑腹腔脓肿）
  - 腹部和骨盆增强 CT
  - 在某些情况下，采用腹部超声或 MRI 检查（如孕妇）
  - 在某些情况下，腹部 X 线检查用于鉴别肠穿孔（膈下游离气体）
- 腹部平片的价值：
  - 胸部或腹部的立位 X 线片可以见到膈下游离气体
  - 在平片上也可以看到异常的钙化影（10% 是胆囊结石，90% 是肾结石，5% 的阑尾炎患者有阑尾结石）

CT，计算机断层扫描；MRI，磁共振成像。

吞咽困难

吞咽困难或吞咽功能障碍是危重症患者的常见症状。它与气道误吸有关（可能导致吸入性肺炎）。部分患者存在吞咽困难，这可能会给 ICU 住院患者带来新的问题[5]。由于患者可能没有意识到自己存在吞咽困难和误吸，因此应引起警惕并进行排查。

吞咽困难[6]

- 梗阻性；针对固体：
  - 良性病变[胃食管反流病后（GERD）的狭窄、食管蹼、食管环]
  - 癌（上端-鳞状细胞癌、下端-腺癌）
- 非梗阻性——动力障碍；针对固体和液体：
  - 贲门失弛缓症、弥漫性食管痉挛
  - 神经肌肉疾病（帕金森病、卒中、重症肌无力、肌病、肌营养不良、甲状腺疾病）
  - 硬皮病
- 功能性（无结构或动力异常）

误吸

- 诊断检查
  - 床旁吞咽评估（观察吞咽少量水和/或冰块：吞咽后咳嗽，吞咽后发出“咕噜”声，或无呕吐反射）。床边检查作为筛查的灵敏度较低
  - 吞咽造影检查（VFSS）、纤维内镜检查（FEES）
  - 测压法
  - 表面肌电信号
  - 闪烁扫描术
- 治疗
  - 改变膳食结构，例如，添加增稠液的机械性饮食（低稠的液体更容易误吸）
  - 体位变化和姿势代偿：半卧位而不是仰卧位
  - 姿势代偿治疗性锻炼：渐进式强化和协调吞咽肌肉
  - 经皮神经肌肉电刺激（NMES）

腹泻

腹泻定义为排便频率增加（通常每天超过 3 次）和 / 或粪便稠度改变，后者可能是水样便或稀便。与其他一些腹部症状相似，腹泻也有许多潜在的病因，下面将进行讨论。

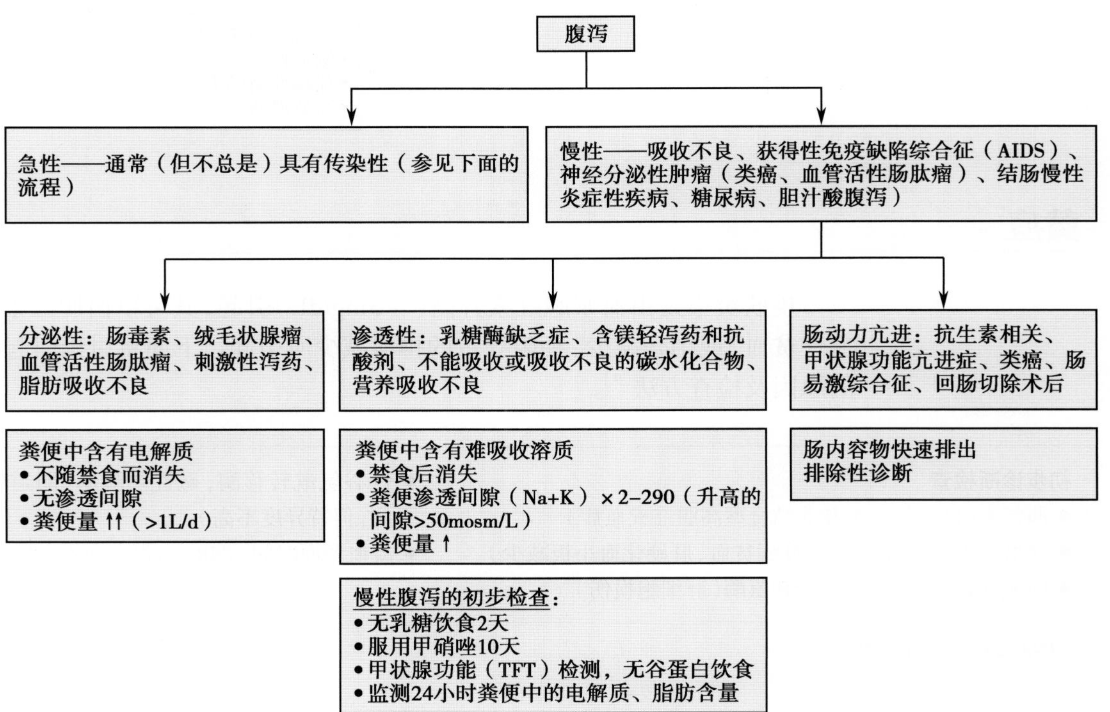

急性腹泻的治疗[7,8]

非炎症性（肠毒素源性）、分泌性腹泻
粪便中存在正常的菌群，往往累及上消化道，量大，水样便，无血便，不含多形核粒细胞（PMN）。它通常病情较轻，但仍可能发生严重的体液丢失，尤其在营养不良的患者中

→ **可能是非传染性的**
（临床提示非传染性疾病）
检查：粪便培养、虫卵和寄生虫，在复杂病例中有时可行内镜检查和结肠活检

→ **很可能是由于食品中预先形成的毒素而导致的食物中毒**
（多人接触同一种食物后16小时内出现症状）
自限性；支持性治疗（对症、补液）

→ **潜在感染病因**
- 肠产毒素性大肠杆菌（摄入后24~72小时）：环丙沙星、阿奇霉素、复方新诺明
- 梭状芽胞杆菌（摄入后8~14小时）
- 金黄色葡萄球菌（暴露后2~6小时）
- 蜡样芽孢杆菌（呕吐——葡萄球菌肠毒素、腹泻——大肠杆菌肠毒素）
- 霍乱弧菌（摄入后12~48小时）：多西环素、阿奇霉素、四环素、复方新诺明
- 隐孢子虫：硝唑尼特
- 贾第鞭毛虫：甲硝唑
- 环孢子菌或等孢子菌：复方新诺明
- 病毒（不带血的水样便；症状轻；无发热）：轮状病毒（3岁以下儿童：呕吐<24小时、腹泻、低热）、诺瓦克样病毒、腺病毒、星状病毒、冠状病毒。补液及洛哌丁胺治疗

炎症性（浸润性）、渗出性腹泻
粪便培养和药敏试验提示存在异常菌群（C&S），往往累及下消化道，量少，脓性或血便，伴有发热，粪便含有粒细胞。病情通常更加严重

→ **可能具有传染性：细菌或寄生虫的进一步检查和治疗如下**

- 社区获得性或旅行者腹泻：沙门氏菌、志贺氏菌、弯曲杆菌、产志贺毒素大肠杆菌（肠出血性大肠杆菌；如有溶血性尿毒症综合征病史）、艰难梭菌毒素A和B（如在最近几周接受抗生素或化疗）
- 医院内（在医院或其他机构停留>3d）或在3个月内使用过抗生素：艰难梭菌毒素A和B、沙门氏菌、志贺氏菌、弯曲杆菌和产志贺毒素的大肠杆菌的检测
- 持续腹泻超过7天（尤其在患者免疫功能低下时）：贾第鞭毛虫、隐孢子菌、环孢子菌和贝氏等孢球虫，并进行炎症筛查（粪便乳铁蛋白）
- 对于免疫功能低下的患者：增加检测微孢子菌、鸟胞内复合体分枝杆菌、巨细胞病毒、艰难梭菌（有化疗史）

更多关于特异性感染和治疗的详述
- 空肠弯曲杆菌（摄入生乳后2~6天）：阿奇霉素、红霉素、环丙沙星
- 志贺氏菌病（潜伏期1~7天）：环丙沙星、复方新诺明、阿奇霉素、头孢曲松
- 产志贺毒素大肠杆菌（0157：H7或非0157）：环丙沙星、复方新诺明
- 艰难梭菌（详见传染病章节）：甲硝唑、万古霉素
- 副溶血性弧菌（生的或未煮熟的海鲜，潜伏期4小时~4天）
- 溶组织内阿米巴：甲硝唑
- 沙门菌（潜伏期24~48小时，伤寒10天）。伤寒：环丙沙星、复方新诺明、阿奇霉素
- 耶尔森菌：多西环素，复方新诺明、环丙沙星

→ **考虑非传染性原因**
- 缺血性
- 溃疡性结肠炎
- 克罗恩病

黄疸

皮肤黄染是由血浆胆红素升高（>3mg/dL）引起，其可以由胆红素的产生增加（如溶血性贫血）或结合减少、梗阻导致的排泄减少所引起。下面将讨论引起黄疸/胆红素升高的原因及检查方法[9]。

初步诊断检查
- 胆红素（区分结合型和非结合型高胆红素血症）
- 全血细胞计数（溶血、慢性病贫血、肝硬化血小板减少）
- 丙氨酸转氨酶、天冬氨酸转氨酶（肝细胞损伤）
- γ-谷氨酰转移酶，碱性磷酸酶（胆道梗阻或肝实质性疾病，但特异度不高）
- 凝血酶原时间、INR、白蛋白和蛋白质（肝脏合成功能）

INR，国际标准化比值。

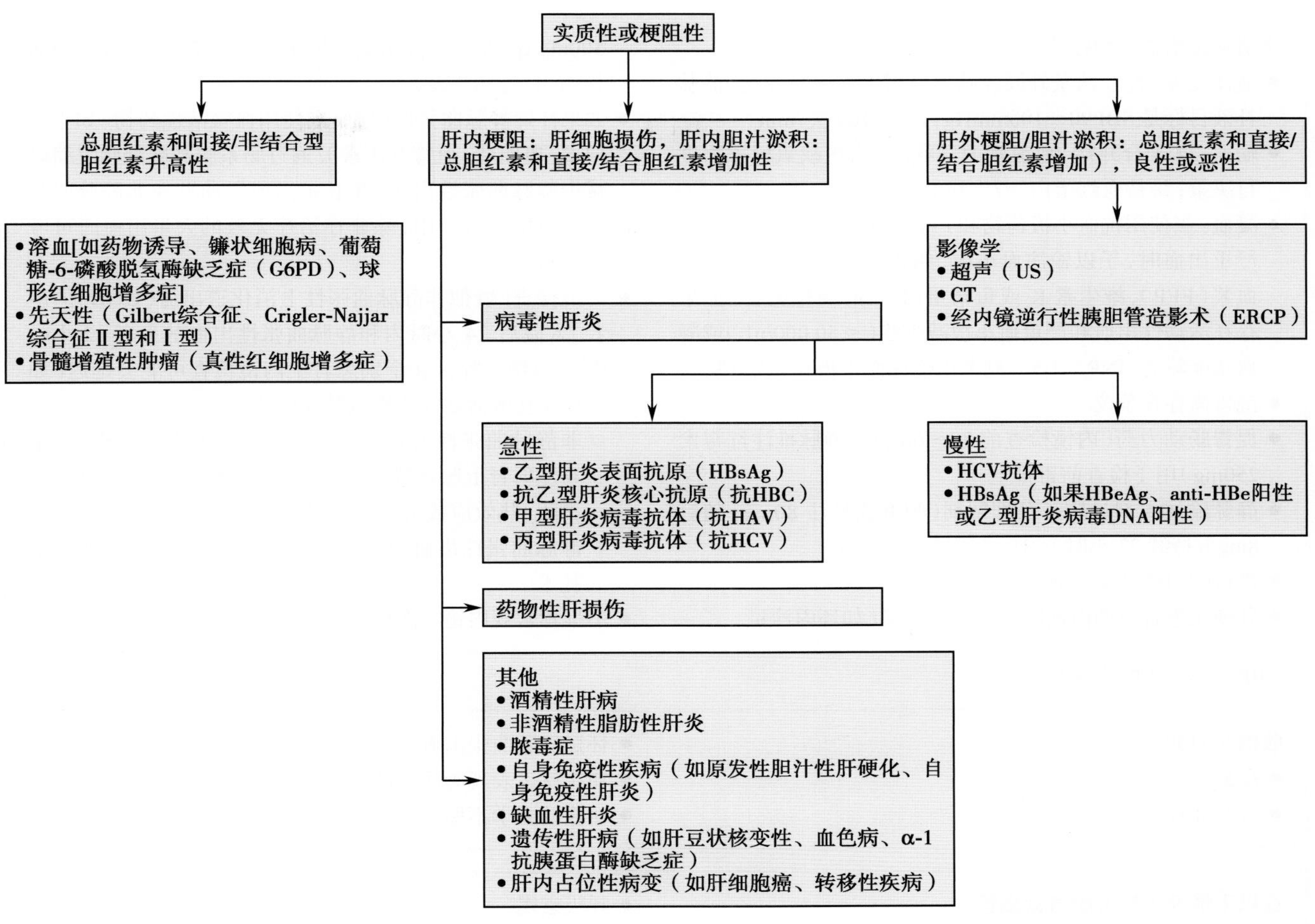

先天性高胆红素血症

非结合↑	结合↑
● Gilbert 综合征——摄取和结合障碍	● Dubin-Johnson 综合征——在肝细胞内和跨膜中的转运↓
● Crigler-Najjar 综合征Ⅱ型和Ⅰ型	● Rotor 综合征——储存障碍

上消化道出血

上消化道出血定义为 Treitz 韧带近端的肠腔内出血，可分为静脉曲张性和非静脉曲张性[10]。上消化道出血的严重程度可能差异很大；在某些情况下，患者将需要 ICU 级别的治疗，偶尔会因为保护气道而需要进行气管插管，如下所述。

上消化道出血的治疗[6]

- 液体复苏：建立两条外周静脉通路用于输注晶体液，静脉补液目标是 SBP90～100mmHg，HR＜100 次 /min
- 输血：基于合并症、血流动力学状况、组织缺氧标志物进行决策；维持血红蛋白＞7～8g/L[12]
- 凝血：当使用抗血小板药物和 / 或血液稀释剂的患者出现严重出血时，予以输注血小板、纠正凝血障碍[新鲜冷冻血浆（FFP）、维生素 K 或鱼精蛋白]。肝硬化患者：如果存在活动性出血和严重血小板减少症（＜50 000/μL）或凝血功能障碍（INR＞1.5），则考虑输注血小板和 / 或血浆
- 洗胃尚存在争议
- 促胃肠动力药（内镜检查前 30～60 分钟静脉推注红霉素 250mg）用于检查前胃排空
- 静脉输注大剂量质子泵抑制剂（弹丸式推注 80mg，随后 8mg/h 持续 72 小时）。H_2 受体拮抗剂无效
- 进行幽门螺杆菌检测
- 肝硬化患者短期内预防性使用抗生素（如环丙沙星 500mg q12h 口服或诺氟沙星 400mg q12h 口服或头孢曲松 1g/d，连用 7 天）
- 如果怀疑静脉曲张性出血，则使用血管活性药物（如生长抑素、奥曲肽、血管升压素），通过肠系膜和脾静脉收缩以减少静脉曲张性出血；生长抑素或奥曲肽在非静脉曲张性出血中没有作用，除非在治疗无效的大量出血时可考虑应用
- 内镜检查[疑似非静脉曲张性上消化道出血（UGB）的患者]入院后 24 小时内和静脉曲张性出血的患者 12 小时内 ± 内镜治疗。在个别患者中内镜检查可能会延迟（如疑似穿孔或活动性急性冠脉综合征）
  - 非静脉曲张性出血：烧灼、热凝、夹闭或注射药物；单独注射肾上腺素效果欠佳，常与其他方式联合治疗（如夹闭、热效应或组织硬化剂注射）
  - 静脉曲张性出血：内镜下行硬化剂治疗和静脉曲张结扎术
- 不推荐常规内镜二次检查

HR：心率，SBP：收缩压

收治 ICU 指征

- 高龄
- 合并症较多
- 怀疑静脉曲张出血
- 初次就诊表现为活动性出血
- 血流动力学不稳定

在以下情况下应考虑气管插管

- 大出血
- 呕血
- 呼吸衰竭
- 意识水平改变

风险分层：再出血和死亡的预测因子[11]

- 合并症较多
- 初始血红蛋白水平偏低
- 有输血需求
- 在直肠检查或胃肠减压或呕吐物中含有鲜血
- 年龄＞65 岁
- 整体健康状况不佳
- 内镜的预测因素：活动性出血、溃疡＞2cm、溃疡部位存在高危黏膜红斑

持续出血或再出血

- 尝试再次内镜检查：考虑采用不同的内镜止血方法
- 抢救治疗：
  - 使用三腔二囊管压迫 24 小时；在球囊填塞之前，推荐气管插管进行气道保护
  - 经动脉栓塞治疗
  - 内镜治疗无效的静脉曲张性出血，考虑行经颈静脉肝内门体静脉分流术（TIPS）治疗
  - 外科手术（分流术仅适用于内科和内镜难治性静脉曲张性出血的患者）
  - 静脉曲张性出血可用自膨式金属支架（SEMS）

下消化道出血

下消化道出血发生在结肠、直肠或肛门，并表现为鲜红色的血液（便血）或黑便[13]。

病因（按发病率的顺序排列）
- 憩室病
- 痔疮
- 缺血性疾病
- IBD
- 息肉切除术后
- 结肠癌/息肉
- 直肠溃疡
- 血管扩张性疾病
- 放射性结肠炎/直肠炎

IBD，炎症性肠病。

初始治疗（内镜检查前）
- 使用等渗晶体溶液复苏维持SBP＞100mmHg
- 输血使Hb维持在9~10g/dL以上（一些研究为较低的阈值——7g/dL[4]）
- 保持血小板>50 000/mm³
- 保持INR在1.5或更低

诊断方法选择
- 内镜
- 放射性核素闪烁成像（以低至0.04mL/min的速率检测出血）
- CT血管造影（出血速度必须至少为0.3～0.5mL/min）
- 胶囊内镜检查
- 肠镜：双气囊电子小肠镜/推进式小肠镜检查

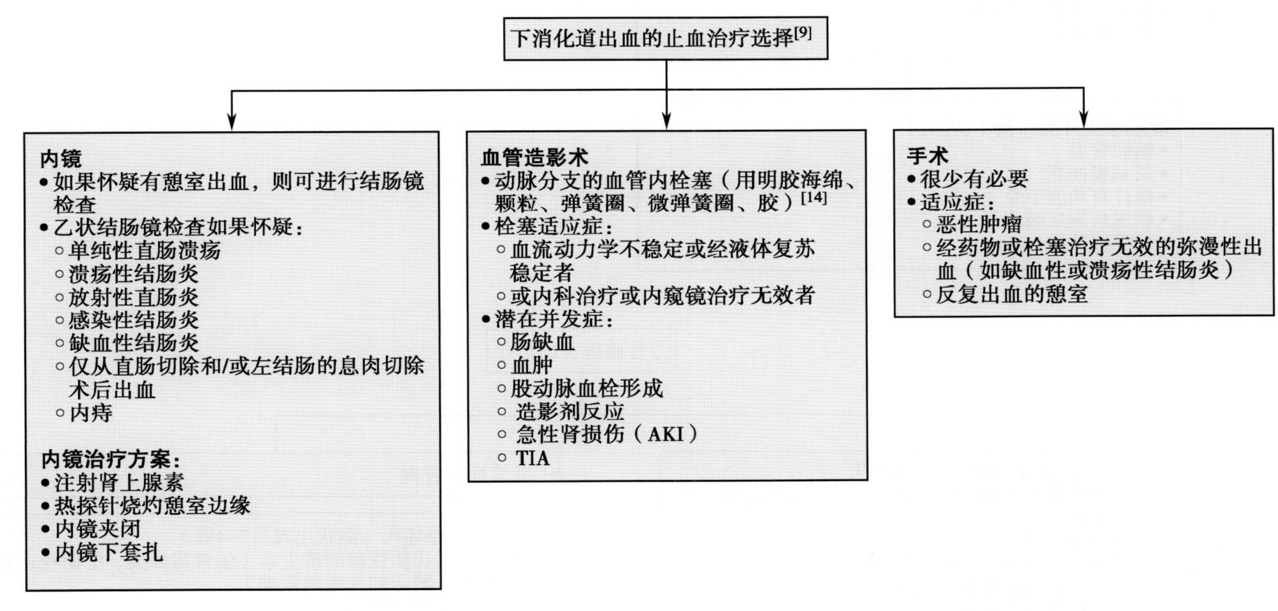

急性胰腺炎

胰腺组织的急性炎症可由多种因素引起，包括胆总管梗阻（与胰管远端连接）、酒精和其他因素。急性胰腺炎可能是一过性，可能是复发性，也可能进展为慢性胰腺炎。下面将讨论急性胰腺炎的诊断和治疗。由于急性胰腺炎的预后可以从迅速恢复至病情危重且预后不良，因此分别制定以下流程，有助于识别预后不良的高风险患者。

急性胰腺炎

急性胰腺炎的病因[15]
- 机械性/梗阻性（胆道、胰管梗阻）
- 创伤[外源性、医源性手术并发症、内镜逆行性胰胆管造影术后（ERCP）]
- 毒素/代谢因素（酒精、高甘油三酯血症、高钙血症、药物、毒物）
- 血管（灌注不足、动脉粥样硬化栓塞、血管炎）
- 自身免疫性[干燥综合征、类风湿性关节炎（RA）、原发性胆汁性肝硬化]
- 感染性（腮腺炎）
- 遗传性（囊性纤维化、*SPINK1*突变、*PRSS1*突变）
- 特发性

分类和潜在的并发症[16]
- 间质水肿性（通常为轻度或中度）vs. 坏死性腹膜炎（占比约20%；其中大多数很严重）
- 重症胰腺炎：有一个或多个组织器官坏死和持续器官功能障碍（＞48小时）
- 间质水肿性胰腺炎→急性胰周液体积聚（前期）、胰腺假性囊肿（后期）
- 坏死性胰腺炎→急性坏死物积聚（前期）、胰腺包裹性坏死（后期）

急性胰腺炎的诊断检查[15]
- 影像学检查：超声、腹部CT、内镜超声、磁共振胰胆管造影（MRCP）、ERCP（梗阻）
- 询问饮酒史
- 排除代谢因素（如高甘油三酯血症、酒精）
- 排除药物/毒物
- 排除感染
- 排除自身免疫性疾病
- 遗传性疾病

影像学的价值
- 鉴别诊断
- 明确严重程度
- 识别并发症：如确定坏死（从症状出现后至少3~5天）

除胰腺炎外淀粉酶↑的原因
- 输卵管炎
- 肠系膜梗死
- 慢性肾功能不全
- 糖尿病酮症酸中毒
- 唾液腺肿瘤

急性胰腺炎的治疗

急性胰腺炎的支持治疗[17]
- 在最初的48~72 小时内进行积极的液体复苏
- 镇痛
- 肠道休息
- ERCP治疗胆源性胰腺炎或并发胆管炎
- 目前预防性使用抗生素没有价值（除非存在胆管炎或肝外感染）
- 48h内给予早期肠内营养（幽门后喂养，如鼻空肠营养管）。全肠外营养（TPN）的疗效比肠内营养差。

并发症的管理

感染性胰腺坏死（症状出现后2~4周）
- 覆盖革兰氏阴性菌的抗生素（碳青霉烯类、甲硝唑、氟喹诺酮类、特定的头孢菌素类）
- CT引导下穿刺抽液
- 清创或引流（开腹手术、视频辅助腹膜后清创、内镜下经腔壁引流术）

胰腺坏死出血（进入腹膜后或腹膜腔）
- 危及生命的并发症
- 通过血红蛋白下降做出诊断
- 治疗：介入（IR）栓塞或手术

炎症和腹腔间隔室综合征
- 炎症导致邻近结构的梗阻（如胆道压迫、肾积水、肠或胃流出道梗阻）
- 腹腔间隔室综合征（由积液、腹水、肠梗阻、过度液体复苏引起）
- 监测腹内压（膀胱压力传感器），如>20mmHg→鼻胃管或肛管减压、镇静/肌松、尽量减少静脉输液、引流腹水、剖腹手术

急性胰腺炎预后[18]
- 入院24h内出现器官衰竭将显著增加死亡风险
- 此外，一些疾病严重程度评分与预后相关

急性胰腺炎严重程度的Ranson评分

入院时
- 年龄>55岁
- 白细胞计数>16 000/mm^3
- 血糖>200mg/dL
- 乳酸脱氢酶（LDH）>350U/L
- ALT/AST>250U/L

48小时
- 红细胞压积下降>10%
- 血尿素氮升高>5mg/dL
- 血钙<8mg/dL
- PaO_2<60mmHg
- 碱缺失>4mEq/L
- 液体丢失>6 000mL

得分：每一项阳性指标为1分

48小时评分>3分与较高的死亡率、严重并发症、胰腺坏死相关

Imrie 评分系统

48小时
- 年龄>55岁
- 白细胞>15 000/mm^3
- 非糖尿病患者血糖>180mg/dL
- 血清LDH>600U/L
- AST/ALT>100U/L
- 血钙<8mg/dL
- PaO_2<60mmHg
- 血清白蛋白<3.2g/dL
- 血清尿素>45mg/dL

得分：每一项阳性指标为1分

48 小时评分≥3分与较高的死亡率、严重并发症、胰腺坏死相关

CT严重指数（入院后72小时）
- CT分级：
  - A级，即正常=0分；
  - B级（水肿）=1分；
  - C级（=B级+轻度胰周改变）=2分；
  - D级（严重胰周改变+单发性积液）=3分；
  - E级（多个或大量积液区）=4分
- 坏死评分：
  - 无=0
  - <1/3=2
  - >1/3但<1/2=4
  - >1/2=6

得分：CT分级+坏死评分

5分及以上与住院时间延长、较高的死亡率（高出15倍）和发病率相关

缺血性结肠炎

缺血性结肠炎 vs 肠系膜缺血(肠缺血)。两个相似的术语用于描述两个独立的疾病：①缺血性结肠炎(由缺血导致)；②肠系膜缺血或肠缺血，由栓塞导致。后者急性起病，受累节段血供完全被阻断，表现为症征不符的腹痛，需要紧急手术。另一方面，缺血性结肠炎发病较为缓慢(超过数小时)，其病因是多因素的(包括栓塞)，血供丧失是一过性的，表现为中度腹痛、压痛和血性腹泻，可给予保守治疗[19]。

缺血性结肠炎
（急性、一过性的血供减少、低于结肠代谢所需要的血供）

病因
- 全身性[充血性心力衰竭（CHF）、全身炎症反应综合征、动脉粥样硬化]
- 栓塞（房颤）
- 血栓形成（恶性肿瘤、血液病）
- 药物（化疗、性激素、干扰素、伪麻黄碱、强心苷类、利尿剂、他汀类、NSAIDs、免疫抑制剂、血管升压药）
- 手术（腹主动脉瘤修复）
- 内镜（结肠镜检查和结肠镜肠道准备所使用的药物）

缺血性结肠炎

症状
- 腹泻、直肠出血、腹部绞痛、压痛和反跳痛
- 全身炎症反应综合征（SIRS）的表现：心动过速、低血压、呼吸急促、发热
- 休克、多器官功能衰竭

诊断
- 鉴别诊断：感染性结肠炎、炎症性结肠炎
- 实验室检查：C反应蛋白（CRP）、乳酸和中性粒细胞计数均升高（非特异性）
- 增强CT（肠壁增厚、肠壁强化异常或无强化、肠腔扩张、肠系膜水肿、静脉充血、腹水、肠壁积气、门静脉积气）
- 结肠镜观察肠黏膜（点状出血、黏膜水肿和黏膜质脆、节段性红斑、散在糜烂、纵向溃疡、受累节段分界明确）
- 腹部X线和超声检查无价值

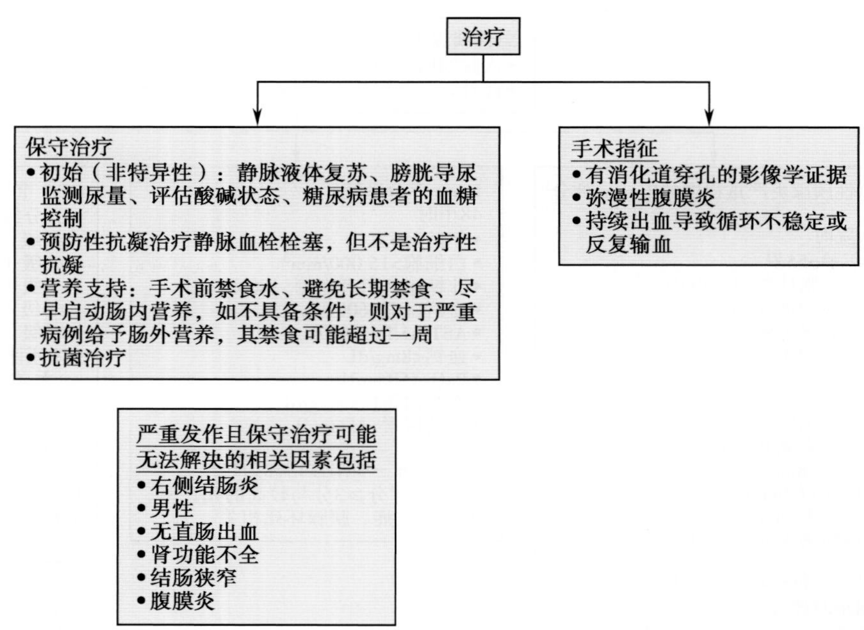

腹内高压和腹腔间隔室综合征

腹内压（intraabdominal pressure，IAP）是指腹腔封闭腔隙内稳定状态下的压力。由于腹腔是一个封闭的空间和相对不可扩张的腔室，压力升高可能最终导致腹腔间隔室综合征（abdominal compartment syndrome，ACS）和严重的器官功能障碍[20]。

IAP 定义

- 正常值 5～7mmHg
- IAH——IAP≥12mmHg 不伴器官功能障碍
- ACS——IAP 持续＞20mmHg 伴有新发单个或多个器官功能衰竭
- 腹腔灌注压（APP）——平均动脉压（MAP）与腹内压（IAP）之间的差值（APP=MAP–IAP）

IAH，腹内高压。

IAH 的风险因素[20,21]

- 腹壁因素：腹壁顺应性降低、腹部手术、腹部严重创伤、严重烧伤
- 腹内因素：胃轻瘫、肠梗阻、腹腔积血、急性胰腺炎、腹腔内肿瘤或感染、腹水、腹膜透析
- 血管内容量增加：过量液体复苏、大量输血（＞10U/24h）、少尿
- 毛细血管渗漏：脓毒症、酸中毒、低温、损伤控制性剖腹术
- 其他危险因素：贫血、凝血功能障碍、床头倾角增加、机械通气、肥胖、PEEP＞10、肺炎、休克或低血压

PEEP，呼气末正压。

病理生理学[20]

- 即时效应：膈肌升高、血管受压（IVC、主动脉、全身血管系统）
- 影响：
  - 肺：胸腔内压和肺动脉压升高、ARDS
  - 血管：胸腔内压升高→CVP、PCWP、肺血管阻力升高
  - 心脏：搏出量降低、心输出量降低、低血压
  - 腹腔内器官：血管受压→肠缺血、AKI
  - 肾：IAP≥15mmHg 与肾损害相关
  - 感染：肠缺血→细菌移位和脓毒症。值得肠黏膜缺乏有效的自我调节机制（与肾脏或脑不同），特别容易出现低血压和 IAP 升高
  - 炎症：炎症介质激活、毛细血管渗漏导致血管外液丢失，随后增加腹腔内容积和压力

AKI，急性肾损伤；ARDS，急性呼吸窘迫综合征；CVP，中心静脉压；IVC，下腔静脉；PCWP，肺毛细血管楔压。

测量 IAP

- 膀胱内压
- 髂水平 /IVC、CVP
- 用三腔导尿管、连续输注盐水和一个传感器连续性测量 IAP

管理[20,21]

- 排空肠道内容物
  - 鼻胃管和 / 或肛管
  - 促胃肠动力药
  - 纠正电解质紊乱
  - 危重患者启动肠内营养（如急性胰腺炎早期肠内营养）以激活胃肠运动
  - 减少肠内营养
- 清除腹腔内占位——占位性病变（如腹腔积血、腹水、腹腔内脓肿、腹膜后血肿和游离气体）
- 改善腹壁顺应性
  - 减轻腹壁或第三间隙水肿
  - 腹带和 / 或紧密腹部闭合
  - 镇痛、镇静、减少人机对抗
  - 使用神经肌肉阻滞剂减少腹肌张力
  - 仰卧位
- 优化容量管理（见下文）
- 优化全身和局部组织灌注（见下文）

优化液体管理流程

- 目标：
  - 实现足够的组织灌注和氧供之间的平衡，避免容量过负荷引发的器官功能障碍
  - 避免低血压，因为肠道缺乏有效的自我调节机制，特别容易出现低血压和 IAP 升高
  - 另一方面，应避免高血容量：通常被认为是腹腔间隔室综合征的独立预测因素
- 容量复苏 / 管理策略：
  - 避免过度的液体复苏
  - 使用利尿剂
  - 对 IAP 升高的患者使用胶体和高渗盐水
  - 使用生物活性制品（如新鲜冰冻血浆）可以改善创伤后凝血功能障碍和血管内容量
  - 损伤控制性复苏：允许性低血压、限制静脉输注晶体液和提高血浆、血小板和红细胞的输注比例
  - 如血流动力学不稳定，应使用血管升压药以限制休克期间所需液体复苏的绝对用量
  - 联合胶体和利尿剂以减轻第三间隙水肿，获得液体负平衡
  - 间歇性血液透析或持续肾脏替代治疗（CRRT）

优化全身 / 局部组织灌注的流程

- 早期目标导向治疗：通过明确复苏终点来纠正低血容量
- 用血流动力学监测指导复苏
- 注意：传统的气压测量（如 CVP、肺动脉闭塞压）在 IAH/ACS 的患者准确性较低，因为它们反映的是血管内压和胸膜腔内压的总和

炎症性肠病

溃疡性结肠炎和克罗恩病的患者进展为危重症和入住 ICU 的风险高于普通人群。此外，他们在入院 1 年后的死亡率也有所增加[22]。我们将讨论炎症性肠病（inflammatory bowel disease，IBD）的治疗。

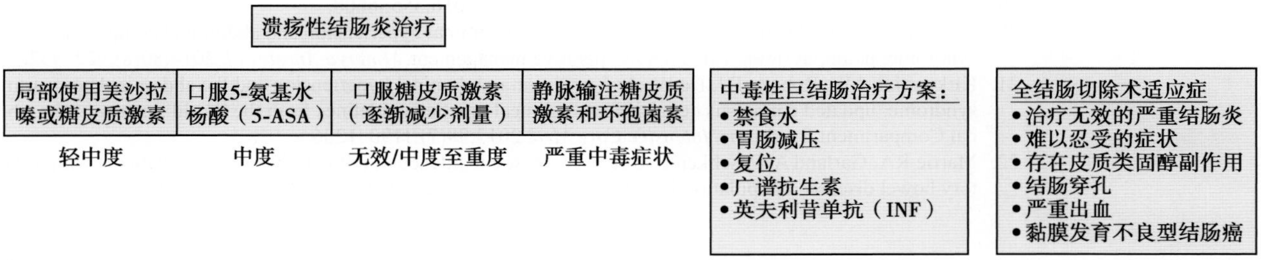

溃疡性结肠炎治疗

局部使用美沙拉嗪或糖皮质激素	口服5-氨基水杨酸（5-ASA）	口服糖皮质激素（逐渐减少剂量）	静脉输注糖皮质激素和环孢菌素
轻中度	中度	无效/中度至重度	严重中毒症状

中毒性巨结肠治疗方案：
- 禁食水
- 胃肠减压
- 复位
- 广谱抗生素
- 英夫利昔单抗（INF）

全结肠切除术适应症
- 治疗无效的严重结肠炎
- 难以忍受的症状
- 存在皮质类固醇副作用
- 结肠穿孔
- 严重出血
- 黏膜发育不良型结肠癌

克罗恩病的药物治疗

轻中度	中重度
口服5-ASA ± 甲硝唑 10~2-mg/kg/d	口服糖皮质激素，如果是脓肿：引流+抗生素

手术指征
- 梗阻严重且不可逆
- 对药物治疗无反应
- 脓肿引流
- 瘘管切除术

急性腹泻的处理[3]
- 补液（口服或静脉注射）
- 营养（限制进食通常是无益的，而且可能有害）
- 对症治疗
- 在某些情况下应用抗生素

（周旺涛、张馗 译，童智慧、许航 审校）

参考文献

1. Reintam Blaser A, Starkopf J, Malbrain MLNG. Abdominal signs and symptoms in intensive care patients. *Anaesthesiol Intensive Ther.* 2015;47(4):379–387.
2. Macaluso CR, McNamara RM. Evaluation and management of acute abdominal pain in the emergency department. *Int J Gen Med.* 2012;5:789–797.
3. Cartwright SL, Knudson MP. Evaluation of acute abdominal pain in adults. *Am Fam Physician.* 2008;77(7): 971–978.
4. Cartwright SL, Knudson MP. Diagnostic imaging of acute abdominal pain in adults. *Am Fam Physician.* 2015;91(7):452–459.
5. Macht M, White SD, Moss M. Swallowing dysfunction after critical illness. *Chest.* 2014;146(6):1681–1689.
6. O'Horo JC, Rogus-Pulia N, Garcia-Arguello L, Robbins J, Safdar N. Bedside diagnosis of dysphagia: a systematic review. *J Hosp Med.* 2015;10(4):256–265.
7. Barr W, Smith A. Acute diarrhea. *Am Fam Physician.* 2014;89(3):180–189.
8. Brandt KG, de Castro Antunes MM, da Silva GAP. Acute diarrhea: evidence-based management. *J Pediatr.* 2015;91(6 suppl 1):S36–S43.
9. Fargo MV, Grogan SP, Saguil A. Evaluation of jaundice in adults. *Am Fam Physician.* 2017;95(3):164–168.
10. Franco C, Nakao FS, Rodrigues R, Maluf-Filho F, de Paulo GA, Della Libera E. Proposal of a clinical care pathway for the management of acute upper gastrointestinal bleeding. *Arq Gastroenterol.* 2015;52(4):283–292.
11. Greenspoon J, Barkun A. A summary of recent recommendations on the management of patients with nonvariceal upper gastrointestinal bleeding. *Pol Arch Med Wewn.* 2010;120(9):341–346.
12. Villanueva C, Colomo A, Bosch A, et al. Transfusion strategies for acute upper gastrointestinal bleeding. *N Engl J Med.* 2013; 368:11-21.
13. Ghassemi KA, Jensen DM. Lower GI bleeding: epidemiology and management. *Curr Gastroenterol Rep.* 2013;15(7):333.
14. Ierardi AM, Urbano J, De Marchi G, et al. New advances in lower gastrointestinal bleeding management with embolotherapy. *Br J Radiol.* 2016;89(1061):20150934.
15. da Silva S, Rocha M, Pinto-de-Sousa J. Acute pancreatitis etiology investigation: a workup algorithm proposal. *GE Port J Gastroenterol.* 2017;24(3):129–136.
16. Chua TY, Walsh RM, Baker ME, Stevens T. Necrotizing pancreatitis: diagnose, treat, consult. *Cleve Clin J Med.* 2017;84(8):639–648.
17. Bruno MJ, Dutch Pancreatitis Study Group. Improving the outcome of acute pancreatitis. *Dig Dis.* 2016;34(5):540–545.
18. Carroll JK, Herrick B, Gipson T, Lee SP. Acute pancreatitis: diagnosis, prognosis, and treatment. *Am Fam Physician.* 2007;75(10):1513–1520.
19. Trotter JM, Hunt L, Peter MB. Ischaemic colitis. *BMJ.* 2016;355:i6600.
20. Rastogi P, Iyer D, Aneman A, D'Amours S. Intra-abdominal hypertension and abdominal compartment syndrome: pathophysiological and non-operative management. *Minerva Anestesiol.* 2014;80(8):922–932.
21. Kirkpatrick AW, Roberts DJ, De Waele J, et al. Intra-abdominal hypertension and the abdominal compartment syndrome: updated consensus definitions and clinical practice guidelines from the World Society of the Abdominal Compartment Syndrome. *Intensive Care Med.* 2013;39(7):1190–1206.
22. Marrie RA, Garland A, Peschken CA, et al. Increased incidence of critical illness among patients with inflammatory bowel disease: a population-based study. *Clin Gastroenterol Hepatol.* 2014;12(12):2063–2070.e1–e4.

第八章

血液与肿瘤急危重症

Alexander Goldfarb-Rumyantzev

红细胞疾病：贫血、血红蛋白异常

确定贫血的具体病因对治疗至关重要。除了详细的病史外(尤其是贫血持续时间；如长期贫血可能提示存在先天性因素；药物、失血、合并症、酗酒、近期手术)，下面列出的3个诊断步骤将有助于明确诊断[1]。贫血的初步筛查和特定类型贫血的病因如下。一般来说，考虑到红细胞在血液循环中存活大约为120天，贫血的进展程度可能有助于区分红细胞产生不足(进展相对缓慢)引起的贫血还是红细胞丢失引起的贫血，如出血或溶血(进展相对较快)[2]。

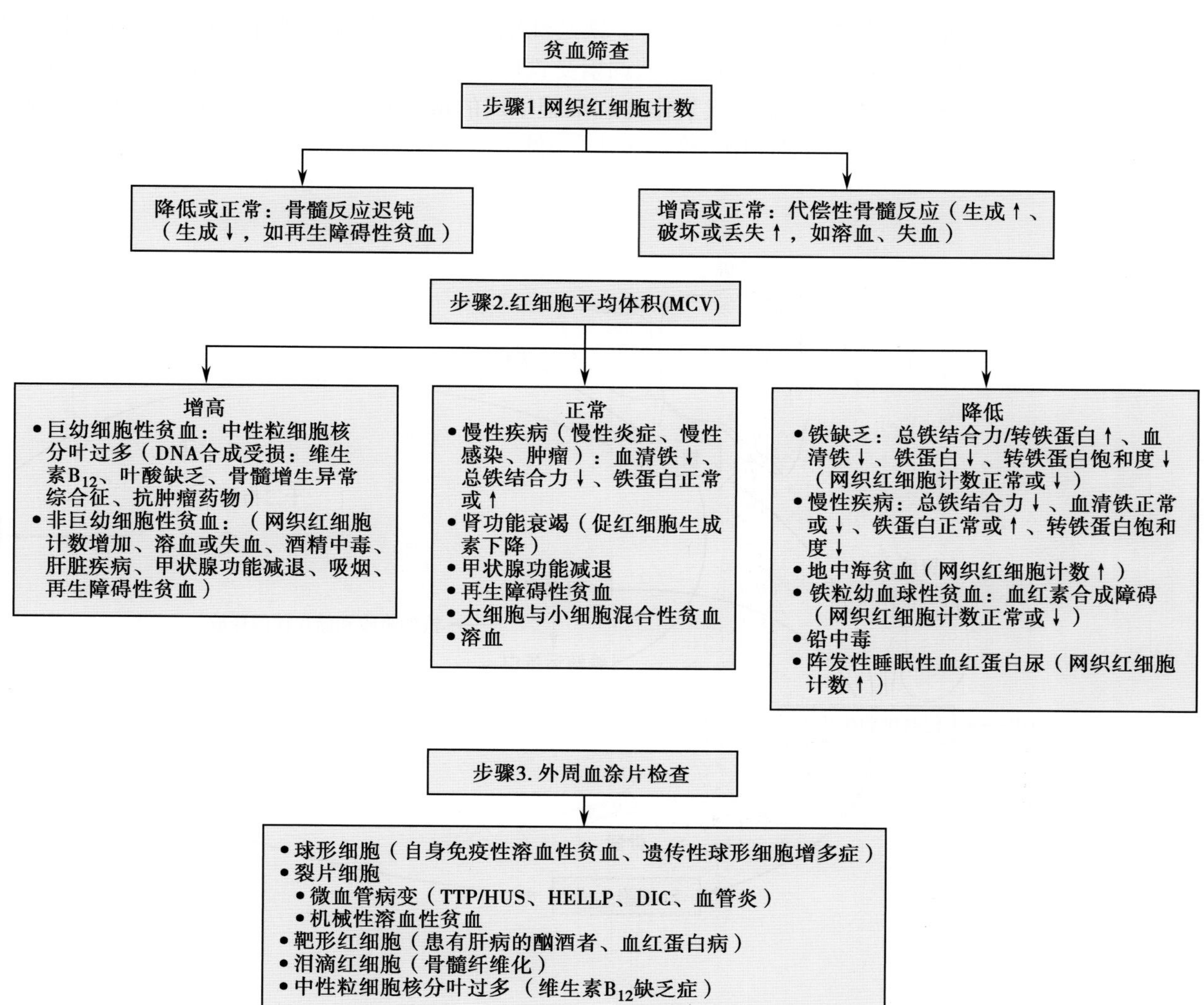

N，正常；TTP，血栓性血小板减少性紫癜；HUS，溶血性尿毒症综合征；HELLP，溶血、肝酶升高和血小板减少。

重要指标

- TIBC——总铁结合力
- 测定的血清铁 = 与转铁蛋白结合的铁
- 转铁蛋白饱和度(%)=(铁 /TIBC)×100%
- 校正网织红细胞计数——患者没有贫血时的网织红细胞百分比;校正网织红细胞百分比 =(Ht/45)× 患者的网织红细胞计数

异常红细胞形态及其对应疾病

- 靶形红细胞——地中海贫血
- 嗜碱性颗粒——地中海贫血,P5' N 缺乏
- 血红蛋白 H 包涵体——血红蛋白 H 病
- 亨氏小体——不稳定血红蛋白病,G6PD 缺乏
- 裂片细胞——微血管病(TTP、HUS、DIC、人工心脏瓣膜、血管炎、恶性 HTN、子痫)
- 球形细胞——遗传性球形红细胞增多症
- 椭圆形红细胞——遗传性椭圆形细胞增多症
- 棘性红细胞——尿毒症、棘突红细胞性贫血

DIC,弥散性血管内凝血;HTN,高血压;HUS,溶血性尿毒症综合征;P5' N,嘧啶 5' - 核苷酸酶;G6PD,葡萄糖 -6- 磷酸脱氢酶;TTP,血栓性血小板减少性紫癜。

缺铁性贫血与炎症性贫血(慢性病贫血)

调节红细胞生成的 3 种主要成分是促红细胞生成素、铁调素和铁。下面我们将阐述这些因素之间的相互作用[3]。铁是红细胞生成所必需的成分,其水平由抑制铁吸收和储存铁释放的铁调素调节。铁调素受铁的反馈调节,但也受炎症刺激的正反馈调节[4]。另一方面,促红细胞生成素作为红细胞生成的最强刺激因子,通常由肾脏在缺血或缺氧[触发缺氧诱导因子(HIF)稳定表达]条件下产生。

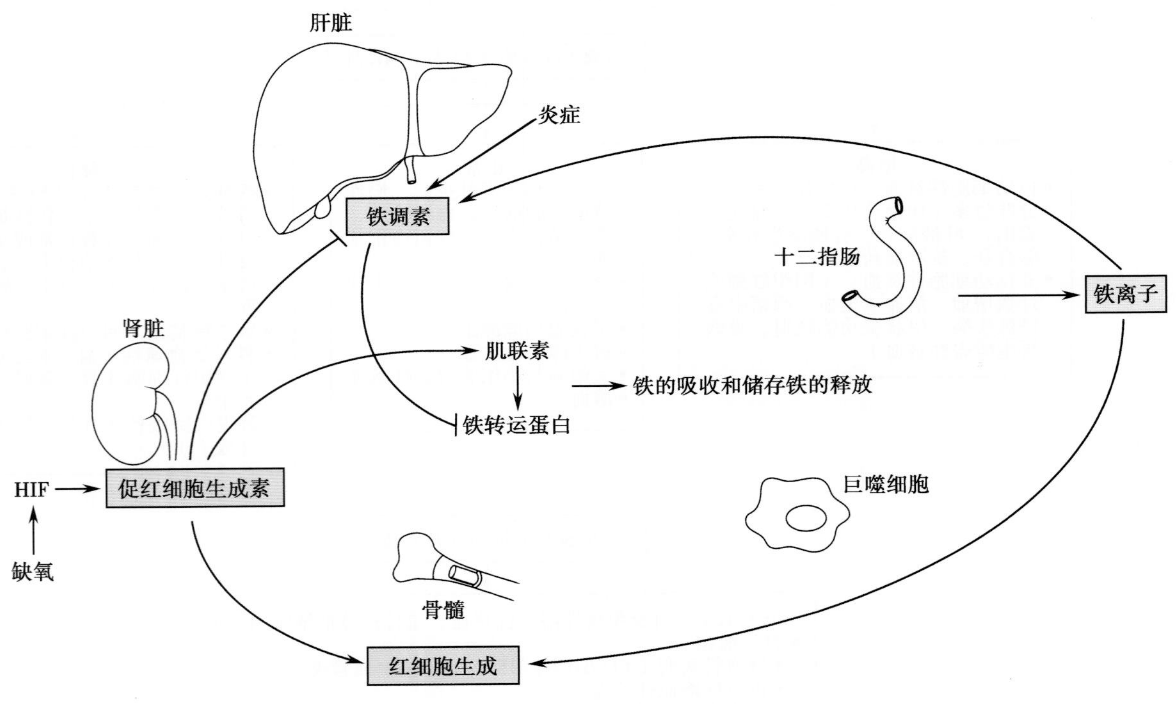

贫血可由上述任何一种因素或两种及以上因素的功能障碍引起；如慢性肾脏病（CKD）贫血，除了红细胞生成素的产生减少之外，还有尿毒症抑制促红细胞生成素对骨髓的作用，以及因清除率降低和炎症导致铁调素水平的升高，最终导致了功能性铁缺乏。此外，尿毒症和炎症状态可能直接影响祖细胞的分化、缺氧诱导因子的抑制以及红细胞生成的其他潜在成分。此外，慢性肾脏病患者失血也会导致缺铁[3]。

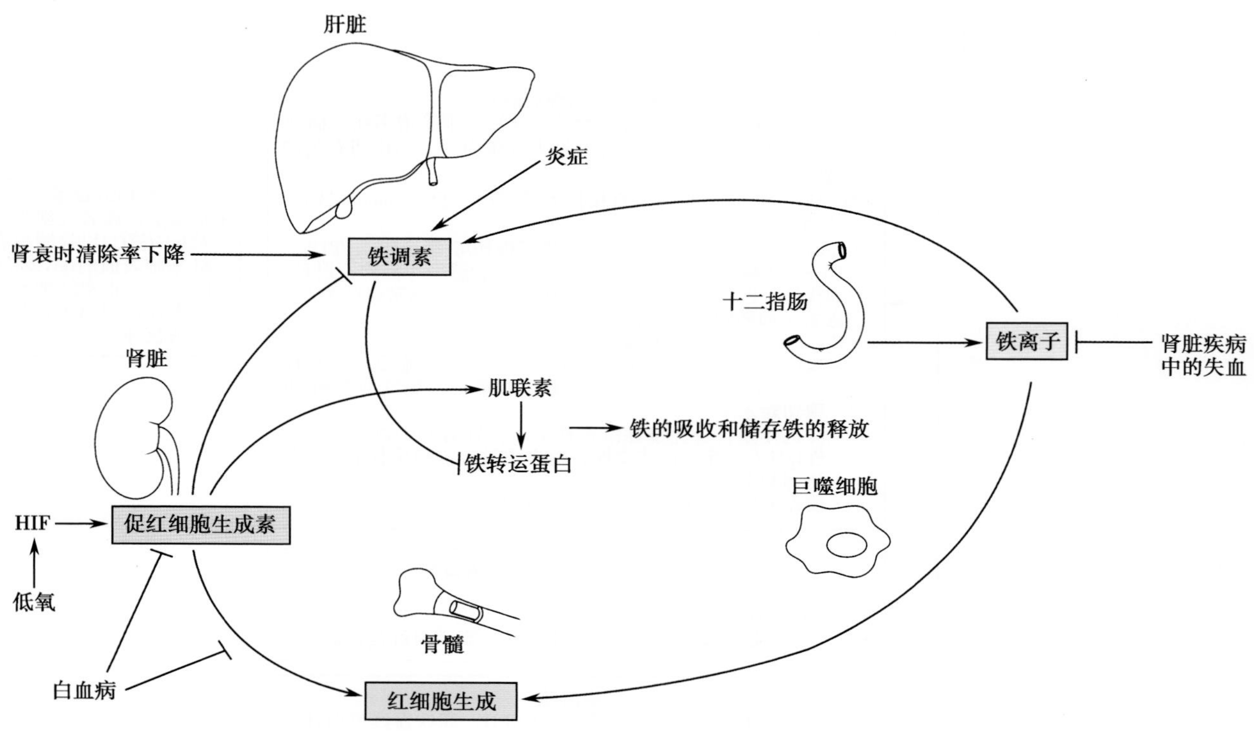

贫血的两种常见病因［缺铁性贫血和炎症性贫血（慢性疾病）］的鉴别诊断基于以下几点[5]：炎症性贫血通常为正细胞正色素性贫血，而缺铁性贫血为小细胞低色素性贫血。铁蛋白在炎症性贫血中正常或增高，在缺铁性贫血中降低。然而，后者依赖于明确的低铁蛋白，两者病因不一致。当怀疑铁缺乏时，试验性补铁治疗是合理的[6]。

	铁	总铁结合力	转铁蛋白饱和度	铁蛋白	骨髓铁储存库	铁调素	治疗
缺铁性贫血	↓	↑	↓	↓	↓	↓	铁剂
炎症性贫血	正常或↓	↓或正常	↓或正常	正常或↑	正常或↑	↑	病因治疗时，可使用促红细胞生成素

溶血性贫血

网织红细胞计数增加、胆红素升高、乳酸脱氢酶（LDH）升高和结合珠蛋白降低提示溶血性贫血。溶血的类型可以按部位（即血管内和血管外溶血，后者是红细胞从循环中移出并被脾脏和肝脏中的巨噬细胞破坏）[7]、红细胞的形态（球形和非球形）以及机制（免疫和非免疫介导的、红细胞的自身因素和外部因素）来划分[2]。

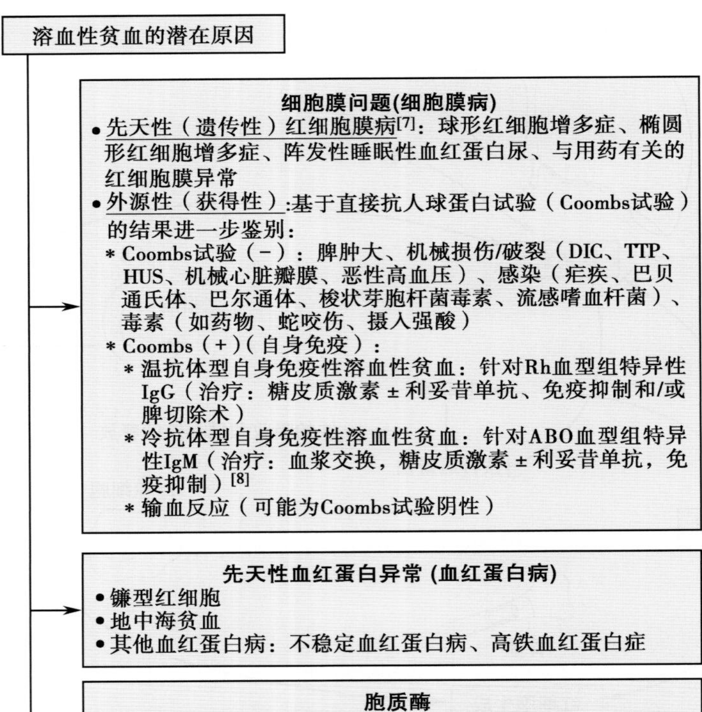

溶血性贫血表现为贫血、网织红细胞计数增多、胆红素增多

提示溶血

- 胆红素↑
- 乳酸脱氢酶↑
- 尿胆原↑
- 结合珠蛋白↓
- 网织红细胞↑
- 骨髓红细胞性增生↑

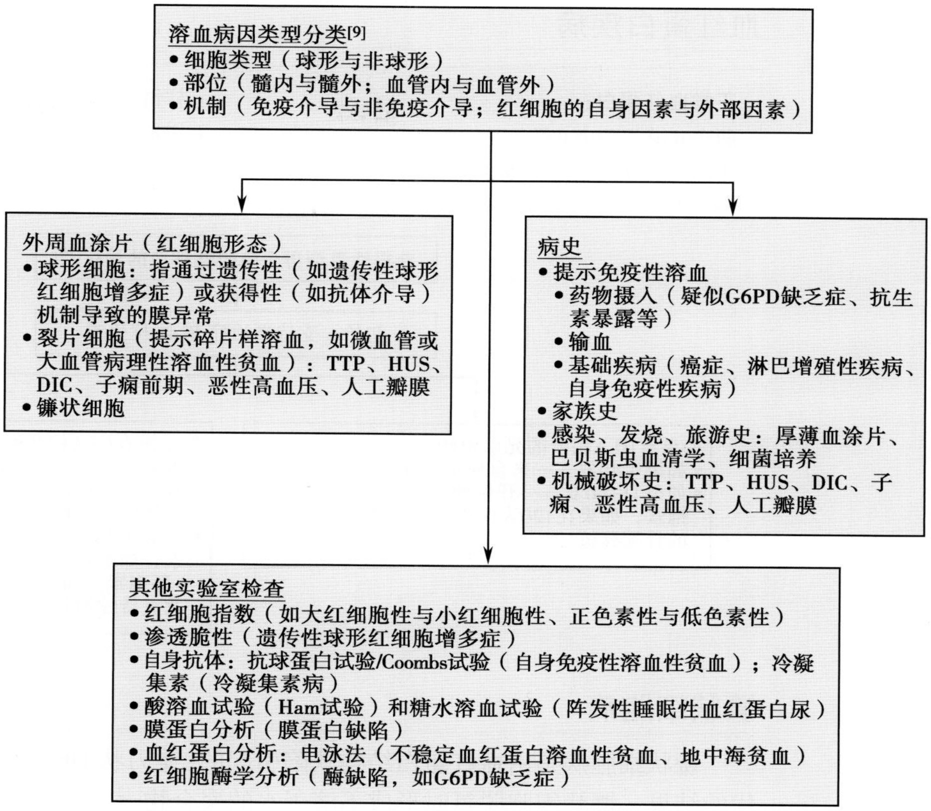

溶血病因类型分类[9]
- 细胞类型（球形与非球形）
- 部位（髓内与髓外；血管内与血管外）
- 机制（免疫介导与非免疫介导；红细胞的自身因素与外部因素）

外周血涂片（红细胞形态）
- 球形细胞：指通过遗传性（如遗传性球形红细胞增多症）或获得性（如抗体介导）机制导致的膜异常
- 裂片细胞（提示碎片样溶血，如微血管或大血管病理性溶血性贫血）：TTP、HUS、DIC、子痫前期、恶性高血压、人工瓣膜
- 镰状细胞

病史
- 提示免疫性溶血
  - 药物摄入（疑似G6PD缺乏症、抗生素暴露等）
  - 输血
  - 基础疾病（癌症、淋巴增殖性疾病、自身免疫性疾病）
- 家族史
- 感染、发烧、旅游史：厚薄血涂片、巴贝斯虫血清学、细菌培养
- 机械破坏史：TTP、HUS、DIC、子痫、恶性高血压、人工瓣膜

其他实验室检查
- 红细胞指数（如大红细胞性与小红细胞性、正色素性与低色素性）
- 渗透脆性（遗传性球形红细胞增多症）
- 自身抗体：抗球蛋白试验/Coombs试验（自身免疫性溶血性贫血）；冷凝集素（冷凝集素病）
- 酸溶血试验（Ham试验）和糖水溶血试验（阵发性睡眠性血红蛋白尿）
- 膜蛋白分析（膜蛋白缺陷）
- 血红蛋白分析：电泳法（不稳定血红蛋白溶血性贫血、地中海贫血）
- 红细胞酶学分析（酶缺陷，如G6PD缺乏症）

再生障碍性贫血

再生障碍性贫血是因骨髓造血细胞功能障碍引起的。它常与免疫介导的造血细胞破坏相关[10]，因此治疗有时基于免疫抑制。造血生长因子似乎没有作用[11]。值得注意的是，再生障碍性贫血常与全血细胞减少有关。

再生障碍性贫血的诊断（需警惕全血细胞减少症的患者）
- 骨髓检查
  - 活检（如骨髓增生异常综合征、白血病、转移性癌）
  - 穿刺抽吸（如细胞遗传学：染色体异常、细胞学检查确认无母细胞）
  - 外周血检查
  - 用于骨髓移植的人类白细胞抗原（HLA）分型

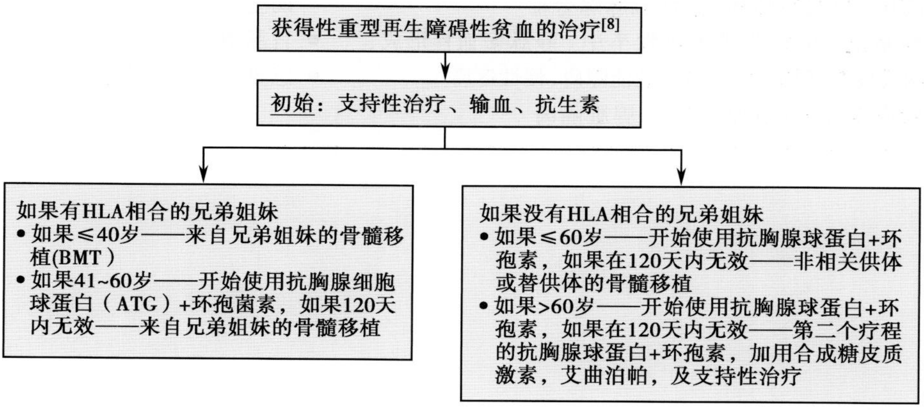

获得性重型再生障碍性贫血的治疗[8]

初始：支持性治疗、输血、抗生素

如果有HLA相合的兄弟姐妹
- 如果≤40岁——来自兄弟姐妹的骨髓移植(BMT）
- 如果41~60岁——开始使用抗胸腺细胞球蛋白（ATG）+环孢菌素，如果120天内无效——来自兄弟姐妹的骨髓移植

如果没有HLA相合的兄弟姐妹
- 如果≤60岁——开始使用抗胸腺球蛋白+环孢素，如果在120天内无效——非相关供体或替供体的骨髓移植
- 如果>60岁——开始使用抗胸腺球蛋白+环孢素，如果在120天内无效——第二个疗程的抗胸腺球蛋白+环孢素，加用合成糖皮质激素，艾曲泊帕，及支持性治疗

血红蛋白疾病

正常血红蛋白：
两个α链＋两个β链
或两个类α链＋两个类β链

α样链：α、ξ
β样链：β、δ、ε、γ

获得性重型再生障碍性贫血的治疗[10]

↓

初始：支持性治疗,输血,抗生素

如果有HLA相合的兄弟姐妹
- 如果≤40岁——来自兄弟姐妹的骨髓移植
- 如果41~60岁——开始使用抗胸腺球蛋白+环孢素，如果在120天内无效——来自兄弟姐妹的骨髓移植

如果没有HLA相合的兄弟姐妹
- 如果≤60岁——开始使用抗胸腺球蛋白+环孢素，如果在120天内无效——非相关供体或替供体的骨髓移植
- 如果>60岁——开始使用抗胸腺球蛋白+环孢素，如果在120天内无效——第二个疗程ATG+环孢素，加用合成糖皮质激素、艾曲泊帕及支持性治疗

镰状细胞病

镰状细胞病是由血红蛋白结构缺陷引起的(镰刀状 Hb——HbS)。这是单一氨基酸取代的结果。镰状细胞脱氧时形成不溶于水的聚合物[12,13]。

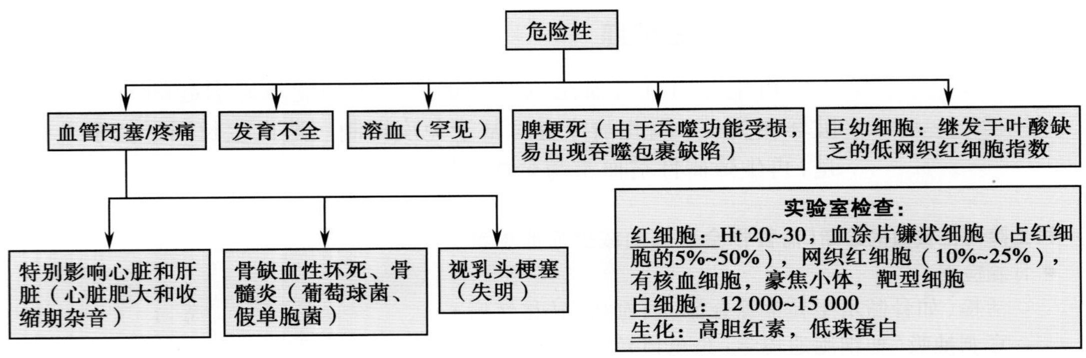

镰状细胞病对组织器官的影响[13]
- 心脏及肺：心律失常和猝死、慢性心功能不全、肺动脉高压、限制性肺病、急性冠脉综合征
- 神经系统：缺血性或出血性卒中、静脉窦血栓形成、视网膜病变、眼眶梗死、认知功能障碍、慢性疼痛
- 网状内皮细胞：贫血、溶血、脾脏隔离
- 肌肉骨骼：缺血性坏死、腿部皮肤溃疡
- 泌尿生殖系统：肾衰竭、蛋白尿、血尿、肾乳头坏死、阴茎异常勃起
- 胃肠道：肠系膜血管闭塞、胆石症、肝病
- 感染：由于脾功能不全

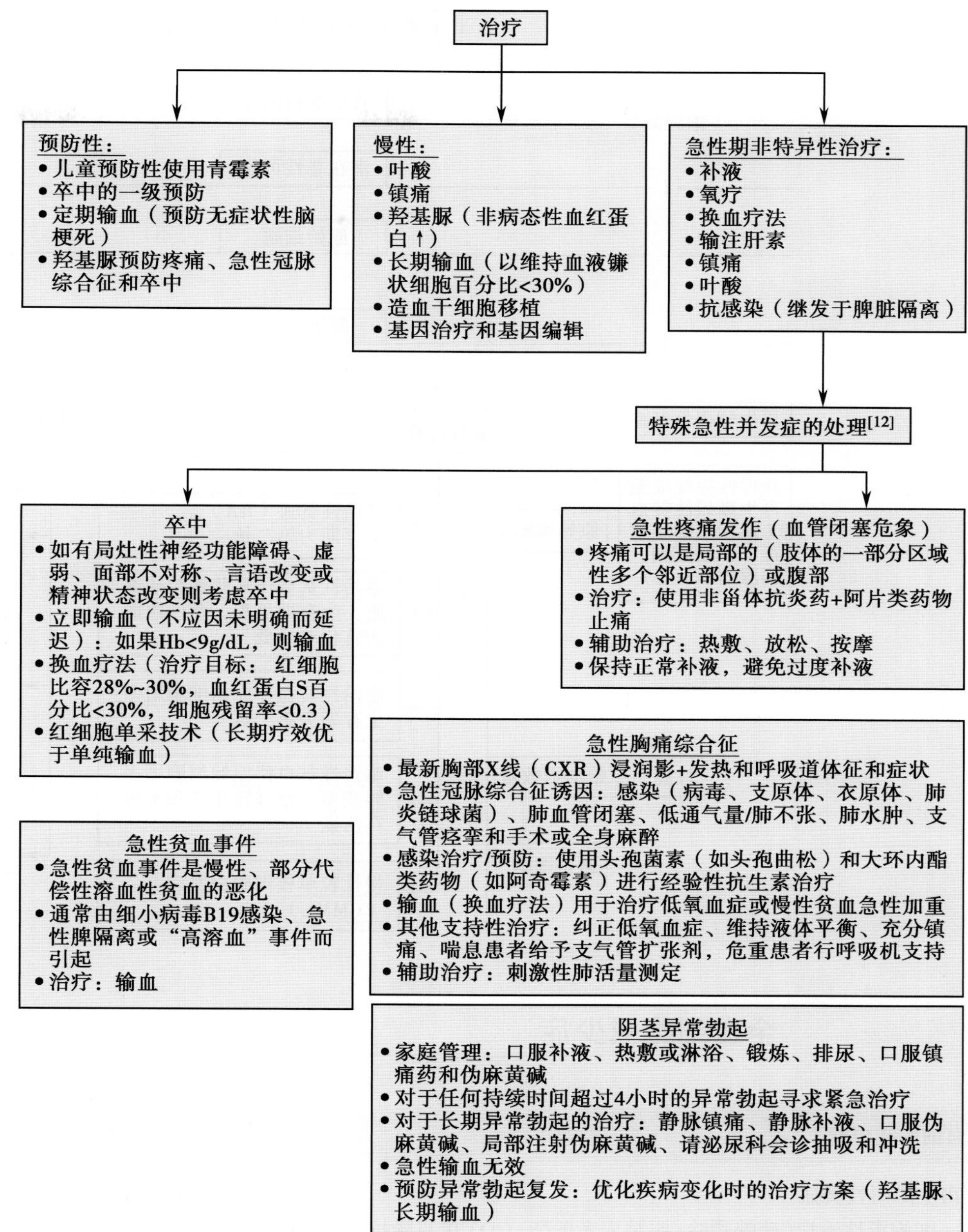

干细胞疾病

干细胞疾病涵盖广泛的血液学问题，从低增殖（如再生障碍性贫血、全血细胞减少症）到过度增殖（例如红细胞增多症、白血病）。这里我们将讨论与重症医学最密切相关的问题，这些问题主要与再生障碍性贫血有关（如上所述）。

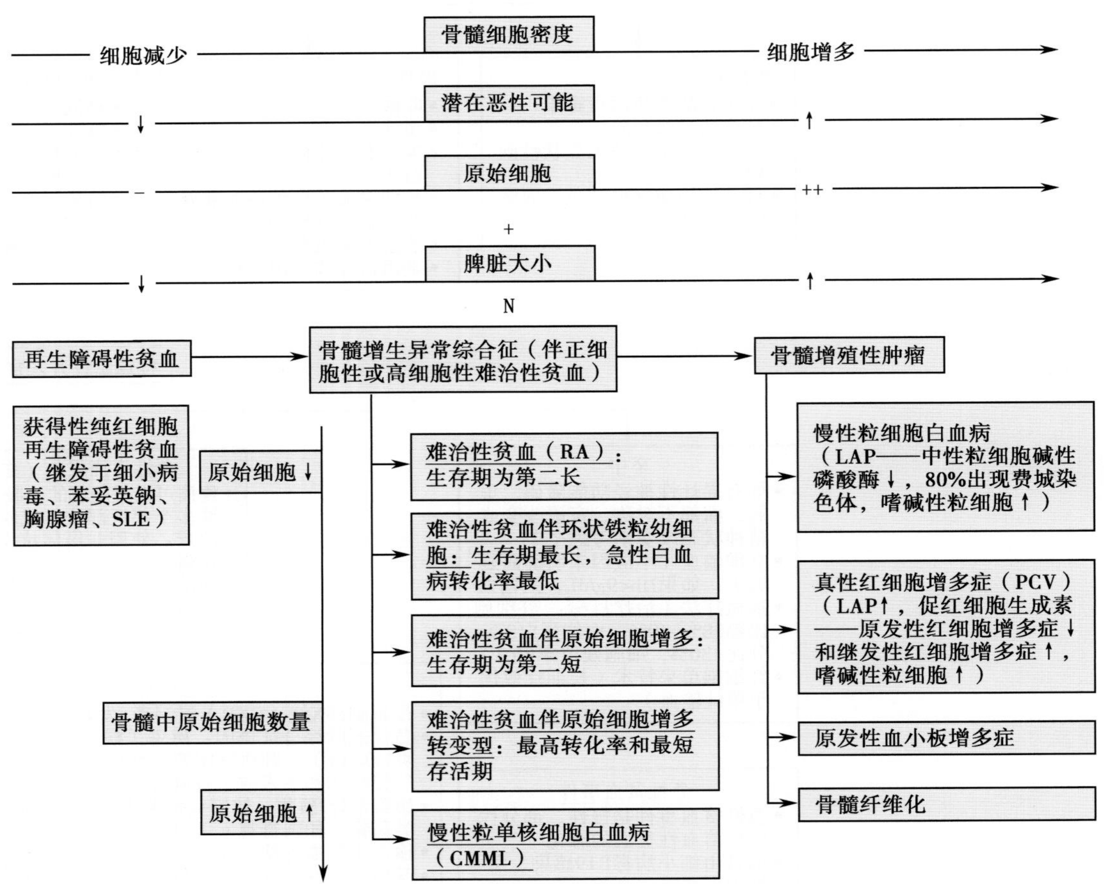

全血细胞减少症

全血细胞减少症

1. 再生障碍性贫血
   a. 细胞毒性治疗（硫唑嘌呤、吗替麦考酚酯、CD3 单克隆抗体）、病毒（肝炎、细小病毒）和其他药物（更昔洛韦、黄金、苯妥英钠）
   b. 化学制品（苯、氯霉素）
   c. 酒精
2. 血液肿瘤（白血病、淋巴细胞和骨髓增生性疾病）
3. 骨髓浸润 / 替代
   a. 感染（TB、真菌）
   b. 实体瘤
   c. 骨质疏松症
   d. 戈谢病等
4. 营养缺乏（维生素 B_{12}、叶酸）
5. 其他（移植物抗宿主病、细菌性脓毒症、SLE、胸腺瘤、结节病、病毒感染、脾功能亢进、HIV、巴贝斯虫病）

SLE，系统性红斑狼疮；TB，结核病；HIV，人类免疫缺陷病毒。

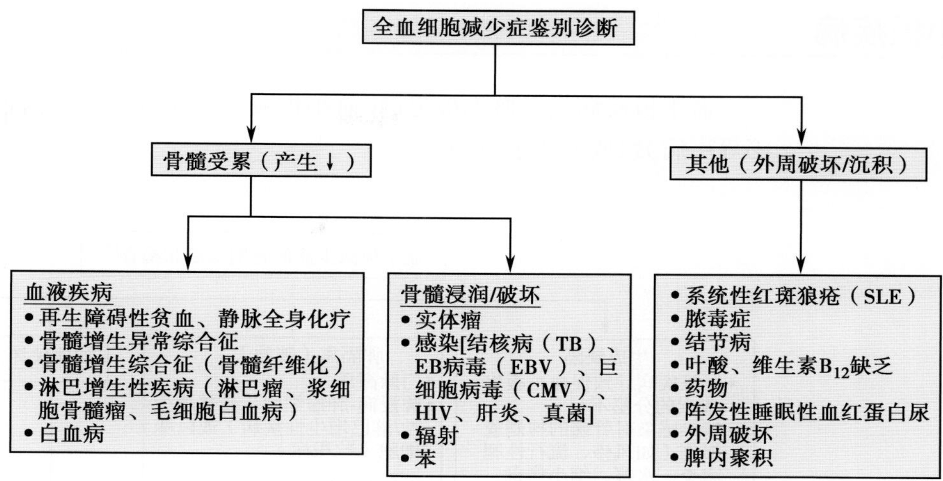

骨髓增生异常综合征

骨髓增生异常综合征（MDS）是一组与血细胞成熟受损有关的疾病。有许多危险因素，其中大多数直接影响骨髓（如自身免疫反应、化学疗法、辐射、苯、重金属）。

病因

遗传变异、免疫异常（例如对髓系祖细胞的异常免疫攻击），继发性MDS（例如暴露于化学疗法、放射疗法、重金属后）

机制

由于造血组细胞过度凋亡导致的无效造血，导致骨髓细胞增多和外周血细胞减少[14]

诊断

- 表现为贫血和血细胞减少：如果存在症状或进行性贫血，需进一步评估，尤其在合并其他血细胞减少的情况下
- 排除贫血的其他原因
- 骨髓评估：细胞计数、细胞成熟度、异型增生、原始细胞百分比、铁储存和铁粒幼细胞、细胞遗传学、MDS——特异性荧光原位杂交（FISH）板、流式细胞术和其他特殊检测[14]

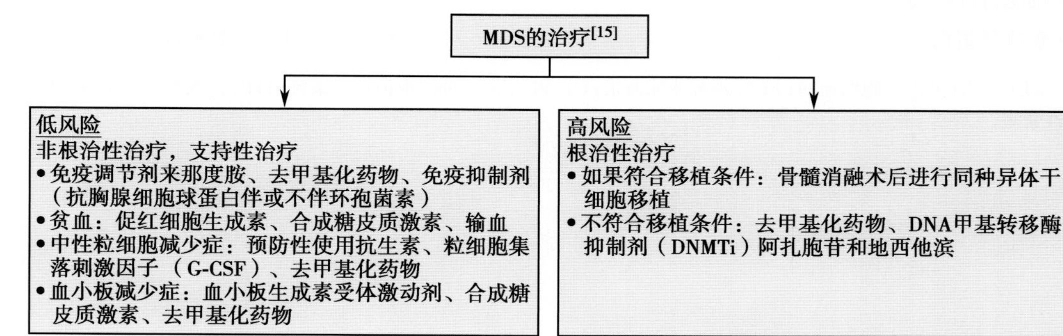

血小板疾病

血小板疾病是由血小板定量（血小板减少症和血小板增多症）和定性（聚集、黏附、分泌等疾病）组成的血小板问题。

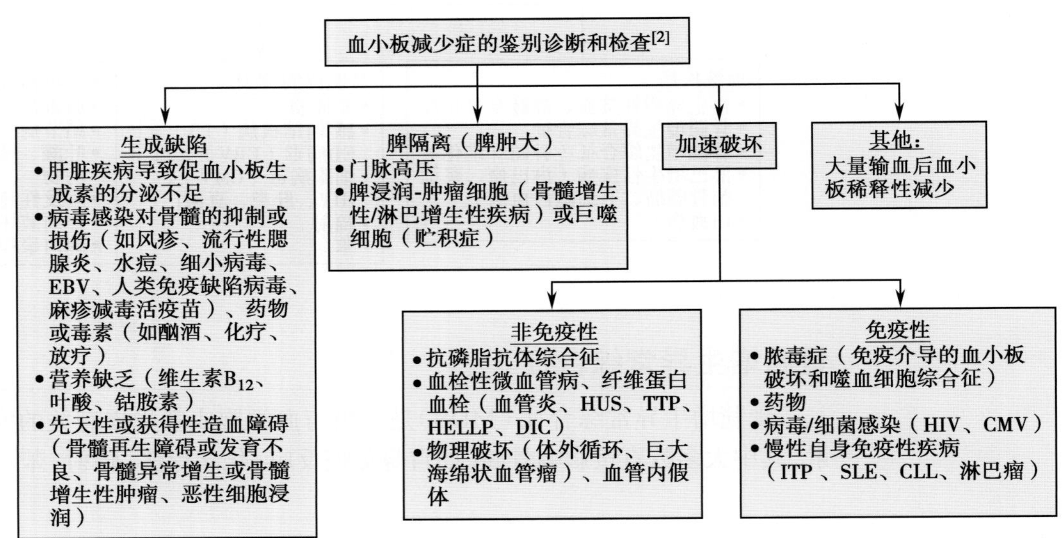

ITP 和 TTP 之间的差异

特发性血小板减少性紫癜	血栓性血小板减少性紫癜 /HUS
可能与 HIV、狼疮、结节病、CLL、实体瘤相关	原发性
免疫：抗血小板抗体	非免疫性（透明物质阻塞小血管）
相对良性	并发肾炎、关节炎、腹痛、GI 出血、CNS 并发症
治疗： ● 糖皮质激素 ● 脾切除术 ● 细胞毒性药物 ● 免疫球蛋白	治疗： ● FFP 或冷冻上清液血浆置换术 ● 糖皮质激素 ● 脾切除术 ● 长春新碱联合血浆置换术[16]

CLL，慢性淋巴细胞白血病；FFP，新鲜冰冻血浆；GI，胃肠道；CNS，中枢神经系统；ITP，特发性血小板减少性紫癜；TTP，血栓性血小板减少性紫癜。

血栓性微血管病(TMA)[17-20]

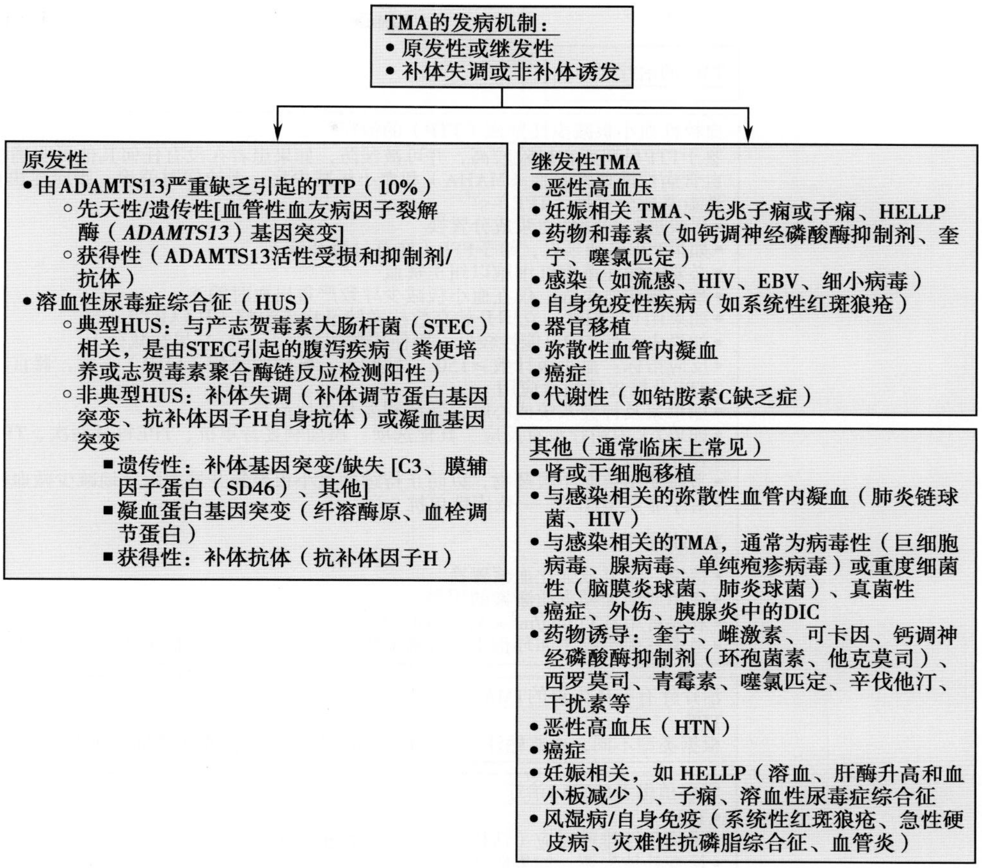

TMA的发病机制:
- 原发性或继发性
- 补体失调或非补体诱发

原发性
- 由ADAMTS13严重缺乏引起的TTP(10%)
  - 先天性/遗传性[血管性血友病因子裂解酶(*ADAMTS13*)基因突变]
  - 获得性(ADAMTS13活性受损和抑制剂/抗体)
- 溶血性尿毒症综合征(HUS)
  - 典型HUS:与产志贺毒素大肠杆菌(STEC)相关,是由STEC引起的腹泻疾病(粪便培养或志贺毒素聚合酶链反应检测阳性)
  - 非典型HUS:补体失调(补体调节蛋白基因突变、抗补体因子H自身抗体)或凝血基因突变
    - 遗传性:补体基因突变/缺失[C3、膜辅因子蛋白(SD46)、其他]
    - 凝血蛋白基因突变(纤溶酶原、血栓调节蛋白)
    - 获得性:补体抗体(抗补体因子H)

继发性TMA
- 恶性高血压
- 妊娠相关 TMA、先兆子痫或子痫、HELLP
- 药物和毒素(如钙调神经磷酸酶抑制剂、奎宁、噻氯匹定)
- 感染(如流感、HIV、EBV、细小病毒)
- 自身免疫性疾病(如系统性红斑狼疮)
- 器官移植
- 弥散性血管内凝血
- 癌症
- 代谢性(如钴胺素C缺乏症)

其他(通常临床上常见)
- 肾或干细胞移植
- 与感染相关的弥散性血管内凝血(肺炎链球菌、HIV)
- 与感染相关的TMA,通常为病毒性(巨细胞病毒、腺病毒、单纯疱疹病毒)或重度细菌性(脑膜炎球菌、肺炎球菌)、真菌性
- 癌症、外伤、胰腺炎中的DIC
- 药物诱导:奎宁、雌激素、可卡因、钙调神经磷酸酶抑制剂(环孢菌素、他克莫司)、西罗莫司、青霉素、噻氯匹定、辛伐他汀、干扰素等
- 恶性高血压(HTN)
- 癌症
- 妊娠相关,如HELLP(溶血、肝酶升高和血小板减少)、子痫、溶血性尿毒症综合征
- 风湿病/自身免疫(系统性红斑狼疮、急性硬皮病、灾难性抗磷脂综合征、血管炎)

急性 TTP 的临床表现和诊断要点

TTP 的诊断应作为医疗紧急事件处理;TTP 的初步诊断应基于临床病史、检查和常规实验室指标。

- 血小板减少症
- 裂片细胞性贫血(通常为涂片中裂片细胞>1% 的红细胞)
- 溶血(黄疸、苍白、贫血、乳酸脱氢酶升高、间接胆红素升高、结合珠蛋白降低、网织红细胞增多)
- 器官损害
  - 急性肾损伤(AKI)
  - 中枢神经症状
  - 心力衰竭
  - 低血压
  - 发热
  - 有时还有其他临床表现:不明原因的血性腹泻、恶心、呕吐
  - 如果发病年龄<2 岁,怀疑遗传

AKI:急性肾损伤

鉴别诊断[1,2]

- HIV、乙型肝炎病毒和丙型肝炎病毒的血清学检测、自身抗体筛查,以及适当的情况下,应在就诊时进行妊娠试验。
- 应获取预处理样本,以测量 ADAMTS13 活性水平并检测抗 ADAMTS13 抗体。ADAMTS13 抗原水平的测定在先天性 TTP 病例中也很有价值
- 其他初步诊断检查:肝功能、溶血实验室检查、凝血病实验室检查(PT、PTT、直接抗球蛋白试验、同型半胱氨酸)、血涂片、补体检查
- 排除 HUS:粪便培养或聚合酶链反应检测滋贺毒素
- 一旦排除了溶血性尿毒症综合征(HUS),关注与补体失调或凝血病相关的 TTP、TMA 以及其他原因
- 如果发病年龄<2 岁,则考虑遗传

PT,凝血酶原时间;PTT,凝血激活酶时间;TMA,血栓性微血管病。

组织学表现
- 微血管病
- 红细胞裂解（即裂片细胞）
- 微血栓导致缺血性组织损伤

TMA的治疗[14]

血栓性血小板减少性紫癜（TTP）的治疗

鉴于TTP早期死亡风险较高，并可被预防，如果患者在没有任何其他可明确临床病因的情况下出现微血管病性溶血性贫血（MAHA）和血小板减少症，无论何时就诊，则应尽快在4~8小时内[13]开始治疗性血浆成分置换（TPE）。
- 尽快进行治疗性血浆成分置换
- 如果TPE启动延迟，给予FFP（注意过渡补液）
- 必要时输注浓缩红细胞以纠正贫血
- 禁止输注血小板；仅在血小板减少导致严重出血时输注
- 如果HIV呈阳性，立即开始高效抗逆转录病毒治疗（HAART）
- 如果先天性TTP可能性较低，则使用泼尼松（1mg/kg并尽快减药）
- 反应指标：血小板计数≥150，持续2天，乳酸脱氢酶（LDH）正常，器官功能稳定或改善——停止TPE及糖皮质激素应用
- 如果累及神经系统或心脏，开始利妥昔单抗治疗
- 如果7天内治疗没有反应，其他选项：添加利妥昔单抗、TPE每日两次、TPE+去冷沉淀血浆
- 补充叶酸
- 考虑使用抗血小板药物，以防止持续的血小板聚集并最大限度地减少微血栓形成
- 对于非典型HUS——依库珠单抗

难治性TTP
- 持续、恢复或强化血浆置换
- 使用或增加糖皮质激素的用量
- 利妥昔单抗375mg/m^2×4，每周一次
- 考虑其他治疗（如环孢素、环磷酰胺、长春新碱、硼替佐米或脾切除术）

治疗伴有补体失调的TMA

TPE

根据类型不同，血浆输注、强的松、利妥昔单抗或依库珠单抗可能发挥潜在作用

肾移植患者的TMA治疗
- TPE
- 排除急性排斥反应（活检、供体特异性抗体）
- 检查补体失调，如果阳性则治疗

治疗TMA伴高同型半胱氨酸血症
- 如果同型半胱氨酸<3×参考值上限（ULN）——寻找其他原因
- 如果同型半胱氨酸≥3×ULN：可能存在其他原因，如果维生素B_{12}、叶酸缺乏——替代治疗，如果血浆蛋氨酸低（钴胺素C缺乏）——叶酸、羟钴胺素、甜菜碱

治疗继发于其他因素的TMA
- 如果是药物诱导——停药
- 如果感染/DIC——支持治疗

TPE治疗TMA
- 以1.5倍血浆容量开始TPE，使用所有年龄组的血浆，并每天重新评估
- 当临床状况和实验室检查结果稳定时，降至1.0倍血浆容量
- 在危及生命的情况下，应考虑增加TPE治疗的频率和/或血浆容量
- 血小板计数>150后，继续每日TPE至少2天，然后停止

肝素诱导的血小板减少症

肝素诱导的血小板减少症（HIT）

1型HIT
- 发生率：10%~20%
- 时间：1~4天
- 血小板：血小板下降30%，最低值100K/mm^3
- 抗体介导：无
- 并发症：无
- 治疗：观察

2型HIT
- 发生率：1%~3%
- 时间：肝素作用后5~10天
- 血小板：血小板下降大于50%，最低值20~100K/mm^3
- 抗体介导：抗血小板因子(PF)4-肝素IgG抗体
- 并发症：血栓形成（动脉或静脉），出血罕见
- 治疗：停用肝素，使用替代抗凝剂

临床表现和诊断要点

- 与低分子量（LMW）肝素相比，普通肝素更常见
- 更常见于大手术后，例如心脏手术
- 诊断：
  - 开始肝素治疗后5～10天血小板计数降低50%或血栓形成
  - 存在血小板活化HIT抗体
  - 抗PF4-肝素酶免疫测定（有极好的阴性预测值，但阳性预测值较低）
  - 多普勒超声检查排除亚临床深静脉血栓形成

HIT，肝素诱导的血小板减少症。

治疗[21]

- 停用肝素并开始使用治疗剂量的替代抗凝剂
- HIT缓解前（如血小板计数增加至＞150K/mm^3）不应使用维生素K拮抗剂（如华法林和苯丙香豆素），因为它们可降低蛋白C水平，增加静脉性肢体坏疽和截肢的风险
- 当开始使用维生素K拮抗剂时，需要与替代抗凝剂叠加
- 获批药物：阿加曲班（直接凝血酶抑制剂）、达那肝素（抗凝血酶依赖性Xa因子抑制剂）
- 未获批准，但使用成功：磺达肝癸钠和比伐卢定（可通过抗Xa因子试验进行可靠监测）
- 达比加群、利伐沙班和阿哌沙班使用的不确定性
- HIT伴血栓形成的患者需要≥3个月的抗凝治疗，无血栓形成的患者至少需要血小板计数达到稳定水平（理想情况下＞150K/mm^3）

如果患者需要心脏手术

- 推迟手术直至血小板活化抗PF4-肝素抗体消失后术中使用肝素是安全的。
- 紧急情况下的另一种选择：血浆置换法清除血小板活化抗PF4-肝素抗体
- 另外，如果存在血小板活化抗PF4-肝素抗体，比伐卢定是可兼容心脏手术的抗凝剂

血小板增多症

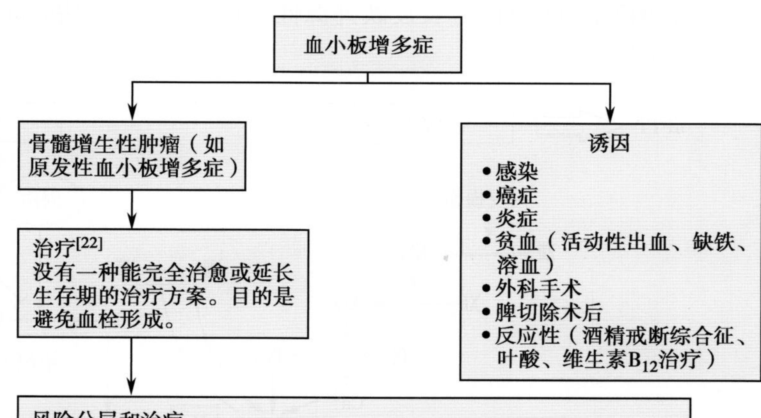

血小板功能障碍性疾病

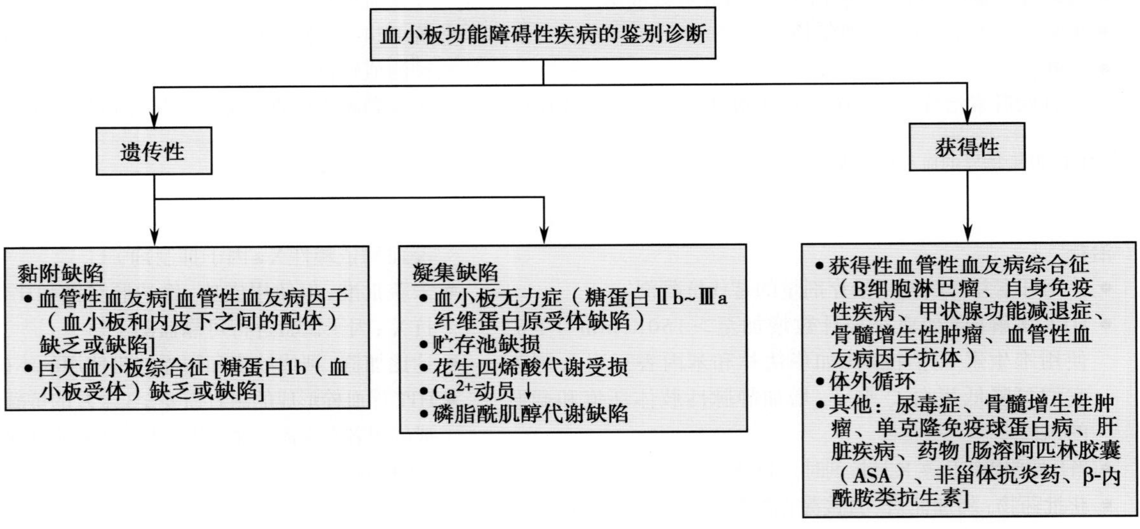

治疗[23]

- 输注浓缩血小板
- 血小板表面受体异常的患者（可能对输注血小板产生免疫应答）——重组因子Ⅶa（rFⅦa）

凝血

凝血是一个涉及多种体液和细胞因子的过程，包括血小板活化、黏附和聚集以及纤维蛋白的沉积和成熟来止血。下图显示了形成血凝块因子的激活级联反应。有内源性、外源性和共同途径。活化部分凝血活酶时间（APTT）延长反映内源性途径异常，凝血酶原时间（PT）延长反映外源性途径异常，凝血酶时间（TT）受外源性途径和共同途径影响。

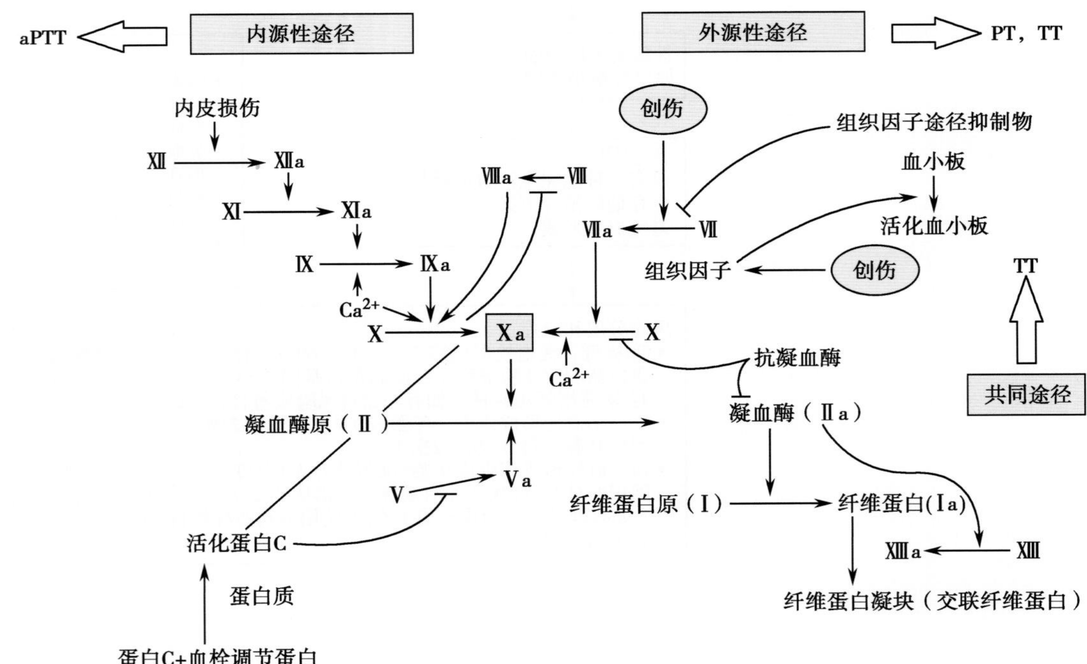

止血功能障碍	临床表现
止血栓子障碍（稳定的纤维蛋白凝块形成障碍）	● 皮肤出血（瘀点、紫癜、瘀斑） ● 黏膜出血（鼻衄、月经过多、口咽出血）
凝血因子缺陷	● 深部血肿、关节积血 ● 手术 / 创伤后延迟出血
血小板减少 / 内皮细胞损伤	● 瘀点、单纯性紫癜

出血时间——血小板凝集　　　　TT——从纤维蛋白原转化为纤维蛋白

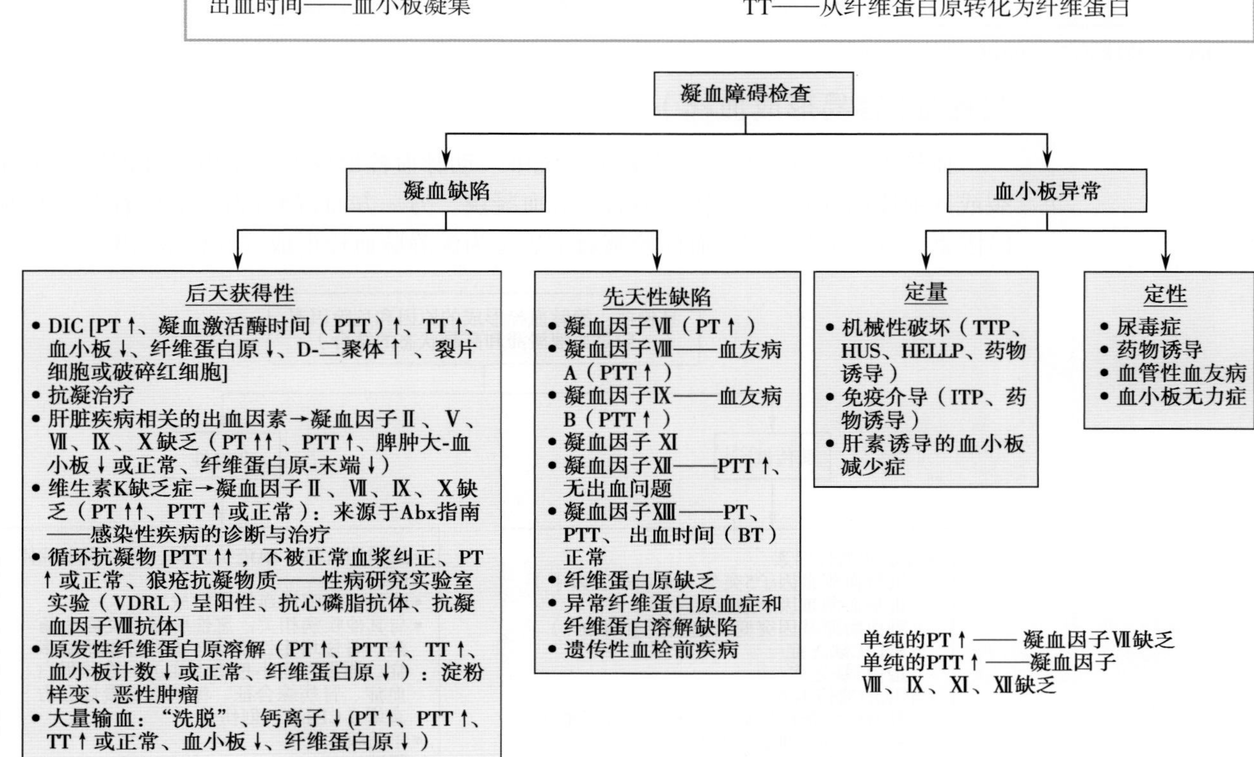

获得性凝血病治疗概况

DIC	● 治疗潜在病因 ● 输注 FFP、冷沉淀 ● 静脉注射小剂量肝素（推注 25U/kg，然后 5～10U/kg/h） ● 抗纤维蛋白溶解药［e- 氨基己酸（EACA）］ ● 抗凝血酶Ⅲ、活化蛋白 C 的血浆蛋白浓缩物 ● 不予以血小板或给予血小板＋肝素
TTP 和 HUS	● 输注血浆，应用新鲜冰冻血浆或冷冻上清行血浆置换 ● 抗血小板药物 ● 糖皮质激素、长春新碱、静脉注射大剂量 IgG ● 难治性患者行脾切除术
原发性纤维蛋白溶解症	● 抗纤维蛋白溶解药（EACA、氨甲环酸） ● 冷沉淀治疗重度低纤维蛋白原血症（≤75～100）
肝病 / 维生素 K 缺乏症	● 维生素 K ● 输注 FFP
大量输血并发症（"洗脱血液制品"）	● 每输注 5～10 U 的库存填充红细胞（PRBC）需输注 1U FFP 和血小板（或 1U 新鲜的全血）

续表

华法林过量	● 停用华法林 ● 输注 FFP 或维生素 K
肝素过量	● 停用肝素 ● 输注硫酸鱼精蛋白(1mg/100 U 肝素)
血小板数量异常	● 如果血小板＜10 000~20 000，输注血小板 1U/10kg 体重
血小板质量异常	● 血管性血友病因子缺乏症——去氨加压素(血管性血友病因子合成和分泌↑)、血管性血友病因子——富含凝血因子Ⅷ浓缩物 ● 尿毒症——去氨加压素、雌激素、延长透析时间、输注红细胞

IgG，免疫球蛋白 G；PRBC，填充红细胞。

易栓症(容易形成血栓)

血栓形成可发生在动脉或静脉系统中。动脉血栓形成通常是由动脉粥样硬化斑块破裂或其他原因导致内皮损伤，随后形成血凝块。另一方面，静脉血栓形成有多种原因和危险因素。静脉血栓形成/血栓栓塞通常表现为深静脉血栓形成或肺栓塞(PE)[24]。

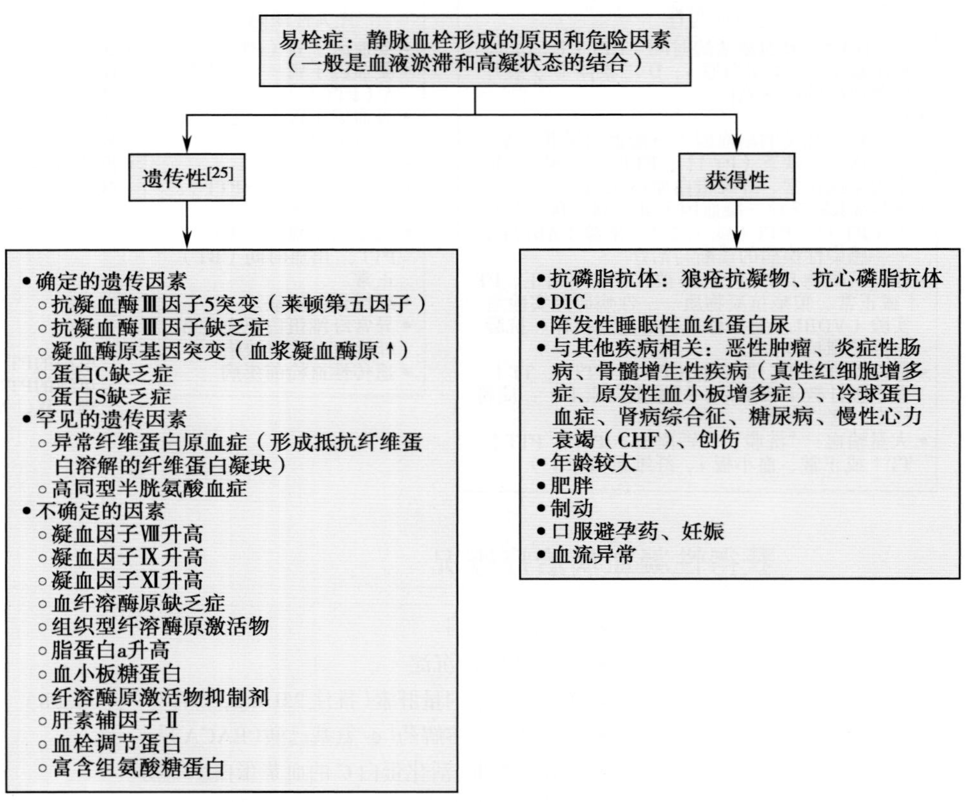

如果出现以下情况，则必须检查是否存在高凝状态：

- ＜40 岁伴既往血栓形成病史
- 有明显血栓形成的家族史
- 不同部位复发性血栓形成
- 皮肤坏死
- 复发性流产
- 罕见部位血栓形成

高凝状态的初步检查

- 抗凝血酶Ⅲ
- 蛋白 C 和 S 活性水平
- 纤维蛋白原浓度
- 稀释凝血酶时间(TT)
- 活性蛋白 C 抵抗时间
- 同型半胱氨酸水平

CHA_2DS_2-VASc 卒中预测评分[26]

对于心房颤动（AF），如果男性的得分 =1，女性的得分 =2，则需要进行抗凝治疗。

CHA_2DS_2-VASc 评分		CHA_2DS_2-VASc 评分和每年未使用抗凝药物的卒中风险	
危险因素	**评分**	**得分**	**百分比**
心力衰竭	1	0	0%
高血压 静息血压＞140/90mmHg（至少两次测量）或目前予以降压治疗	1	1	1.30%
年龄≥75 岁	2	2	2.20%
糖尿病 空腹血糖＞125mg/dL（7mmol/L）或口服降糖药物和 / 或胰岛素治疗	1	3	3.20%
既往卒中、短暂性脑缺血发作或血栓栓塞事件	2	4	4.00%
血管病变 既往心肌梗死、周围血管病或主动脉斑块	1	5	6.70%
年龄 65～74 岁	1	6	9.80%
性别	1	7	9.60%
女性		8	6.70%
最高分	9	9	15.20%

抗凝

药物	治疗效果	不良反应
阿司匹林	抗血小板（通过阻断血小板血栓烷 A2 的合成以抑制血小板环氧合酶）	胃肠道出血
氯吡格雷、噻氯吡啶（很少使用）	抗血小板	中性粒细胞减少症、TTP、皮疹、腹泻、胆固醇↑
华法林	凝血酶原和凝血因子Ⅹ↓	大出血（尤其是胃肠道出血）、出血的治疗——维生素 K、FFP
普通肝素	结合抗凝血酶Ⅲ，使其能够快速结合并中和凝血酶和其他凝血因子	出血、肝素诱导的血小板减少症（HIT）
特定靶向口服抗凝剂（TSOAC）/新型口服抗凝药（NOAC）	讨论见下	

新药（特定靶向特异性口服抗凝药）：

- 可用药物：
  - 凝血因子Ⅱa/ 凝血酶抑制剂：达比加群、阿加曲班
  - 凝血因子Ⅹa 抑制剂：利伐沙班、阿哌沙班、依度沙班和贝曲沙班
- 优点：
  - 与华法林相比，新药具有治疗窗更宽、起效时间更快和代谢作用以及更少的药物食物间的相互作用
  - 具有良好的风险效益，可降低卒中、颅内出血的发生率，总体死亡率与出血率相似，但胃肠道出血可能会增加
- 挑战：
  - 可能比华法林更高的胃肠道出血发生率
  - 缺乏可用于处理急性出血事件的拮抗剂（达比加群是可用的）
- 其他注意事项：
  - 对于有严重肾功能损害的患者，药物的选择仅限于维生素 K 拮抗剂
  - 在老年人（75 岁及以上）中，TSOAC 不会引起过多的出血，并且至少与维生素 K 拮抗剂相比具有同等疗效
  - TSOAC 可能对难以达到 INR 目标的患者有益
  - 因药物作用起效快、代谢迅速，如患者偶尔漏服可能会使药物浓度未达标

INR，国际标准化比值。

美国食品药品监督管理局(FDA)批准的口服抗凝剂适应证[27]	
华法林	静脉血栓形成以及并发症的预防和治疗、肺栓塞(PE) 房颤或心脏瓣膜置换术相关的血栓栓塞并发症的预防和治疗 降低死亡、复发性心肌梗死和血栓栓塞事件的风险
达比加群	非瓣膜性房颤患者的卒中预防 DVT 和 PE 肠外抗凝治疗 5～10 天后口服治疗 降低既往接受过 DVT 和 PE 治疗患者的复发风险
利伐沙班	非瓣膜性房颤患者的卒中预防 髋关节或膝关节置换术患者静脉血栓栓塞的预防 DVT/PE 的急性治疗 DVT/PE 的二级预防
阿哌沙班	非瓣膜性房颤患者的卒中预防 DVT/PE 的急性治疗 DVT/PE 的二级预防

DVT，深静脉血栓形成。

房颤[维生素 K 拮抗剂(VKA)或新型口服抗凝药(NOAC)]、静脉血栓栓塞(VKA 或 NOAC)和机械瓣膜(VKA)是口服抗凝剂的主要适应证[26]。

抗凝治疗的目标和持续时间[28]

适应证	目标 INR 范围	治疗持续时间
大多数静脉血栓栓塞病例	2～3	3～6 月
首次无原因静脉血栓栓塞或复发性静脉血栓栓塞以及恶性肿瘤活动期	2～3	终身
有动脉或静脉血栓栓塞事件的抗磷脂抗体综合征	2～3	终身
生物二尖瓣膜	2～3	3 月
机械主动脉瓣膜	2～3	终身
主动脉机械瓣膜也有较高的血栓栓塞事件风险(例如，房颤、既往血栓栓塞和高凝状态)	2.5～3.5	终身
机械二尖瓣膜	2.5～3.5	终身
机械二尖瓣膜以及主动脉瓣膜	2.5～3.5	终身

房颤出血风险(HAS-BLED)评分：抗凝治疗的出血风险[26]

出血评分		抗凝治疗后每年出血评分和出血率	
危险因素	评分	得分	百分比
高血压	1	0	0.9%
肝肾功能异常	1 或 2	1	3.4%
卒中	1	2	4.1%
出血	1	3	5.8%
不稳定的 INR	1	4	8.9%
年龄＞65 岁	1	5	9.1%
易引起出血的药物 / 酒精中毒	1 或 2	6～9	数据不足
总分	9		

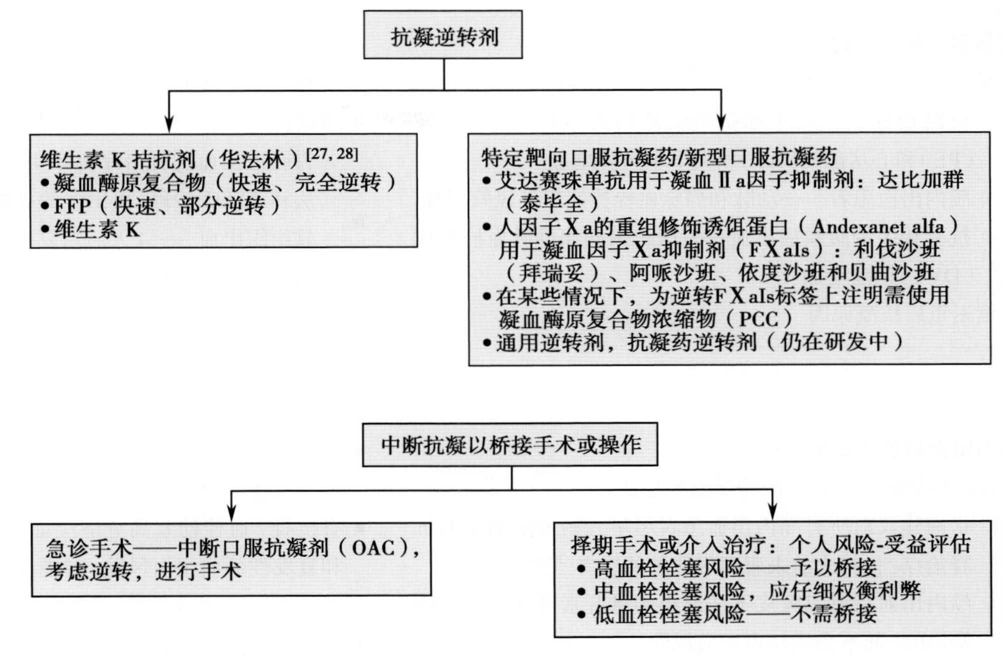

出血事件后恢复抗凝治疗[29]

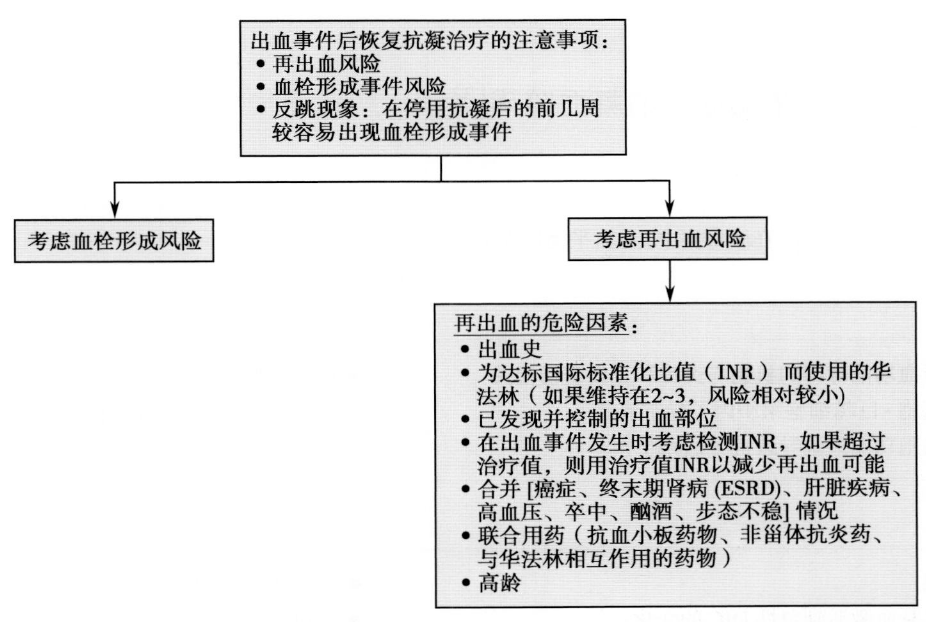

恢复抗凝治疗的高危适应证：
- 机械二尖瓣膜
- 血液高凝状态（如反复发生血栓栓塞事件的抗磷脂抗体综合征）
- 栓塞事件的高风险（如$CHADS_2$评分> 5，CHA_2DS_2-VASc评分> 6）

中危适应证：
- 经部分抗凝治疗后引发静脉血栓栓塞
- 缺乏支持抗凝治疗的有力证据（如心力衰竭、肺动脉高压或内脏和肝静脉血栓形成）

低危适应证——延迟抗凝：
- 无持续抗凝的绝对适应症
- CHA_2DS_2-VASc评分较低的房颤
- 即将完成的抗凝疗程（如不明原因导致的深静脉血栓形成抗凝治疗6个月后）
- 再出血风险高或存在其他出血危险因素
- 如发生再出血，估计有很高的发病率或死亡风险

重新启动抗凝的时机:

- 尽早重启抗凝原因
  - 反跳现象——在中断抗凝治疗后的 90 天内肺栓塞(PE)和心房颤动(AF)相关卒中风险增加
  - 颅内出血患者——动脉和静脉血栓栓塞事件风险增加
  - 抗凝相关的腹膜后出血——压迫引起深静脉血栓形成(DVT)风险增加
- 延迟重启抗凝原因
  - 在华法林相关胃肠道出血的小型研究中,恢复抗凝治疗前 2 个月再出血风险很高,但在大型研究中未证实。
- 建议:
  - 胃肠道出血抗凝治疗暂停 4~7 天后,重新开始使用华法林或阿哌沙班,再出血的可能较低[28]
  - 软组织出血——4 天后恢复抗凝治疗
  - 颅内出血——见下文单独讨论

颅内出血后的抗凝治疗:

- 预防性抗凝治疗以预防静脉血栓形成
  - 指南建议对所有颅内出血患者尽早开始预防剂量的抗凝治疗,包括之前未服用华法林的患者[30-31]
  - 颅内出血后第二天皮下注射小剂量肝素可降低血栓栓塞风险,而不会增加再出血风险

恢复长期抗凝治疗[30-31]

- 对于非瓣膜性房颤,自发性脑出血后应避免长期抗凝;可考虑使用抗血小板药物[30]
- 对于非脑出血,可根据发病后 7~10 天的疾病严重程度考虑抗凝治疗[30]
- 有抗凝 / 血栓栓塞高危适应证的患者——根据血栓栓塞和复发性颅内出血风险,考虑在事件发生后 10~14 天重新使用华法林治疗[31],也有建议 7 天内重新使用[29]
- 血栓栓塞风险低的患者,至少在 14 天后重新开始治疗[29]
- 可使用的药物:如果使用 TSOAC(Ⅹa 因子或直接凝血酶抑制剂),可能会降低再出血风险

脓毒症中的凝血障碍[32]

在脓毒症中,止血平衡向促凝血状态转移

脓毒症凝血功能障碍的机制与炎症和止血密切相关

- 单核细胞 - 巨噬细胞组织因子异常表达
- 内皮细胞功能失调导致抗凝通路受损
- 内皮细胞过度产生纤溶酶原激活物抑制剂 -1(PAI-1)和凝血酶激活的纤维蛋白溶解抑制物

临床表现

从亚临床凝血激活到急性 DIC 的变化:

- 广泛的微血管血栓形成
- 消耗血小板和凝血蛋白
- 出血

治疗选择

- 肝素(普通肝素或低分子量肝素)
- 重组人血栓调节蛋白
- 抗凝血酶

对需要收治 ICU 或机械通气癌症患者的策略

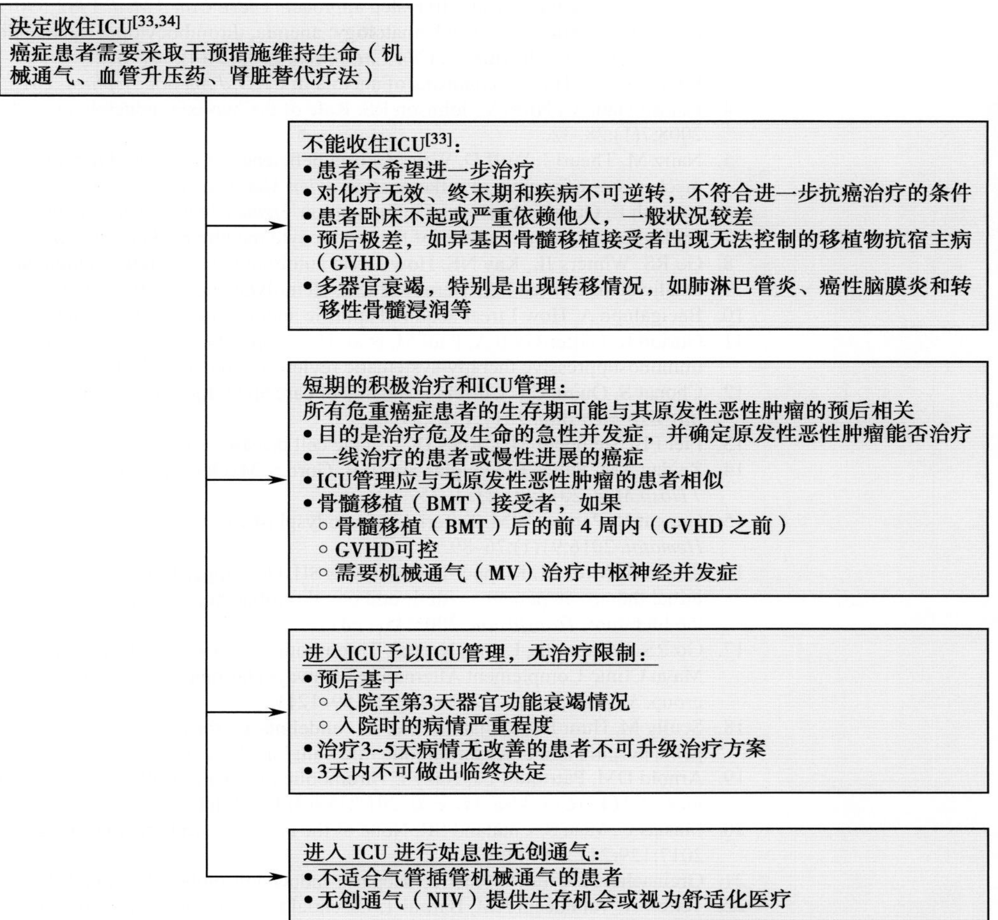

血液系统恶性肿瘤（HM）危重患者的管理重点

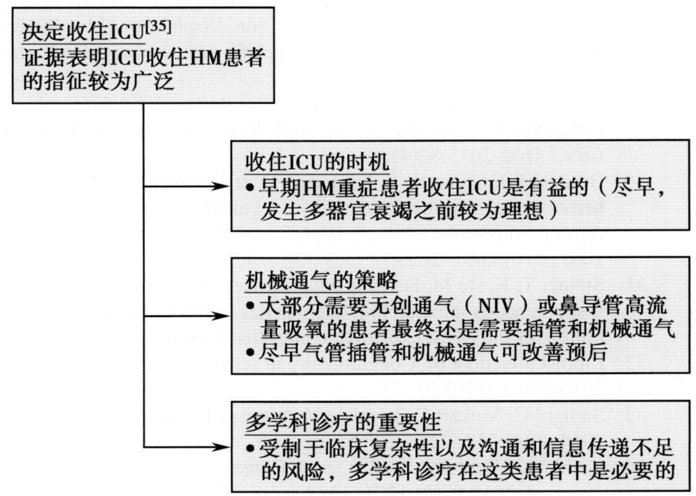

（王于强、袁鑫 译，张继承、黄伟 审校）

参考文献

1. Lichtin A. Anemia workup: five-step approach. *Cleve Clin J Med.* 1992;59(6):568.
2. Drews RE. Critical issues in hematology: anemia, thrombocytopenia, coagulopathy, and blood product transfusions in critically ill patients. *Clin Chest Med.* 2003;24(4):607–622.
3. Babitt JL, Lin HY. Mechanisms of anemia in CKD. *J Am Soc Nephrol.* 2012;23(10):1631–1634.
4. Peyssonnaux C, Nizet V, Johnson RS. Role of the hypoxia inducible factors in iron metabolism. *Cell Cycle.* 2008;7(1):28–32.
5. Nairz M, Theurl I, Wolf D, Weiss G. Iron deficiency or anemia of inflammation?: differential diagnosis and mechanisms of anemia of inflammation. *Wien Med Wochenschr.* 2016;166(13–14):411–423.
6. Nemeth E, Ganz T. Anemia of inflammation. *Hematol Oncol Clin North Am.* 2014;28(4):671–681.
7. Gallagher PG. Abnormalities of the erythrocyte membrane. *Pediatr Clin North Am.* 2013;60(6):1349–1362.
8. Go RS, Winters JL, Kay NE. How I treat autoimmune hemolytic anemia. *Blood.* 2017;129(22):2971–2979.
9. Dhaliwal G, Cornett PA, Tierney Jr LM. Hemolytic anemia. *Am Fam Physician.* 2004;69(11):2599–2606.
10. Bacigalupo A. How I treat acquired aplastic anemia. *Blood.* 2017;129(11):1428–1436.
11. Gurion R, Gafter-Gvili A, Paul M, et al. Hematopoietic growth factors in aplastic anemia patients treated with immunosuppressive therapy-systematic review and meta-analysis. *Haematologica.* 2009;94(5):712–719.
12. Chonat S, Quinn CT. Current standards of care and long term outcomes for thalassemia and sickle cell disease. *Adv Exp Med Biol.* 2017;1013:59–87.
13. Piel FB, Steinberg MH, Rees DC. Sickle cell disease. *N Engl J Med.* 2017;376(16):1561–1573.
14. Zeidan AM, Faltas B, Douglas Smith B, Gore S. Myelodysplastic syndromes: what do hospitalists need to know? *J Hosp Med.* 2013;8(6):351–357.
15. Gangat N, Patnaik MM, Tefferi A. Myelodysplastic syndromes: contemporary review and how we treat. *Am J Hematol.* 2016;91(1):76–89.
16. Ziman A, Mitri M, Klapper E, Pepkowitz SH, Goldfinger D. Combination vincristine and plasma exchange as initial therapy in patients with thrombotic thrombocytopenic purpura: one institution's experience and review of the literature. *Transfusion.* 2005;45(1):41–49.
17. Go RS, Winters JL, Leung N, et al. Thrombotic microangiopathy care pathway: a consensus statement for the Mayo Clinic Complement Alternative Pathway-Thrombotic Microangiopathy (CAP-TMA) disease-oriented group. *Mayo Clin Proc.* 2016;91(9):1189–1211.
18. Scully M, Hunt BJ, Benjamin S, et al. Guidelines on the diagnosis and management of thrombotic thrombocytopenic purpura and other thrombotic microangiopathies. *Br J Haematol.* 2012;158(3):323–335.
19. Arnold DM, Patriquin CJ, Nazy I. Thrombotic microangiopathies: a general approach to diagnosis and management. *CMAJ (Can Med Assoc J).* 2017;189(4):E153–E159.
20. Masias C, Vasu S, Cataland SR. None of the above: thrombotic microangiopathy beyond TTP and HUS. *Blood.* 2017;129(21):2857–2863.
21. Greinacher A. Clinical practice. Heparin-induced thrombocytopenia. *N Engl J Med.* 2015;373(3):252–261.
22. Tefferi A, Vannucchi AM, Barbui T. Essential thrombocythemia treatment algorithm 2018. *Blood Cancer J.* 2018;8(1).
23. White GC. Congenital and acquired platelet disorders: current dilemmas and treatment strategies. *Semin Hematol.* 2006;43(suppl 1):S37–S41.
24. Previtali E, Bucciarelli P, Passamonti SM, Martinelli I. Risk factors for venous and arterial thrombosis. *Blood Transfus.* 2011;9(2):120–138.
25. Khan S, Dickerman JD. Hereditary thrombophilia. *Thrombosis J.* 2006;4.
26. Altiok E, Marx N. Orale antikoagulation. *Dtsch Arztebl Int.* 2018;115(46):776–783.
27. Safavi-Naeini P, Saeed M. Target-specific oral anticoagulants: should we switch from warfarin? *Texas Hear Inst J.* 2015;42(3):229–233.
28. Hanley JP. Warfarin reversal. *Am J Clin Pathol.* 2004;57(11):1132–1139.
29. Colantino A, Jaffer AK, Brotman DJ. Resuming anticoagulation after hemorrhage: a practical approach. *Cleve Clin J Med.* 2015;82(4):45–256.
30. Broderick J, Connolly S, Feldmann E, et al. Guidelines for the management of spontaneous intracerebral hemorrhage in adults: 2007 update: a guideline from the American Heart Association/American Stroke Association Stroke Council, High Blood Pressure Research Council, and the quality of care and out. *Stroke.* 2007;38(6):2001–2023.
31. Steiner T, Kaste M, Forsting M, et al. Recommendations for the management of intracranial haemorrhage—part I: spontaneous intracerebral haemorrhage. The European stroke initiative writing committee and the writing committee for the EUSI executive committee. *Cerebrovasc Dis.* 2006;22(4):294–316.
32. Lipinska-Gediga M. Coagulopathy in sepsis—a new look at an old problem. *Anaesthesiol Intensive Ther.* 2016;48(5):352–359.
33. Saillard C, Mokart D, Lemiale V, Azoulay E. Mechanical ventilation in cancer patients. *Minerva Anestesiol.* 2014;80(6):712–725.
34. Kiehl MG, Beutel G, Böll B, et al. Consensus statement for cancer patients requiring intensive care support. *Ann Hematol.* 2018;97(7):1271–1282.
35. Kusadasi N, Muller MCA, van Westerloo DJ, et al. The management of critically ill patients with haematological malignancies. *Neth J Med.* 2017;75(7):265–271.

第九章

风湿病学，免疫学，变态反应

Alexander Goldfarb-Rumyantzev

导致风湿性疾病入住重症医学科的原因

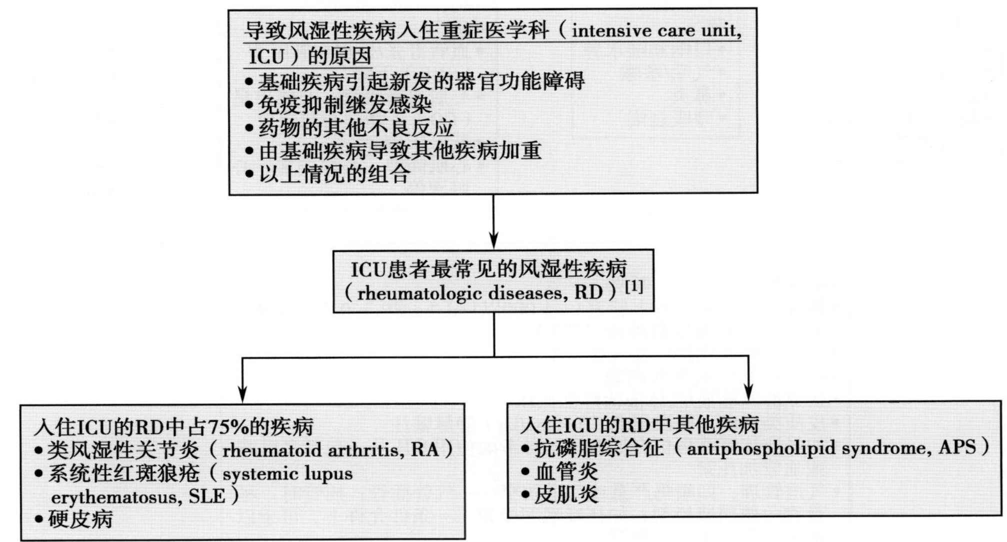

RD 重症患者病情更为复杂

- 基础疾病加重的表现与感染非常相似
- 由于 RD 本身或治疗方案导致免疫抑制
- 通常还需考虑免疫功能正常的宿主中不存在的感染（如卡氏肺孢子虫结核病、真菌等）
- RD 通常是多系统疾病，具有发生多脏器功能衰竭的风险
- ICU 死亡率较高
- 药物治疗方案较为复杂

ICU 患者的自身免疫性疾病[2]

- ICU 患者最常见的自身免疫性疾病：SLE、RA、全身性血管炎
- 所有自身免疫性疾病患者的死亡率为 17%～55%，而 SLE 患者的死亡率高达 79%
- 与死亡率相关的因素：高 APACHE 评分、多脏器功能障碍、高龄、血细胞减少

过敏反应

过敏反应是由炎症通路激活引发的肥大细胞和 / 或嗜碱性粒细胞脱颗粒引起的[包括免疫球蛋白 E（Ig E）和非 Ig E 依赖通路][3]。

过敏反应的原因	
免疫相关，IgE 依赖	食物或空气中的过敏原、乳胶以及药物的过敏[抗生素、疫苗、非甾体抗炎药（NSAIDs）及生物抑制剂等]、激素（孕激素和雌激素）、动物皮毛、精液、放射性造影剂等
免疫相关，非 IgE 依赖	免疫复合物、静脉注射免疫球蛋白（IVIG）、阿司匹林和 NSAIDs、透析膜、放射性造影剂、生物制剂、肝素等
非免疫相关	阿片类药物、物理因素（冷、热、运动和阳光）、原发性肥大细胞病、自发性疾病等

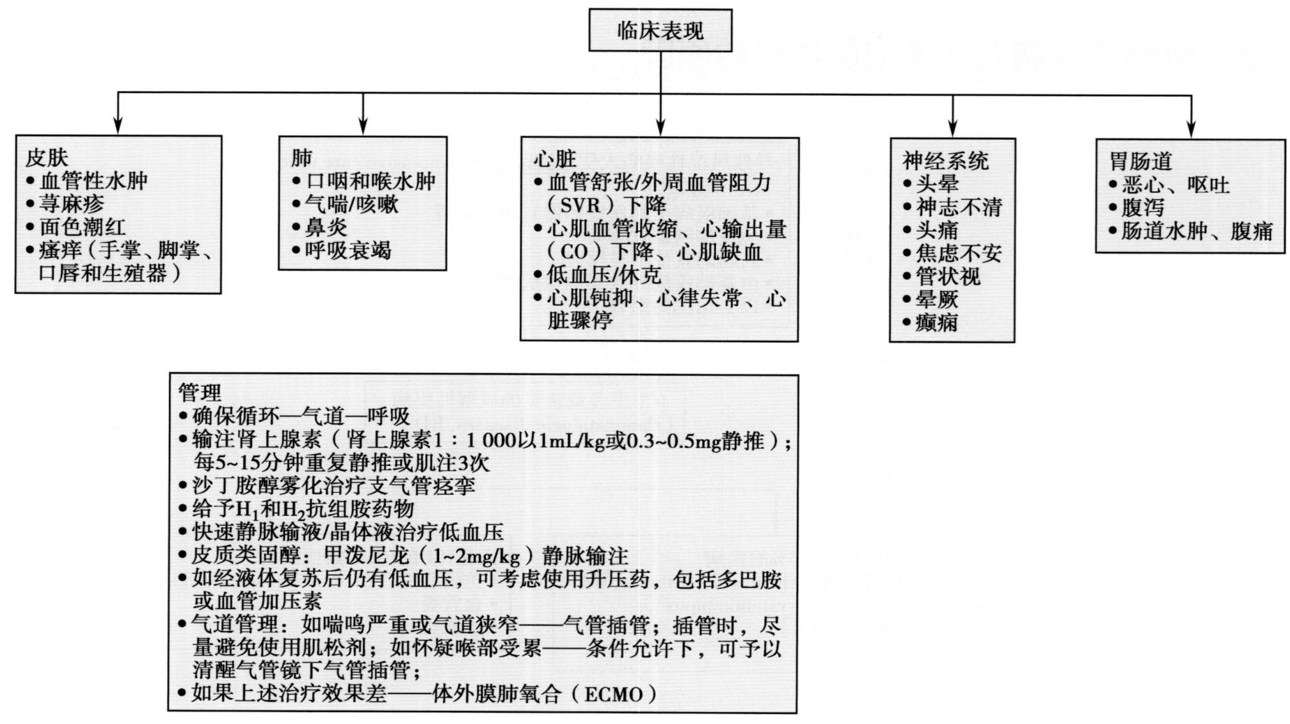

巨噬细胞活化综合征

巨噬细胞活化综合征（macrophage activation syndrome，MAS）是多种风湿性疾病导致的一种危及生命的并发症，死亡率为 8%～20%[4]。

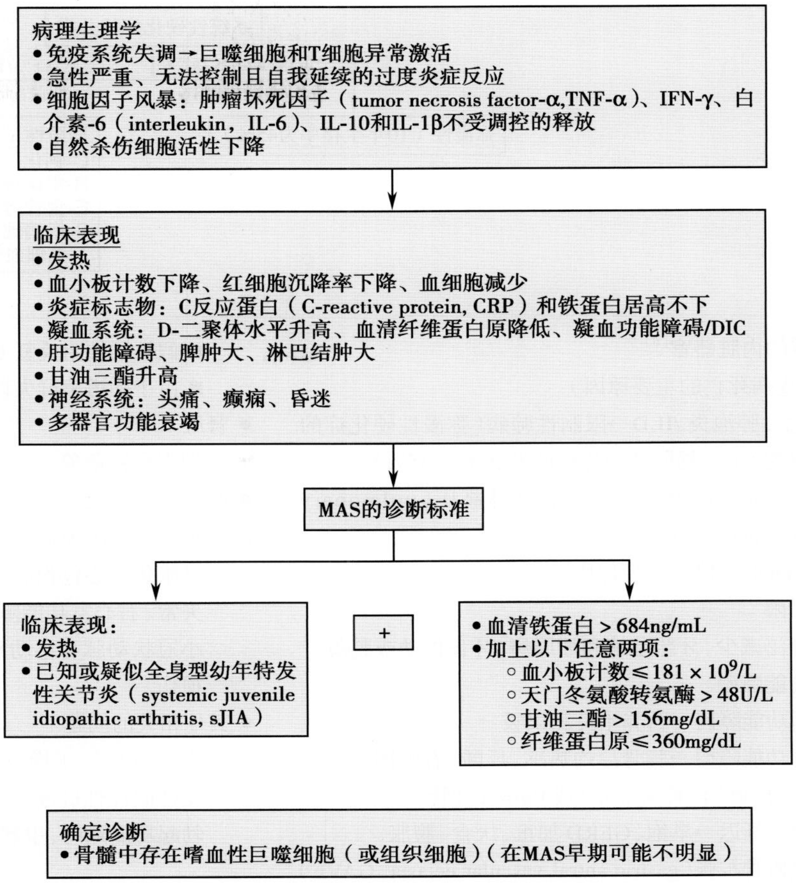

病理生理学
- 免疫系统失调→巨噬细胞和T细胞异常激活
- 急性严重、无法控制且自我延续的过度炎症反应
- 细胞因子风暴：肿瘤坏死因子（tumor necrosis factor-α,TNF-α）、IFN-γ、白介素-6（interleukin，IL-6）、IL-10和IL-1β不受调控的释放
- 自然杀伤细胞活性下降

↓

临床表现
- 发热
- 血小板计数下降、红细胞沉降率下降、血细胞减少
- 炎症标志物：C反应蛋白（C-reactive protein, CRP）和铁蛋白居高不下
- 凝血系统：D-二聚体水平升高、血清纤维蛋白原降低、凝血功能障碍/DIC
- 肝功能障碍、脾肿大、淋巴结肿大
- 甘油三酯升高
- 神经系统：头痛、癫痫、昏迷
- 多器官功能衰竭

↓

MAS的诊断标准

临床表现：
- 发热
- 已知或疑似全身型幼年特发性关节炎（systemic juvenile idiopathic arthritis, sJIA）

\+

- 血清铁蛋白＞684ng/mL
- 加上以下任意两项：
  - 血小板计数≤181×10^9/L
  - 天门冬氨酸转氨酶＞48U/L
  - 甘油三酯＞156mg/dL
  - 纤维蛋白原≤360mg/dL

确定诊断
- 骨髓中存在嗜血性巨噬细胞（或组织细胞）（在MAS早期可能不明显）

治疗[1]
- 早期积极地对症支持治疗
- 大剂量糖皮质激素
- 免疫抑制剂：环孢素
- 去除已知或怀疑的诱因
- 控制感染

难治性病例的其他治疗
- 静脉注射免疫球蛋白（1g/kg，2天）
- 血浆置换
- 生物制剂[4]
  - IL-1抑制剂（阿那白滞素、卡那单抗、利那西普）
  - IL-6抑制剂（托珠单抗）

硬皮病（系统性硬化症）

硬皮病（系统性硬化症）是一种自身免疫性疾病，与皮肤和各种内脏器官的进行性纤维化相关[5]。

病理生理学
- 产生自身抗体
- 细胞因子调节异常
- 微血管病变
- 血管内皮细胞破坏及相关的血管痉挛
- 血管纤维化、黏附分子上调、弥散性血管内凝血（disseminated intravascular coagulation，DIC）、微血管病性溶血性贫血[5]

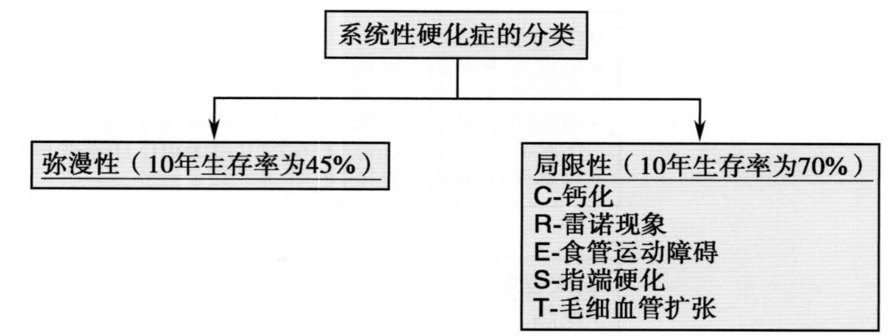

硬皮病受累的内脏器官[6]

- 肺脏（硬皮病死亡的主要原因）
  - 纤维化性肺泡炎 /ILD→限制性肺病（弥漫性硬化症的发病率为 50%，局限性硬化症的发病率为 35%）
  - 肺中、小血管闭塞性病变→肺动脉高压（pulmonary arterial hypertension，PAH）
- GI（导致 QOL 下降的主要原因）
  - 张口受限
  - 唾液分泌减少、牙龈萎缩和牙周病、牙齿松动或脱落
  - 肌肉功能障碍
    - 吞咽功能障碍→营养不良和误吸
    - 食管功能障碍→胸骨后灼热感、反酸、吞咽困难→食管炎、出血、食管狭窄和 / 或 Barrett 食管
    - 胃排空延迟→早饱、GERD 加重、厌食、腹胀
    - 胃窦血管扩张（gastric antral vascular ectasia，GAVE）伴严重的无症状出血
    - 假性肠梗阻反复发作
    - 由于肠道菌群失调和吸收不良导致的腹泻
- 肾脏
  - 硬皮病肾危象
- 心脏
  - 免疫介导的炎症反应（心肌炎）、微血管病变和 / 或心肌纤维化→心包积液、LV 舒张功能不全、传导异常、心律失常、右心室功能障碍
  - 小冠状动脉和小动脉的可逆性血管痉挛→缺血再灌注损伤
- 其他相关的问题
  - 小口、口干、干燥综合征、牙周病、听觉 - 前庭疾病、原发性胆汁性肝硬化、自身免疫性肝炎、膀胱功能障碍、勃起功能障碍、甲状腺疾病、神经病变

GERD，胃食管反流病；GI，胃肠道；ILD，间质性肺疾病；LV，左心室；QOL，生活质量。

硬皮病的治疗[6]

雷诺现象

- 二氢吡啶类钙通道阻滞剂（一线）
- 若无效——则加用另一种血管扩张剂（硝酸甘油、磷酸二酯酶抑制剂、间断输注前列环素）
- 手指交感神经切除术或修复闭塞的大血管
- 指端溃疡复发的患者
  - 内皮素受体拮抗剂或 3- 羟基 -3- 甲基戊二酰辅酶 -A（HMG-CoA）还原酶抑制剂
  - 抗血小板和抗氧化剂（如 N- 乙酰半胱氨酸）
  - 不推荐在无高凝状态下进行长期抗凝治疗

主要器官未受累的硬皮病

- 早期、活动性炎症性疾病——免疫抑制剂治疗更有效
- 晚期纤维化疾病——免疫抑制剂治疗效果可能欠佳

治疗选择：

- 随后进行一系列观察以确定其严重程度和病程
- 传统小剂量免疫抑制剂治疗（如甲氨蝶呤、吗替麦考酚酯或环磷酰胺）±ATG±IVIG
- 糖皮质激素的使用存在质疑和潜在风险（与硬皮病肾危象相关）
- 新型治疗，包括研究试验：
  - 生物制剂：（利妥昔单抗）、抗细胞因子（托珠单抗，抗 -TGF-β）、蛋白酶体抑制剂（硼替佐米）、改变整合素结合和阻断溶血磷脂酸的药物
  - 免疫净化治疗联合或不联合造血干细胞移植

注：ATG：抗胸腺细胞球蛋白；IVIG：静脉注射免疫球蛋白；TGF：转化生长因子

肌肉骨骼
- 改善生活质量
  - 非甾体抗炎药、小剂量糖皮质激素（<10mg）、缓解疼痛
- 疾病修饰治疗
  - 每周服用甲氨蝶呤、TNF 抑制剂、IVIG
- 病程早期进行专业的物理干预

注：TNF：肿瘤坏死因子

肺
- 间质性肺疾病
  - 治疗仍未完全明确
  - 如果存在活动性肺泡炎，应使用免疫抑制剂治疗：
    - 每日口服环磷酰胺（2mg/kg）或每月静脉注射环磷酰胺
    - 其他维持剂量的免疫抑制剂（如霉酚酸盐或硫唑嘌呤）
    - 类固醇没有充分的证据支持，有潜在风险
- 肺动脉高压（pulmonary arterial hypertension，PAH）
  - 口服：内皮素受体拮抗剂（波生坦、安立生坦）和 5 型磷酸二酯酶抑制剂（西地那非、他达拉非）
  - 雾化吸入前列腺素（伊洛前列素、曲前列尼尔）治疗重度 PAH
  - 持续输注前列环素类药物（依前列醇、曲前列尼尔或伊洛前列素）
  - 修饰治疗药物［如免疫抑制剂（利妥昔单抗）或抗纤维化药（伊马替尼）］
  - 病情持续进展和严重危及生命的患者考虑进行肺移植

胃肠炎
- 反流性食管炎的治疗（质子泵抑制剂）
- 当胃轻瘫和／或尽管有效抑酸但仍伴有吞咽困难和反流症状时可使用胃促动力药
- 结肠疾病的管理：避免便秘和腹泻交替（增加纤维素的摄入、大便软化剂、周期性使用聚乙二醇、益生菌），交替使用抗生素
- 奥曲肽治疗复发性假性肠梗阻
- 对其他药物治疗无效的严重硬皮病相关肠道疾病，应予以全肠外营养

心脏
- 血管扩张剂，尤其是钙通道阻滞剂（严重 PAH 患者慎用）
- 心肌病或心律失常的常规治疗
- 目前尚缺乏免疫抑制剂治疗的研究

硬皮病肾危象

硬皮病肾危象（scleroderma renal crisis，SRC）的危险因素
- 糖皮质激素治疗
- 快速进展的硬皮病
- 弥漫性皮肤系统性硬化症

临床表现[1,7]
- 急性发作的中重度高血压（进行性高血压>150/80mmHg）
- 在高达 10% 的病例中，SRC 发作时没有高血压（血压正常的 SRC）
- 肾衰竭（eGFR 下降>30%）、少尿
- 左心室功能不全
- 高血压脑病
- SRC 需快速诊断和治疗，以挽救患者的肾功能和生命

注：eGFR，肾小球滤过率。

肾功能衰竭的其他因素

这些因素可表现出相似症状（尤其是在异常沉积物或大量蛋白尿的局限性硬皮病患者）[6]
- 硬皮病伴狼疮性肾炎
- ANCA 相关性新月体肾小球肾炎
- 多器官功能衰竭

治疗[7,8]
- 需要积极治疗高血压以防止不可逆性肾损伤
- 目标是使 SBP 每 24 小时下降 20mmHg，DBP 每 24 小时下降 10mmHg，直到 BP 降至正常范围内，同时也要避免低血压
- 血管紧张素转换酶抑制剂——一线用药
- 钙离子通道阻滞剂
- 血管紧张素受体阻滞剂
- α 受体阻滞剂
- 血浆置换治疗 TMA
- 透析
- 尽量避免使用糖皮质激素

注：BP，血压；DBP，舒张压；SBP，收缩压；TMA，血栓性微血管病。

抗磷脂综合征

抗磷脂综合征（antiphospholipid syndrome，APS）是与高凝状态相关的多种家族抗体综合征。

APS 的病因[5]

- SLE 或狼疮样疾病、RA、系统性硬皮病、白塞综合征
- 感染
- 药物
- 其他疾病和原因
- 大约 50% 的病例没有明确的潜在病因（原发性 APS）

APS 的临床表现[5]

- 静脉血栓形成：深静脉血栓形成（DVT）± 肺栓塞（PE）、脑、视网膜、肾、肝、浅表静脉血栓形成
- 动脉血栓形成：脑、外周、冠状动脉、肾、视网膜动脉血栓形成
- 其他临床表现：
  - 产科：流产、胎儿宫内发育迟缓
  - 血液系统：血小板减少、溶血性贫血
  - 心脏：心肌梗死、瓣膜赘生物形成、心内血栓、心肌病
- 神经系统：昏迷、癫痫、脑卒中、舞蹈病、横贯性脊髓病、复杂性偏头痛、脑病、视网膜动脉血栓形成
- 肺：肺动脉高压、急性呼吸窘迫综合征、肺泡出血、PE
- 肾脏：恶性高血压、肾衰竭
- 胃肠道：腹痛、内脏缺血 / 坏疽 / 血管闭塞
- 内分泌：肾上腺梗死
- 皮肤：网状青紫、指端缺血、裂片形出血、溃疡、下肢浅表坏疽

重症抗磷脂综合征

- <1% 的病例
- 尽管积极治疗，仍迅速进展为多器官功能衰竭并死亡率超过 50%
- 小血管微血管病变导致器官衰竭和 SIRS 样状态（症状 / 表现）

注：SIRS，全身炎症反应综合征。

诱发因素

- 感染
- 外科手术
- 创伤
- 停用抗凝药
- 未知因素

诊断性实验室检查[9]

- 狼疮抗凝物
- 抗 β2 糖蛋白 I 抗体
- 抗心磷脂抗体

具体治疗[10]

- 抗凝：普通肝素；鉴于 PTT 基线水平升高，需额外监测凝血因子（如抗 Xa 因子）以调整肝素输注速率
- 糖皮质激素：静脉冲击治疗（甲泼尼龙每天 500～1 000mg，1～3 天）或 1～2mg/kg/d（甲泼尼龙，口服或静脉注射）
- TPE 或 IVIG（0.4 g/kg/d，连续 5 天）或两者联合使用（TPE 之后 IVIG）
- 环磷酰胺（SLE 患者发生 CAPS 时：500～750mg/m^2，根据肾功能调整）
- 利妥昔单抗（若使用 TPE，则在 TPE 之后给予利妥昔单抗）
- 依库丽单抗（对其他治疗无效的 CAPS 患者：每周一次 900mg，持续 4 周，此后每隔一周 1 200mg）
- ICU 治疗的其他注意事项：
  - 尽可能减少动脉导管置入（血栓形成的风险）
  - 肺保护性通气策略
  - 控制血糖
  - 预防胃溃疡（当给予大剂量糖皮质激素和抗凝治疗时）

注：CAPS，重症抗磷脂综合征；INIG，静脉输注免疫球蛋白；PTT，部分凝血活酶时间；TPE，治疗性血浆置换。

血管炎

全身性血管炎的本身病程是复杂的，临床表现为急性和危及生命的血管炎患者须入住 ICU 进行治疗[11]。

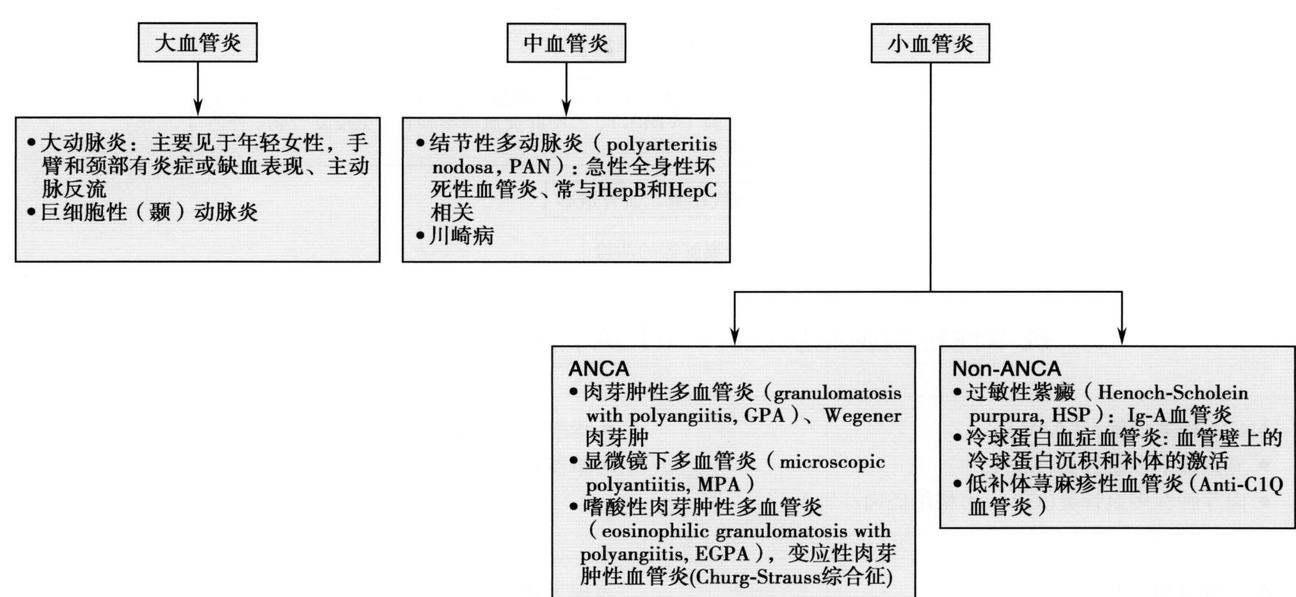

ICU 血管炎的诊断[12]

ICU 血管炎的诊断

	肉芽肿性多血管炎（Wegener 肉芽肿）	显微镜下多血管炎（MPA）	嗜酸性肉芽肿性多血管炎（Churg-Strauss 综合征）	结节性多动脉炎
发病率	少见	罕见	极其罕见	罕见
侵犯血管	鼻、鼻窦、耳朵、肺和肾的小血管	毛细血管	中小血管	中小血管
受累脏器	上呼吸道（鼻窦、鼻、耳朵和气管）、肺和肾	肾、肺、神经、皮肤和关节	鼻、鼻窦、肺、心脏、肠道和神经	神经、肠道、心脏、关节和肾
全身症状	++	++	++	++
鼻窦炎	+++	+	+++	+
哮喘	–	–	+++	–
呼吸困难、咳嗽	+++	+	++	+
皮疹	+	+	++	+
腹痛	+	+	+	++
高血压	+	+	+	++
蛋白尿 / 血尿	+++	+++	++	–
充血性心力衰竭 / 心包炎	+	+	++	+
多发性单神经炎	+	+	++	++
嗜酸性粒细胞增多症	罕见	罕见	有	无
肺肾综合征	有	有	通常没有，仅是肺	通常没有，仅是肾
ANCA 阳性	ANCA［通常为 c-ANCA，伴有抗蛋白激酶 -3（PR-3）抗体］ 90% ANCA 阳性	ANCA［通常为 p-ANCA 或 MPO-ANCA，伴有抗髓过氧化物酶(MPO)抗体］ 90% ANCA 阳性	30%～60% ANCA 阳性，通常是 p-ANCA（伴抗 -MPO 抗体）	仅有 5% ANCA 阳性

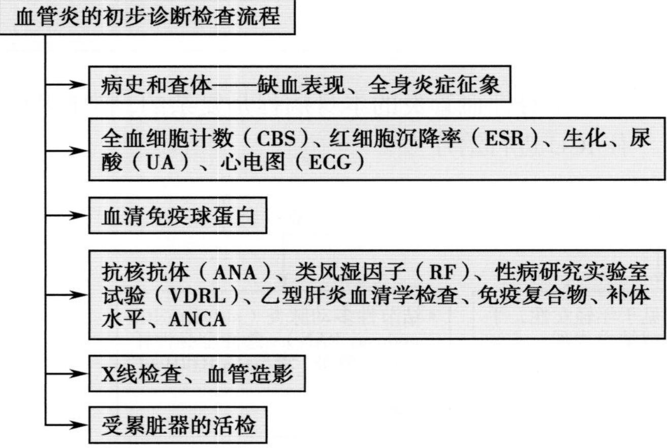

抗中性粒细胞胞质抗体（ANCA）相关血管炎（AAV）

ANCA 相关血管炎（AAV）

- 显微镜下多血管炎（MPA）
- 肉芽肿性多血管炎（GPA，韦格纳氏肉芽肿）
- 嗜酸性肉芽肿性多血管炎（EGPA，Churg-Strauss 综合征）
- 单器官 AAV（如肾局限性 AAV）

AAV 最易累及呼吸道和肾[13]

- 肺受累在 GPA 和 EGPA 中更为常见，分别为 90% 和 70%，而在 MPA 中较为少见，约为 50%。GPA 可累及呼吸道各个部位，从鼻黏膜到胸膜和肺动脉
- 肾受累在 MPA 和 GPA 中更为常见，分别为 90% 和 80%，而在 EGPA 中较为少见，约为 45%

表现为寡免疫（未见或少见免疫球蛋白或补体颗粒沉积）的新月体型坏死性肾小球肾炎→急进性肾小球肾炎

- 心脏受累在 EGPA 中最常见（心脏传导阻滞、心肌炎、心包炎、心肌梗死）
- 胃肠道表现：肠穿孔（由肠道血管炎性溃疡引起）、胰腺或肝脏受累

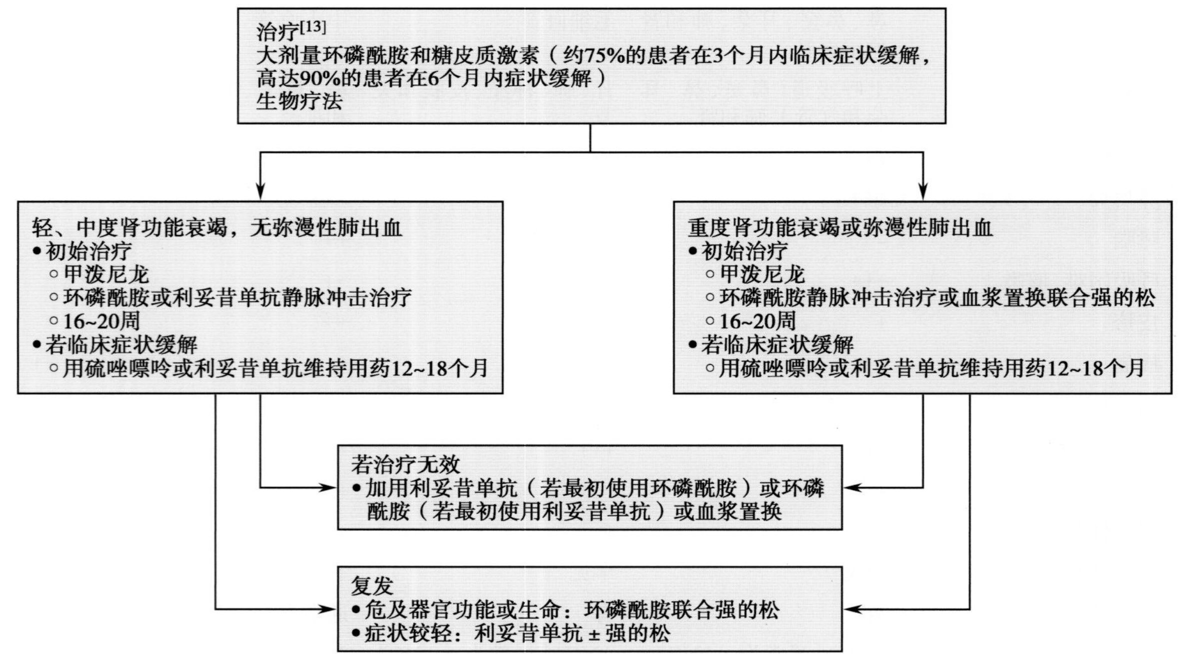

结节性多动脉炎

结节性多动脉炎（polyarteritis nodosa，PAN）相对罕见，是最早描述累及中小动脉的血管炎之一。ANCA 抗体阳性的病例不到 5%[14]。

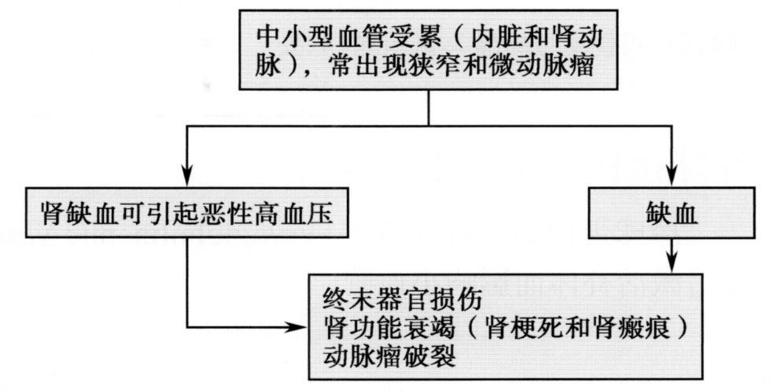

治疗[15]

- 危及生命的表现：大剂量糖皮质激素 + 环磷酰胺
- 非严重表现：单用糖皮质激素
- 乙型肝炎病毒相关 PAN：加用抗病毒药物、短期使用糖皮质激素和血浆置换
- 皮肤相关 PAN：较为温和治疗——非甾体抗炎药或其他药物（秋水仙碱或氨苯砜）

IgA 血管炎（过敏性紫癜）

过敏性紫癜（Henoch-Schönlein purpura，HSP）是一种 IgA 血管炎（与受累组织中的 IgA 沉积相关）。这是一种 ANCA 阴性的白细胞碎裂性血管炎[14，16-18]。HSP 相对常见，累及小血管，并有多器官（皮肤、胃肠道、肾脏、关节）受累。HSP 肾脏表现为肾炎或肾病，其特征性病理表现为系膜区 IgA 沉积。

诱发因素

- 感染：尤其是 β 溶血性链球菌感染、病毒感染
- 接种疫苗
- 凝血功能障碍

临床表现

- 皮肤：非血小板减少性紫癜
- 关节：关节炎和关节痛
- 胃肠道：腹痛、胃肠道出血
- 肾脏：肾小球肾炎（镜下或肉眼血尿伴轻度蛋白尿，有时甚至是肾病或肾炎综合征，系膜区 IgA 沉积）→AKI→终末期肾病
- 病例以儿童多见

诊断

HSP 的诊断标准，由 EULAR/PRINTO/PRES 协会制定[18]：

必要条件：

- 下肢有紫癜或瘀点

再加上以下 6 项中的至少 1 项：

- 急性弥漫性腹痛
- 组织病理显示白细胞碎裂性血管炎或增生性肾小球肾炎，以 IgA 沉积为主
- 急性关节炎或关节痛
- 肾脏受累，表现为蛋白尿或血尿
- 没有可参考的特异性生物标记物
- 皮肤活检是诊断任何皮肤血管炎的金标准：血管壁 IgA 的沉积是 HSP 的特征性表现

治疗[18]

- 通常是自限性疾病
- 对症治疗：如止痛药物、肠套叠的补液和手术治疗、溃疡创面治疗等
- 环孢素或其他免疫抑制剂（吗替麦考酚酯）、氨苯砜、利妥昔单抗
- 环磷酰胺、糖皮质激素（包括大剂量类固醇冲击治疗）存在争议
- 抗凝——未得到充分证明
- 血浆置换

冷球蛋白血症性血管炎

冷球蛋白血症性血管炎（cryoglobulinemic vasculitis，CV）通过冷球蛋白沉积于血管壁后激活补体而影响小血管[11]。

冷球蛋白血症的类型

- 冷球蛋白是免疫球蛋白，在低温条件下（<37℃）可逆性沉淀
- Ⅰ型是一种不具有类风湿因子活性（单克隆丙种球蛋白病的典型特征）的单克隆抗体
- Ⅱ型和Ⅲ型均为类风湿因子——与 IgG 的 Fc 片段结合的抗体，这两种类型都被称为混合型冷球蛋白
- Ⅱ型为单克隆类风湿因子
- Ⅲ型为多克隆冷球蛋白（与系统性结缔组织疾病、白血病、肝胆疾病和感染相关）
- 混合型Ⅱ型冷球蛋白血症与丙型肝炎病毒感染密切相关

临床表现[14]

- 皮肤紫癜伴白细胞碎裂性血管炎，可伴大溃疡
- 非特异性表现：虚弱、乏力、发热
- 关节痛
- 雷诺氏综合征
- 周围神经病变（感觉障碍或麻痹）
- 肝脾肿大可能提示丙型肝炎
- 蛋白尿和镜下血尿、肾功能不全、肾炎或肾病综合征、高血压

诊断

- 实验室检查：混合型冷球蛋白、补体下降、类风湿因子阳性
- 肾活检：针对Ⅱ型混合型冷球蛋白血症合并膜增生性肾小球肾炎的病例

治疗[14]

- 避免体温过低：尤其是在体外循环的情况下（如血液透析或 ECMO）
- 病因治疗：与 HCV 相关的 CV，应根治 HCV
- 对症治疗
  - 肾小球肾炎患者应接受血管紧张素转换酶抑制剂或血管紧张素Ⅱ受体阻滞剂和降压药物治疗，以达到血压和蛋白尿目标
- 糖皮质激素
- 免疫抑制剂：环磷酰胺、硫唑嘌呤、甲氨蝶呤、环孢素、吗替麦考酚酯和利妥昔单抗
- 静脉注射免疫球蛋白
- 肉芽肿性多血管炎和/或严重的（如 RPGN）、危及生命（如肺出血）的血管炎（危重症患者）情况如下[11]：
  - 大剂量类固醇（静脉注射甲泼尼龙 500～1 000mg/d，连续 3 天，随后口服泼尼松 1mg/kg/d）
  - 免疫抑制剂：环磷酰胺（口服 2mg/kg/d 或静脉注射 600mg/m^2/月，持续 2～4 月）或利妥昔单抗（375mg/m^2/周，持续 4 周）
  - 间断予以血浆置换治疗（每次置换血浆 3L，每周 3 次，持续 2～3 周）；高黏滞综合征患者必须予以血浆置换治疗（用于 CV 血浆置换的置换液应在输注前加温）

注：ECMO，体外膜氧合；HCV，丙型肝炎病毒；RPGN，急进性肾小球肾炎。

皮肌炎与多发性肌炎

皮肌炎 / 多发性肌炎病程中可能会出现危及生命的并发症需要入住 ICU，这些病例的预后较差[19]。

临床表现

- 主要症状为近端肌无力和典型的皮肤表现，如向阳疹、Gottron 征
- 可能会影响食管，很少影响心肌
- 肺部
  - 弥漫性纤维化性肺泡炎→肺纤维化
  - 呼吸肌无力引起的呼吸受限
  - 增加误吸和相关吸入性肺炎的风险

诊断

- 抗合成酶抗体阳性（如抗 jo 抗体）
- 呼吸功能检查、X 线、高分辨率 CT 和支气管肺泡灌洗
- 针对疾病的检查：血清肌酶水平、肌电图（EMG）、肌肉活检和免疫学检查

治疗

- 大剂量糖皮质激素
- 免疫抑制剂（硫唑嘌呤、甲氨蝶呤）
- 必要时，可使用大剂量多克隆免疫球蛋白

系统性红斑狼疮

系统性红斑狼疮（systemic lupus erythematosus，SLE）是一种复杂的多系统疾病，可导致多种严重的并发症，包括急性冠脉综合征、重症感染、肾衰竭、心包炎、以及更罕见的肺泡出血和横贯性脊髓炎[1]。

SLE危及生命的并发症[14]

- 心脏：急性冠脉综合征、心肌炎、心包炎、心内膜炎
- 高血压危象
- 肺：肺炎、肺出血、ARDS
- 肾脏：肾小球肾炎、肾功能衰竭
- 中枢神经系统疾病（癫痫、精神病、器质性脑综合征、横贯性脊髓炎）
- 血细胞减少症（血小板减少症、溶血性贫血）
- 治疗相关的感染性并发症；脓毒症
- 肠道多动脉炎样血管炎
- 急性胰腺炎

诊断

- 抗核抗体（ANA）
- 抗 -dsDNA 抗体
- 可提取性核抗原（ENA）抗体
- 抗磷脂抗体
- 补体水平下降

系统性红斑狼疮的治疗[14]

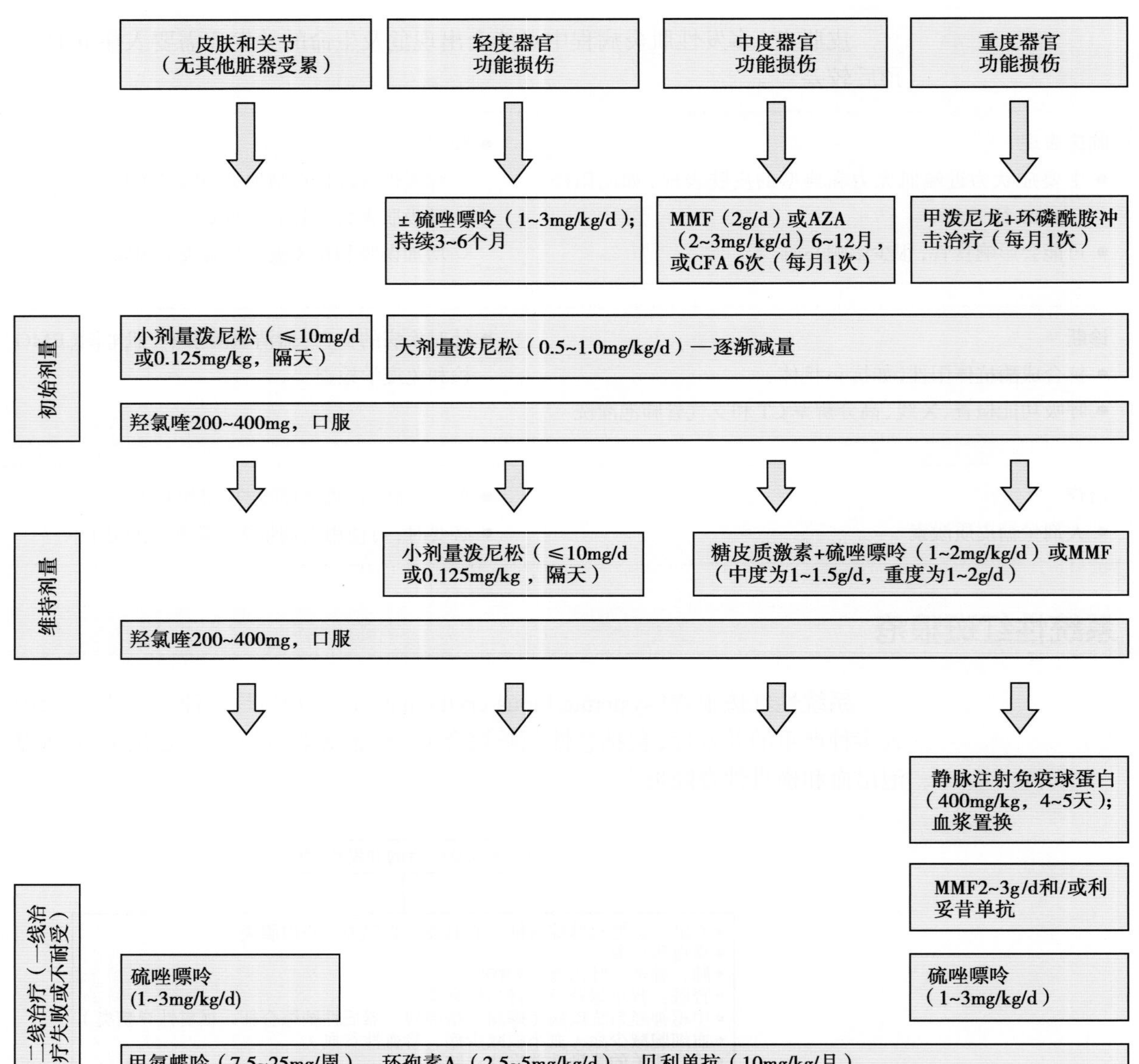

MMF，吗替麦考酚酯；AZA，硫唑嘌呤；CFA，环磷酰胺。

关节炎

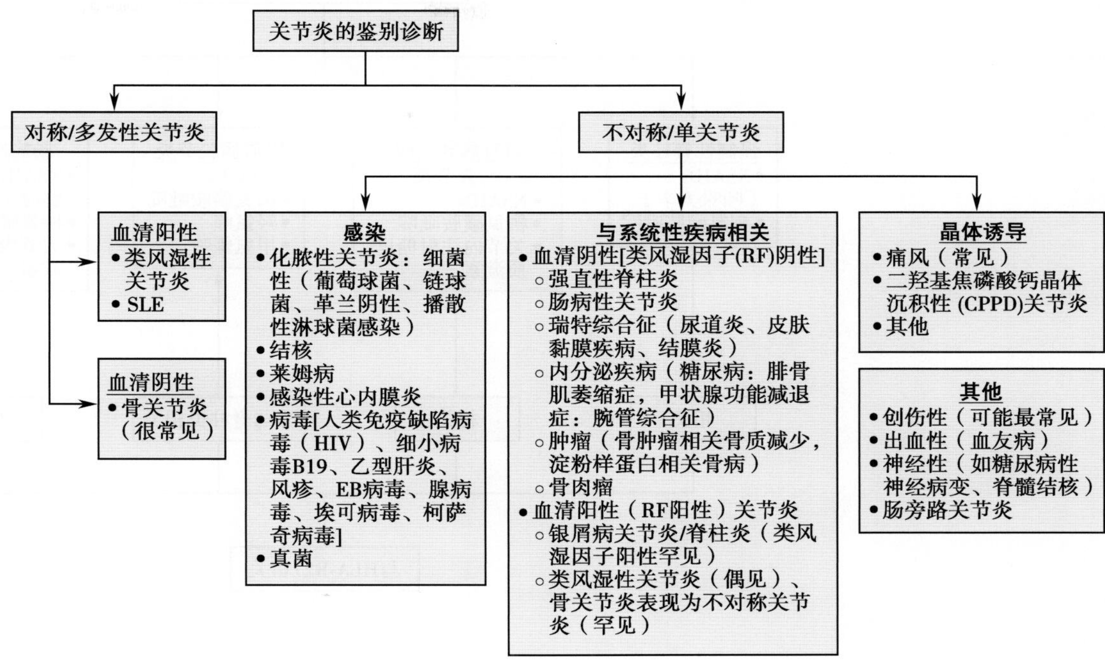

排除其他急症

- 感染
- 骨筋膜隔室综合征
- 急性脊髓病/神经病变/神经根病
- 炎症性关节炎：僵硬、疼痛加重伴活动受限
- 非炎性（如骨关节炎、创伤性）：运动时疼痛加剧

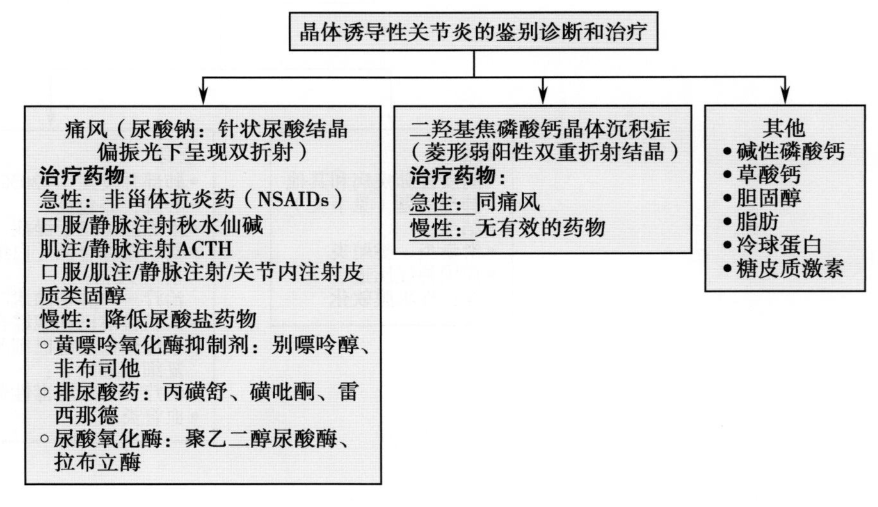

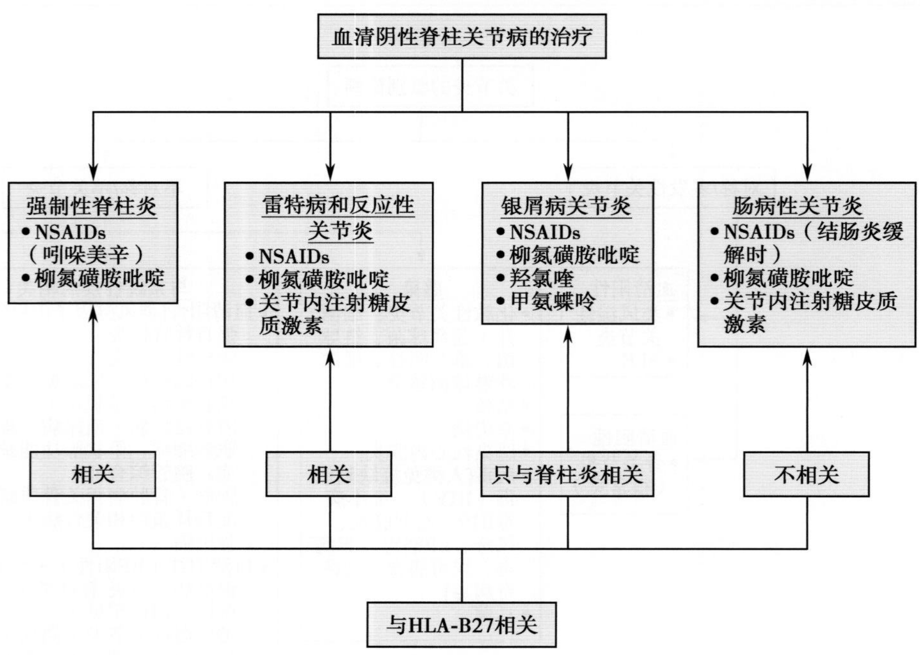

类风湿性关节炎

需要入住 ICU 的类风湿关节炎（rheumatoid arthritis，RA）患者（最常见的原因为呼吸衰竭和感染）具有较高的病死率（入住某三级甲等医院综合 ICU 的 RA 患者 30 天病死率为 34.9%），感染是最常见的死亡原因[20]。

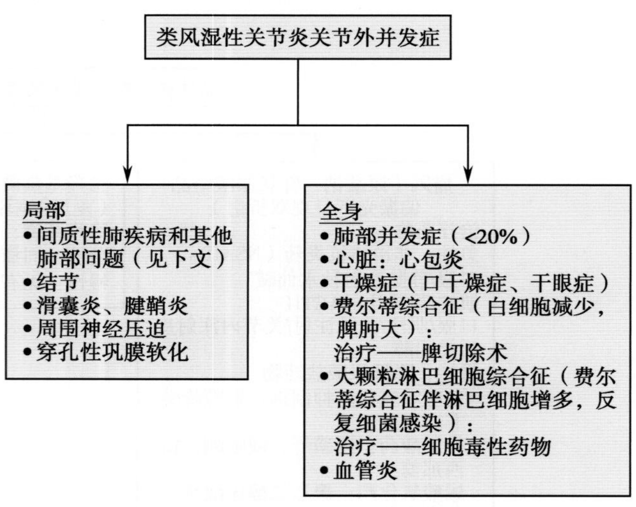

类风湿性关节炎的肺部表现[21]

间质性肺疾病
- RA最常见的肺部表现
- 类风湿因子和抗CCP抗体均与间质性肺疾病（ILD）的发生相关
- 诊断
  - 肺功能检查提示限制性通气功能障碍伴或不伴二氧化碳弥散量降低和低氧血症
  - 高分辨率计算机断层扫描（HRCT）
  - 外科肺活检
- 治疗
  - 任何类型的纤维化，均建议采用抗炎和/或免疫抑制治疗
  - 皮质类固醇是主要的治疗方案
  - 环磷酰胺、硫唑嘌呤、甲氨蝶呤——疗效各异
  - 环孢素和/或吗替麦考酚酯
  - 抗肿瘤坏死因子、利妥昔单抗——有争议

胸膜疾病
- 临床表现
  - 表现为胸腔积液（多为单侧）
  - 发热和胸膜炎性疼痛也很常见
- 诊断
  - 影像
  - 胸腔积液检查[无菌性渗出液伴低pH（<7.3）、葡萄糖低（<60mg/dL）和乳酸脱氢酶升高（可能>700IU/L）、存在胆固醇结晶、细胞计数异常]
- 治疗
  - 大多数患者通过治疗类风湿性关节炎病情得以改善
  - 有指征时可进行治疗性胸腔穿刺

上呼吸道疾病
- 临床表现
  - 声带结节、血管炎累及喉返神经或迷走神经引起声带麻痹；环杓关节炎
  - 急性喘鸣或阻塞性呼吸衰竭可发生于突然半脱位或由感染或插管引起的呼吸道水肿
- 诊断
  - 颈部高分辨率计算机断层扫描（HRCT）
- 治疗
  - 轻症：非甾体抗炎药或类风湿性关节炎导向治疗
  - 严重的梗阻：立即进行气道管理，必要时手术干预

下呼吸道疾病
- 临床表现
  - 气道高反应性、滤泡性细支气管炎、闭塞性细支气管炎、支气管扩张
- 诊断：高分辨率计算机断层扫描（HRCT）
- 治疗
  - 滤泡性细支气管炎
    - 针对类风湿性关节炎
  - 闭塞性细支气管炎
    - 停用致病药物
    - 大剂量皮质类固醇、硫唑嘌呤、环磷酰胺的益处尚不明确
    - 抗TNF治疗可改善病情
    - 大环内酯类抗生素（如红霉素）也可能有效
    - 在一些严重的病例中，必要时可进行肺移植
  - 支气管扩张
    - 支气管扩张使免疫抑制药物的使用变得复杂，尤其是抗TNF药物
    - 与单独治疗任何一种疾病（RA和支气管扩张）相同，使用支气管扩张剂、抗生素和支气管卫生疗法（体位引流、叩击振动排痰以及咳嗽训练）

肺结节
- 肺内的类风湿性结节通常位于小叶间隔或胸膜下区域
- 病理：中心纤维蛋白样坏死伴栅栏状排列的单核细胞和相关血管炎
- 只有空洞或破裂（感染、胸腔积液或支气管胸膜瘘）时才有症状
- 鉴别诊断：恶性肿瘤
- 诊断：正电子发射体层成像（PET）发现≥8mm的结节（RA相关结节很小或无）
- 治疗：使用标准的RA治疗可使无合并症的结节可自行消退或改善，但甲氨蝶呤可能会使结节增大

血管疾病——高危人群
- 肺动脉高压
- 静脉血栓栓塞（DVT和PE）

药物毒性
- 甲氨蝶呤：增加急性/亚急性超敏性肺炎/间质性肺疾病、进行性肺纤维化、类风湿结节形成，呼吸道感染风险略有增加
- 来氟米特：间质性肺疾病
- TNF-α抑制剂：间质性肺疾病：结节样肉芽肿性疾病、机化性肺炎和原有疾病恶化
- 间质性肺疾病（ILD）
- 利妥昔单抗：机化性肺炎（具有争议）
- NSAIDs和金属：机化性肺炎
- 柳氮磺胺吡啶和青霉胺：闭塞性细支气管炎
- 硫唑嘌呤和他克莫司：原有间质性肺疾病加重
- 所有免疫调节剂：机会性肺部感染

风湿病和其他自身免疫性疾病的诊断性抗体谱[22]

风湿病或自身免疫性疾病中的自身抗体	
风湿病或自身免疫性疾病	**血清抗体**
SLE	ANA——非特异性 抗 dsDNA 抗体 抗 Sm 抗体（史密斯核抗原） 抗 ENA 抗体（可提取性核抗原） 抗 Ro/SSA 抗体，抗 La/SSB 抗体（新生儿狼疮的预测因子） RF 抗磷脂抗体 药物性 SLE 中的抗组蛋白抗体
药物引起的 SLE	很少有 dsDNA 抗体 几乎都有抗组蛋白抗体
抗磷脂抗体综合征	抗心磷脂抗体 狼疮抗凝物 抗 β2 糖蛋白 I 抗体
类风湿性关节炎	ANA、RF、抗瓜氨酸蛋白抗体（ACPA）、抗氨甲酰化蛋白（Carp）抗体、抗环瓜氨酸肽抗体（CCP）
多发性肌炎，皮肌炎，间质性肺疾病，雷诺氏现象	肌炎特异性： 抗合成酶抗体：（Jo-1、PL-7、EJ、OJ、PL-12） 非合成酶抗胞浆抗体（SRP、KJ） 非特异性：核糖核蛋白、Sm、PM-Scl、Ku、Ro/SSA、ANA、RF
干燥综合征	ANA、抗 Ro/SSA 抗体、抗 La/SSB 抗体、RF
系统性硬化症 / 硬皮病	核糖核蛋白、抗硬皮病 70（scl-70）抗体、Ku、RF、ANA、抗着丝粒抗体
结节性多动脉炎，嗜酸性肉芽肿性多血管炎（Churg-Strauss 综合征）	ANCA（通常为 p-ANCA）
韦格纳氏肉芽肿	ANCA（几乎都是 c-ANCA）、RF、IgA ↑
急进性肾小球肾炎（RPGN）	抗肾小球基底膜抗体（抗 -GBM）：基底膜的抗 -α3 链 胶原蛋白（Ⅳ型胶原蛋白）（在肺出血肾炎综合征中） 血管炎中的 ANCA
自身免疫性肝炎	抗平滑肌抗体，ANA；自身免疫性肝炎 2 型：抗 -LKM（抗肝 / 肾微粒体抗体）
原发性胆汁性肝硬化	抗线粒体抗体
原发性硬化性胆管炎	ANCA
黑棘皮病	胰岛素受体抗体
重症肌无力	乙酰胆碱受体抗体
恶性贫血 / 萎缩性胃炎	胃壁细胞抗体

（通耀威 译，周新、龙训辉 审校）

参考文献

1. Bell A, Tattersall R, Wenham T. Rheumatological conditions in critical care. *BJA Educ*. 2016;16(12):427–433.
2. Quintero OL, Rojas-Villarraga A, Mantilla RD, Anaya JM. Autoimmune diseases in the intensive care unit. An update. *Autoimmun Rev*. 2013;12(3):380–395.

3. LoVerde D, Iweala OI, Eginli A, Krishnaswamy G. Anaphylaxis. *Chest*. 2018;153(2):528–543.
4. Grom AA, Horne A, De Benedetti F. Macrophage activation syndrome in the era of biologic therapy. *Nat Rev Rheumatol*. 2016;12(5):259–268.
5. Schlesinger PA, Leatherman JW. Rheumatology. *Am J Respir Crit Care Med*. 2002;166(9):1161–1165.
6. Shah AA, Wigley FM. My approach to the treatment of scleroderma. *Mayo Clin Proc*. 2013;88(4):377–393.
7. Shanmugam VK, Steen VD. Renal disease in scleroderma: an update on evaluation, risk stratification, pathogenesis and management. *Curr Opin Rheumatol*. 2012;24(6):669–676.
8. Fernández-Codina A, Walker KM, Pope JE. Treatment algorithms for systemic sclerosis according to experts. *Arthritis Rheumatol*. 2018;70(11):1820–1828.
9. Gardiner CK, Hills J, MacHin SJ, Cohen H. Diagnosis of antiphospholipid syndrome in routine clinical practice. *Lupus*. 2013;22(1):18–25.
10. Kazzaz NM, Joseph McCune W, Knight JS. Treatment of catastrophic antiphospholipid syndrome. *Curr Opin Rheumatol*. 2016;28(3):218–227.
11. Zaidan M, Mariotte E, Galicier L, et al. Vasculitic emergencies in the intensive care unit: a special focus on cryoglobulinemic vasculitis. *Ann Intensive Care*. 2012;2(1):31.
12. Semple D, Keogh J, Forni L, Venn R. Clinical review: vasculitis on the intensive care unit - Part 1: diagnosis. *Crit Care*. 2005;9(1):92–97.
13. Jennette JC, Nachman PH. ANCA glomerulonephritis and vasculitis. *Clin J Am Soc Nephrol*. 2017;12(10):1680–1691.
14. Vymetal J, Skacelova M, Smrzova A, et al. Emergency situations in rheumatology with a focus on systemic autoimmune diseases. *Biomed Pap*. 2016;160(1):20–29.
15. de Menthon M, Mahr A. Treating polyarteritis nodosa: current state of the art. *Clin Exp Rheumatol*. 29(1 suppl 64):S110-S116.
16. Brogan P, Eleftheriou D. Vasculitis update: pathogenesis and biomarkers. *Pediatr Nephrol*. 2018;33(2):187–198.
17. Tizard EJ. Henoch-Schonlein purpura. *Arch Dis Child*. 1999;80(4):380–383.
18. Hetland LE, Susrud KS, Lindahl KH, Bygum A. Henoch-Schönlein purpura: a literature review. *Acta Derm Venereol*. 2017;97(10):1160–1166.
19. Peng JM, Du B, Wang Q, et al. Dermatomyositis and polymyositis in the intensive care unit: a single-center retrospective cohort study of 102 patients. *PloS One*. 2016;11(4).
20. Haviv-Yadid Y, Segal Y, Dagan A, et al. Mortality of patients with rheumatoid arthritis requiring intensive care: a single-center retrospective study. *Clin Rheumatol*. 2019;38(11):3015–3023.
21. Shaw M, Collins BF, Ho LA, Raghu G. Rheumatoid arthritis-associated lung disease. *Eur Respir Rev*. 2015;24(135):1–16.
22. Suurmond J, Diamond B. Autoantibodies in systemic autoimmune diseases: specificity and pathogenicity. *J Clin Invest*. 2015;125(6):2194–2202.

第十章

内分泌危重症

Alexander Goldfarb-Rumyantzev

内分泌危重症是重症医学实践的一个基本领域，其学科发展和危重症救治日益增加[1]。

糖尿病

糖尿病（diabetes mellitus，DM）是一种非常常见的疾病，常伴有合并症和并发症，导致或加重需要 ICU 治疗的急性疾病。下面我们将讨论糖尿病的诊断标准、治疗方法以及并发症（如高血糖危象和低血糖症）。

糖尿病前期及糖尿病的诊断标准

空腹血糖（fasting plasma glucose，FPG）

正常：小于 100mg/dL

糖尿病前期：100mg/dL～125mg/dL

糖尿病：126mg/dL（7.0mmol/L）或更高

口服糖耐量试验（oral glucose tolerance test，QGTT）2 小时

正常：小于 140mg/dL

糖尿病前期：140～199mg/dL

糖尿病：口服 75g 葡萄糖耐量试验期间 200mg/dL（11.1mmol/L）或更高

糖化血红蛋白（HbA1c）

正常：<5.7%

糖尿病前期：≥5.7%～6.4%

糖尿病：≥6.5%——这个标准仍有争议

典型高血糖症状或高血糖危象患者随机血糖为 200mg/dL（11.1mmol/L）或更高

糖尿病的治疗

自我监测血糖水平[2]

- 1 型糖尿病
  - 餐前
  - 睡前
  - 运动前
  - 疑似低血糖
  - 直到低血糖得以纠正
  - 偶尔餐后
  - 做重要事情之前（如开车）
- 2 型糖尿病
  - 建议进行监测，但不太具体，可以参考 1 型糖尿病

一般治疗目标[2]

餐前血糖 80～120mg/dL

睡前血糖 100～140mg/dL

HbA1c <7.0%（或在未出现明显低血糖的患者中为 6.5%）

非胰岛素治疗[2-4]

- 胰岛素增敏剂
  - 双胍类（二甲双胍）
  - 噻唑烷二酮类药物（罗格列酮、吡格列酮）
- 促胰岛素分泌剂
  - 磺脲类（氯磺丙脲、格列苯脲、格列吡嗪、格列本脲、妥拉磺脲）
  - 格列奈类（那格列奈、瑞格列奈）
- α-葡萄糖苷酶抑制剂（阿卡波糖、米格列醇）
- 肠促胰岛素
  - GLP-1（胰高血糖素样肽-1）受体激动剂（皮下注射剂）
  - 短效（4～6小时）：（艾塞那肽）
  - 中效（24小时）：（利拉鲁肽）
  - 长效（7天）：艾塞那肽长效缓释注射悬液、阿必鲁肽、度拉糖肽
  - 二肽基肽酶-4（DPP-4）抑制剂：（西格列汀、沙格列汀、利格列汀、阿格列汀）
- 其他
  - 普兰林肽：胰岛素辅助治疗
  - 速释溴隐亭（溴隐亭）
  - SGLT-2（钠葡萄糖协同转运蛋白-2）抑制剂：（卡格列净，达格列净，恩格列净）

胰岛素制剂

胰岛素	起效	峰值	有效期	变异性
速效（门冬胰岛素、赖脯胰岛素、谷赖胰岛素）	5～15min	30～90min	＜5h	小
短效（常规胰岛素）	30～60min	2～3h	5～8h	中等
中效，基础（低精蛋白锌胰岛素）	2～4h	4～10h	10～16h	高
长效、基础				
甘精胰岛素	2～4h	无	20～24h	中等
地特胰岛素	3～8h	无	6～23h	
德谷胰岛素	1h		＞25h	
预混合				
75%鱼精蛋白重组赖脯胰岛素/25%赖脯胰岛素	5～15min	双峰	10～16h	
50%鱼精蛋白重组赖脯胰岛素/50%赖脯胰岛素	5～15min	双峰	10～16h	
70%鱼精蛋白重组门冬胰岛素/30%门冬胰岛素	5～15min	双峰	10～16h	
70%中性鱼精蛋白锌胰岛素（NPH）胰岛素/30%常规重组人胰岛素	30～60min	双峰	10～16h	
吸入：一种新型的胰岛素吸入系统（Afrezza）				

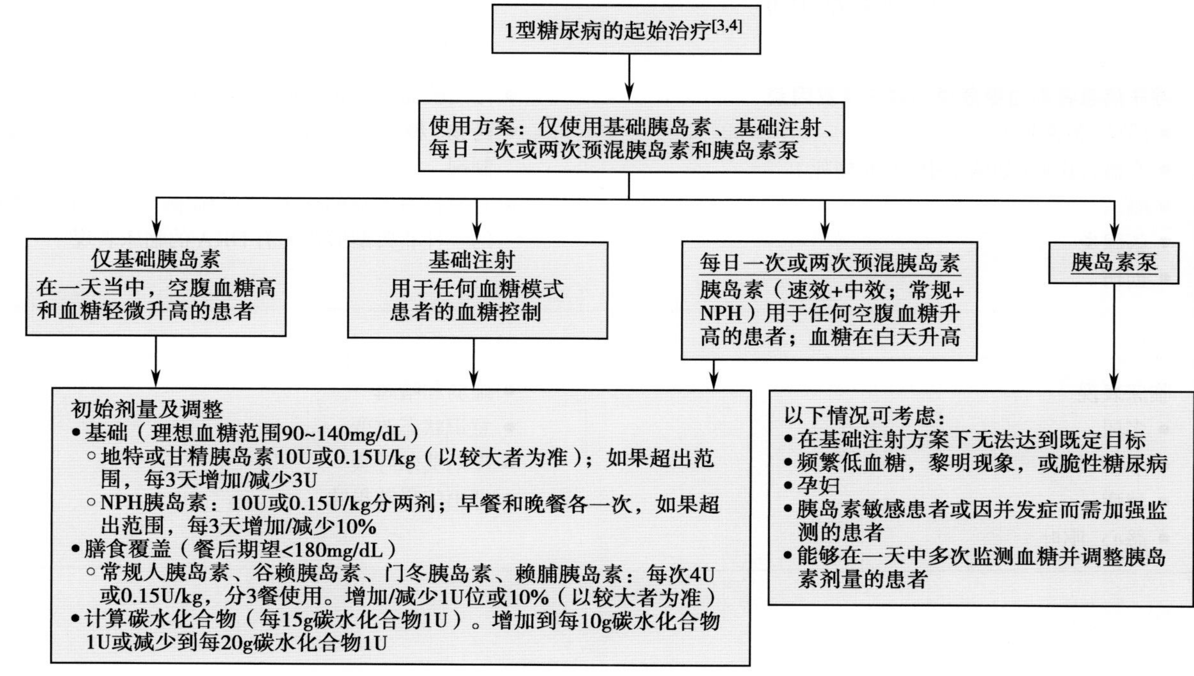

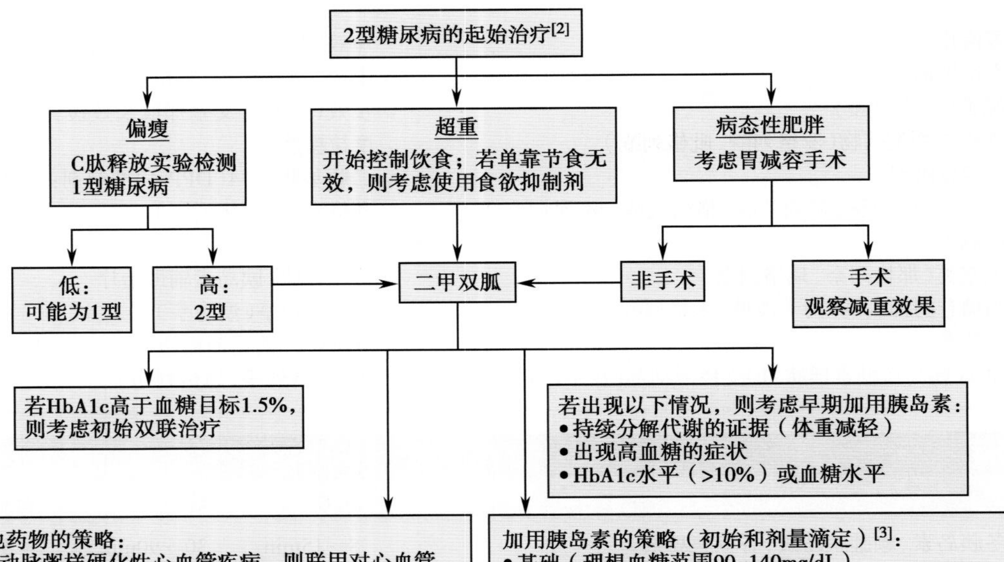

糖尿病的高血糖危象：糖尿病酮症酸中毒和高渗性高血糖状态

糖尿病酮症酸中毒（diabetic ketoacidosis, DKA）是由胰岛素缺乏引起的脂肪分解，导致酮体超过机体的缓冲能力而造成的酸中毒[5]。DKA 的特点是酮症酸中毒伴有高血糖，而高渗性高血糖状态（hyperosmolar hyperglycaemic state, HHS）通常有较严重的高血糖，但无酮症酸中毒。

糖尿病患者高血糖危象的潜在诱发因素

- 感染（最常见）
- 心血管疾病（如脑卒中、心肌梗死）
- 酗酒
- 胰腺炎
- 创伤
- 停用胰岛素或胰岛素用量不足
- 药物：糖皮质激素、噻嗪类、钠 - 葡萄糖共转运体 -2 抑制剂
- 有时没有明显的诱因，如酮症倾向性糖尿病（2 型糖尿病的一种非典型形式），有 DKA 的临床表现

临床表现

- 多尿
- 多饮
- 消瘦
- 恶心、呕吐
- 虚弱和嗜睡
- 意识状态改变
- 库斯莫尔呼吸
- 呼出气烂苹果味

糖尿病患者高血糖危象的潜在诱发因素
- 感染（最常见）
- 心血管疾病（如脑卒中、心肌梗死）
- 酗酒
- 胰腺炎
- 创伤
- 胰岛素停用或胰岛素用量不足
- 药物：糖皮质激素、噻嗪类、钠-葡萄糖共转运体-2抑制剂
- 有时没有明显的诱因，如酮症倾向性糖尿病（2型糖尿病的一种非典型形式），有DKA的临床表现

临床表现
- 多尿
- 多饮
- 体重减轻
- 恶心、呕吐
- 虚弱和嗜睡
- 意识状态改变
- 库斯莫尔呼吸
- 呼出气烂苹果味

诊断
- 高血糖（不是所有的病例存在）
- 阴离子间隙增高性代谢性酸中毒
- 酮症

诊断标准[8,17]

	DKA			HHS
	轻	中	重	
血糖/（mg/dL）	>250			>600
动脉血pH	7.25~7.30	7.00~7.24	<7.00	>7.30
血清碳酸氢根/（mEq/L）	15~18	10 ~<15	<10	>15
尿酮体	+	+	+	小
血酮体	+	+	+	小
计算血清渗透压/（mOsm/kg）	变化不定			>320
阴离子间隙	>10	>12		变化
意识状态	清醒	清醒/嗜睡	昏睡/昏迷	

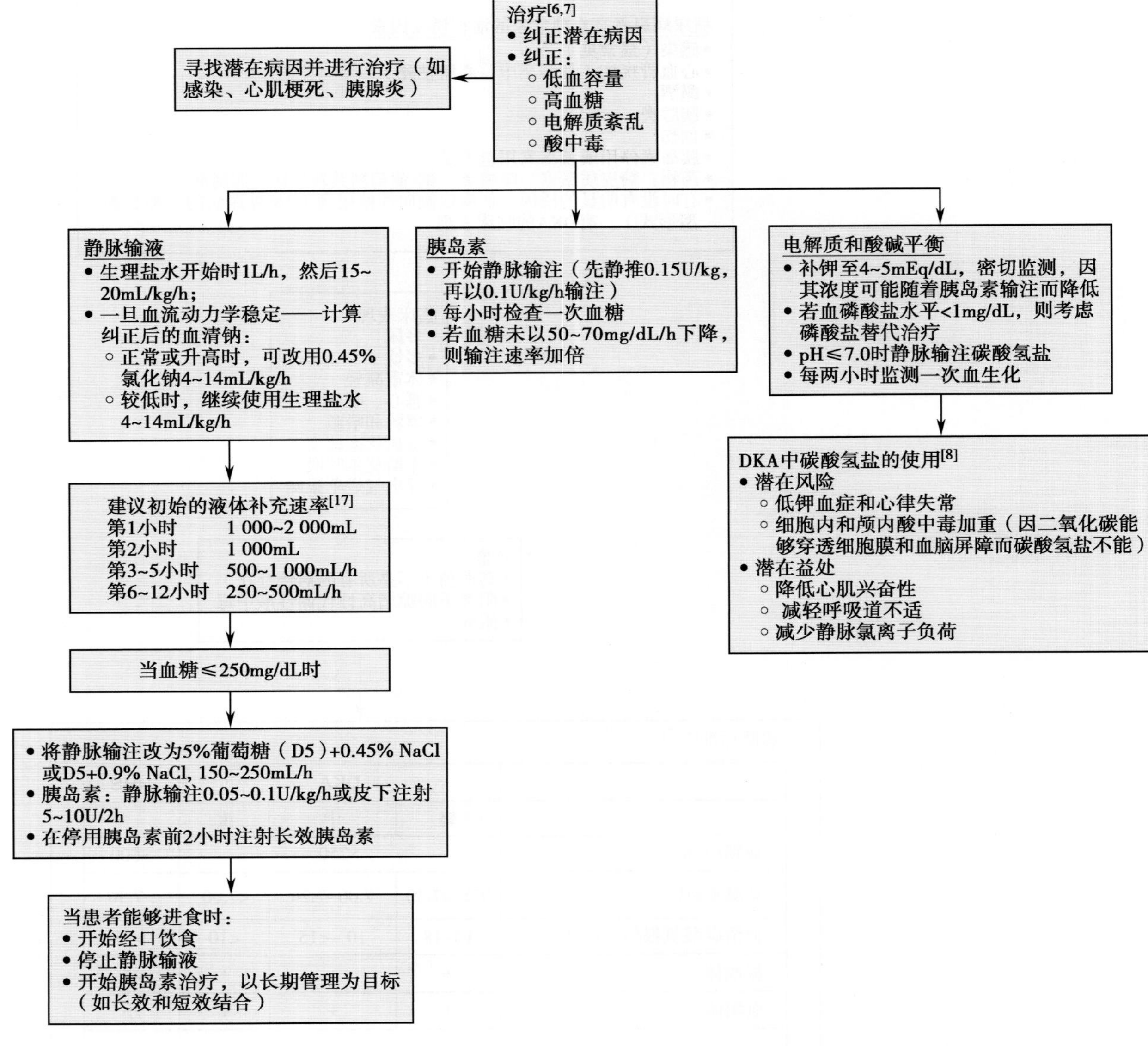

高血糖危象的潜在并发症

- 脑水肿（罕见）
- 肺水肿、低氧血症
- 治疗并发症
- 矫正过度导致的低血糖
- 低钾血症
- 血容量过多
- 静脉输注过量 NaCl 导致的高氯血症

低血糖症

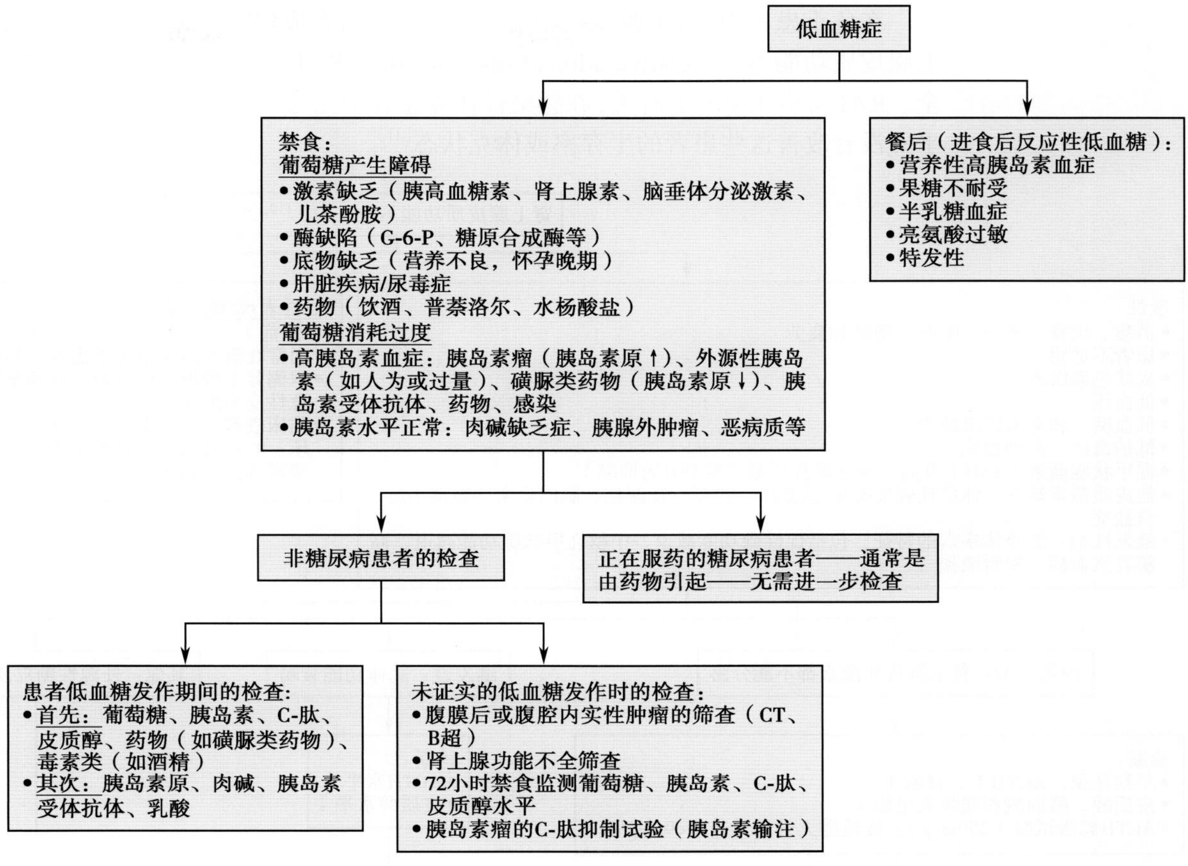

糖尿病中的低血糖[9]

糖尿病低血糖的病理生理学

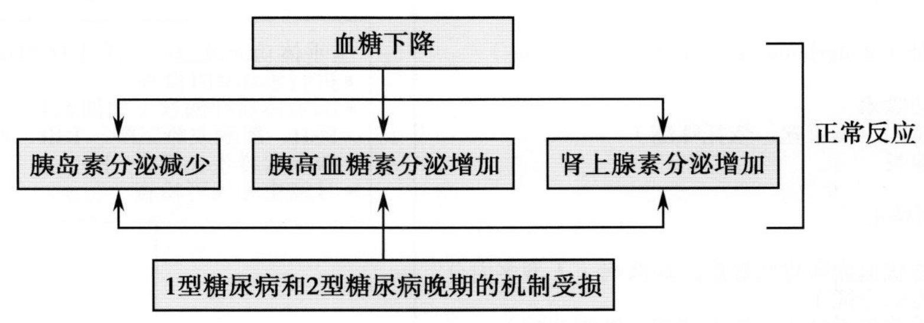

低血糖迹象

- 出汗
- 心动过速、高血压（HTN）
- 常出现体温过低
- 神经低血糖症状
- 短暂性局灶性神经功能障碍（如复视、轻偏瘫）

治疗

- 进食葡萄糖片或果汁、汽水等形式的碳水化合物。
- 肠外治疗（当低血糖患者不能或不愿意口服碳水化合物时）
- 胰高血糖素用于 1 型糖尿病的低血糖（对 2 型糖尿病用处不大，因为它刺激胰岛素分泌和糖原分解）
- 静脉注射葡萄糖是治疗严重低血糖的较好方法

肾上腺皮质功能不全

在危重患者中，肾上腺皮质功能不全定义为对合成促肾上腺素刺激反应不足[相对肾上腺皮质功能不全(relative adrenal insufficiency，RAI)]而不是绝对的肾上腺皮质功能不全。RAI与病死率增加有关，在感染性休克患者中尤为明显[10]。然而，氢化可的松治疗似乎并没有改善这些患者的生存率或休克状态[11]。

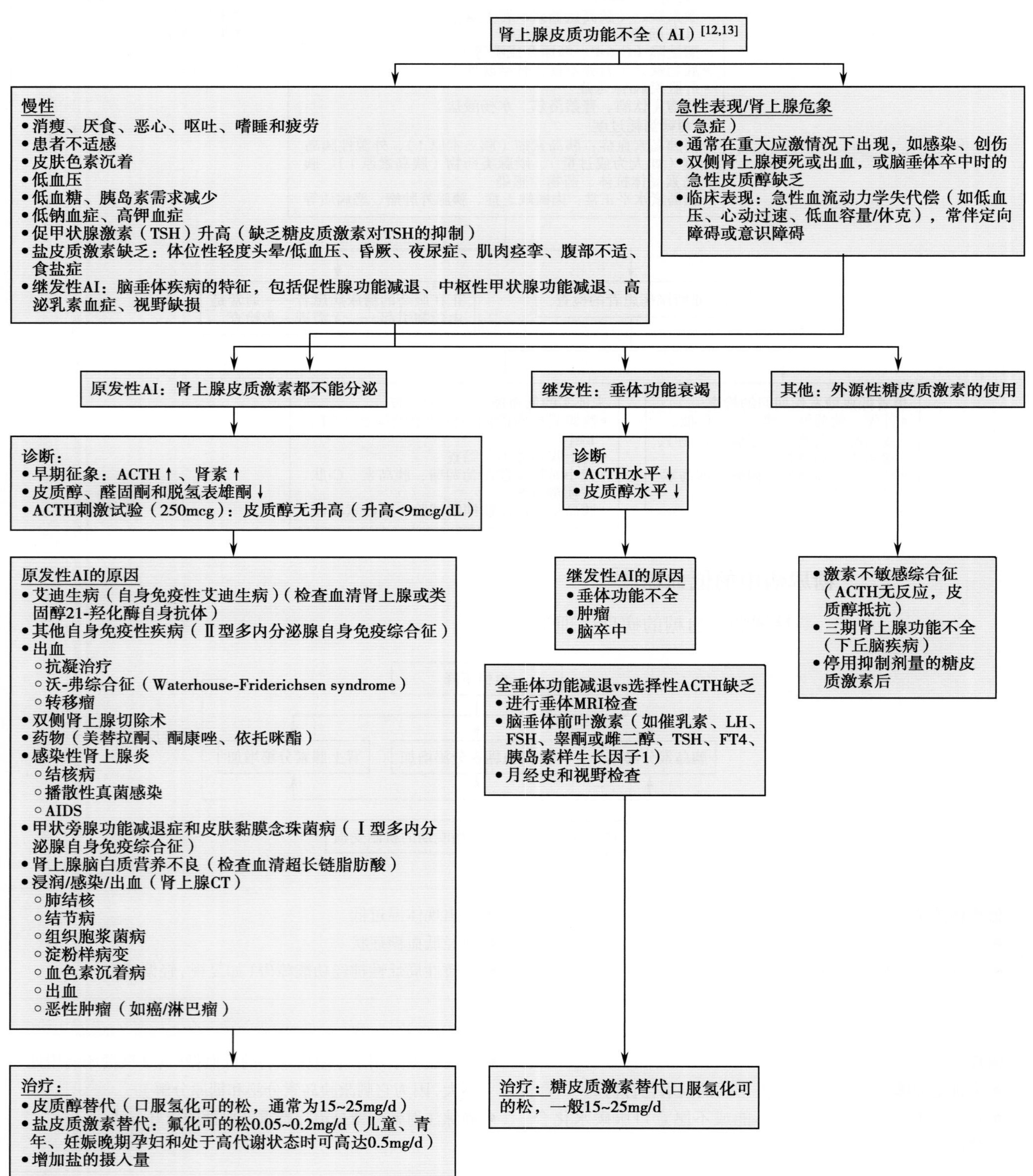

肾上腺危象的管理

- 立即肌注或静推氢化可的松 100mg
- 30min 内输注 0.9% 生理盐水 1 000mL
- 继续肌注氢化可的松 50mg QID 或 100mg TID；或静脉输注 200mg/24h，直至患者血流动力学稳定
- 根据容量状态和钠水平静脉补液
- 可在入院后 12 小时内重新开始口服氢化可的松
- 在诱发疾病得到治疗和纠正电解质紊乱后，48 小时内可服用双倍剂量药物后可考虑出院

肾上腺功能不全和重症患者的其他注意事项

- 对于发热性疾病，通常建议使用 2 倍或 3 倍剂量的糖皮质激素
- 通常在大手术当天给予至少 200mg 氢化可的松
- 在感染性休克患者中考虑氢化可的松治疗（如，对静脉输注液体复苏和血管升压药疗效欠佳时，无论随机总皮质醇水平还是对 ACTH 的反应如何[14]），尽管没有强有力的证据支持（没有改善短期死亡率）[15]
- 总的来说，糖皮质激素对重症疾病的疗效尚不明确

AI 相关疾病诊断试验的总结

	C-21 途径产物：皮质醇	垂体激素：ACTH，LH，FSH	17 个 KS 途径产物：雄激素、DHEA，17-KS（尿液）	0.25mg 促皮质素 / ACTH 刺激试验
原发性 AI	↓	ACTH ↑		皮质醇升高＜10
继发性 AI	↓	ACTH ↓		皮质醇升高＞10
11 或 21- 羟化酶不足	↓	ACTH ↑ LH/FSH ＞2.5～3 ↑	↑	

ACTH，促肾上腺皮质激素；DHEA，脱氢表雄酮；FSH，促卵泡激素；LH，促黄体激素。

肾上腺功能亢进

尽管肾上腺功能亢进在重症医学中可能不像 AI 那样扮演重要的角色，但存在与之相关的一些重要情况：胰岛素抵抗、伤口愈合缓慢和感染易感性[16]。

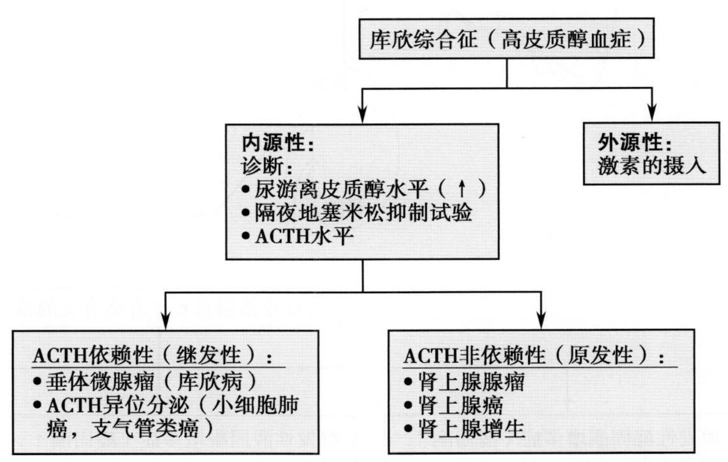

肾上腺功能亢进相关疾病诊断试验的总结					
	C-21 途径产物：皮质醇	垂体激素：ACTH，LH，FSH	17-KS 途径产物：雄激素、DHEA，17-KS（尿液）	隔夜地塞米松抑制试验（DST）（1mg×1）或低剂量 48 小时 DST（0.5mg Q6×8）	高剂量 48 小时 DST（2mg Q6×8）DST
正常	正常或↑	正常	正常	抑制皮质醇水平（皮质醇水平<5）	抑制
库欣病（垂体腺瘤 / 癌）	↑	ACTH↑	↑	未抑制	抑制
原发性库欣综合征（肾上腺腺瘤 / 癌）	↑	ACTH↓	腺瘤：↓ 癌：↑	未抑制	未抑制
异位 ACTH 产生（如小细胞肺癌）	↑	↑		未抑制	未抑制
垂体腺癌	↑	↑		未抑制	未抑制

ACTH，促肾上腺皮质激素；DHEA，脱氢表雄酮；FSH，促卵泡激素；LH，促黄体激素。

盐皮质激素

盐皮质激素调节（肾素 - 血管紧张素 - 醛固酮系统）

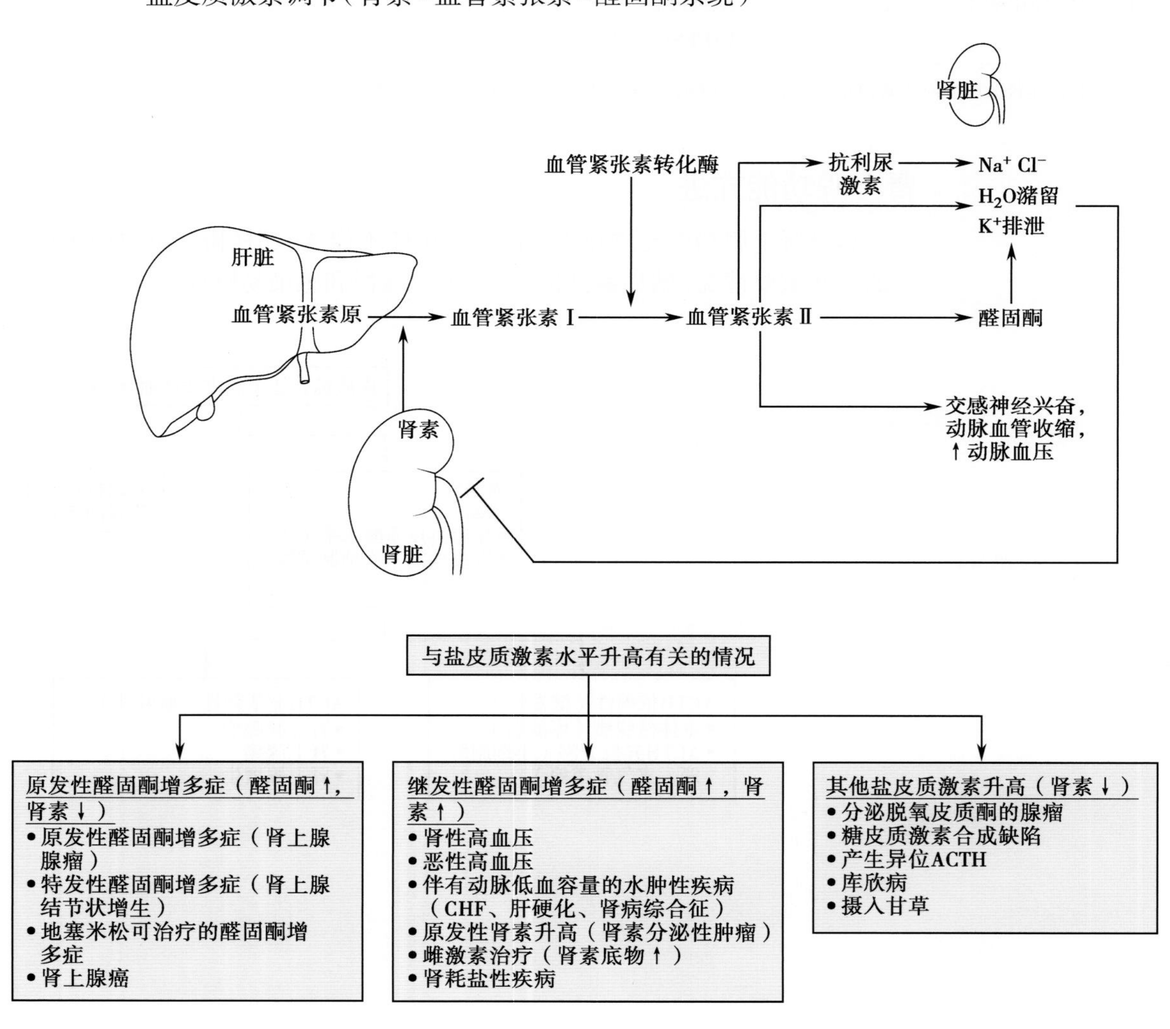

醛固酮增多症的典型表现是高血压和低钾血症。高血压控制不佳伴低钾血症时应怀疑醛固酮增多症。

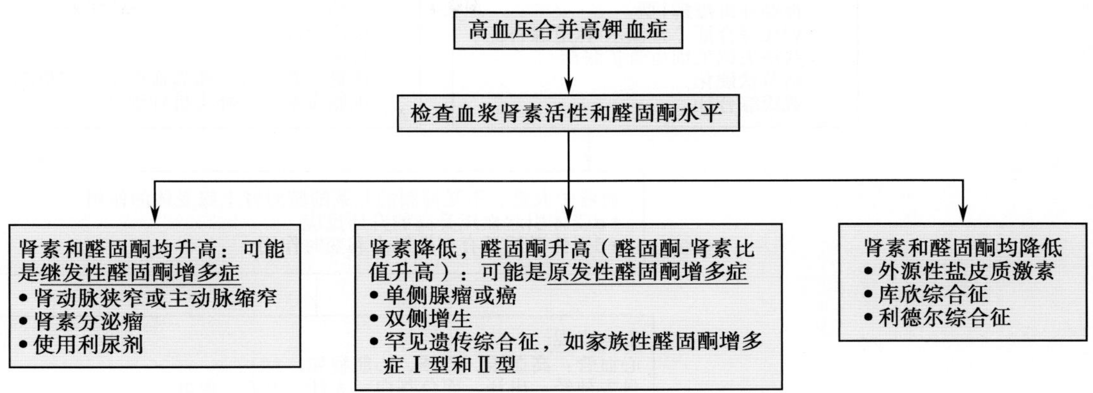

与异常盐皮质激素相关疾病的诊断试验

	醛固酮	肾素	醛固酮/肾素比值	醛固酮抑制：生理盐水液体负荷试验	皮质醇刺激试验用0.25mg促皮质素/ACTH	用呋塞米刺激肾素醛固酮并保持直立姿势3小时（检查血浆肾素活性和醛固酮浓度）
原发性醛固酮增多症	↑	↓	↑	醛固酮水平未降低	N/A	N/A
继发性醛固酮增多症	↑	↑	未升高	输液后醛固酮水平降低	N/A	N/A
原发性醛固酮减少症	↓	↑		N/A	皮质醇上升<10	肾素↑，醛固酮↓
继发性醛固酮减少症	↓	↓		N/A	皮质醇上升>10（表示肾上腺功能良好）	肾素↓，醛固酮↓

嗜铬细胞瘤危象

嗜铬细胞瘤危象是嗜铬细胞瘤的并发症。若明确诊断嗜铬细胞瘤并给予处理，则可以预防嗜铬细胞瘤危象；然而，有时这种高血压危象是疾病的最初表现形式[8]。

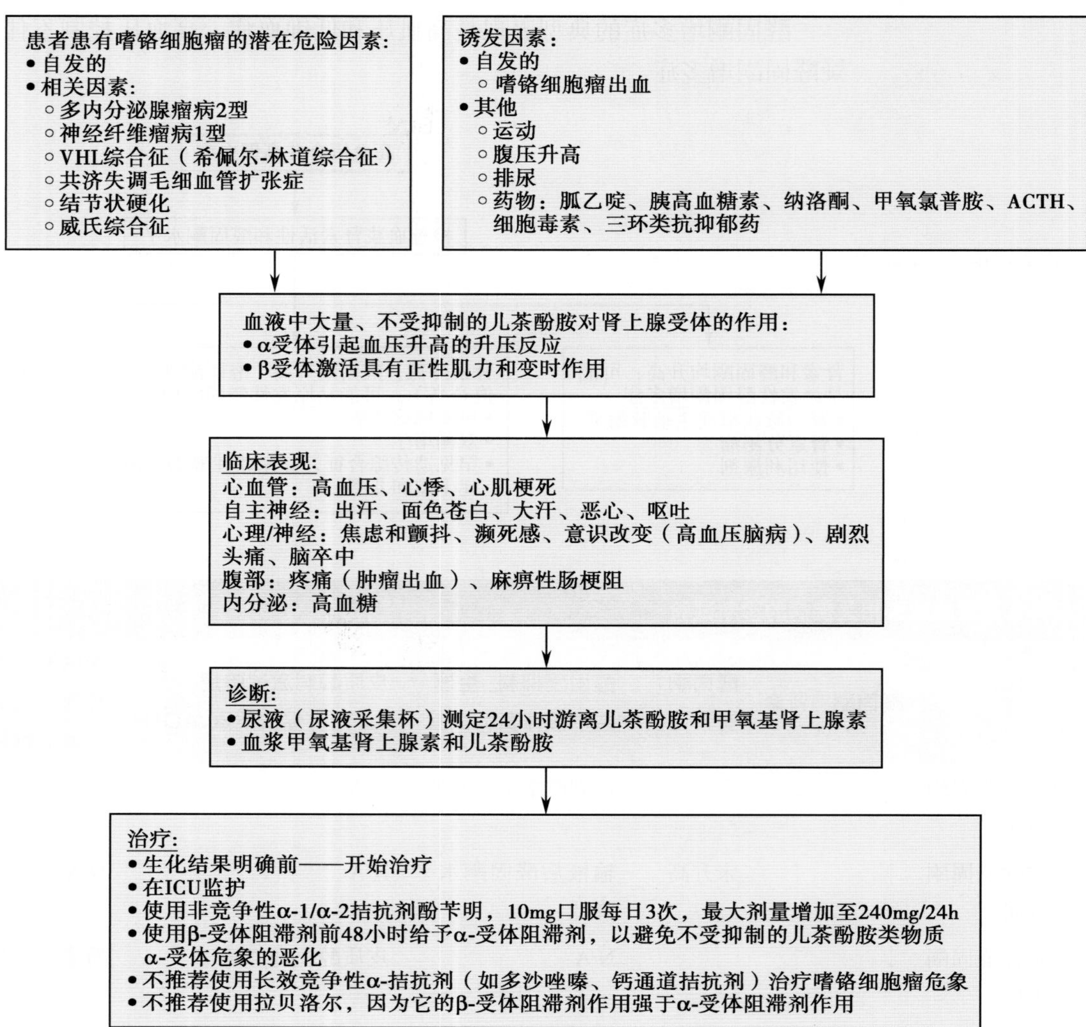

患者患有嗜铬细胞瘤的潜在危险因素：
• 自发的
• 相关因素：
○ 多内分泌腺瘤病2型
○ 神经纤维瘤病1型
○ VHL综合征（希佩尔-林道综合征）
○ 共济失调毛细血管扩张症
○ 结节状硬化
○ 威氏综合征
诱发因素：
• 自发的
○ 嗜铬细胞瘤出血
• 其他
○ 运动
○ 腹压升高
○ 排尿
○ 药物：胍乙啶、胰高血糖素、纳洛酮、甲氧氯普胺、ACTH、细胞毒素、三环类抗抑郁药
血液中大量、不受抑制的儿茶酚胺对肾上腺受体的作用：
• α受体引起血压升高的升压反应
• β受体激活具有正性肌力和变时作用
临床表现：
心血管：高血压、心悸、心肌梗死
自主神经：出汗、面色苍白、大汗、恶心、呕吐
心理/神经：焦虑和颤抖、濒死感、意识改变（高血压脑病）、剧烈头痛、脑卒中
腹部：疼痛（肿瘤出血）、麻痹性肠梗阻
内分泌：高血糖
诊断：
• 尿液（尿液采集杯）测定24小时游离儿茶酚胺和甲氧基肾上腺素
• 血浆甲氧基肾上腺素和儿茶酚胺
治疗：
• 生化结果明确前——开始治疗
• 在ICU监护
• 使用非竞争性α-1/α-2拮抗剂酚苄明，10mg口服每日3次，最大剂量增加至240mg/24h
• 使用β-受体阻滞剂前48小时给予α-受体阻滞剂，以避免不受抑制的儿茶酚胺类物质α-受体危象的恶化
• 不推荐使用长效竞争性α-拮抗剂（如多沙唑嗪、钙通道拮抗剂）治疗嗜铬细胞瘤危象
• 不推荐使用拉贝洛尔，因为它的β-受体阻滞剂作用强于α-受体阻滞剂作用

甲状腺疾病

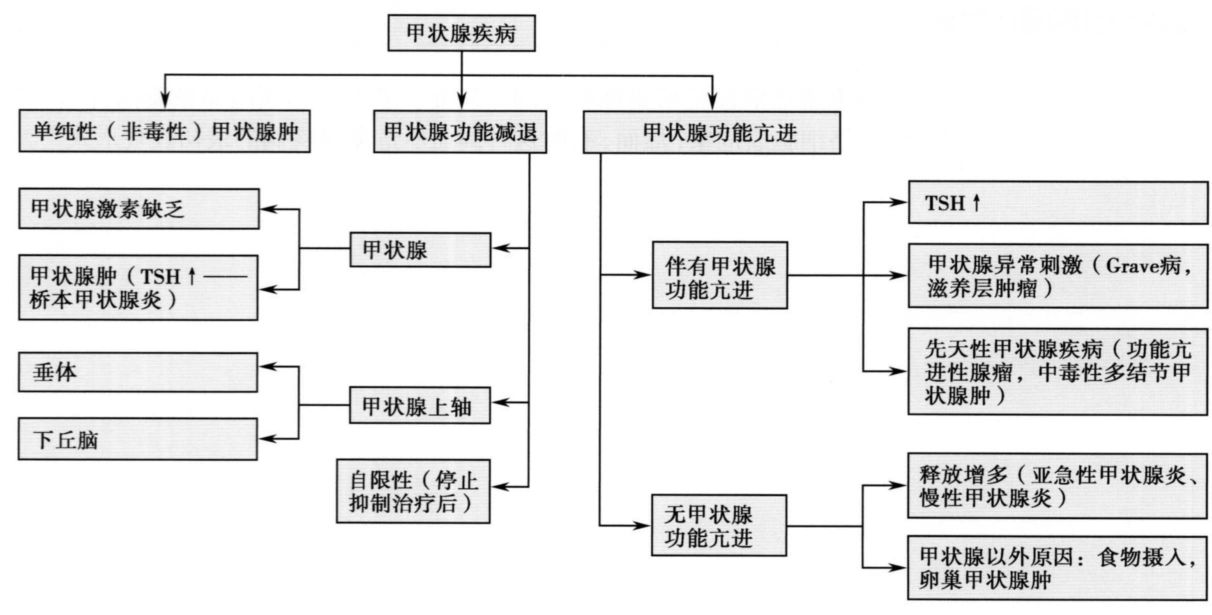

甲状腺疾病
单纯性（非毒性）甲状腺肿
甲状腺功能减退
甲状腺功能亢进
甲状腺激素缺乏
甲状腺肿（TSH↑——桥本甲状腺炎）
甲状腺
垂体
下丘脑
甲状腺上轴
自限性（停止抑制治疗后）
伴有甲状腺功能亢进
TSH↑
甲状腺异常刺激（Grave病，滋养层肿瘤）
先天性甲状腺疾病（功能亢进性腺瘤，中毒性多结节甲状腺肿）
无甲状腺功能亢进
释放增多（亚急性甲状腺炎、慢性甲状腺炎）
甲状腺以外原因：食物摄入，卵巢甲状腺肿

甲状腺疾病的鉴别诊断									
	T_4	T_3RU	T_3	TSH	游离 T_4	TSH 受体抗体	ESR	碘-131 摄取	甲状腺球蛋白
Grave 病	↑	↑	↑	0	↑	+	N	↑	N
妊娠	↑	↓	↑	N	N	–	–	N	N
外源性 T_4	↑	↑	N～↓	↓	↑	–	–	↓	↓
亚急性甲状腺炎（甲状腺功能亢进）	↑	↑	↑	↓	↑	–	↑	↓	↑
亚急性甲状腺炎（甲状腺功能减退）	N～↓	↓	N～↓	N～↑	N～↓	–	N～↑	↓	↓
正常甲状腺功能病态综合征	↑～↓	↑	↓	N～↑	N	–	–	–	N
缺碘	↓	↓	↓	↑	↓	–	N	↑	

ESR，红细胞沉降率；N，正常；T_3，三碘甲状腺氨酸；T_3RU，T_3 结合率检测；T_4，甲状腺素；TSH，促甲状腺激素。

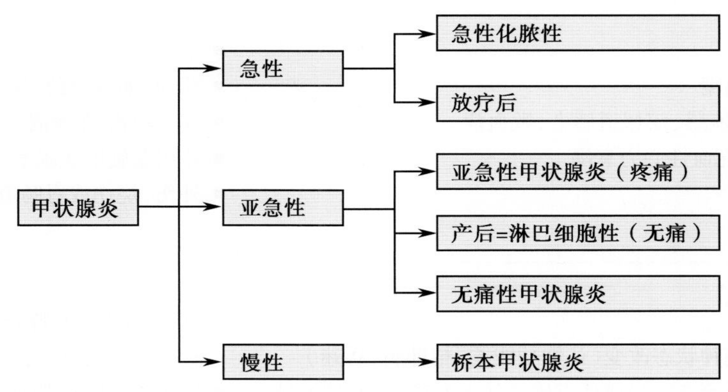

甲状腺危象

甲状腺危象是一种危及生命的急症，与未经治疗或治疗不足的甲状腺功能亢进有关，需要及时识别和治疗[8]。

诱发因素（对于甲状腺功能亢进的患者）

- 一般因素：
  - 感染
  - 非甲状腺的创伤或手术
  - 精神病
  - 分娩
  - 心肌梗死或其他急性疾病
- 甲状腺相关因素：
  - 高剂量含碘化合物（如放射碘造影剂）
  - 停用抗甲状腺药物
  - 甲状腺损伤（触诊，腺瘤梗死）
  - 首次使用胺碘酮治疗

临床表现

- 高热（＞38.5℃）
- 胃肠道症状（呕吐、腹泻、偶见黄疸）
- 心脏：心动过速，充血性心力衰竭（特别是老年人，大多数患者有收缩期高血压）
- 神经系统：躁动、错乱、谵妄、昏迷
- 生化检查：高血糖、白细胞增多、轻度高钙血症、肝功能异常
- 甲状腺激素水平一般不高于单纯性甲亢患者，T_3 可能正常（由于甲状腺激素脱碘功能障碍）

治疗[8,17]
- 快速抑制甲状腺激素的合成和释放
  - 甲巯咪唑每 4～6 小时 20mg 静脉注射或丙基硫脲嘧啶每 4 小时 200mg 口服或鼻饲
  - 丙基硫脲嘧啶给药 1 小时后，碘化钠（卢戈碘液 0.3mL 稀释至 50mL 水每 8 小时一次）或碳酸锂（抑制甲状腺激素释放）
  - 或者：放射碘造影剂、碘酸钠或依诺酸、负荷剂量 2g，然后每天 1g
  - 卡比马唑
  - 消胆胺，每 6～8 小时 4 克（与肠道中的甲状腺激素结合从而阻断部分肠肝循环）
- 抑制甲状腺激素过量的外周效应
- 应给予大剂量的 β- 受体阻滞剂（每 8 小时一次口服或鼻饲 80mg 普萘洛尔）；钙通道阻滞剂或地高辛）
- 静脉注射地塞米松 4mg，每 6 小时一次
- 潜在原因的治疗和支持治疗

黏液性水肿昏迷

黏液性水肿昏迷是甲状腺功能严重减退的表现，并不常见；然而，它的出现代表着甲状腺功能减退患者存在生命危险。它通常发生在先前未经治疗、治疗不足或未持续治疗的老年患者（患者的平均年龄约为 75 岁）[8,18]。

诱发因素
- 低体温、低血糖
- 感染：肺炎、流感、泌尿道感染、败血症
- 心肌梗死或充血性心力衰竭
- 脑卒中
- CO_2 潴留
- 手术
- 药物（如麻醉药、镇静剂、镇定剂）导致的呼吸抑制
- 其他药物：胺碘酮、利福平、苯妥英钠
- 停用左旋甲状腺素
- 外伤、烧伤或胃肠道出血

临床表现
- 神经系统：精神状态改变（认知功能差、精神病、昏迷）
- 体温过低（低至 23°C）或严重感染伴无发热（核心体温越低预后越差）
- 甲状腺功能减退的体征
- 呼吸抑制
- 心脏：肥厚、心动过缓、心室收缩力下降、低血压、ECG 改变（低电压、非特异性 ST 段改变，有时伴有 QT 间期延长的尖端扭转性室性心动过速）
- 胃肠道：厌食、腹痛、腹胀、便秘
- 生化异常包括低钠血症、尿钠排泄正常或增多、CPK 和 LDH 升高、低血糖、正常细胞性或大细胞性贫血。TSH 可能只是轻度升高（继发性甲状腺功能减退时为正常或较低），但游离甲状腺激素水平通常很低

CPK，磷酸肌酸激酶；LDH，乳酸脱氢酶；TSH，促甲状腺激素。

治疗
- 快速进行甲状腺激素替代：
  - “大剂量”治疗方案：
    - 静脉注射甲状腺激素 300～500mg，随后每天 50～100mg
    - 口服相同剂量甲状腺激素（通常通过鼻饲），但吸收可能受影响
    - 三碘甲状腺原氨酸（最初 10～20mg，随后每 4 小时 10mg，持续 24 小时，然后每 6 小时 10mg）替代甲状腺激素，但若给药过快，可能会引起心脏不良反应
    - 口服同剂量的治疗也是可行的
    - 最初给予甲状腺激素 200mg 和三碘甲状腺原氨酸 10mg，随后每 12 小时给予三碘甲状腺原氨酸 10mg，每 24 小时给予甲状腺素 100mg，直到患者过度为口服甲状腺激素
  - “小剂量”方案
  - 甲状腺激素每日 25mg 持续 1 周，或三碘甲状腺原氨酸 5mg 每日 2 次，剂量逐渐增加
- 诱发因素的治疗
- 提供机械通气和其他支持

甲状旁腺功能亢进

甲状旁腺功能亢进机制	
甲状旁腺功能亢进的类型	**机制**
原发性	原发性甲状旁腺激素（PTH）分泌增多
继发性	继发于其他因素（低钙血症、维生素 D 缺乏、肾衰竭）的 PTH 升高
三发性	长期继发性甲状旁腺功能亢进伴 Ca^{2+} 升高（由于腺体长时间过度刺激——部分转变为腺瘤）
假性甲状旁腺功能亢进	PTH 升高伴有终末器官出现抵抗

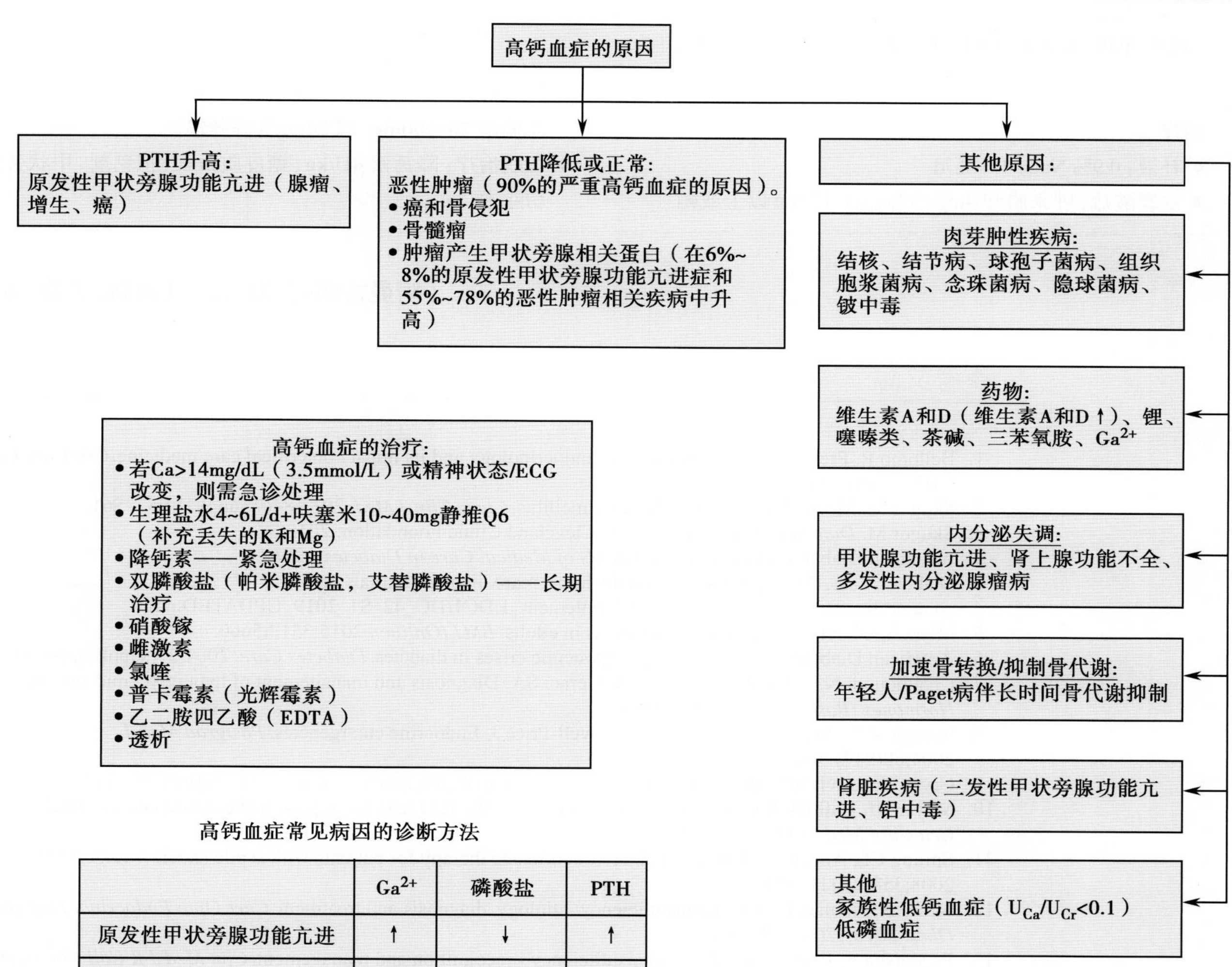

高钙血症常见病因的诊断方法

	Ga^{2+}	磷酸盐	PTH
原发性甲状旁腺功能亢进	↑	↓	↑
恶性肿瘤	↑	↓	↓
结节病（1,25-二羟维生素D产生过度）	↑	↑	↓

急性高钙血症

临床表现
- 多尿、多饮、脱水
- 骨痛
- 意识模糊、厌食症
- 便秘

病因
- PTH
  - PTH 升高——原发性甲状旁腺功能亢进
  - PTH 正常或降低——恶性或其他原因
- 免疫球蛋白电泳的血清总蛋白（骨髓瘤）
- 其他：白蛋白、磷酸盐、镁、ESR、CBC、ECG、CXR

PTH，甲状旁腺激素；ESR，红细胞沉降率；CBC，全血细胞计数。

治疗
- 补液：0.9% NaCl 4～6L/d
- 双膦酸盐：唑来膦酸 4mg 静脉输注 15min 以上或帕米膦酸 30～90mg，以 20mg/h 静脉输注
- 二线治疗：降钙素 4U/kg、糖皮质激素、拟钙剂、甲状旁腺切除术

（阿曼古丽·莫明 译，杜国利、方巍 审校）

参考文献

1. Bellomo R. Preface modern critical care endocrinology and its impact on critical care medicine. *Crit Care Clin.* 2019;35:xiii–xvi.
2. Skugor M. Medical treatment of diabetes mellitus. *Cleve Clin J Med.* 2017;84(7 suppl 1):S57–S61.
3. Skugor M. *Diabetes Mellitus Treatment.* Cleveland Clinic Foundation; 2018.
4. American Diabetes Association. *Standards of Medical Care in Diabetes - 2019.* Diabetes Care; 2019. [Online] Available: https://care.diabetesjournals.org/content/diacare/suppl/2018/12/17/42.Supplement_1.DC1/DC_42_S1_2019_UPDATED.pdf
5. Misra S, Oliver NS. Diabetic ketoacidosis in adults. *BMJ (Online).* 2015;351:h5660.
6. American Diabetes Association. Hyperglycemic crises in diabetes. *Diabetes Care.* 2004;27(suppl 1):s94–s102.
7. Chaithongdi N, Subauste JS, Koch CA, Geraci SA. Diagnosis and management of hyperglycemic emergencies. *Hormones (Basel).* 2011;10(4):250–260.
8. Savage MW, Mah PM, Weetman AP, Newell-Price J. Endocrine emergencies. *Postgrad Med J.* 2004;80(947):506–515.
9. Cryer PE, Davis SN, Shamoon H. Hypoglycemia in diabetes. *Diabetes Care.* 2003;26(6):1902–1912.
10. Meyer NJ, Hall JB. Relative adrenal insufficiency in the ICU: can we at least make the diagnosis? *Am J Respir Crit Care Med.* 2006;174(12):1282–1284.
11. Sprung CL, Annane D, Keh D, et al. Hydrocortisone therapy for patients with septic shock. *N Engl J Med.* 2008;358(2):111–124.
12. Neary N, Nieman L. Adrenal insufficiency: etiology, diagnosis and treatment. *Curr Opin Endocrinol Diabetes Obes.* 2010;17(3):217–223.
13. Pazderska A, Pearce SHS. Adrenal insufficiency - recognition and management. *Clin Med J R Coll Physicians London.* 2017;17(3):258–262.
14. Marik PE, Pastores SM, Annane D, et al. Recommendations for the diagnosis and management of corticosteroid insufficiency in critically ill adult patients: consensus statements from an international task force by the American College of Critical Care Medicine. *Crit Care Med.* 2008;36(6):1937–1949.
15. Venkatesh B, Finfer S, Cohen J, et al. Adjunctive glucocorticoid therapy in patients with septic shock. *N Engl J Med.* 2018;378(9):797–808.
16. Kem DC, Metcalf JP, Cornea A, Dunnam M, Engelbrecht A, Yu X. Is pseudo-Cushing's syndrome in a critically ill patient 'pseudo'? Hypothesis and supportive case report. *Endocr Pract.* 2007;13(2):153–158.
17. Kearney T, Dang C. Diabetic and endocrine emergencies. *Postgrad Med J.* 2007;83(976):79–86.
18. Wall CR. Myxedema coma: diagnosis and treatment. *Am Fam Physician.* 2000;62(11):2485–2490.

第十一章

中毒

Lexander Goldfarb-Rumyantzev

中毒患者管理的一般原则[1,2]

初始治疗
- 全面评估（同时不可忽略其他潜在的医疗紧急情况，如中风、急性心肌梗塞）
- 稳定（标准的“ABC”方法，静脉通路）
- 支持治疗（控制癫痫发作、纠正低血糖、纠正高热）
- 抢救解毒

诊断：检查患者（寻找“中毒症状”），确定可能与特定中毒有关的症状（如高热），心电图（如QT和QRS间期延长），实验室检查（如尿液和血清毒理学检查）

查找中毒症状（中毒综合征）

综合征	临床表现
拟交感神经	烦躁不安、瞳孔扩大、心动过速、高血压、高热、多汗
抗胆碱能（类似于拟交感神经的作用，除了多汗vs皮肤干燥）	精神状态改变、镇静、幻觉、瞳孔散大、皮肤干燥、黏膜干燥、肠鸣音减弱和尿潴留
胆碱能	精神状态改变、癫痫发作、瞳孔缩小、流泪、多汗、支气管痉挛、支气管分泌物增多、呕吐、腹泻、心动过缓
镇静-催眠（γ-氨基丁酸受体）	镇静，瞳孔正常，呼吸减慢
阿片类	镇静，瞳孔缩小（哌替啶除外），肠鸣音减弱，呼吸减慢
5-羟色胺综合征	精神状态改变，心动过速，高血压，反射亢进，肌阵挛，高热

了解特定受体受到刺激后的反应将有助于理解毒物（或药物过量）的毒性作用，下面将对此进行讨论

组织	受体类型	终末器官反应
心脏	β_1 M_2 β_3	增强正性肌力和变时效应 减弱正性肌力和变时效应 减弱正性肌力和变时效应（不能被儿茶酚胺类药物下调）
冠状动脉和肺动脉血管，骨骼肌血管	α β_2(占主导地位) M_2	收缩 舒张 舒张
其他小动脉	α β M_2	收缩 舒张 舒张
静脉	α β_2	收缩 舒张
支气管	β_2 M_2	扩张 收缩
胃肠道	α、β M_2	蠕动及分泌减弱 蠕动及分泌增强
膀胱	α、β M_2	潴留 排空
眼	α_1 β M_2	瞳孔散大 睫状肌舒张 瞳孔缩小，睫状肌收缩

α、β，肾上腺素能受体；M，毒蕈碱乙酰胆碱受体。

高热综合征
- 由于5-羟色胺和多巴胺过量导致的拟交感神经性发热（安非他明和可卡因）。
  治疗：支持性治疗，降温，±苯二氮草类药物。
- 解耦联综合征，当氧化磷酸化过程被破坏时（水杨酸）。
  治疗：水杨酸盐中毒的高热提示中毒严重，需要透析。
- 5-羟色胺综合征（单胺氧化酶抑制剂+哌替啶；5-羟色胺能制剂）。
  治疗：5-羟色胺拮抗剂赛庚啶+苯二氮草类药物和其他支持性治疗（如积极降温）。
- 抗精神病药物恶性综合征，由于中枢神经系统内多巴胺的相对缺乏（多巴胺受体拮抗剂；停用多巴胺激动剂，如左旋多巴/卡比多巴）所致。
  治疗：溴隐亭、金刚烷胺和丹曲林。
- 恶性高热（去极化神经肌肉阻滞剂或挥发性全身麻醉药）。
  治疗：去除诱发因素，支持治疗，丹曲林。
- 抗胆碱能药物中毒：正常降温机制受损，如出汗。治疗：降温和苯二氮草类药物。

心电图改变

	QT间期延长	QRS波群宽度延长
抗组胺药	+	−
抗精神病药	+	+
1A、1C和3类抗心律失常药物	+	+
环类抗抑郁药	+	+
大环内酯类药物	+	−
奎宁类	+	+
C-阻滞剂和β-阻滞剂	−	+
其他：苄普地尔、西沙比利、西酞普兰、氟喹诺酮类、氯氟菲醇、左美沙醇、美沙酮、喷他脒、他克莫司、文拉法辛、三氧化二砷	+	−
其他：金刚烷胺，卡马西平，丙吡胺，西酞普兰，可卡因	−	+

实验室检查（选择取决于病史和体格检查，其他信息要素）
- 基本代谢组，阴离子间隙，渗透压间隙
- 尿液药物检查
- 常见的药物水平：对乙酰氨基酚、水杨酸盐水平
- 酒精含量

阴离子间隙（$[Na^+] - [Cl^- + HCO_3^-]$）
导致阴离子间隙增加的毒物：
- 甲醇、乙二醇、乙醇酮症酸中毒
- 铁
- 吸入剂（即一氧化碳、氰化物、甲苯）
- 异烟肼
- 布洛芬
- 水杨酸盐
- 拟交感神经药物

其他原因：
饥饿或糖尿病酮症酸中毒、尿毒症

渗透压差计算：测量和计算的血清渗透压之差（OG=OsmM-OsmC）正常≤10mOsm/kg
<u>渗透压差增大的原因：</u>
- 有毒醇类（乙醇、异丙醇、甲醇、乙二醇）
- 药物/添加剂（异烟肼、甘露醇、丙二醇、甘油、渗透性造影剂）
- 其他化学品（乙醚、丙酮、三氯乙烷）

急性中毒和戒断症状[3]

中毒和戒断症状		
	中毒症状	**戒断症状**
酒精和巴比妥类药（类乙酰胆碱作用）	• 嗜睡，昏迷 • ↓BP，↓瞳孔，↓肠鸣音 • 低体温 • 眼球震颤	酒精性幻觉 幻听，没有意识模糊 震颤性谵妄 震颤、恶心、呕吐、虚弱、易怒、抑郁、焦虑、自主神经高反应（心动过速、发热）、反射亢进、低血糖症
阿片类药物（吗啡、海洛因、哌替啶、可待因）（通过多巴胺和吗啡受体起类似乙酰胆碱的作用）	• 困倦、嗜睡或昏迷 • 欣快、不安或冷漠 • ↓BP，↓↓瞳孔，↓肠鸣音，↓心率 • 过度通气或呼吸暂停 • 伴有严重的呼吸抑制、低氧血症、高碳酸血症、呼吸性酸中毒、心律失常、肺水肿	• 失眠、疲劳、焦虑、恶心 • 发热、寒战、出汗、哈欠、腹泻、流泪、流涕、皮疹 • ↑BP，↑瞳孔，↑心率
抗毒蕈碱药物（阿托品）	• 癫痫发作 • ↑瞳孔，↑心率，↓肠鸣，发热、皮肤干燥 • ↑BP	
三环类抗抑郁药 肾上腺素样作用	• TCA-↓BP，3C’s：昏迷、抽搐、心脏问题 • 中枢神经系统兴奋性、意识混乱、视力模糊、口干、发热、瞳孔扩大、癫痫发作、昏迷、心律失常、低血压、心动过速、呼吸抑制：机体状态可迅速改变 • 心电图发现 QRS 波宽度增加＞0.10 秒，窦性心动过速，传导异常	
兴奋剂（安非他明、可卡因、五氯苯酚） 类似肾上腺素的作用 通过多巴胺受体起作用	• 癫痫发作，躁动，精神错乱 • ↑BP，↑心率，↑瞳孔 • 自主神经系统活动亢进：发热、皮肤温热多汗、↑肌肉张力、心律失常 • PCP-水平和垂直眼球震颤	• 情绪低落 • 睡眠紊乱 • 多梦
印度大麻（大麻） 致幻药（麦角酸二乙基酰胺）	• 欣快或冷漠、幻觉、精神错乱、时间感觉减慢、知觉强化 • ↑心率，↑食欲，口干 • 结膜充血	
抗焦虑药（苯二氮䓬类）	嗜睡、昏睡、构音障碍、共济失调、低血压、低体温、昏迷、严重过量时可出现呼吸抑制	• 震颤 • 躁动不安
对乙酰氨基酚	• 恶心、呕吐、乏力、右上腹痛、黄疸、意识模糊、嗜睡；随后可能出现昏迷 • 实验室：24 小时后，AST 增加（＞1 000IU/L 为特征），ALT 增加，胆红素增加，PT 可能增加	
水杨酸盐类	• 恶心、呕吐、呼吸急促、耳鸣、发热、定向障碍、嗜睡、昏迷、癫痫、出汗、腹痛 • 实验室检查：呼吸性碱中毒伴进行性阴离子间隙代谢性酸中毒，高血糖/低血糖，高钠血症/低钠血症，低钾血症	
钙通道阻滞剂	• 嗜睡、意识模糊、胸痛、低血压、心动过缓、周围性发绀、昏迷、癫痫、呼吸窘迫 • 心电图发现Ⅰ、Ⅱ、Ⅲ度心脏传导阻滞、代谢性酸中毒、高血糖、肺水肿	

ALT，丙氨酸转氨酶；ANS，自主神经系统；AST，天冬氨酸转氨酶；BP，血压；CNS，中枢神经系统；PT，凝血酶原时间；TCA，三羧酸循环。

治疗原则[1,3,4]

治疗方法
- 去污
- 解毒剂
- 增加清除

去污
- 催吐（吐根糖浆，肌肉注射阿扑吗啡）
- 活性炭；尽管金属、离子和酒精不与炭结合（腐蚀性物质摄入时禁用）。活性炭的剂量=1g/kg
- 用大口径胃管（36~40Fr）进行洗胃，以消除药物碎片
- 全肠灌洗：泻药，如聚乙二醇，以充分冲洗肠道内的粪便（肠梗阻或穿孔以及血流动力学不稳定的患者禁用）
- 对于腐蚀性物质的摄入（如酸或碱）-快速冲洗黏膜。禁止催吐和使用活性炭

解毒剂

毒素	解毒剂
对乙酰氨基酚	N-乙酰半胱氨酸
抗胆碱药	毒扁豆碱
β-受体阻滞剂	胰高血糖素
苯二氮䓬类药物	氟马西尼
Ca^{2+}通道阻滞剂	钙和胰高血糖素
一氧化碳	氧
响尾蛇毒液	多价抗响尾蛇毒血清Fab
氰化物	羟钴胺、亚硝酸戊酯、亚硝酸钠、硫代硫酸钠
洋地黄	地高辛特异性Ab片段（地高辛免疫Fab），避免Ca^{2+}的使用，阿托品用于心动过缓
乙二醇	甲吡唑，乙醇（抑制乙醇脱氢酶）
铁	甲磺酸去铁胺
异烟肼	吡哆醇
铅	琥珀酸酯、二巯基丙醇、乙二胺四乙酸钙
局部麻醉药	脂质乳剂
甲醇	甲吡唑（4-甲基吡唑），乙醇（抑制乙醇脱氢酶）
高铁血红蛋白血症	亚甲蓝
单甲基肼 蕈菌	吡哆醇
亚硝酸盐	亚甲蓝
阿片类	纳洛酮
有机磷酸盐/氨基甲酸酯	阿托品，解磷定
磺酰脲类	葡萄糖、奥曲肽
三环类抗抑郁药	碳酸氢钠

精神状态改变的患者应考虑采用纳洛酮（盐酸纳洛酮）、葡萄糖和硫胺素进行经验性治疗

增加清除
- 对在尿液中以弱酸形式排泄的毒剂进行尿液碱化（静脉注射碳酸氢钠）：氯磺丙脲、2，4-二氯苯氧基乙酸、二氟尼柳、氟化物、甲基氯苯氧丙酸、甲氨蝶呤、苯巴比妥和水杨酸盐。
- 透析适合用于易于通过透析膜滤过的毒素（低分子量、低分布容积和低蛋白结合力）：水杨酸盐、锂、甲基黄嘌呤和有毒酒精。
- 重复使用活性炭
- 血液灌流

毒素分布容积=摄入量/血药浓度

对乙酰氨基酚中毒[5,6]

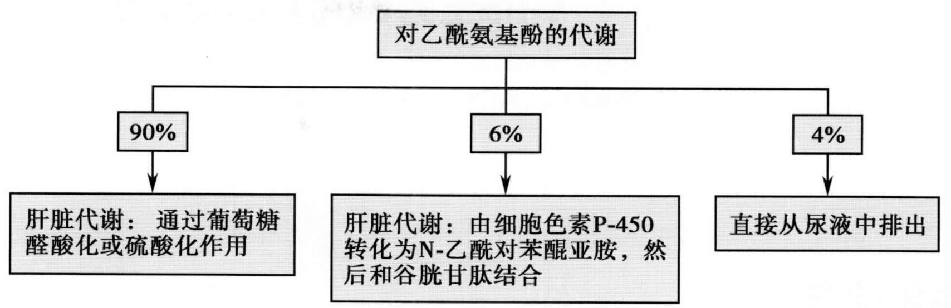

中毒剂量：成人 7.5g，儿童 150mg/kg

治疗方法

- 肠道去污：单剂量活性炭（在口服给药期间，50%～90% 的对乙酰氨基酚与活性炭结合，10%～50% 的乙酰半胱氨酸与炭结合）
- 乙酰半胱氨酸治疗
- 细胞色素 P-450 抑制剂（西咪替丁）——与单独使用乙酰半胱氨酸相比没有优势
- 血液灌流和高通量血液透析——与单独使用乙酰半胱氨酸相比其优势存疑

列入 / 考虑进行肝脏移植的标准[6]

- 充分液体复苏后动脉 pH 值＜7.3
- 早期液体复苏后动脉血乳酸浓度＞3.5mmol/L
- 以下 3 种情况在 24 小时内真实存在：
  - ○ 肌酐＞3.4mg/dL
  - ○ PT＞100 秒（INR＞6.5）
  - ○ Ⅲ/Ⅳ级脑病

（艾尔肯·斯依提、张琪 译，张玮、张延林 审校）

参考文献

1. Boyle JS, Bechtel LK, Holstege CP. Management of the critically poisoned patient. *Scand J Trauma Resusc Emerg Med*. 2009;17(1):29.
2. Daly FFS, Little M, Murray L. A risk assessment based approach to the management of acute poisoning. *Emerg Med J*. 2006;23(5):396–399.
3. Larsen LC, Cummings DM. Oral poisonings: guidelines for initial evaluation and treatment. *Am Fam Physician*. 1998;57(1):85–92.
4. Müller D, Desel H. Ursachen, diagnostik und therapie häufiger vergiftungen. *Dtsch Arztebl Int*. 2013;110(41): 690–700.
5. Zed PJ, Krenzelok EP. Treatment of acetaminophen overdose. *Am J Health Syst Pharm*. 1999;56(11):1081–1093.
6. Dargan PI, Jones AL. Acetaminophen poisoning: an update for the intensivist. *Crit Care*. 2002;6(2):108–110.

第十二章

神经系统危重症

Alexander Goldfarb-Rumyantzev

神经系统检查

神经系统检查
1. 意识状态（时间、空间、人物）
2. 颅神经
3. 感觉（轻触、针刺、位置觉）
4. 运动
 - 肌张力（被动运动：折刀样强直-上运动神经元、齿轮样强直-基底神经节）
 - 不自主运动
 - 肌力
 - 反射（深部腱反射：在上运动神经元中↑，在下运动神经元中↓）
5. 小脑
 - 平衡
 - 姿势
 - 步态
 - Romberg试验
6. 病理反射
 - 巴宾斯基征、阵挛（上运动神经元）、指鼻试验、抓握试验、吮吸反射、（掌颌反射）
 - 脑膜刺激征（克尼格氏征、布鲁金斯氏征、颈项强直）

对于昏迷患者，也需检查脑干反射
 - “洋娃娃头眼现象”（头眼运动反射）
 - 睫脊反射（疼痛引起瞳孔扩大）
 - 角膜反射、咽反射、咳嗽反射、眨眼反射

神经系统病史和检查中需要解答的问题
- 是否有神经系统损伤?
- 定位（肌肉、神经、脊髓、脑）

特定神经系统损伤的脊柱节段定位

C5	三角肌、肱二头肌腱反射
C6	肱二头肌/拇指肌、肱二头肌腱反射
C7	影响肱三头肌、肱三头肌腱反射、握力、食指/中指的感觉
C8	手内在肌

L3	股四头肌
L4	膝跳反射
L5	趾背屈，第一趾的感觉
S1	跟腱反射、腓肠肌和足跖屈肌

头痛

头痛是最常见的症状之一，可由多种因素引起，严重程度各不相同，从相对轻微的肌肉紧张性头痛到非常紧急的情况，如蛛网膜下腔出血等。下面的图表旨在帮助了解最常见的头痛原因，并帮助选择下一步的诊断步骤[1]。

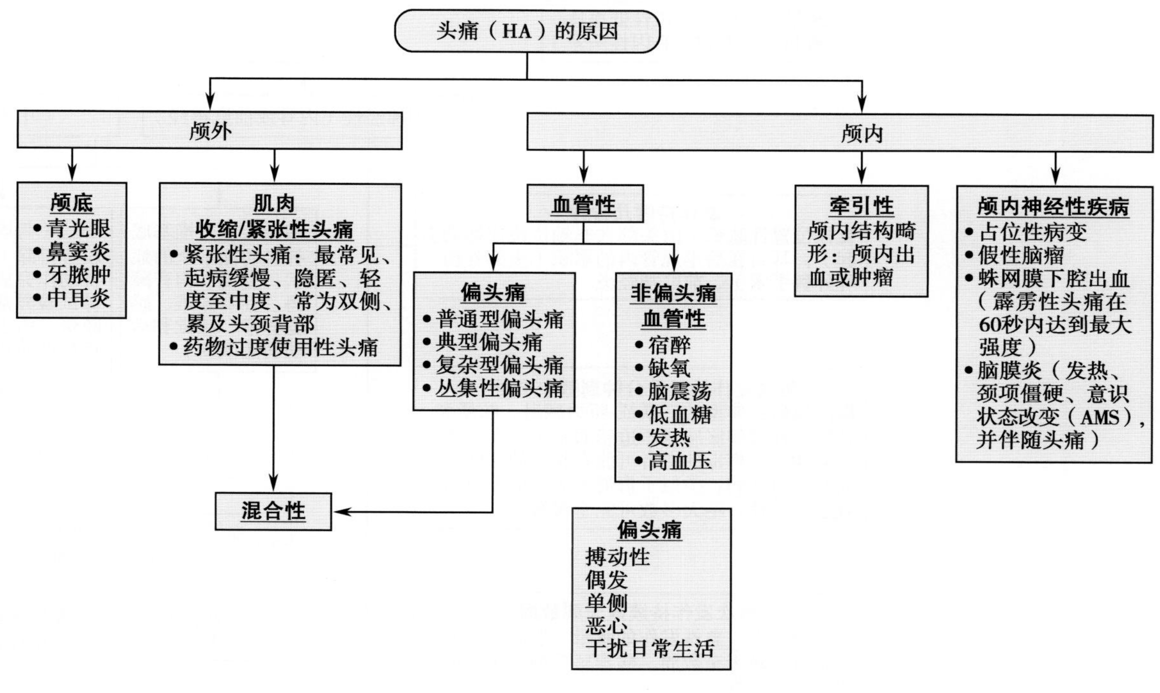

震颤

震颤是另一种常见的神经症状。虽然了解震颤类型对临床是有帮助的，但如果为慢性震颤，它通常与重症医学的临床实践不相关。

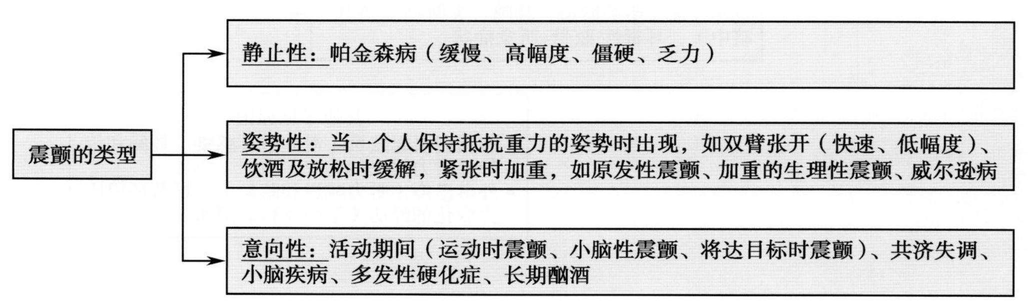

头晕

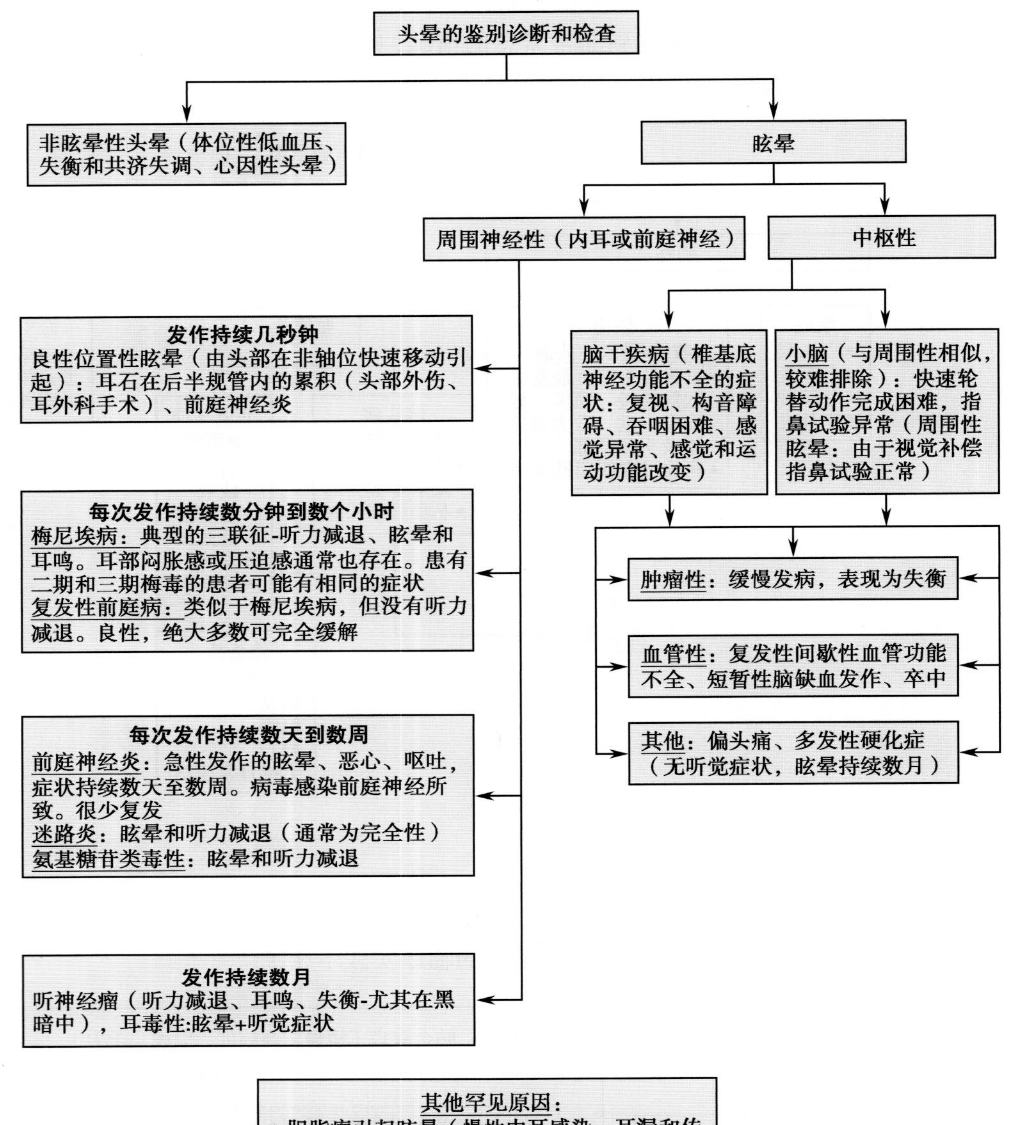

其他罕见原因

- 胆脂瘤引起眩晕（慢性中耳感染、耳漏和传导性听力受损的病史）
- 外淋巴瘘管（听力减退和眩晕），环境压力显著变化的经历（空中飞行，潜水）

失语症

失语症的类型、定位和表现		
类型	定位	表现
传导性	缘上回	复述能力障碍 口语流利 理解力正常
感觉性(Wernicke)	颞上回后部	复述能力障碍 口语流利 理解力缺陷
运动性(Broca)	优势半球额叶	复述能力障碍 口语不流利 理解力正常
经皮质性(运动性和感觉性)		复述能力正常 口语不流利 理解力缺陷

缺血性脑卒中的重症管理

脑卒中重症管理的重点是减少卒中造成的损伤，恢复循环，最大限度地减少再灌注并发症（如出血性转化），避免继发性脑损伤，包括脑水肿和进行性卒中[2]。

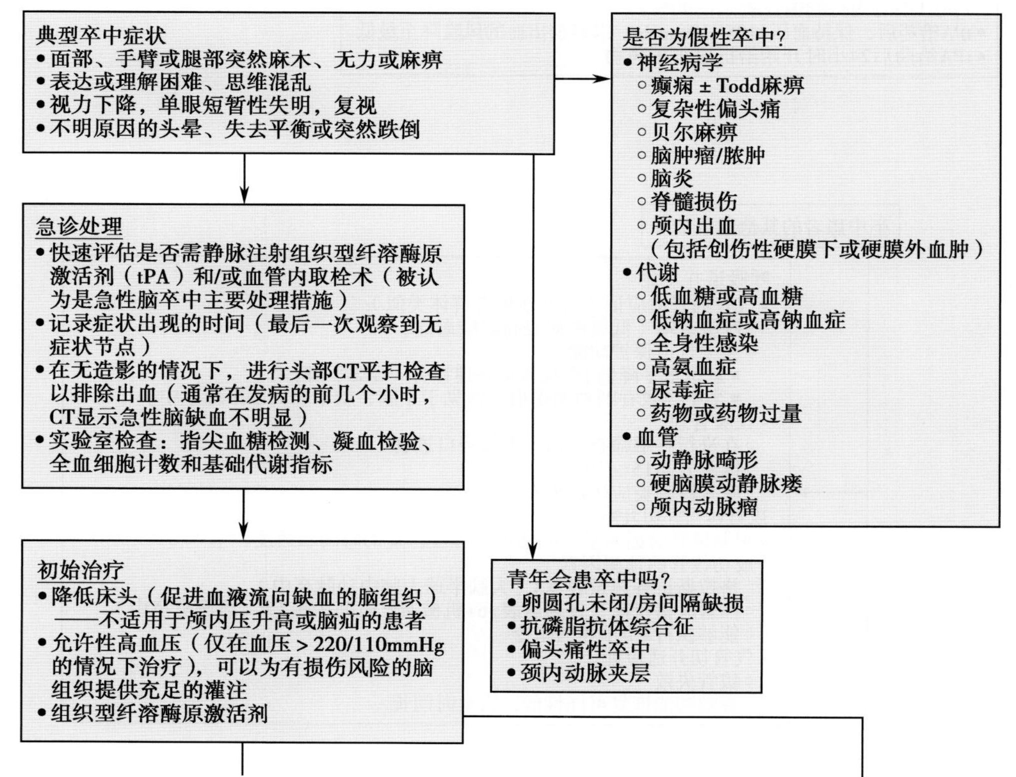

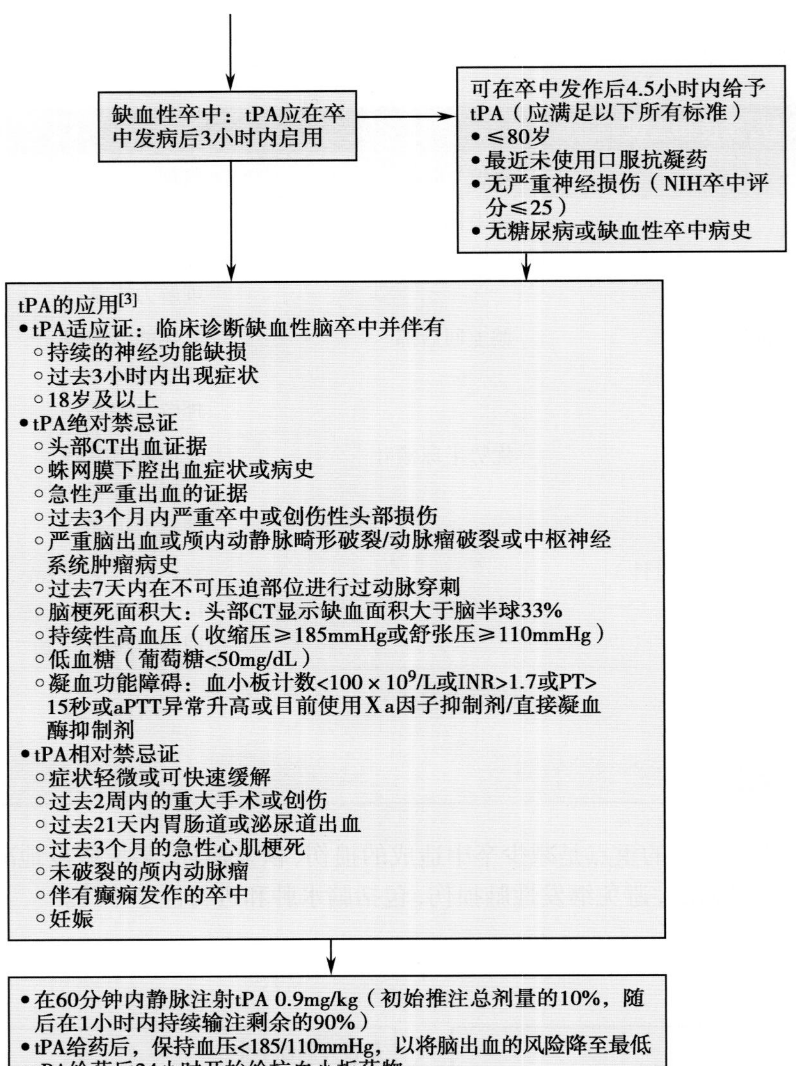

卒中患者的其他紧急治疗

呼吸道并发症
- 气管插管适应证（与其他患者群体类似）:
  - 呼吸衰竭（低氧血症或高碳酸血症）
  - 失去气道保护功能
    - 意识水平降低 [格拉斯哥昏迷评分（GCS）<8]
    - 卒中导致吞咽功能受损（常见于小脑、脑干和大脑半球卒中）
- 误吸管理
  - 在进行吞咽筛查之前，不得经口进食
  - 床头升高15°~30°
  - 吸入性肺炎应用抗生素

拔管vs气管切开术
- 限制拔管的因素是吞咽功能和神经恢复的时间和速度
- 成功拔管的预测因素
  - 格拉斯哥昏迷量表≥8（大脑半球大脑中动脉卒中）
  - 插管时格拉斯哥昏迷量表>6+机械通气时间少于7天（后颅窝卒中）
  - 能够执行4个单独的指令
- 气管切开适应证
  - 拔管失败
  - 吞咽功能恢复可能性低，恢复时间长

血流动力学问题
- 高血压常见于急性期
- 急性期低血压和高血压与不良预后相关，应避免极端情况，但在卒中后最初24小时内如脑血流自我调节能力存在，可允许血压在一定范围内波动。
- 目标收缩压<220mmHg，但较低的目标血压（<180mmHg）是合适的（特别是如果有心肌劳损或合并症的表现，如急性心肌梗死、心力衰竭或主动脉夹层）
- 在某些情况下，诱导性高血压是可行的
- 应用tPA后或血管内取栓术后保持血压<180/105mmHg，以最大限度地降低出血性转化

脑水肿的治疗/预防
- 高渗性治疗[4]
  - 维持正常血钠（135~145mmol/L）；缺乏高钠血症临床疗效的证据
  - 间断使用高渗药物：
    - 20%甘露醇（渗透压1 098mOsm/kg）：每6小时使用1g/kg；监测阴离子间隙，如果>10，维持剂量不变
    - 25%甘露醇（渗透压1 375mOsm/kg）
    - 3%氯化钠（渗透压1 026mOsm/kg）
    - 23.4%氯化钠（渗透压8 008mOsm/kg），每6小时推注30mL
  - 针对严重的难治性水肿，可以交替使用甘露醇和高渗盐水
  - 减量治疗，在减停前每8~12小时将高渗药物逐渐减量
- 颅骨去骨瓣减压术
  - 60岁以下患有大面积（大于大脑中动脉血供范围的2/3）大脑半球梗死且意识水平降低的患者在24~48小时内进行单侧去骨瓣减压术
  - 对于60~80岁的患者，单侧去骨瓣减压术仍然是一项挽救生命的手术，仅在患者有出现严重残疾的可能性时实施。
  - 任何大面积小脑梗塞需考虑枕骨下颅骨切除术治疗：小脑卒中并伴有
    - 新发颅神经功能缺损
    - 意识水平降低
    - 脑干受压的证据
    - 脑积水
    - 和/或直径>3cm的病变

出血转化的处理[2]
- 预测因素：大面积梗死是一个危险因素，基质金属蛋白酶9水平高（尤其是tPA使用后）
- 纠正凝血功能障碍
  - tPA后最初24小时内出血——给予冷沉淀或浓缩纤维蛋白原（使用纤维蛋白原水平指导治疗，如果<100mg/dL，给予0.15U/kg的冷沉淀，如果持续出血，1小时后重复使用
  - 华法林引起INR升高导致出血-新鲜冷冻血浆或凝血酶原复合物浓缩物（PCC）
  - 新型口服抗凝剂
    - 达比加群引起的凝血障碍-特异性拮抗剂依达赛珠单抗。
    - Ⅹa抑制剂的拮抗剂-4因子凝血酶原复合物浓缩物[5]
    - 在所有严重出血病例中，非特定措施 [早期使用活性炭、血液透析（使用达比加群）] 或使用抗纤溶剂（如氨甲环酸或氨基己酸）
- 控制血压
  - 为了在缺血性卒中后立刻保持足够的灌注压力，在出血性转化后保持收缩压 < 180mmHg，除非存在较大或扩大的血肿，否则需要更低的目标血压值以平衡风险
  - 在脑出血后强化控制血压（收缩压<140mmHg）是可行且安全的，与减少血肿增多是相关的
- 血肿清除术
  - 不常规推荐
  - 当血肿体积和由此产生的占位效应显著时可考虑应用

预防早期复发/进展
- 抗血小板治疗：阿司匹林；如果已服用阿司匹林或严重颅内动脉硬化可联合使用阿司匹林和氯吡格雷
- 对于未接受tPA的患者，应迅速开始使用抗血小板药物
- 急性抗凝的潜在适应证
  - 颈动脉栓塞（动脉到动脉）或心源性栓塞
  - 已经存在栓塞的患者或高危患者
  - 在卒中体积小的患者中，抗凝作为颈动脉内膜剥脱术的桥梁
- 延迟血管内治疗：血管成形术
  - 颅内支架植入术与药物治疗相比没有任何益处
  - 颅内动脉狭窄、卒中复发或血压依赖的患者理论上会获益
  - 基底动脉闭塞发病后24小时内，可考虑血管内取栓
  - 椎基底动脉狭窄伴复发性梗死或症状波动的患者考虑延迟血管成形术

其他问题
- 缺血性卒中后的高热与死亡率增加相关
  - 确定潜在的发热源
  - 使用退热药维持正常体温，必要时进行物理降温
- 高血糖与不良预后相关
  - 建议目标值<180mg/dL

缺血性脑水肿的预测因素

- 年轻
- 优势半球病变的 NIH 卒中量表（NIHSS）≥20，非优势半球病变 NIHSS≥15
- 24 小时内恶心 / 呕吐
- 12 小时内收缩压＞180mmHg
- 警觉度的早期降低
- 6 小时内头部 CT 检查提示 50% 以上的大脑中动脉（MCA）区域出现低密度
- 涉及多个血管供血区域
- 在已知血管闭塞所导致的症状出现后的 6 小时内，弥散加权成像（DWI）中损伤范围＞$82cm^3$

抗凝治疗在脑卒中和颈动脉狭窄中作用的综述

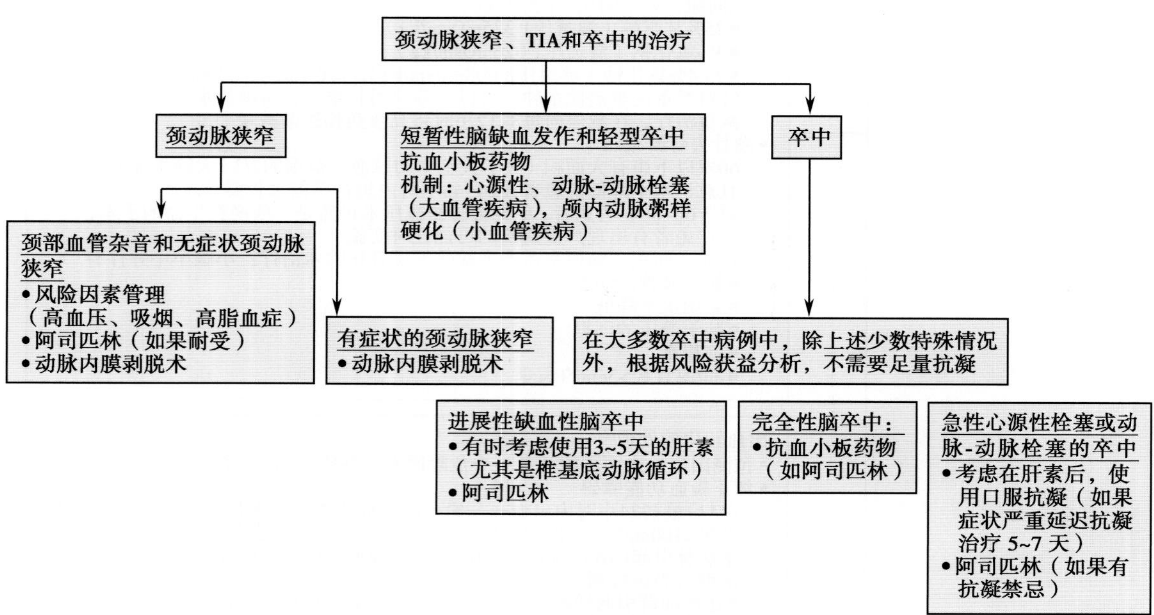

急性出血性脑卒中 / 脑出血[3,6]

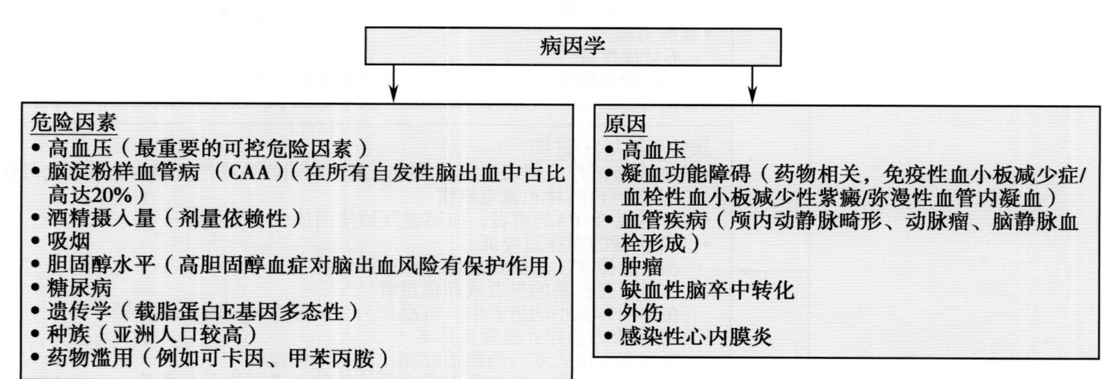

诊断和评估

- 实验室：全血细胞计数、电解质、肌酐、葡萄糖和凝血
- CT 平扫：诊断急性脑出血（ICH）
- CT 血管造影（CTA）可识别血管异常是否为 ICH 的原因
- MRI 对脑出血的敏感性与 CT 平扫相当；使用 MRI 检测脑出血的潜在原因（如肿瘤病变或缺血性卒中的出血性转化）
- 对肾脏疾病患者，当造影剂存在禁忌时，可使用磁共振血管造影术（MRA）

治疗
- 气道保护和心血管支持
- 血压控制：第一小时内收缩压目标低于140mmHg（不允许高血压）
- 治疗凝血功能障碍
  - 用新鲜冰冻血浆（FFP）和维生素K拮抗华法林
  - 用依达赛珠单抗拮抗达比加群
  - 对于其他特异性靶向口服抗凝剂：FFP、凝血酶原复合物浓缩物、考虑血液透析
  - 对血小板减少症患者输注血小板（建议输血小板阈值在50 000/μL~100 000/μL）
  - 为了拮抗静脉注射的肝素或低分子肝素，使用硫酸鱼精蛋白1mg/100单位肝素（最大速率：5mg/min），最大剂量为50mg，输注必须缓慢
  - tPA使用后出血：立即停用rtPA并给予10U冷沉淀，随后进一步给药，直到纤维蛋白原水平恢复正常；替代方案：抗纤溶药物氨基己酸5g静脉注射，15~30分钟
- 注意颅内压升高(意识状态急剧下降)

→

华法林相关性脑出血的治疗策略
- 停用华法林
- 监测国际标准化比值（INR）和全血细胞计数
- 在10分钟内静脉注射10mg维生素K
- 按如下方式使用Ⅳ因子凝血酶原复合物（PCC）：
  - 如果INR<2.0，则为20IU/kg
  - 如果INR 2.0~3.0，则为30IU/kg
  - 如果INR>3.0，则为50IU/kg
- 或给予FFP10~20mL/kg
- 治疗后重复监测INR

↓

并发症的处理
- 颅内压（ICP）
  - 昏迷、严重脑室内出血(IVH)伴脑积水和脑疝患者的ICP监测(脑灌注压目标为50~70mmHg)
  - 头部抬高至30°，镇静，避免低钠血症
  - 高渗疗法(甘露醇或高渗盐水)用于有脑疝危险的患者
- 癫痫发作
  - 不建议预防性服用抗癫痫药物
  - 如果有癫痫发作的临床或脑电图证据，则进行治疗
  - 如果意识水平与脑损伤程度不成比例，则持续监测脑电图
- 血糖管理
- 保持正常体温
- 手术选择
  - 脑室内出血（IVH）管理：脑积水、昏迷和严重的IVH患者，使用脑室外引流（EVD）放置 ± 溶栓药物
  - 手术清除血肿是有争议的，但有脑积水和/或脑干压迫征象的小脑血肿除外
  - 对昏迷、大血肿伴明显中线移位或颅内压升高药物难以控制的患者行去骨瓣术伴或不伴血肿清除
  - 微创手术：内窥镜治疗IVH，实质血肿清除时使用或不使用tPA

蛛网膜下腔出血[3]

描述
- 血液主要聚集在含有脑脊液的间隙→脑脊液引流受阻导致脑积水
- “我一生最严重的头痛”
- 病因：创伤、颅内动脉瘤破裂

诊断
- 脑部CT（非造影剂）
- 腰椎穿刺（黄变症）
- 一旦确诊，寻找潜在的血管畸形：
  - CT血管造影
  - 磁共振血管造影
  - 金标准-基于导管的脑血管造影

治疗
- 与颅内出血相似
- 通过手术夹闭或血管内介入栓塞术（或“稳定”）治疗动脉瘤

癫痫

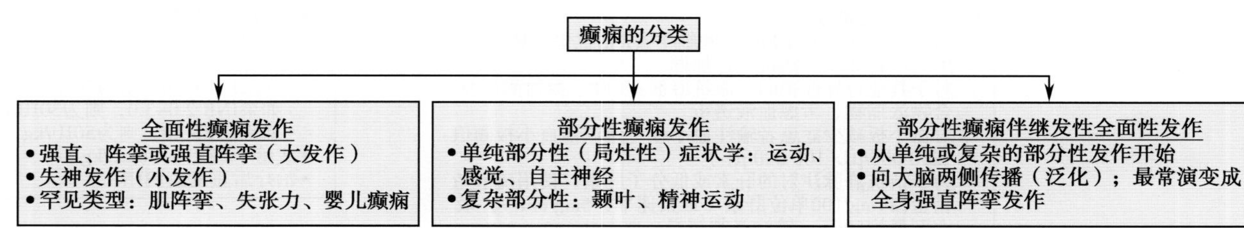

癫痫持续状态

癫痫持续状态与显著的发病率和死亡率相关，被视为医疗紧急事件，必须及时治疗[3,7,8]。

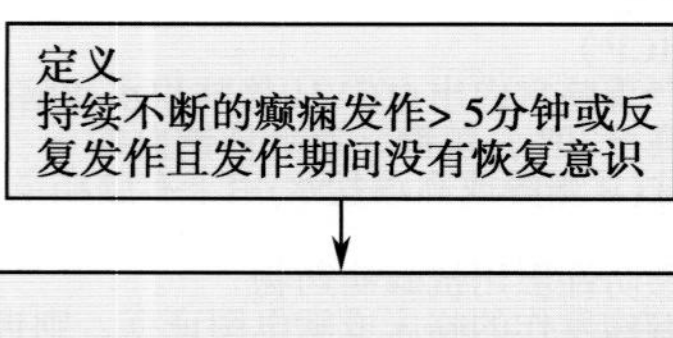

初始处理
- 紧急建立ABCs：气道保护、血流动力学复苏和建立静脉通道
- 建立可靠的血管通路
- 实验室检查：全血细胞计数、药物浓度监测、尿液分析、毒理学筛查和抗癫痫药物浓度
- 个体化患者药物的选择是基于其优势和副作用(缺乏良好的对比数据)
- 起始用药为苯二氮䓬类或巴比妥酸盐
  - 劳拉西泮2mg静脉推注，直至癫痫发作停止（最大剂量0.1mg/kg）或2mg/min连续输注
  - 安定0.15mg/kg静脉注射，每5分钟最多10mg，或5mg/min连续输注
  - 咪达唑仑每5分钟静脉注射0.2~0.4mg/kg，最大剂量：2mg/kg
  - 丙泊酚每5分钟静脉注射2mg/kg，最大剂量：10mg/kg
  - 苯巴比妥5mg/kg静脉注射，每5分钟最多50mg/kg，最大负荷剂量为15mg/kg
- 硫胺素静脉注射100mg，然后注射1安瓿50%的葡萄糖

如果持续发作（20~30分钟后）
- 使用抗惊厥药
  - 苯妥英钠负荷剂量15~20mg/kg静脉注射，负荷剂量10分钟后5~10mg/kg，或以50mg/kg静脉输注
  - 磷苯妥英钠15~20mg苯妥英钠当量/kg静脉推注（1.5mg的磷苯妥英钠相当于1mg的苯妥英钠，此为1mg苯妥英钠当量）
  - 丙戊酸负荷剂量20~40mg/kg静脉注射，之后10分钟内注射20mg/kg或3~6mg/kg/min
  - 左乙拉西坦1 000~3 000mg 静脉注射或输注2~5mg/kg

如果持续发作（发作后1~2小时后）
- 插管（如果尚未插管）
- 丙泊酚或咪达唑仑持续静脉输注镇静
- 给予患者视频脑电图监测

一旦癫痫发作得到控制，需要进一步检查：
- 头部CT对比或MRI（寻找可能解释癫痫发作的任何结构异常）
- 实验室：毒理学筛查、生化检查
- 发热或脑膜炎的可能症状：脑脊液分析

导致呼吸功能损害的潜在神经肌肉疾病[3]

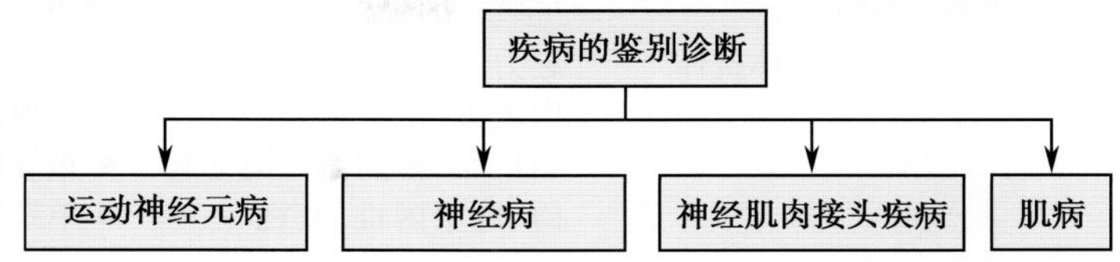

运动神经元病与神经病变

- 周围神经受累
  - 急性炎性脱髓鞘性多发性神经病（吉兰 - 巴雷综合征）
  - 慢性炎性脱髓鞘性多发性神经病
- 中枢 / 运动神经元疾病
  - 肌萎缩侧索硬化
  - 进行性延髓麻痹

导致呼吸功能损害的潜在神经肌肉疾病

	病因 / 机制	症状	诊断
多发性硬化	中枢神经系统自身免疫性疾病，病毒引起	多种症状：感觉，运动，视觉，认知	● MRI：局灶性脱髓鞘 ● 诱发电位 ● CSF：粒细胞增多症、γ- 球蛋白↑、寡克隆带
帕金森综合征	基底神经节多巴胺↓	肌肉僵硬，运动迟缓，面具脸，静止性震颤步态异常，语调平淡	
肌萎缩侧索硬化	前角细胞变性	肌无力和肌萎缩。 肌束震颤。 上下运动神经元的症状。	● 临床：弥漫性肌肉萎缩、肌束震颤和反射存在，不伴感觉变化 ● EMG
阿尔茨海默病	未知	近期的记忆丧失，轻微的情绪改变	病理学：神经元纤维缠结和老年斑
周围神经病变	遗传性、DM、尿毒症、酒精、药物 / 毒素、营养等。		● EMG ● 血清生化学（DM、尿毒症、维生素 B_{12} 等） ● 尿液毒素分析

CSF，脑脊液；DM，糖尿病；EMG，肌电图；MRI，磁共振成像。

神经肌肉接头疾病和肌病

- 神经肌肉接头
  - 重症肌无力
  - 兰伯特 - 伊顿综合征
  - 肉毒中毒
- 肌肉
  - 多发性肌炎 / 皮肌炎
  - 脊髓性肌萎缩
  - 肌营养不良

续表

导致呼吸功能损害的潜在神经肌肉疾病			
	病因 / 机制	症状	诊断
重症肌无力（与兰伯特 - 伊顿综合征鉴别）	抗乙酰胆碱受体抗体	乏力、复视、吞咽困难、肌肉无力。 4D：吞咽困难、构音障碍、呼吸困难、复视	● 抗乙酰胆碱受体水平 ● 注射抗胆碱酯酶药物（滕喜龙）后的改善 ● 重复性神经刺激 ● 单纤维肌电图
炎症性肌病	多发性肌炎 / 皮肌炎	周围肌肉无力、皮疹	● CPK ● 血清学 ● EMG ● 肌肉活检
非炎症性肌病	代谢紊乱、内分泌疾病（甲状腺功能减退，使用皮质类固醇）		● CPK ● EMG ● 肌肉活检
强直性肌营养不良	常染色体显性	肌肉僵硬	与心脏传导阻滞、睾丸萎缩、早秃、白内障相关
肌营养不良	疾病的基因组	年轻男性的杜氏病 肌肉缓慢退化	

CPK，磷酸肌酸激酶；EMG，肌电图。

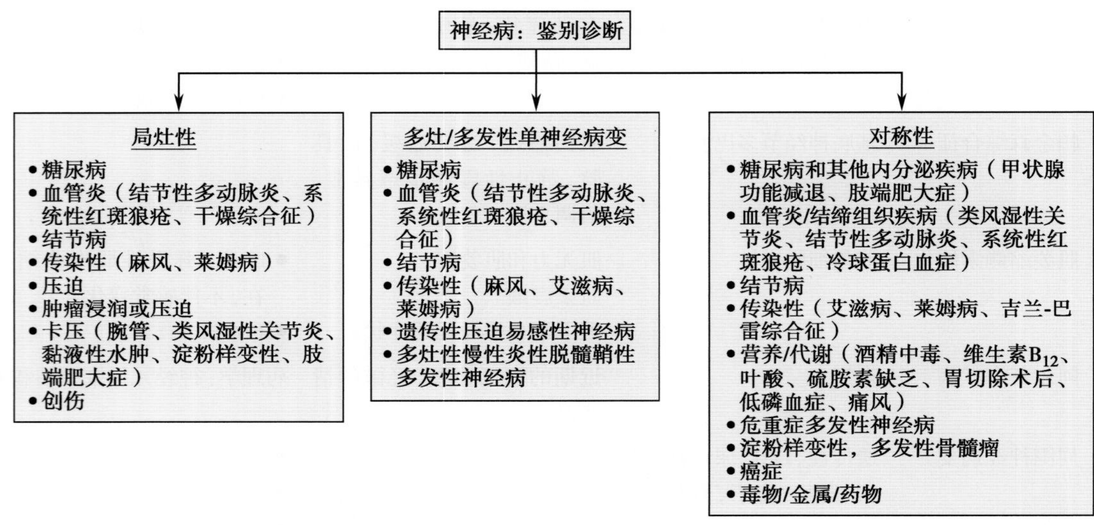

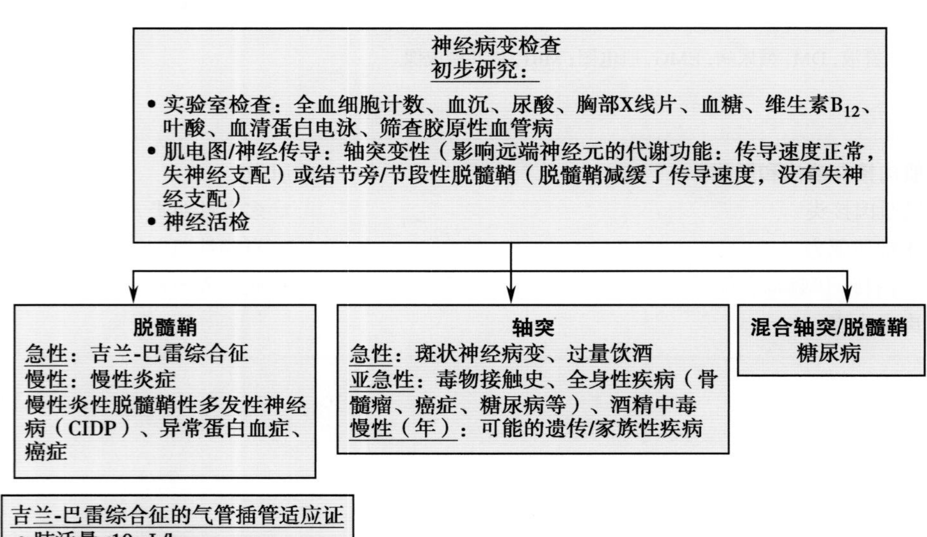

镇静[9-11]

镇静量表				
	Ramsay 评分	SAS 评分	RASS 评分	MASS 评分
躁动	1 焦虑、躁动或两者兼有	7 危险躁动 6 非常躁动 5 躁动	+4 有攻击性 +3 非常躁动 +2 躁动焦虑 +1 不安焦虑	6 危险躁动不合作 5 躁动 4 烦躁但能配合
平静	2 配合、有定向力、安静 3 仅对指令有反应	4 安静合作	0 清醒安静	3 安静配合
镇静	4 轻叩眉间反应灵敏 5 轻叩眉间反应迟钝 6 无反应	3 镇静 2 非常镇静 1 无法唤醒	–1 昏昏欲睡 –2 轻度镇静 –3 中度镇静 –4 深度镇静 –5 昏迷	2 对触摸、呼叫名字或者两者都有反应 1 只对恶性刺激有反应 0 昏迷
来源	Ramsay 等[12]	Riker 等[13]	Sessler 等[14]	Devlin 等[15]

镇静药物的选择						
	起效时间 / 半衰期剂量	**剂量**	**活性代谢产物（延长效应，尤其是肾衰竭）**	**呼吸抑制**	**低血压**	**其他不良反应**
咪达唑仑（苯二氮䓬类，通过 GABAA 受体发挥作用）	2～5min/3～11h	在几分钟内给予负荷剂量 0.01～0.05mg/kg，然后给予 0.02～0.1mg/kg/h	+	+	+	
劳拉西泮（苯二氮䓬类药物，通过 GABAA 受体发挥作用）	15～20min/ 8～15h	负荷剂量 0.02～0.04mg/kg（≤2mg），然后给予 0.02～0.06mg/kg q2～6h prn 或 0.01～0.1mg/kg/h（≤10mg/h）	–	+	+	丙二醇相关酸中毒 肾毒性
地西泮（苯二氮䓬类，通过 GABAA 受体发挥作用）	2～5min/20～120h	负荷剂量 5～10mg，然后给予 0.03～0.1mg/kg，q0.5～6h prn	+	+	+	静脉炎
丙泊酚（镇静催眠药，部分通过 GABAA 受体起作用）	1～2min/ 短期使用 3～12h，长期使用可达＞50h	在 5min 内给予负荷剂量 5μg/kg/min，然后给予 5～50μg/kg/min	–	+	+	高血糖、胰腺炎、丙泊酚输注综合征
右美托咪定（α2- 肾上腺素受体激动剂	5～10min/1.8～3.5h	在 10 分钟内给予负荷剂量 1μg/kg，然后给予 0.2～0.7μg/kg/h	–	–	+	心动过缓、气道反射受损、高血压
瑞芬太尼（μ- 阿片受体激动剂）	1～3min/3～10min	负荷剂量 0.4～1.5μg/kg，然后给予 0.5～15μg/kg/min	–	+		心动过缓、恶心、便秘

疼痛管理[10,16]

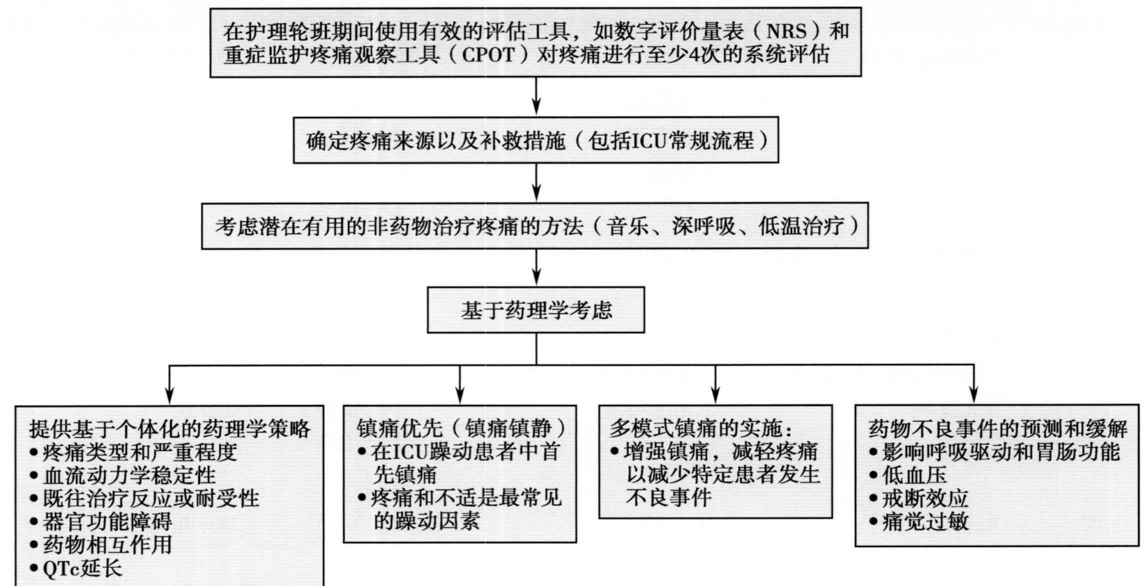

镇痛药的选择

镇痛药的选择		
	起效 / 半衰期	**副作用**
阿片类		
芬太尼	1～2min/2～4h	蓄积可致肝损伤
氢吗啡酮	5～15min/2～3h	蓄积可致肝肾损伤
吗啡	5～10min/3～4h	蓄积可致肝肾损伤。组胺释放
美沙酮	1～3d/15～60h	对未使用过阿片类药物的患者，药代动力学及药效动力学不可预测；监测 QTc
瑞芬太尼	1～3min/3～10min	在肝 / 肾衰竭患者中无蓄积
非阿片类		
氯胺酮（静脉注射）	30～40s/2～3h	幻觉和其他精神症状
对乙酰氨基酚（口服 / 直肠）	30～60min/2～4h	严重肝功能不全患者可能禁用
对乙酰氨基酚（静脉注射）	5～10min/2h	
酮咯酸（肌注 / 静脉注射）	10min/2.4～8.6h	肾功能不全；胃肠道出血；血小板异常
布洛芬（静脉注射）	NA/2.2～2.4h	使用 ACEI、CHF、肝硬化、哮喘应避免使用。
布洛芬（口服）	25min/1.8～2.5h	禁用于冠脉搭桥术中的围手术期疼痛
加巴喷丁（口服）	NA/5～7h	镇静、意识错乱、头晕、共济失调；戒断综合征：癫痫发作
卡马西平常释片（口服）	4～5h/ 首次 25～65h，长期服用 12～17h	眼球震颤、眩晕、复视、头晕、嗜睡、HLA-B1502 基因相关中毒性表皮坏死松解症、肝酶诱导引起的多种药物相互作用

ACEI，血管紧张素转换酶抑制剂；CABG，冠状动脉旁路移植术；CHF，充血性心力衰竭；IM，肌内注射；IV，静脉注射；PO，口服；PR，直肠。

神经肌肉阻滞[17-19]

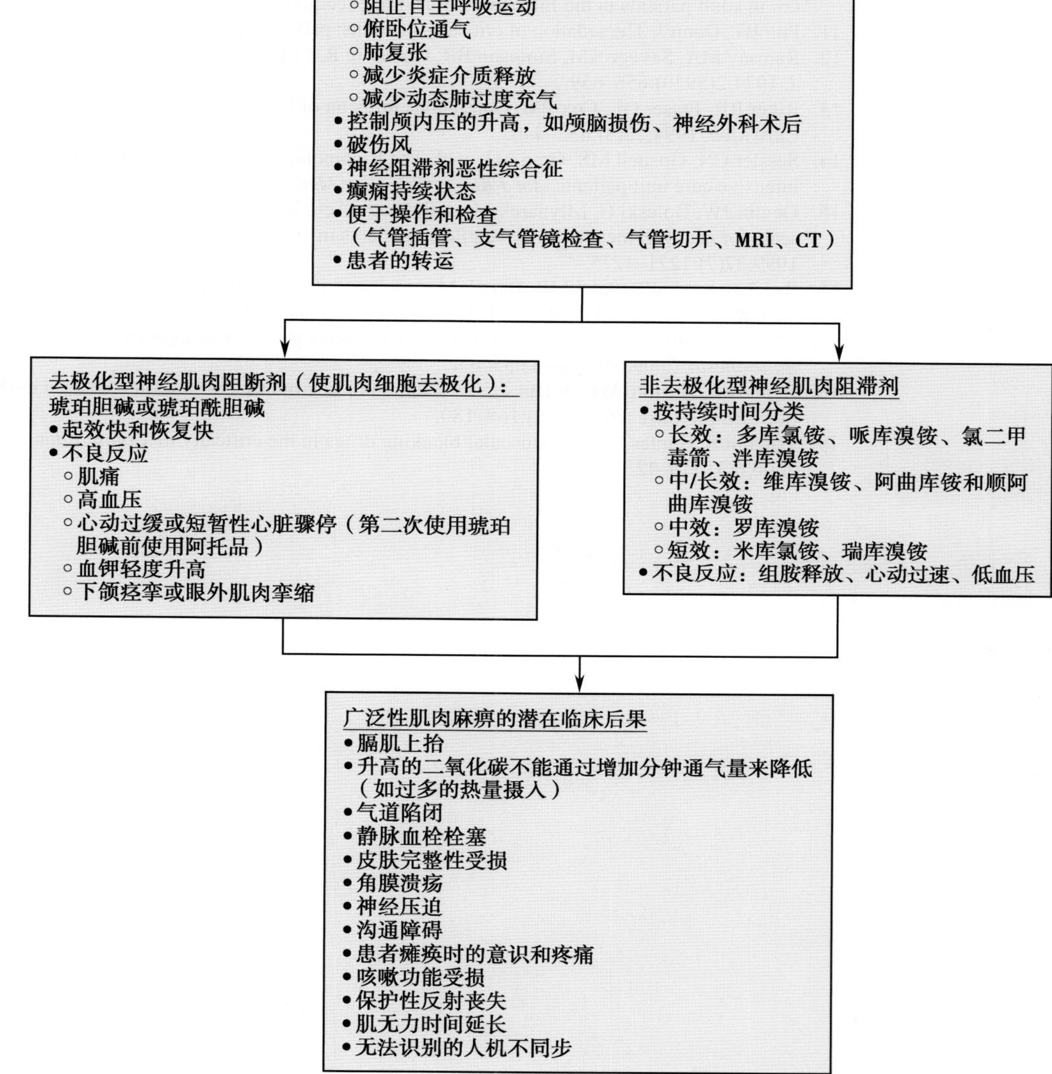

（王燕、王睿 译，张琳琳、张大权 审校）

参考文献

1. Chinthapalli K, Logan AM, Raj R, Nirmalananthan N. Assessment of acute headache in adults - what the general physician needs to know. *Clin Med J R Coll Physicians London.* 2018;18(5):422–427.
2. Bevers MB, Kimberly WT. Critical care management of acute ischemic stroke. *Curr Treat Options Cardiovasc Med.* 2017;19(6):41.
3. Kottapally M, Josephson SA. Common neurologic emergencies for nonneurologists: when minutes count. *Cleve Clin J Med.* 2016;83(2):116–126.
4. Peters NA, Farrell LB, Smith JP. Hyperosmolar therapy for the treatment of cerebral edema. *US Pharm.* 2018;43(1):HS-8–HS-11.

5. Jehan F, Aziz H, O'Keeffe T, et al. The role of four-factor prothrombin complex concentrate in coagulopathy of trauma: a propensity matched analysis. *J Trauma Acute Care Surg*. 2018;85(1):18–24.
6. Morotti A, Goldstein JN. Diagnosis and management of acute intracerebral hemorrhage. *Emerg Med Clin*. 2016;34(4):883–899.
7. Tsai LK, Liou HH. Current treatment for generalized convulsive status epilepticus in adults. *Acta Neurol Taiwan*. 2015;24(4):108–115.
8. Rai S, Drislane FW. Treatment of refractory and super-refractory status epilepticus. *Neurotherapeutics*. 2018;15(3):97–712.
9. Pun BT, Dunn J. The sedation of critically ill adults: part 1: assessment. The first in a two-part series focuses on assessing sedated patients in the ICU. *Am J Nurs*. 2007;107(7):40–48, quiz 49.
10. Barr J, Fraser GL, Puntillo K, et al. Clinical practice guidelines for the management of pain, agitation, and delirium in adult patients in the Intensive Care Unit: executive summary. *Am J Health Syst Pharm*. 2013;70(1):53–58.
11. Pun BT, Dunn J. The sedation of critically ill adults: part 2: management. *Am J Nurs*. 2007;107(8):40–49, quiz 50.
12. Ramsay MA, Savege TM, Simpson BR, Goodwin R. Controlled sedation with alphaxalone-alphadolone. *Br Med J*. 1974;2(5920):656–659.
13. Riker RR, Fraser GL, Cox PM. Continuous infusion of haloperidol controls agitation in critically ill patients. *Crit Care Med*. 1994;22(3):433–440.
14. Sessler CN, Gosnell MS, Grap MJ, et al. The Richmond Agitation-Sedation Scale: validity and reliability in adult intensive care unit patients. *Am J Respir Crit Care Med*. 2002;166(10):1338–1344.
15. Devlin JW, Boleski G, Mlynarek M, et al. Motor Activity Assessment Scale: a valid and reliable sedation scale for use with mechanically ventilated patients in an adult surgical intensive care unit. *Crit Care Med*. 1999;27(7):1271–1275.
16. Pandharipande PP, Patel MB, Barr J. Management of pain, agitation, and delirium in critically ill patients. *Pol Arch Med Wewn*. 2014;124(3):114–123. Medycyna Praktyczna.
17. Craig RG, Hunter JM. Neuromuscular blocking drugs and their antagonists in patients with organ disease. *Anaesthesia*. 2009;64(suppl 1):55–65.
18. Bennett S, Hurford WE. When should sedation or neuromuscular blockade be used during mechanical ventilation? *Respir Care*. 2011;56(2):168–180.
19. Tripathi S, Hunter J. Neuromuscular blocking drugs in the critically ill. *Contin Educ Anaesth Crit Care Pain*. 2006;6(3):119–123.

第十三章

新型冠状病毒感染与重症监护

Alexander Goldfarb-Rumyantzev and Robert Stephen Brown

考虑到病毒感染性疾病治疗上的相通性，本章节部分内容可适用于其他严重的病毒感染性疾病如早期冠状病毒（CoV）感染、严重流感以及急性呼吸窘迫综合征的部分病例。

核心要点

- 在病毒复制初期，早期使用抗病毒治疗［如抗 SARS-CoV-2 单抗（卡西里单抗＋伊姆德维单抗、巴尼韦单抗＋埃特司韦单抗、索托维单抗）或应用恢复期血浆、瑞德西韦、法匹拉韦或巴瑞克替尼］，比在器官发生终末性损害后给予治疗更为有效。终末期应用抗病毒药物治疗可能没有过多意义，因为在多系统器官衰竭（MOSF）发生的阶段，病毒的活跃复制不起主导作用。我们建议使用预测模型[1,2]来识别那些病情较为危重的患者，并予以早期积极治疗。
- 患者病情可能会在一段时间内保持相对稳定，但也会迅速恶化。因为血氧饱和度低与临床症状之间并不相符。
- 在许多患者中，气管插管后氧合有所下降，此时如果患者能够耐受，应该进行长时间的俯卧位通气。
- 由于呼气末正压较高，气胸较为常见，并可能发生纵隔气肿和皮下气肿。
- 有呼吸衰竭的插管患者死亡风险很高，有急性呼吸窘迫综合征（ARDS）且需要机械通气的患者呼吸机使用时间较长。
- 气道峰值压力升高通常提示黏稠的分泌物引起气管插管阻塞。
- 患者常常出现白细胞减少，随后进展为白细胞增多（这可能意味着出现继发性细菌感染）。
- 血清白蛋白水平往往变得非常低。

SARS-CoV-2[3,4]

- CoVs：高度多样性、具有包膜、单股、正链 RNA 的尼多病毒目病毒。
- 能够感染人类细胞的冠状病毒有 7 种，引起的疾病可由轻微的上呼吸道症状到潜在的致命性疾病。
- SARS-CoV-2 属于 B-β 冠状病毒属系。
- 受体结合域与血管紧张素转换酶 2 受体（ACE2）的胞外结构域（在大多数人体器官中表达）具有很高的相似性：
    - ACE2 活性最高的是回肠和肾脏。
    - 其次是Ⅰ型和Ⅱ型肺泡细胞、脂肪细胞、心脏、脑干、小肠肠道细胞、胃、肝脏、血管以及鼻腔和口腔黏膜。

流行病学

- 新型冠状病毒感染的主要传播途径是气溶胶传播，与感染者密切接触导致传播的可能性较低。
- 男性中感染新型冠状病毒的比例更高（约 55%～70%；可能是因为男性的肺泡细胞中 ACE2 表达水平更高）[5,6]。
- 虽然在患有心血管疾病或高血压且同时服用 ACEI 和 / 或 ARB 药物治疗的患者中，

新型冠状病毒感染的发生率似乎更高，但 ACEI 和 / 或 ARB 似乎不会导致病情恶化或产生致命的结果[7,8]。

- 新型冠状病毒 α 变种的传播率是一个感染者可导致 2.2～3.58 个人感染，而 δ 和其他变种大约是 α 变种的两倍，且据报道其会导致更加危重的病情变化[8a,8b,9,10]。
- 新型冠状病毒感染的平均潜伏期约为 5 天（范围约为 1～14 天；95% 的患者可能在接触后 12.5 天内出现症状）[10]。
- 虽然大多数新型冠状病毒感染患者的年龄在 30 岁至 79 岁之间[11]（中位数为 49 岁至 59 岁），但 80 岁以上的患者病情相对危重。
- 在疾病进程中，从发病到呼吸困难的中位时间为 8.0 天，到需要进行机械通气的中位时间为 10.5 天[10]。
- 出现临床症状的新型冠状病毒感染病例中约 16%～25% 是重型或危重型，高达 25% 的患者合并急性呼吸窘迫综合征且需入住 ICU 治疗，该组患者 4 周后的死亡率约为 60%[12,13]。
- 在 ICU 住院患者中，高达 75% 的患者患有或进展至急性肾损伤（AKI），其中一半需要进行肾脏替代疗法（RRT），而 AKI 患者的死亡率为 30%～70%[12,13,13a]。
- 目前报告的新型冠状病毒感染死亡率约为 3.41%，而 SARS 和中东呼吸综合征的死亡率分别为 10% 和 35%[10]。然而，不同研究的病死率从 2.8% 到 15% 不等[5]。随着治疗手段的改进，新型冠状病毒感染住院患者的死亡率在不断改善，例如对重症患者使用俯卧位通气而不是气管插管，以及增加皮质类激素使用等[14]。虽然完成接种疫苗的人会获得突破性感染，但他们相比于没有接种疫苗的人症状更轻微，而且大多数疫苗对 α 和 δ 变种都是有效的[8a]。

新型冠状病毒感染的症状[15]

全身性症状	局部性症状
发热 88% 乏力 38% 寒战 11%	头痛 14% 鼻塞 5% 咽喉痛 14% 干咳 68% 咳嗽 33% 呼吸困难 19% 恶心 / 呕吐 5% 腹泻 4%～14% 肌肉酸痛 15% 嗅觉障碍和失眠（嗅觉或味觉丧失）发生率 15%～68%（以年轻女性为主）[16,17] 神经系统症状 36%[18]

诊断标准[19,20]

对入院的疑似新型冠状病毒感染患者进行初步诊断检验

诊断性检验	结果的详细解读
SARS-CoV-2 病毒检测，通常为鼻咽样本	核酸扩增试验（NAAT）检测病毒的遗传物质，通常比抗原测试检测病毒蛋白更准确 抗原检测可以检测病毒蛋白，通常不像 NAAT 那样敏感，但速度更快
全血细胞计数（CBC）与分类（淋巴细胞和中性粒细胞计数）	疾病初期出现白细胞和淋巴细胞减少（外周血淋巴细胞绝对值可低于 0.8×10^9/L，CD4 或 CD8T 细胞计数明显减少），但 25%～30% 的患者表现为白细胞增多

续表

诊断性检验	结果的详细解读
初步生化检验	● 基础代谢组合包括电解质和肌酐，以确定急性肾损伤（AKI）、电解质和酸碱紊乱 ● 乳酸水平
炎症标志物	● C 反应蛋白增高（CRP）、血沉加快（ESR）、铁蛋白增多——急性期反应物 ● 炎性细胞因子（如 IL-6、IL-10 和 TNF-α），T 淋巴细胞亚群、B 淋巴细胞亚群和补体可以按需进行检测
生物酶	● 转氨酶升高：天冬氨酸氨基转移酶、丙氨酸氨基转移酶 ● 肌酸磷酸激酶、乳酸脱氢酶、肌红蛋白、肌钙蛋白的升高
凝血实验室指标	● 部分凝血活酶时间 / 国际标准化比率（PTT/INR）可能轻度升高 ● 在开具抗凝处方时应以 PTT/INR 为基线 ● D- 二聚体在许多新型冠状病毒感染患者中显著升高
其他实验室标准（用于鉴别诊断呼吸道相关疾病）	● N 端脑钠肽前体（NT-ProBNP）用于鉴别肺源性心脏病与充血性心力衰竭和肺水肿 ● 降钙素原水平在许多情况下保持正常（与细菌性肺炎相反） ● 流感病毒、呼吸道合胞病毒（RSV）、其他病毒和军团菌的病毒检测
胸部 X 光片（CXR）、胸部计算机断层扫描（CT）、心电图（ECG）	● 肺炎伴特征性病变（双肺外侧带浸润，常为广泛性病变） ● 早期：多发小片状阴影和间质改变，双侧多发毛玻璃样改变和浸润 ● 在危重病例中出现肺实变

特异性诊断性检测[21]

- 基于检测遗传物质的检验
  - 实时逆转录聚合酶链式反应（rRT-PCR）用于检测痰液、鼻咽拭子、下呼吸道分泌物中 SARS-CoV-2 核糖核酸是否为阳性
  - 据报道，在新型冠状病毒感染早期阶段，咽拭子样本的核酸检测阳性率约为 60%[10]
  - 如果在临床上考虑疑似感染，但检测结果阴性，应考虑在 24 小时后重复进行核酸检测
  - 使用 SARS-CoV-2 病毒基因组测序来检测新突变将被用于研究或公共卫生研究（未来可能会被广泛应用）
- 根据 SARS-CoV-2 抗体（IgM 和 IgG）的检测以确定是既往感染还是近期感染（接种疫苗亦可表现为阳性）
- 不推荐将培养用于确定诊断
- 胸部 CT 扫描
  - 在疑似病例中，胸部 CT 对 RT-PCR 阳性患者的灵敏度为 97%，对 RT-PCR 阴性患者的灵敏度为 75%。肺部超声与胸部 CT 密切相关，它们可用于诊断和监测间质性肺炎[10, 10a, 10b]

严重程度分级[10,22]

严重程度分级	症状	处理
轻型	无肺炎或轻度肺炎	不需要入院
重型	呼吸困难，呼吸频率≥30 次 /min，血氧饱和度≤93%，动脉血氧分压 / 吸入氧浓度（PaO_2/FiO_2）<300mmHg，和 / 或 24/48 小时内肺部浸润>50%	入院但不需要入住 ICU
危重型	呼吸衰竭（PaO_2/FiO_2<200mmHg=ARDS）、感染性休克和 / 或多器官功能障碍或衰竭	入住 ICU

基于 CT 扫描结果的分期[19]

超早期阶段	● 单发或弥漫性团状影 ● 肺叶中段淋巴结肿大，常被磨玻璃影环绕 ● 可能会发生实变 ● 支气管充气征
早期阶段	症状出现后 1～3 天 ● 间质水肿
第三阶段	变化进展迅速；症状出现后 3～7 天 ● 肺泡和间质水肿加重 ● 实变和支气管充气征
第四阶段	● 肺泡腔和肺间质内纤维蛋白沉积所致肺实变
第五阶段	这些变化演变为以下几个方面： ● 实变、小叶间隔增厚和条状密度影，沿支气管扩散

危重病例发生的预测因素

10 个独立危险因素[1]：

- 胸片异常（OR，3.39；95%CI，2.14～5.38）
- 年龄（OR，1.03；95%CI，1.01～1.05）
- 咯血（OR，4.53；95%CI，1.36～15.15）
- 呼吸困难（OR，1.88；95%CI，1.18～3.01）
- 意识障碍（OR，4.71；95%CI，1.39～15.98）
- 合并症数量（OR，1.60；95%CI，1.27～2.00）
- 癌症病史（OR，4.07；95%CI，1.23～13.43）
- 中性粒细胞与淋巴细胞比率（OR，1.06；95%CI，1.02～1.10）
- 乳酸脱氢酶水平（OR，1.002；95%CI，1.001～1.004）
- 直接胆红素水平（OR，1.15；95%CI，1.06～1.24）

与较差的临床预后相关的合并症：糖尿病、高血压、冠心病、慢性阻塞性肺疾病、脑血管疾病和肾脏疾病。

可替代的风险分层预测模型使用以下变量：年龄、性别、合并症数量、呼吸频率、血氧饱和度百分比、格拉斯哥昏迷评分、血尿素氮水平和 C 反应蛋白。

ICU 入住

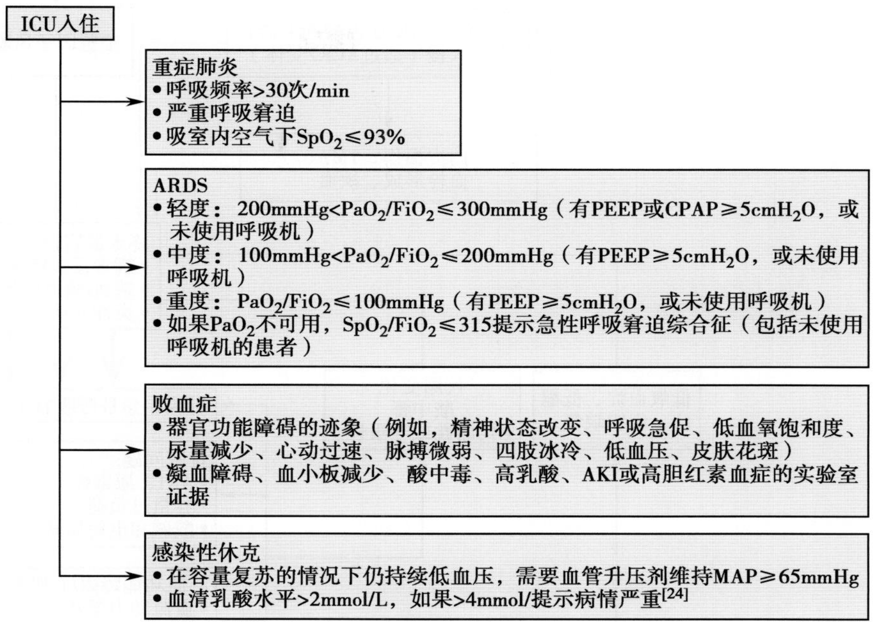

转入或转出 ICU 的分诊决定[25]

	未入住 ICU 的患者	已入住 ICU 的患者
阶段 A（ICU 床位可用，但容量有限）	**纳入标准：** 是否需要有创呼吸机支持或血管活性药物维持血流动力学 **部分相对排除标准：** 患者自主意愿、心搏骤停、晚期癌症、严重痴呆、COPD GOLD 4 级、心力衰竭 NYHA 4 级、肝硬化 Child-Pugh 评分＞8 分、预计生存期＜12 个月	**ICU 转出标准：** ● 稳定和改善 ● 在 ICU 治疗中几乎没有益处：在 ICU 期间发生心搏骤停，心肺复苏后留有与疾病相关的后遗症；持续或进展为严重的 3 个器官衰竭
B 阶段（ICU 床位极少或没有）	**部分相对排除标准：** 严重创伤、严重烧伤、严重脑功能缺陷、心力衰竭 NYHA 3 级或 4 级、年龄＞75～85 岁、肝硬化伴顽固性腹水或肝性脑病、中度痴呆、估计生存时间＜24 个月	**ICU 转出标准：** ● 稳定和改善 ● 在 ICU 治疗中几乎没有益处或完全没有益处：呼吸或血流动力学状态或潜在器官功能障碍没有改善；在 ICU 期间发生心搏骤停；持续或进展为 2 个器官衰竭

新型冠状病毒感染临床症候群的**病理生理学**

终末器官损害的常见机制：

- 直接病毒入侵[26,27]
- 细胞因子风暴[28]
- 微血栓、血管内皮损伤、血栓性微血管病和 / 或低氧血症引起的缺血[29,30]

病理生理机制在下文中叙述，并在随后的表格中更详细地叙述。

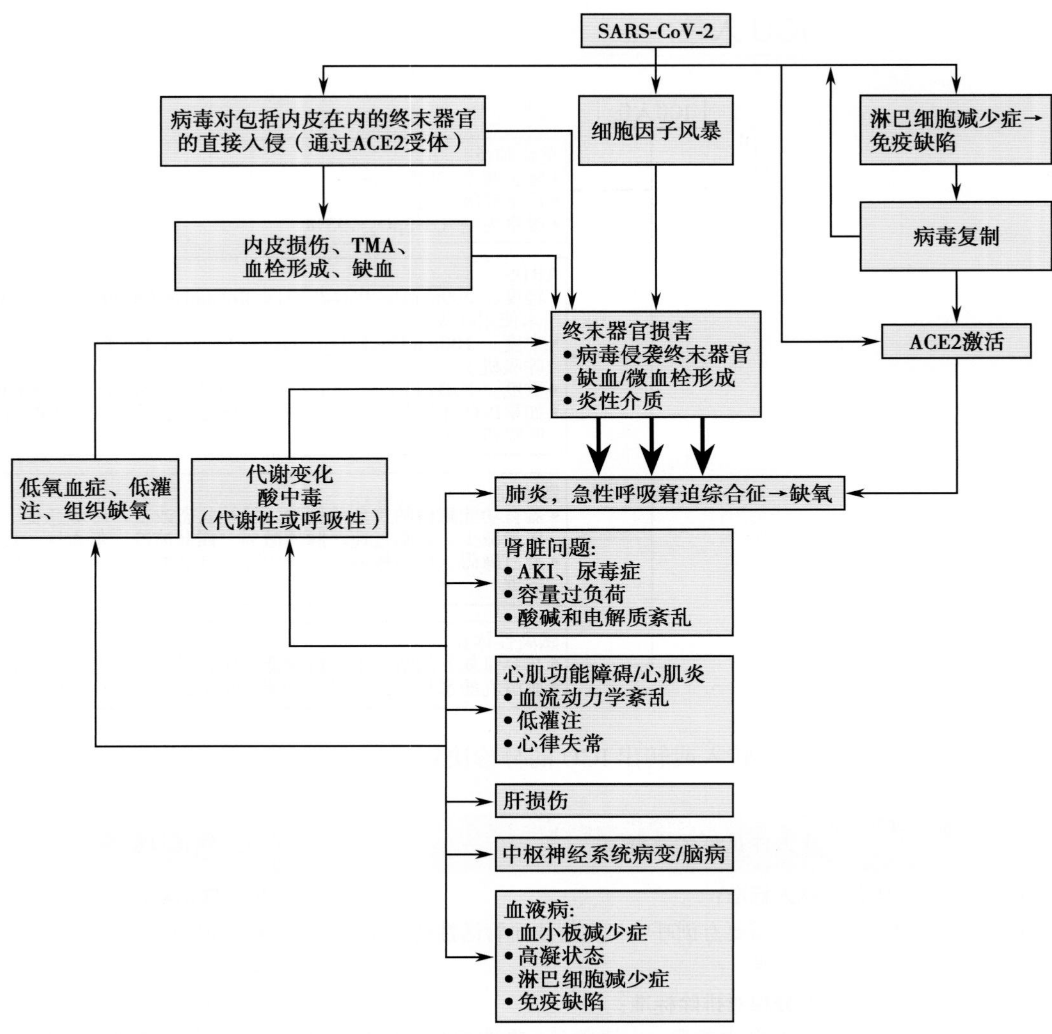

新型冠状病毒感染引起的器官系统的病理生理改变及临床表现	
呼吸系统损害	**特异性表现：** ● 新型冠状病毒感染表现为低氧性呼吸衰竭，在影像上呈现 ARDS 样改变 ● 在一项大型研究中，约 6% 的新型冠状病毒感染患者需要收住 ICU，ARDS 的占比从＜50% 到接近 100%，大多数 ARDS 患者需要机械通气，这与高死亡率相关[31] ● ARDS 的机制可能与“疫情前时代”不同：在新型冠状病毒感染造成的 ARDS 中，严重的低氧血症与相对良好的呼吸力学（顺应性）的维持之间存在分离现象，这种现象被称为沉默性低氧血症，其特征是动脉血氧含量低，但几乎无呼吸系统相关伴随症状[32,33] ● 患者没有出现肺纤维化的加重 ● 新型冠状病毒感染患者的低氧血症通常伴有肺泡 - 动脉血氧分压差升高，这意味着要么是通气 - 血流灌注不匹配，要么是发生肺内分流[33] ● 通气不足在新型冠状病毒感染中并不常见[33] ● 与其他 ARDS 患者相比，患者病情迅速恶化，使得机械通气的时间延长，可能导致继发再感染。一旦插管，在老年患者中病死率很高[22] ● 患者即使存在严重的低氧血症（即动脉血氧含量低于正常混合静脉血），也不会出现严重的呼吸困难 ● 高吸气压力以及提高吸入氧浓度对紧急插管和机械通气的患者似乎没有帮助，或使预后更差[34] **肺损伤的机制：** ● 病毒通过 ACE2 受体直接侵袭：病毒损伤肺泡 ● ARDS 归因于 SARS-CoV-2 引起的 RAS 过度激活[35]

续表

新型冠状病毒感染引起的器官系统的病理生理改变及临床表现	
呼吸系统损害	● 内皮损伤、微血管血栓形成和出血—>—>广泛的肺泡和间质炎症，此类似于巨噬细胞活化综合征（MAS）[36,37] ● 宿主的局部炎症反应、细胞因子风暴/高免疫应答导致肺损伤[37] ● 肺灌注调节丧失和缺氧性血管收缩、V/Q失衡、肺内分流[38] ● 液体过负荷和“第三间隙”→肺水肿
AKI/急性肾衰竭	● 约有三分之一的新型冠状病毒感染患者在入院时伴随有肾脏受累（据部分报道为75%[39]），其中大多数患者有肾前性衰竭和/或急性肾小管坏死（ATN）[30,40] ● 与新型冠状病毒感染相关的肾脏异常包括蛋白尿、血尿和急性肾损伤[3] ● 在新型冠状病毒感染中，蛋白尿、血尿和急性肾损伤通常在出现肾脏并发症后3周内消失 ● 肾功能异常与较高的死亡率相关[39,41] ● 大约三分之一的住院新型冠状病毒感染患者在6个月后肾功能下降，其中13%的患者没有诊断AKI[41a] **肾损害的机制：** ● 直接侵犯肾脏。SARS-CoV-2可能具有嗜肾性；人类肾脏是SARS-CoV-2感染的特异性靶点[26,42]：SARS-CoV-2可感染足细胞和肾小管上皮细胞[3] ● 最初的蛋白尿可能是一过性的，可能与发热相关，而不是实际的肾脏损害 ● 器官缺血[43] ● 微血栓/TMA[29,30] ● 各种类型的肾小球肾炎，包括高危APOL1基因所致黑人的塌陷性肾小球病变[30,44,45]
心肌病 心肌炎	● 在没有已知心血管疾病的患者中，近12%的患者因新型冠状病毒感染在住院期间肌钙蛋白水平升高或发生心搏骤停[46] **心肌损伤的机制：** ● 肌钙蛋白升高与细胞因子风暴或继发性噬血细胞性淋巴组织细胞增多症的相关性比单纯心肌损伤更严重[15] ● 一些患者以心脏症状为主：潜在的病毒性心肌炎或应激性心肌病，可能是由ACE2受体介导的直接心肌损害所致[15] ● 新型冠状病毒感染可能会破坏冠状动脉斑块的稳定 ● 因缺氧而加重[47]
脑病和其他神经系统并发症	**中枢神经系统受累可能通过以下机制介导[48]：** ● 病毒的直接侵袭（通过血液循环或神经通路，如通过嗅神经和嗅球）：ACE2受体在神经系统中表达。脑脊液中存在SARS-CoV-2提示存在病毒性脑炎[49] ● 感染中毒性脑病，又称急性中毒性脑炎 ● 急性脑血管事件 ● 免疫系统反应（SIRS和病毒可激活神经胶质细胞，通过产生IL-6、IL-12、IL-15和TNF-α引起炎症反应） ● 低氧损伤导致脑水肿、颅内高压、脑缺血和充血，增加急性缺血性脑卒中的风险
血管炎、内皮损伤、TMA	**内皮细胞损伤机制：** ● 病毒直接侵袭：内皮细胞中具有病毒包涵体结构 ● 与内皮细胞和凋亡小体相关的炎症细胞在心脏、小肠和肺中累积 ● 肺内可见单核细胞聚集，多数小血管充血[50] ● TMA：新型冠状病毒感染所致严重的感染症状和体征类似于补体介导的血栓形成，而不是脓毒症引起的凝血功能紊乱或DIC（即合并有微血管病性溶血性贫血、血小板减少和器官损害：神经、肾脏和心脏功能障碍）[51]

续表

<table>
<tr><th colspan="2">新型冠状病毒感染引起的器官系统的病理生理改变及临床表现</th></tr>
<tr><td>凝血功能障碍、高凝状态、血栓性事件：D-二聚体、乳酸脱氢酶、总胆红素升高、血小板减少</td><td>凝血功能障碍：
● 在重症医学科的新型冠状病毒感染患者中，血栓并发症的发生率在16%到49%之间。新型冠状病毒感染重症患者凝血功能障碍的临床标志物与更高的死亡风险相关[52]
潜在的机制：
● 重度炎症的结局（细胞因子风暴）
● 病毒介导的特异性效应（病毒直接或间接干扰凝血途径，引起全身血栓形成）
● 据报道，多达45%的患者存在抗磷脂抗体[53,54]
● 凝血特征表现与DIC高凝期导致严重高凝状态的诊断一致[55]
血小板减少机制[56]：
● 细胞因子风暴→骨髓祖细胞的破坏
● 直接感染造血细胞和骨髓基质细胞
● 增加自身抗体和免疫复合物导致血小板破坏
● 肺损伤导致血小板活化增加和血小板聚集导致消耗增加</td></tr>
<tr><td>免疫系统：细胞因子风暴、淋巴细胞减少症</td><td>● 淋巴细胞减少预示着疾病的严重程度。淋巴细胞减少的机制尚不完全清楚
● 白细胞减少并不少见；一些患者出现白细胞增多（这可能意味着继发性细菌感染）
● 促炎细胞因子的早期应答，如IL-6、IL-1和TNF-α，导致细胞因子风暴，即细胞因子释放综合征（CRS）[57]
● 感染、某些药物等其他因素引起的全身炎症反应
● 大量促炎细胞因子水平急剧升高
● SARS-CoV-2与肺泡上皮细胞结合，激活先天性和获得性免疫系统，从而导致：
○ 释放大量细胞因子（如IL-6）
○ 血管通透性增加→液体和血细胞在肺泡中积聚</td></tr>
<tr><td>肝损害</td><td>● 表现为不同程度的肝脏生化检查异常（主要是转氨酶：AST升高比ALT更常见）[58]
机制：
● 病毒的直接致病作用
● 全身性炎症
● 常用药物的毒副作用[59]</td></tr>
<tr><td>骨骼肌损伤</td><td>● 横纹肌溶解症可以是新型冠状病毒感染的初始表现，也可以在病程的任何时间出现[60]
机制：
● ACE2受体在骨骼肌中表达[48]；病毒直接侵袭可导致横纹肌溶解
● 机体针对病毒出现过度的免疫反应导致细胞因子风暴和肌肉组织破坏
● 循环中的病毒毒素可能直接破坏肌肉细胞膜[60]</td></tr>
<tr><td>酸碱紊乱</td><td>● 酸碱紊乱常见且复杂，包括AG升高型代谢性酸中毒（由于肾衰竭，在某些情况下，乳酸酸中毒和新诊断的糖尿病酮症酸中毒[61,62]）、非AG升高型代谢性酸中毒、低氧血症引起的过度通气导致呼吸性碱中毒、严重的呼吸性酸中毒（由于我们限制潮气量时而通气不足）、代谢性碱中毒</td></tr>
</table>

治疗手段[19,20,22,63,64]

治疗感染	**抗病毒药物**[22] ● 目前几乎没有证据支持现有抗病毒药物对 SARS-CoV-2 的有效性 ● 病毒 RNA- 依赖的 RNA 聚合酶抑制剂 ○ 瑞德西韦——在各种试验中[76,77]，初步报告证明在安慰剂对照研究中可以缩短恢复时间，但并未证明能降低死亡率[78a,78b] ○ 巴瑞克替尼，一种 JAK 激酶抑制剂，与瑞德西韦联用或单独使用似乎可以缩短恢复时间并降低死亡率[78c,78d,78e] ○ 法维拉韦——在试验中，缩短了恢复时间并且相比于瑞德西韦价格较低[77,78b,79] ● 蛋白酶抑制剂 ○ 用于治疗 HIV 感染的联合蛋白酶抑制剂洛匹那韦 / 利托那韦已被证明具有抗 SARS-CoV 的体外活性，并且当与利巴韦林联合用于治疗 SARS 时可改善临床结局。可酌情服用，每次 2 片，每日 2 次，连用 14 天。当使用 SCCM 指南时，推荐使用洛匹那韦 / 利托那韦[63]，但首次随机对照试验并未证明其在新型冠状病毒感染住院患者中具有统计学意义[79] ○ 达芦那韦或洛匹那韦联合利托那韦、奥司他韦和羟氯喹使用[80] ● 其他抗病毒药物 ○ 利巴韦林（± 干扰素）——疗效不明，可能进一步降低血红蛋白 ○ 阿比多尔——正在进行试验，可能会有效降低院内死亡率[77,78f,81] ● 氯喹和羟氯喹在体外阻断 SARS-CoV-2 进入细胞，其浓度与治疗类风湿性关节炎时达到的浓度相似。尽管在体内对病毒表现出良好的抑制作用[19,22,82,83]，但在临床试验中并未预防临床症状的发生，因此不应当作治疗方案进行使用[84,85,86] ● 干扰素（IFN β-1a 或 IFN β-1b）联合抗病毒药物可能有效[87,88] **免疫球蛋白** ● 据报道，在早期感染（有感染症状的前 10 天内）静脉注射时，使用卡西里单抗 + 伊姆德维单抗或巴瑞克替尼，但最好应用巴尼韦单抗 + 埃特司韦单抗（因为变异耐药性）的单克隆抗体治疗是有效的，并在美国已获得紧急使用授权。此时应考虑应用单克隆抗体治疗高危患者的早期感染[91,92,93,93a,93b] ● 危重患者根据临床情况建议早期静脉滴注人免疫球蛋白 0.25～0.5g/kg/d，连续 3～5 天[20] ● 根据 SCCM 指南，目前不推荐静脉内免疫球蛋白（IVIG）或恢复期血浆[63]，尽管恢复期血浆疗法可能有效[89,90] **经验性使用抗生素** ● 未经病原学确认的可疑合并细菌感染，不应使用预防性抗生素[19] ● 当有细菌感染的证据时——建议使用二代头孢菌素或氟喹诺酮类[20] ● 对于没有耐甲氧西林金黄色葡萄球菌（MRSA）或假单胞菌（即社区获得性）危险因素且既往未感染多重耐药微生物（MDRO）的患者，建议使用头孢曲松 + 阿奇霉素 ● 对于具有 MRSA 或假单胞菌风险因素（即长期住院、既往 MDRO 感染）的患者，建议先使用万古霉素 + 头孢吡肟，如果高度怀疑假单胞菌则考虑使用环丙沙星
血流动力学[63]	● 保守液体治疗，更倾向于缓冲 / 平衡的晶体液而不是胶体液 ● 升压药物： ○ 目标 MAP 60～65mmHg ○ 从去甲肾上腺素开始使用 ○ 如果无效——建议应用血管升压素或肾上腺素 ○ 二线药物——血管升压素，但如果有心脏功能不全、持续低灌注的证据，则建议使用多巴酚丁胺 ● 血管活性药物应用无效的休克——可能会使用糖皮质激素： ○ 重症患者早期可给予糖皮质激素，如静脉注射甲泼尼龙 40～80mg，每日 1 次，连续 5 天或静脉注射氢化可的松 50～200mg，每 6 小时一次
呼吸衰竭	● 当指脉氧饱和度＜90%～92%，开始进行氧疗，维持血氧饱和度＞96% ● 氧疗的选择 ○ 轻度低氧血症患者应用鼻导管吸氧，5L/min ○ 如果患者病情加重，应考虑经鼻高流量吸氧，从 20L/min 开始，逐渐增加到 50～60L/min ○ 无创正压机械通气（使用 BiPAP 或 CPAP 的无创正压通气头罩）

续表

<table>
<tr><td>气管插管机械通气[19,22,63]</td><td colspan="3">● 新型冠状病毒感染引起的低氧血症通常伴有通气 - 血流灌注不匹配或肺内分流[33]
○ 如果患者的 PaO_2 随着吸氧而增加，这表明存在通气 - 血流灌注不匹配，可能不需要进行插管
○ 如果患者的 PaO_2 没有随着吸氧而增加，则表明存在肺内分流；可能进展为需要更早的有创呼吸机辅助通气
● 除了常见的气管插管和机械通气方式外，还有针对新型冠状病毒感染的特定方式
○ 如果文丘里面罩支持下 FiO_2=60% 或 SpO_2 ＜92%（或高碳酸血症或呼吸做功增加），使用储氧面罩进行氧预充并进行插管
○ 快速序贯诱导，避免正压辅助通气麻醉诱导而发生误吸
○ 即使是经验丰富的插管医师在俯卧位时（见下文）使用可视喉镜进行插管也常常不易成功
通气方案
● 该策略是通过保持尽可能低的 PEEP 和保护性通气策略来“争取时间”，同时造成最小的附带损害[38]
● 争议点：高 PEEP 治疗
○ 赞同：部分推荐更高的 PEEP（＞10cmH$_2$O，通常为 13～24cmH$_2$O）——该方法从新型冠状病毒感染流行之前的 ARDS 治疗方法中推断得出
○ 反对：对于肺复张效果差的患者，高 PEEP 往往会导致严重的血流动力学波动和液体潴留[38]
● 呼吸机设置：压力控制通气（PCV）或容量控制通气（VCV）
○ VCV：根据理想体重设置潮气量（TV）：4～8mL/kg
○ PCV/VCV：保持 Pplat（平台压）＜30cmH$_2$O</td></tr>
<tr><td>早期插管与延迟插管</td><td colspan="3">早期插管和机械通气的益处尚不明确[38]，虽然一些指南建议早期插管，但没有相关证据支持[65]。早期插管可能只用于病情恶化的患者，尤其是那些有潜在心肺疾病或精神状态改变的患者，以降低严重低氧血症的风险</td></tr>
<tr><td></td><td></td><td>早期插管</td><td>延迟插管</td></tr>
<tr><td></td><td>赞同</td><td>● 对于持续正压通气或无创通气且存在过度的吸气努力的临床体征患者，气管插管可能有助于避免过度的胸腔内负压和自发性肺损伤（SILI）[38]
● 许多患者病情急剧恶化，推荐在可控条件下更安全地早期插管，同时减少医务人员的暴露
● 保持充足的供氧</td><td>● 参照早期插管的反对意见
● 无创通气、经鼻高流量等其他供氧方式导致病毒呈现气溶胶播散
● 常规的 ARDS 模式可能不适用于新型冠状病毒感染的患者[38]：此类患者具有正常或高的肺顺应性并且似乎可以耐受较低的氧饱和度水平，并且在氧饱和度小于 90% 时仍可耐受
● 其他可用的策略：经鼻高流量、清醒俯卧位（见下文）、临终关怀护理计划、降低患者呼吸机机械通气的时间</td></tr>
<tr><td></td><td>反对</td><td>● 虽然自发性肺损伤（SILI）不是一种很好的征象，但气管插管和机械通气容易出现并发症，包括以下情况：
○ 呼吸机相关性肺损伤（VILI）
○ 呼吸机相关性肺炎
○ 血流动力学障碍
○ 与镇静和制动相关的并发症以及脑部疾病和神经病变的风险
● 机械通气过程中会发生并发症并增加死亡率[66]</td><td>● 长时间处于缺氧和潜在的终末器官缺血（心脏、肝脏、肾脏、大脑）
● 紧急插管的潜在风险
● 新型冠状病毒感染患者在紧急插管期间的职业暴露</td></tr>
<tr><td>非插管患者的俯卧位</td><td colspan="3">● 对于清醒的、具有自主呼吸的新型冠状病毒感染合并严重低氧性呼吸衰竭的患者，能耐受情况下每天进行 24 小时俯卧位与氧合改善相关，并且如果俯卧位 1 小时后 SpO_2 大于 95%，则插管率相对较低[67]
● 在氧合有显著改善的患者中，有 84% 的患者俯卧位可以维持至少 3 小时（仰卧位与俯卧位的 PaO_2/FiO_2 比值的均值分别为 181mmHg 和 286mmHg），而在重新仰卧位后，有 50% 左右的患者仍能维持改善后的氧合。然而，其中 30% 的患者最终需要进行气管插管[68]
● 在另一项关于重症医学科外治疗新型冠状病毒感染合并低氧性呼吸衰竭的研究中，只有 63% 的人能耐受俯卧位大于 3h，其中只有 25% 的人氧合相对增加，约有 50% 的人在俯卧位后能够维持氧合[69]</td></tr>
</table>

续表

气管插管患者的俯卧位	● 俯卧位通气 12h/d（虽然对依从性较高的患者进行俯卧位通气会获得一定的益处，但代价是增加医护人员的工作压力）[32] ● 因翻转患者可能需要多达 6 名工作人员，并可能导致气管插管脱管和管路移位[71]，故为了避免心跳呼吸骤停后的心肺复苏（CPR）延迟，建议首先尝试俯卧位 CPR（被证明是有效的）[70]
在机械通气患者中低氧血症的附加治疗方法[19, 22, 63]	● 神经肌肉阻滞剂（间歇使用，除非持续的存在人机对抗，给予持续滴注）；应仅限于以下情况： ○ 严重的人机对抗阻碍了设定潮气量的实现 ○ 快速进展的低氧血症或高碳酸血症 ● 吸入性肺血管扩张剂的应用（作为抢救处方）[72] ● 肺复张策略（但是不增加 PEEP） ● 利尿 ● ECMO：中国的初步报告显示预后不佳，死亡率为 94%[73]，但后来的数据显示，与未接受 ECMO 治疗的患者相比，接受 ECMO 治疗的死亡率更低（＜40%）[74, 75] ● 如果发生 ARDS- 应用糖皮质激素（见下文）
细胞因子释放综合征的治疗	● 白细胞介素 -6 受体（IL-6）拮抗剂[57]：托珠单抗、沙利鲁单抗，用于细胞因子风暴或继发性噬血细胞性淋巴组织细胞增多症的患者（IL-6、铁蛋白、D- 二聚体和 hs-cTnI 水平显著升高）[15] ● 以川崎病或中毒性休克为特征的促炎综合征很少发生，主要发生在儿童和青壮年，似乎与新型冠状病毒感染有关，建议使用 IVIG、糖皮质激素和 / 或 IL-6 或 IL-1（1RA）抑制剂治疗[94, 95]
抗凝	● 定期监测 D- 二聚体、凝血酶原时间和血小板计数。若无禁忌证，建议在所有住院患者中预防性使用抗凝剂，如低分子量肝素（LMWH）。低分子量肝素具有抗凝血和抗炎作用，可降低死亡率[52, 96] ● 高危患者通过血小板计数、凝血酶原时间、纤维蛋白原、纤维蛋白原降解产物、D- 二聚体和 / 或血栓弹力图（TEG）参数进行识别[97] ● 全身性抗凝：新型冠状病毒感染继发 ARDS 患者中，即使使用抗凝药物，发生危及生命的血栓栓塞并发症并不罕见，这表明需要达到更高的抗凝目标[98]： ○ 另一种方法是仅对有特定指征的患者进行抗凝治疗： ■ 对于具有凝血功能障碍的高危患者，表现为微血栓介导的器官功能障碍，或既往患有或强烈怀疑大面积血栓栓塞的患者，应强烈推荐使用抗凝治疗 ■ 在脓毒血症性凝血病（SIC）或 DIC（D- 二聚体升高）的患者中使用低分子量肝素。对于符合 SIC 标准或 D- 二聚体显著升高的重型新型冠状病毒感染患者，早期抗凝治疗（主要是低分子量肝素）与更好的预后相关[55, 96] ○ 注：D- 二聚体水平升高可能与其他疾病相关（如感染、严重的新型冠状病毒感染）而非血栓特有[99] ● 肌钙蛋白升高和心脏功能不全，特别是在 TEG 的最大振幅升高时，应考虑使用阿司匹林[100] ● DVT 预防： ○ 如果 CrCl＞30：依诺肝素 40mg SC qd ○ 如果 CrCl＜30 或 AKI：肝素 5 000U SC tid ○ 如果血小板＜30 000 或出血，启动血栓弹力袜（TED）和 / 或持续性气囊加压装置（SCD）
血栓性微血管病（TMA）	● 补体激活在 TMA 的病理生理学中起着核心作用。补体介导的 TMA 是通过二次打击疾病模型来描述的。有两种美国食品药品监督管理局批准的补体抑制剂可治疗 TMA：依库珠单抗和雷夫利珠单抗[51]
类固醇	● 对于早期疾病：来自世界卫生组织发布的风险 / 益处证据表明，少有证据显示全身性糖皮质激素应用在早期感染的急性期有益[101, 102] ● 在接受机械通气或吸氧的患者中，地塞米松（6mg/d）可降低 28 天死亡率，但在不接受呼吸支持的患者中没有观察到这种益处[103, 104, 104a, 104b] ● 吸入性激素应用没有益处[105] ● 如前所述，在严重急性呼吸窘迫综合征和血流动力学不稳定病例中具有潜在的使用价值
AKI 伴肾衰竭	● 大约 5%～35% 的 ICU 患者需要透析，通常发生在新型冠状病毒感染的第二周，并伴有较高的死亡率[14, 106, 107] ● 所有透析模式均可应用，包括间歇血液透析、连续肾脏替代治疗（CRRT）或持续低效血液透析 ● 后两种模式 ---- 连续静脉 - 静脉血液滤过（CVVH）和腹膜透析，在血流动力学不稳定的患者中，比使用间歇血液透析更加适合[107a, 107b] ● 连续 7 天口服烟酰胺 1g/d，似乎可以降低危重新型冠状病毒感染相关性 AKI 患者需要透析或死亡的风险[107c]

续表

预防消化道出血(GIB)	● 在开始抗凝治疗之前,应考虑对 GIB 高危患者进行质子泵抑制剂(PPI)治疗和幽门螺杆菌检测[108] ● 法莫替丁 20mg 静脉滴注,每日两次,用于插管患者;如果有高风险或胃食管反流病(GERD)或 GIB 病史,给予泮托拉唑 20～40mg,每日一次,静脉注射
其他 / 支持性治疗	● 对乙酰氨基酚 / 扑热息痛用于控制发热 ● 预防如上所述的应激性溃疡 ● 预防性补充维生素 D 达到高于正常水平[109] ● 褪黑素被认为是有助于睡眠 / 镇静的辅助治疗[110] ● 血液净化技术:大容量或大分子量血液滤过 CRRT、血液 / 血浆灌流、吸附、连续性血浆滤过吸附或血浆置换——没有临床证据支持使用
营养	● 肠内营养(例如,渗透压 1.5 的肠内营养制剂初始泵速为 10mL/h,每 6 小时增加 20mL,达到 50mL/h 的目标) ● 鼻饲:如果患者进行俯卧位,建议进行缓慢的鼻饲喂养 ● 全肠外营养(TPN):如果鼻饲不足或病程延长[111a]

ICU 转出 / 出院标准

当出现这些表现时,患者可以出院或从重症医学科转到其他科室:

- 体温已恢复正常超过 3 天
- 呼吸道症状明显改善
- 肺部病变已明显清除
- 至少间隔 1 天连续两次呼吸道核酸检测呈阴性(不接触其他人的情况下)[20]

此外,当 ICU 床位紧缺时,应每天对 ICU 患者进行出院评估。ICU 出院标准也可能包括病情没有改善和 / 或恶化,例如,在 ICU 住院期间心脏骤停或严重器官衰竭,并考虑 ICU 出院后的姑息治疗(见 ICU 入院表)[112]。

(任禹澄、胥天伟 译,刘志勇、鲁晓擘 审校)

参考文献

1. Liang W, Liang H, Ou L, et al. Development and validation of a clinical risk score to predict the occurrence of critical illness in hospitalized patients with COVID-19. *JAMA Intern Med.* 2020;180(8):1081–1089.
2. Knight SR, Ho A, Pius R, et al. Risk stratification of patients admitted to hospital with covid-19 using the ISARIC WHO Clinical Characterisation Protocol: development and validation of the 4C Mortality Score [published correction appears in BMJ. 2020 Nov 13;371:m4334]. *BMJ.* 2020;370:m3339.
3. Martínez-Rojas MA, Vega-Vega O, Bobadilla NA. Is the kidney a target of SARS-CoV-2? *Am J Physiol Renal Physiol.* 2020;318(6):F1454–F1462.
4. Chan JF, Kok KH, Zhu Z, et al. Genomic characterization of the 2019 novel human-pathogenic coronavirus isolated from a patient with atypical pneumonia after visiting Wuhan. *Emerg Microbes Infect.* 2020;9(1):221–236.
5. Sun P, Lu X, Xu C, Sun W, Pan B. Understanding of COVID-19 based on current evidence. *J Med Virol.* 2020;92(6):548–551.
6. Abate BB, Kassie AM, Kassaw MW, Aragie TG, Masresha SA. Sex difference in coronavirus disease (COVID-19): a systematic review and meta-analysis. *BMJ Open.* 2020;10(10):e040129.
7. Mancia G, Rea F, Ludergnani M, Apolone G, Corrao G. Renin–angiotensin–aldosterone system blockers and the risk of Covid-19. *N Engl J Med.* 2020;382(25):2431–2440.
8. Reynolds HR, Adhikari S, Pulgarin C, et al. Renin–angiotensin–aldosterone system inhibitors and risk of Covid-19. *N Engl J Med.* 2020;382(25):2441–2448.

8a. Center for Disease Control and Prevention. Delta Variant: What We Know about the Science. Accessed September 10, 2021 at https://www.cdc.gov/coronavirus/2019-ncov/variants/delta-variant.html?s_cid=11511:covid%20delta%20variant%20transmission:sem.ga:p:RG:GM:gen:PTN:FY21.
8b. Center for Disease Control and Prevention. SARS-CoV-2 Variant Classifications and Definitions. Accessed September 11, 2021 at https://www.cdc.gov/coronavirus/2019-ncov/variants/variant-info.html.
9. Rothan HA, Byrareddy SN. The epidemiology and pathogenesis of coronavirus disease (COVID-19) outbreak. *J Autoimmun*. 2020;109:102433.
10. He F, Deng Y, Li W. Coronavirus disease 2019: what we know? *J Med Virol*. 2020;92(7):719–725.
10a. Allinovi M, Parise A, Giacalone M, et al. Lung ultrasound may support diagnosis and monitoring of COVID-19 pneumonia. *Ultrasound Med Biol*. 2020;46(11):2908–2917. https://doi.org/10.1016/j.ultrasmedbio.2020.07.018.
10b. Wang M, Luo X, Wang L, et al. A comparison of lung ultrasound and computed tomography in the diagnosis of patients with COVID-19: a systematic review and meta-analysis. *Diagnostics (Basel)*. 2021;11(8):1351. https://doi.org/10.3390/diagnostics11081351.
11. Wu Z, McGoogan JM. Characteristics of and important lessons from the coronavirus disease 2019 (COVID-19) outbreak in China: summary of a report of 72 314 cases from the Chinese Center for Disease Control and Prevention. *J Am Med Assoc*. 2020;323(13):1239–1242.
12. Huang C, Wang Y, Li X, et al. Clinical features of patients infected with 2019 novel coronavirus in Wuhan, China. *Lancet*. 2020;395(10223):497–506.
13. Yang X, Yu Y, Xu J, et al. Clinical course and outcomes of critically ill patients with SARS-CoV-2 pneumonia in Wuhan, China: a single-centered, retrospective, observational study. *Lancet Respir Med*. 2020;8(5):475–481.
13a. Ng JH, Hirsch JS, Hazzan A, et al. Outcomes among patients hospitalized with COVID-19 and acute kidney injury. *Am J Kidney Dis*. 2021;77(2):204–215.e1. https://doi.org/10.1053/j.ajkd.2020.09.002.
14. Thakkar J, Chand S, Aboodi MS, et al. Characteristics, outcomes and 60-day hospital mortality of ICU patients with Covid-19 and acute kidney injury. *Kidney360*. 2020;1(12):1339–1344.
15. Clerkin KJ, Fried JA, Raikhelkar J, et al. Coronavirus disease 2019 (COVID-19) and cardiovascular disease. *Circulation*. 2020;141(20):1648–1655.
16. Meng X, Deng Y, Dai Z, Meng Z. COVID-19 and anosmia: a review based on up-to-date knowledge. *Am J Otolaryngol*. 2020;41(5):102581.
17. Lee Y, Min P, Lee S, Kim SW. Prevalence and duration of acute loss of smell or taste in COVID-19 patients. *J Korean Med Sci*. 2020;35(18):e174.
18. Mao L, Jin H, Wang M, et al. Neurologic manifestations of hospitalized patients with coronavirus disease 2019 in Wuhan, China. *JAMA Neurol*. 2020;77(6):683–690.
19. Wujtewicz M, Dylczyk-Sommer A, Aszkiełowicz A, Zdanowski S, Piwowarczyk S, Owczuk R. COVID-19—what should anaethesiologists and intensivists know about it? *Anaesthesiol Intensive Ther*. 2020;52(1):34–41.
20. Li T. Diagnosis and clinical management of severe acute respiratory syndrome coronavirus 2 (SARS-CoV-2) infection: an operational recommendation of Peking Union Medical College Hospital (V2.0): working group of 2019 novel coronavirus, Peking Union Medical College Hospital. *Emerg Microbes Infect*. 2020;9(1):582–585.
21. Tang YW, Schmitz JE, Persing DH, Stratton CW. Laboratory diagnosis of COVID-19: current issues and challenges. *J Clin Microbiol*. 2020;58(6):e00512–e00520.
22. Coronavirus (COVID-19) update: critical care. YouTube. https://www.youtube.com/watch?v=c7s3fS6RTlQ&feature=youtu.be%3Futm_source%3Dsilverchair&utm_medium=email&utm_campaign=article_alert-jama&utm_content=olf&utm_term=032320.
23. Matthay MA, Aldrich JM, Gotts JE. Treatment for severe acute respiratory distress syndrome from COVID-19. *Lancet Resp Med*. 2020;8(5):433–434.
24. Lee SM, An WS. New clinical criteria for septic shock: serum lactate level as new emerging vital sign. *J Thorac Dis*. 2016;8(7):1388–1390.
25. Swiss Academy of Medical Sciences. COVID-19 pandemic: triage for intensive-care treatment under resource scarcity. *Swiss Med Wkly*. 2020;150:w20229.
26. Khan S, Chen L, Yang C-R, Raghuram V, Khundmiri SJ, Knepper MA. Does SARS-CoV-2 infect the kidney? *J Am Soc Nephrol*. 2020;31(12):2746–2748.
27. Farkash EA, Wilson AM, Jentzen JM. Ultrastructural evidence for direct renal infection with SARS-CoV-2. *J Am Soc Nephrol*. 2020;31(8):1683–1687.
28. Martinez-Rojas MA, Vega-Vega O, Bobadilla NA. Is the kidney a target of SARS-CoV-2? *Am J Physiol Renal Physiol*. 2020;318(6):F1454–F1462.
29. Helms J, Tacquard C, Severac F, et al. High risk of thrombosis in patients with severe SARS-CoV-2 infection: a multicenter prospective cohort study. *Intensive Care Med*. 2020;46(6):1089–1098.
30. Sharma P, Uppal NN, Wanchoo R, et al. COVID-19–associated kidney injury: a case series of kidney biopsy findings. *J Am Soc Nephrol*. 2020;31(9):1948–1958.
31. Grasselli G, Greco M, Zanella A, et al. Risk factors associated with mortality among patients with COVID-19 in intensive care units in Lombardy, Italy. *JAMA Intern Med*. 2020;180(10):1345–1355.
32. Gattinoni L, Chiumello D, Rossi S. COVID-19 pneumonia: ARDS or not? *Crit Care*. 2020;24(1):154.
33. Tobin MJ. Basing respiratory management of COVID-19 on physiological principles. *Am J Respir Crit Care Med*. 2020;201(11):1319–1320.
34. Fisher HK. Hypoxemia in COVID-19 patients: an hypothesis. *Med Hypotheses*. 2020;143:110022.
35. Zhang X, Zhang X, Li S, Niu S. ACE2 and COVID-19 and the resulting ARDS. *Postgrad Med J*. 2020;96(1137):403–407.
36. McGonagle D, O'Donnell JS, Sharif K, Emery P, Bridgewood C. Immune mechanisms of pulmonary intravascular coagulopathy in COVID-19 pneumonia. *Lancet Rheumatol*. 2020;2(7):e437–e445.
37. Ciceri F, Beretta L, Scandroglio AM, et al. Microvascular COVID-19 lung vessels obstructive thromboinflam-

matory syndrome (MicroCLOTS): an atypical acute respiratory distress syndrome working hypothesis. *Crit Care Resusc*. 2020;22(2):95–97.

38. Gattinoni L, Coppola S, Cressoni M, Busana M, Chiumello D. COVID-19 does not lead to a "typical" acute respiratory distress syndrome. *Am J Respir Crit Care Med*. 2020;201(10):1299–1300.
39. Pei G, Zhang Z, Peng J, et al. Renal involvement and early prognosis in patients with COVID-19 pneumonia. *J Am Soc Nephrol*. 2020;31(6):1157–1165.
40. Hirsch JS, Ng JH, Ross DW, et al. Acute kidney injury in patients hospitalized with COVID-19. *Kidney Int*. 2020;98(1):209–218.
41. Cheng Y, Luo R, Wang K, et al. Kidney disease is associated with in-hospital death of patients with COVID-19. *Kidney Int*. 2020;97(5):829–838.

41a. Yende S, Parikh CR. Long COVID and kidney disease. *Nat Rev Nephrol*. 2021:1–2. https://doi.org/10.1038/s41581-021-00487-3.

42. Farkash EA, Wilson AM, Jentzen JM. Ultrastructural evidence for direct renal infection with SARS-CoV-2. *J Am Soc Nephrol*. 2020;31(8):1683–1687.
43. Ronco C, Reis T, Husain-Syed F. Management of acute kidney injury in patients with COVID-19. *Lancet Respir Med*. 2020;8(7):738–742.
44. Kudose S, Batal I, Santoriello D, et al. Kidney biopsy findings in patients with COVID-19. *J Am Soc Nephrol*. 2020;31(9):1959–1968.
45. Wu H, Larsen CP, Hernandez-Arroyo CF, et al. AKI and collapsing glomerulopathy associated with COVID-19 and APOL1 high-risk genotype. *J Am Soc Nephrol*. 2020;31(8):1688–1695.
46. Zheng YY, Ma YT, Zhang JY, Xie X. COVID-19 and the cardiovascular system. *Nat Rev Cardiol*. 2020;17(5):259–260.
47. Campbell CM, Kahwash R. Will complement inhibition be the new target in treating COVID-19-related systemic thrombosis? *Circulation*. 2020;141(22):1739–1741.
48. Wu Y, Xu X, Chen Z, et al. Nervous system involvement after infection with COVID-19 and other coronaviruses. *Brain Behav Immun*. 2020;87:18–22.
49. Ye M, Ren Y, Lv T. Encephalitis as a clinical manifestation of COVID-19. *Brain Behav Immun*. 2020;88:945–946.
50. Varga Z, Flammer AJ, Steiger P, et al. Endothelial cell infection and endotheliitis in COVID-19. *Lancet*. 2020;395(10234):1417–1418.
51. Gavriilaki E, Brodsky RA. Severe COVID-19 infection and thrombotic microangiopathy: success does not come easily. *Br J Haematol*. 2020;189(6):e227–e230.
52. The Lancet Haematology. COVID-19 coagulopathy: an evolving story. *Lancet Haematol*. 2020;7(6):e425.
53. Zhang Y, Xiao M, Zhang S, et al. Coagulopathy and antiphospholipid antibodies in patients with Covid-19. *N Engl J Med*. 2020;382(17):e38.
54. Harzallah I, Debliquis A, Drénou B. Lupus anticoagulant is frequent in patients with Covid–19. *J Thromb Haemost*. 2020;18(8):2064–2065.
55. Li T, Lu H, Zhang W. Clinical observation and management of COVID-19 patients. *Emerg Microbes Infect*. 2020;9(1):687–690.
56. Xu P, Zhou Q, Xu J. Mechanism of thrombocytopenia in COVID-19 patients. *Ann Hematol*. 2020;99(6):1205–1208.
57. Zhang C, Wu Z, Li JW, Zhao H, Wang GQ. The cytokine release syndrome (CRS) of severe COVID-19 and interleukin-6 receptor (IL-6R) antagonist tocilizumab may be the key to reduce the mortality. *Int J Antimicrob Agents*. 2020;55(5):105954.
58. Su TH, Kao JH. The clinical manifestations and management of COVID-19-related liver injury. *J Formos Med Assoc*. 2020;119(6):1016–1018.
59. Garrido I, Liberal R, Macedo G. Review article: COVID-19 and liver disease—what we know on 1st May 2020. *Aliment Pharmacol Ther*. 2020;52(2):267–275.
60. Suwanwongse K, Shabarek N. Rhabdomyolysis as a presentation of 2019 novel coronavirus disease. *Cureus*. 2020;12(4):e7561.
61. Li J, Wang X, Chen J, Zuo X, Zhang H, Deng A. COVID-19 infection may cause ketosis and ketoacidosis. *Diabetes Obes Metab*. 2020;22(10):1935–1941.
62. Sathish T, Kapoor N, Cao Y, Tapp RJ, Zimmet P. Proportion of newly diagnosed diabetes in COVID-19 patients: a systematic review and meta-analysis. *Diabetes Obes Metab*. 2021;23(3):870–874.
63. Alhazzani W, Møller MH, Arabi YM, et al. Surviving sepsis campaign: guidelines on the management of critically ill adults with coronavirus disease 2019 (COVID-19). *Intensive Care Med*. 2020;48(6):e440–e469.
64. Brigham and Women's Hospital COVID-19 Critical Care Clinical Guidelines. https://www.covidprotocols.org/. Accessed September 14, 2021.
65. Brewster DJ, Chrimes N, Do TB, et al. Consensus statement: Safe Airway Society principles of airway management and tracheal intubation specific to the COVID-19 adult patient group. *Med J Aust*. 2020;212(10):472–481.
66. Tobin MJ, Laghi F, Jubran A. Caution about early intubation and mechanical ventilation in COVID-19. *Ann Intensive Care*. 2020;10(1):78.
67. Thompson AE, Ranard BL, Wei Y, Jelic S. Prone positioning in awake, nonintubated patients with COVID-19 hypoxemic respiratory failure. *JAMA Intern Med*. 2020;180(11):1537–1539.
68. Coppo A, Bellani G, Winterton D, et al. Feasibility and physiological effects of prone positioning in non-intubated patients with acute respiratory failure due to COVID-19 (PRON-COVID): a prospective cohort study. *Lancet Respir Med*. 2020;8(8):765–774.
69. Elharrar X, Trigui Y, Dols AM, et al. Use of prone positioning in nonintubated patients with COVID-19 and hypoxemic acute respiratory failure. *J Am Med Assoc*. 2020;323(22):2336–2338.

70. Douma MJ, MacKenzie E, Loch T, et al. Prone cardiopulmonary resuscitation: a scoping and expanded grey literature review for the COVID-19 pandemic. *Resuscitation.* 2020;155:103–111.
71. Barker J, Koeckerling D, West R. A need for prone position CPR guidance for intubated and non-intubated patients during the COVID-19 pandemic. *Resuscitation.* 2020;151:135–136.
72. Wright BJ. Inhaled pulmonary vasodilators in refractory hypoxemia. *Clin Exp Emerg Med.* 2015;2(3):184–187.
73. Henry BM, Lippi G. Poor survival with extracorporeal membrane oxygenation in acute respiratory distress syndrome (ARDS) due to coronavirus disease 2019 (COVID-19): pooled analysis of early reports. *J Crit Care.* 2020;58:27–28.
74. Barbaro RP, MacLaren G, Boonstra PS, et al. Extracorporeal membrane oxygenation support in COVID-19: an international cohort study of the Extracorporeal Life Support Organization registry. *Lancet.* 2020;396(10257):1071–1078.
75. Shaefi S, Brenner SK, Gupta S, et al. Extracorporeal membrane oxygenation in patients with severe respiratory failure from COVID-19. *Intensive Care Med.* 2021;47(2):208–221.
76. Grein J, Ohmagari N, Shin N, et al. Compassionate use of remdesivir for patients with severe Covid-19. *N Engl J Med.* 2020;382(24):2327–2336.
77. Dong L, Hu S, Gao J. Discovering drugs to treat coronavirus disease 2019 (COVID-19). *Drug Discov Ther.* 2020;14(1):58–60.
78. Beigel JH, Tomashek KM, Dodd LE, et al. Remdesivir for the treatment of Covid-19—preliminary report. *N Engl J Med.* 2020;383(19):1813–1826.
78a. Ansems K, Grundeis F, Dahms K, et al. Remdesivir for the treatment of COVID-19. *Cochrane Database Syst Rev.* 2021;8:CD014962. https://doi.org/10.1002/14651858.CD014962.
78b. Reddy DOS, Lai DW. Tackling COVID–19 using remdesivir and favipiravir as therapeutic options. *Chembiochem.* 2021;22(6):939–948. https://doi.org/10.1002/CBIC.202000595.
78c. Chen C-Y, Chen W-C, Hsu C-K, Chao C-M, Lai C-C. Clinical efficacy and safety of Janus kinase inhibitors for COVID-19: a systematic review and meta-analysis of randomized controlled trials. *Int Immunopharmacol.* 2021;99:108027. https://doi.org/10.1016/j.intimp.2021.108027.
78d. Wijaya I, Andhika R, Huang I, et al. The use of Janus Kinase inhibitors in hospitalized patients with COVID-19: systematic review and meta-analysis. *Clin Epidemiol Glob Heal.* 2021;11:100755. https://doi.org/10.1016/j.cegh.2021.100755.
78e. Kalil AC, Patterson TF, Mehta AK, et al. Baricitinib plus remdesivir for hospitalized adults with covid-19. *N Engl J Med.* 2021;384(9):795–807. https://doi.org/10.1056/NEJMOA2031994.
78f. Antiviral Abidol Is Associated with the Reduction of In-Hosp... : Cardiology Discovery. https://journals.lww.com/cd/Fulltext/2021/03000/Antiviral_Abidol_is_Associated_with_the_Reduction.13.aspx. Accessed September 14, 2021.
79. Agrawal U, Raju R, Udwadia ZF. Favipiravir: a new and emerging antiviral option in COVID-19. *Med J Armed Forces India.* 2020;76(4):370–376.
80. Cao B, Wang Y, Wen D, et al. A trial of lopinavir–ritonavir in adults hospitalized with severe Covid-19. *N Engl J Med.* 2020;382(19):1787–1799.
81. Agrawal S, Goel AD, Gupta N. Emerging prophylaxis strategies against COVID-19. *Monaldi Arch Chest Dis.* 2020;90(1):1289.
82. Zhu S, Guo X, Geary K, Zhang D. Emerging therapeutic strategies for COVID-19 patients. *Discoveries.* 2020;8(1):e105.
83. Colson P, Rolain JM, Lagier JC, Brouqui P, Raoult D. Chloroquine and hydroxychloroquine as available weapons to fight COVID-19. *Int J Antimicrob Agents.* 2020;55(4):105932.
84. Fung KL, Chan PL. Comment on: COVID-19: a recommendation to examine the effect of hydroxychloroquine in preventing infection and progression. *J Antimicrob Chemother.* 2020;75(7):2016–2017.
85. Boulware DR, Pullen MF, Bangdiwala AS, et al. A randomized trial of hydroxychloroquine as postexposure prophylaxis for Covid-19. *N Engl J Med.* 2020;383(6):517–525.
86. Skipper CP, Pastick KA, Engen NW, et al. Hydroxychloroquine in nonhospitalized adults with early COVID-19 : a randomized trial. *Ann Intern Med.* 2020;173(8):623–631.
87. Davoudi-Monfared E, Rahmani H, Khalili H, et al. A randomized clinical trial of the efficacy and safety of interferon β-1a in treatment of severe COVID-19. *Antimicrob Agents Chemother.* 2020;64(9): e01061–20.
88. Rahmani H, Davoudi-Monfared E, Nourian A, et al. Interferon β-1b in treatment of severe COVID-19: a randomized clinical trial. *Int Immunopharmacol.* 2020;88:106903.
89. Roback JD, Guarner J. Convalescent plasma to treat COVID-19: possibilities and challenges. *J Am Med Assoc.* 2020;323(16):1561–1562.
90. Duan K, Liu B, Li C, et al. Effectiveness of convalescent plasma therapy in severe COVID-19 patients. *Proc Natl Acad Sci USA.* 2020;117(17):9490–9496.
91. An EUA for casirivimab and imdevimab for COVID-19. *Med Lett Drugs Ther.* 2020;62(1614):201–202.
92. An EUA for bamlanivimab—a monoclonal antibody for COVID-19. *Med Lett Drugs Ther.* 2020;62(1612):185–186.
93. An EUA for baricitinib (Olumiant) for COVID-19. *Med Lett Drugs Ther.* 2020;62(1614):202–203.
93a. Anti-SARS-CoV-2 Monoclonal Antibodies | COVID-19 Treatment Guidelines. https://www.covid19treatmentguidelines.nih.gov/therapies/anti-sars-cov-2-antibody-products/anti-sars-cov-2-monoclonal-antibodies/. Accessed September 14, 2021.
93b. NIH. The COVID-19 Treatment Guidelines Panel's Statement on the Emergency Use Authorization of Casirivimab Plus Imdevimab as Post-Exposure Prophylaxis for SARS-CoV-2 Infection. https://www.covid19treatmentguidelines.nih.gov/therapies/statement-on-the-prioritization-of-anti-sars-cov-2-monoclonal-antibodies/. Accessed September 14, 2021.

94. Cheung EW, Zachariah P, Gorelik M, et al. Multisystem inflammatory syndrome related to COVID-19 in previously healthy children and adolescents in New York City. *J Am Med Assoc*. 2020;324(3):294–296.
95. Feldstein LR, Rose EB, Horwitz SM, et al. Multisystem inflammatory syndrome in U.S. children and adolescents. *N Engl J Med*. 2020;383(4):334–346.
96. Tang N, Bai H, Chen X, Gong J, Li D, Sun Z. Anticoagulant treatment is associated with decreased mortality in severe coronavirus disease 2019 patients with coagulopathy. *J Thromb Haemost*. 2020;18(5):1094–1099.
97. Mortus JR, Manek SE, Brubaker LS, et al. Thromboelastographic results and hypercoagulability syndrome in patients with coronavirus disease 2019 who are critically ill. *JAMA Netw Open*. 2020;3(6):e2011192.
98. Helms J, Tacquard C, Severac F, et al. High risk of thrombosis in patients with severe SARS-CoV-2 infection: a multicenter prospective cohort study. *Intensive Care Med*. 2020;46(6):1089–1098.
99. World Thrombosis Day. Covid-19 and Thrombosis. https://www.worldthrombosisday.org/news/post/covid-19-thrombosis/. Accessed September 14, 2021.
100. Parker BM, Do VJH, Rattan R. Coagulopathy in covid-19: review and recommendations. https://www.facs.org/-/media/files/covid19/umiami_study_uses_of_coagulopathy.ashx. Accessed September 14, 2021.
101. WHO welcomes preliminary results about dexamethasone use in treating critically ill COVID-19 patients. https://www.who.int/news-room/detail/16-06-2020-who-welcomes-preliminary-results-about-dexamethasone-use-in-treating-critically-ill-covid-19-patients. Accessed September 14, 2021.
102. Russell B, Moss C, Rigg A, Van Hemelrijck M. COVID-19 and treatment with NSAIDs and corticosteroids: should we be limiting their use in the clinical setting? *Ecancermedicalscience*. 2020;14:1023.
103. RECOVERY Collaborative Group, Horby P, Lim WS, et al. Dexamethasone in hospitalized patients with Covid-19—preliminary report. *N Engl J Med*. 2020;384(8):693–704.
104. Wiersinga WJ, Rhodes A, Cheng AC, Peacock SJ, Prescott HC. Pathophysiology, transmission, diagnosis, and treatment of coronavirus disease 2019 (COVID-19): a review. *J Am Med Assoc*. 2020;324(8):782–793.
104a. Noreen S, Maqbool I, Madni A. Dexamethasone: therapeutic potential, risks, and future projection during COVID-19 pandemic. *Eur J Pharmacol*. 2021:894. https://doi.org/10.1016/J.EJPHAR.2021.173854.
104b. Alexaki VI, Henneicke H. The role of glucocorticoids in the management of COVID-19. *Horm Metab Res*. 2021;53(1):9–15. https://doi.org/10.1055/A-1300-2550.
105. Halpin DMG, Singh D, Hadfield RM. Inhaled corticosteroids and COVID-19: a systematic review and clinical perspective. *Eur Respir J*. 2020;55(5):2001009.
106. Durvasula R, Wellington T, McNamara E, Watnick S. COVID-19 and kidney failure in the acute care setting: our experience from Seattle. *Am J Kidney Dis*. 2020;76(1):4–6.
107. Gupta S, Coca SG, Chan L, et al. AKI treated with renal replacement therapy in critically ill patients with COVID-19. *J Am Soc Nephrol*. 2021;32(1):161–176.
107a. Shamy O El, Patel N, Abdelbaset MH, et al. Acute start peritoneal dialysis during the COVID-19 pandemic: outcomes and experiences. *J Am Soc Nephrol*. 2020;31(8):1680. https://doi.org/10.1681/ASN.2020050599.
107b. Chen W, Caplin N, El Shamy O, et al. Use of peritoneal dialysis for acute kidney injury during the COVID-19 pandemic in New York City: a multicenter observational study. *Kidney Int*. 2021;100(1):2–5. https://doi.org/10.1016/j.kint.2021.04.017.
107c. Raines NH, Ganatra S, Nissaisorakarn P, et al. Niacinamide may be associated with improved outcomes in COVID-19-related acute kidney injury: an observational study. *Kidney360*. 2021;2(1):33–41. https://doi.org/10.34067/KID.0006452020.
108. Patel P, Sengupta N. PPIs and beyond: a framework for managing anticoagulation-related gastrointestinal bleeding in the era of COVID-19. *Dig Dis Sci*. 2020;65(8):2181–2186.
109. Grant WB, Lahore H, McDonnell SL, et al. Evidence that vitamin D supplementation could reduce risk of influenza and COVID-19 infections and deaths. *Nutrients*. 2020;12(4):988.
110. Zhang R, Wang X, Ni L, et al. COVID-19: melatonin as a potential adjuvant treatment. *Life Sci*. 2020;250:117583.
111. Yang XH, Sun RH, Zhao MY, et al. Expert recommendations on blood purification treatment protocol for patients with severe COVID-19: recommendation and consensus. *Chronic Dis Transl Med*. 2020;6(2):106–114.
111a. Mechanick JI, Carbone S, Dickerson RN, et al. Clinical nutrition research and the COVID-19 pandemic: a scoping review of the aspen covid-19 task force on nutrition research. *JPEN J Parenter Enteral Nutr*. 2021;45(1):13. https://doi.org/10.1002/JPEN.2036.
112. Tyrrell CSB, Mytton OT, Gentry SV, et al. Managing intensive care admissions when there are not enough beds during the COVID-19 pandemic: a systematic review. *Thorax*. 2020:1–11.

第十四章

常用公式和英文缩写

Alexander Goldfarb-Rumyantzev

水、电解质和酸碱平衡紊乱

阴离子间隙 =(Na^+)-(HCO_3^-+Cl^-)

钠缺失量 =(正常钠浓度 - 测量钠浓度)×0.6× 体重

碳酸氢盐缺失 =(0.4× 体重)×(期望的碳酸氢盐 - 实测碳酸氢盐)

物质 X 缺失 = 物质 X 的分布容积 ×(正常值 - 实测值)

水缺失量 ={[(测量钠浓度 / 正常钠浓度)]-1}×0.6× 总体重

该公式推导：

TBNa——人体总钠

C_{Na0}——基线状态的钠浓度

C_{Nai}——时间 i 的钠浓度

W——身体总水分

BW——体重

水 =TBNa/C_{Na}

TBNa=C_{Na}×0.6× 体重

水缺失量 =(TBNa/C_{Na0})-(TBNa/C_{Nai})

水缺失量 =(C_{Nai}×0.6×BW_i/C_{Na0})-(C_{Nai}×0.6×BW_i/C_{Nai})=0.6×BW_i×[(C_{Nai}/C_{Na0})-1]

纠正的 Na= 测量的钠 +[1.5(葡萄糖 -150)/100](或每高于正常值 100 的葡萄糖 +1.6 的 Na)

[例如，Na 为 148，葡萄糖为 700：校正的 Na 148+(6×1.6)=157.6]

根据白蛋白水平校正的 Ca= 测量的 Ca+[0.8(或 0.7)×(正常白蛋白 - 患者白蛋白)]

根据白蛋白校正的苯妥英钠水平 =0.1+[测量的苯妥英钠 /(白蛋白水平 ×0.2)]

钠的排泄分数 =(尿钠 / 血钠)/(尿肌酐 / 血肌酐)×100%(重吸收水平的反向指标：＞1%- 急性肾小管坏死，＜1%- 肾前性)

渗透压 =2(Na^++K^+)+ 葡萄糖 /18+ 尿素氮 /2.8

渗透压 =2Na^++10(如果 K^+、葡萄糖和尿素氮正常)

肌酐清除率 =(尿肌酐 / 血肌酐)×24 小时尿量

肌酐清除率(男性)=[(标准体重 ×(140- 年龄)]/[血肌酐 ×72](注：肌酐的单位为 mg/dL)

肌酐清除率(女性)=0.85×(男性肌酐清除率)

pCO_2 校正值 =pCO_2 每变化 10-pH 的 0.08(急性)或 0.04(慢性)

代谢性酸中毒的正常代偿反应：

(pH 7.3～7.4)：pCO_2 的代偿值 =pH 的最后两位数字

pCO_2=(碳酸氢盐 ×1.5)+8

代谢性碱中毒的代偿反应

pCO_2= 碳酸氢盐每升高 10 则 +6

pCO_2=(碳酸氢盐 ×0.9)+15

住院患者的营养

维持输液速率 =1.3mL/kg/h

每日所需热量(kcal):25 × 体重(kg)

蛋白质摄入量(g/d):0.8 × 体重(kg)

体重指数(BMI)= 体重(kg)/ 身高(m)^2

BMI ＞28 则卒中、心绞痛、糖尿病的发病风险增高 4 倍

急性肾衰竭患者的每日能量需求

基础代谢率 =(391.6+18.56× 体重)×1.25

或者，如果患者瘫痪或重度镇静

基础代谢率 =391.6+18.56× 体重

能量需求 = 基础代谢率 × 应激因子

BW——体重(kg)

BMR——基础代谢率(kcal)

ER——能量需求(kcal/d)

SF——应激因子

高代谢状况校正的能量需求估算

合并急性肾衰竭的疾病	应激因子
饥饿早期	0.925
术后(无并发症)	1.025
长骨骨折	1.225
癌症	1.275
腹膜炎	1.15
严重感染 / 多发伤	1.425
烧伤：10%～30% 体表面积	1.5
烧伤：30%～50% 体表面积	1.75
烧伤：＞50% 体表面积	2

心脏病学

全身血管阻力 =(MAP–CVP)/CO(L/min)(伍德单位)×80dynes×sec×cm^{-5}

低密度脂蛋白胆固醇 = 总胆固醇 – 高密度脂蛋白 – 甘油三酯 /5

平均血压 =(收缩压 +2× 舒张压)/3

心脏指数 =2.5～3.8L/min/m^2

射血分数 = 每搏输出量 / 舒张末期容积

耗氧量 = 心输出量 ×(PaO_2– 混合静脉 O_2)

CHAD2 评估心房颤动患者的缺血性卒中风险

CHADS2= 充血性心力衰竭(+1)

高血压（+1）
年龄在 75 岁或以上（+1）
糖尿病（+1）
卒中或短暂性脑缺血发作（+1）

呼吸系统

耗氧量：VO_2= 心输出量 ×（PaO_2–PvO_2）（PaO_2–PvO_2 意思是动脉血氧分压减去混合静脉血氧分压；CO 为心输出量）；VO_2=130÷140× 体表面积

混合静脉血氧分压：PvO_2=PaO_2–（VO_2/CO）

pCO_2=CO_2 产量 / 肺泡通气量

肺泡通气量 = 分钟通气量 – 无效腔通气量

分钟通气量 = 速率 × 潮气量

肺泡动脉压分压差（A–a 梯度）=A–a［A 是吸入空气的 pO_2（肺内）；a 是动脉 pO_2（PaO_2）］

A=713×FiO_2–（$PaCO_2$/0.8）或 A=713×FiO_2–PaO_2+（pCO_2×1.25）

在室内空气下：A=FiO_2×713=150

血液学

转铁蛋白饱和度（%）=（铁 / 总铁结合率）×100%。

校正的网织红细胞（如果患者不贫血，网织红细胞的百分比是多少）

校正的网织红细胞 =（血细胞比容 /45）× 患者的网织红细胞

毒理学

活性炭的剂量 =1g/kg 体重

毒物的分布容积 = 摄入量 / 血浆浓度

人体测量

BSA=（$BW^{0.425}$）×（$H^{0.725}$）×71.84/10 000

BSA	体表面积
BW	体重（kg）
H	身高（m）

BMI= 体重（kg）÷ 身高（m）^{2}

英文缩写

AAA	腹主动脉瘤
AAV	ANCA 相关血管炎
ABG	动脉血气
ABx	抗生素
AC	辅助控制
ACE2	血管紧张素转换酶 2
ACEI	血管紧张素转换酶抑制剂

ACS	腹腔间隔室综合征
ACS	急性冠脉综合征
ACTH	促肾上腺皮质激素
ADH	抗利尿激素
ADQI	急性透析质量倡议
AFB	抗酸菌
AG	阴离子间隙
AI	肾上腺功能不全
AI	主动脉瓣关闭不全
AIHA	自身免疫性溶血性贫血
AIN	急性间质性肾炎
AKI	急性肾损伤
AKIN	急性肾损伤网络
Akt	丝氨酸 - 苏氨酸蛋白激酶 B
ALI	急性肺损伤
ALK	未分化的淋巴瘤激酶
ALL	急性淋巴细胞白血病
AMS	精神状态改变
ANA	抗核抗体
ANCA	抗中性粒细胞胞浆抗体
ANP	心房钠肽
APP	腹腔灌注压
APRV	气道压力释放通气
APS	抗磷脂综合征
APS1	自身免疫性多内分泌腺病综合征 1 型
ARB	血管紧张素受体拮抗剂
ARDS	急性呼吸窘迫综合征
ARF	急性肾衰竭
ARF	急性呼吸衰竭
ARF-D	需要透析的急性肾衰竭
AS	主动脉狭窄
ASA	阿司匹林
ASB	无症状菌尿
ATN	急性肾小管坏死
AV	动静脉
AV	房室
AVF	自体动静脉瘘
AVG	移植动静脉瘘
AVM	动静脉畸形
AXR	腹部 X 线
AZA	硫唑嘌呤
BAL	支气管肺泡灌洗
BCR-ABL	融合基因激酶区
BMD	骨矿物质密度

BRAF	鼠类肉瘤病毒癌基因同源物 B1
BSA	体表面积
BUN	血尿素氮
BW	体重
CA	导管相关性
CAA	脑淀粉样血管病变
CAD	冠心病
cANCA	胞浆型 ANCA
CAPD	持续性非卧床腹膜透析
CAPS	灾难性抗磷脂综合征
CaSR	钙敏感受体
CAVH	连续性动静脉血液滤过
CCB	钙通道阻滞剂
CCP	抗环瓜氨酸肽
CCPD	连续循环腹膜透析
CDI	艰难梭状芽孢杆菌感染
CFA	环磷酰胺
CFPD	持续流动腹膜透析
CFU	菌落形成单位
CHF	充血性心力衰竭
CI	心脏指数
CKD	慢性肾脏疾病
CLL	慢性淋巴细胞白血病
CML	慢性髓性白血病
CMML	慢性粒单核细胞白血病
CMV	持续指令通气
CMV	巨细胞病毒
CNS	中枢神经系统
CO	一氧化碳
CO	心输出量
CoNS	凝固酶阴性葡萄球菌
COPD	慢性阻塞性肺疾病
COVID-19	2019 冠状病毒病
CoVs	冠状病毒
CPP	脑灌注压
CPPD	二水焦磷酸钙结晶
CRP	C 反应蛋白
CRRT	连续肾脏替代治疗
CRS	细胞因子释放综合征
Crs	呼吸系统顺应性
CSF	脑脊液
CT	计算机断层扫描
CTA	CT 血管造影
CTLA	细胞毒性 T 淋巴细胞抗原

CVC	中心静脉导管
CVVH	连续静脉静脉血液滤过
CVVHD	连续静脉 - 静脉血液透析
CXR	胸部 X 线
DBP	舒张压
DDAVP	去氨加压素（1- 去氨基 -8-D- 精氨酸加压素）
DDx	鉴别诊断
DI	肾性尿崩症
DIC	弥散性血管内凝血
DKA	糖尿病酮症酸中毒
DLCO	肺一氧化碳弥散量
DNMTi	DNA 甲基转移酶抑制剂（即阿扎胞苷和地西他滨）
DO_2	氧气输送
dsDNA	双链 DNA
DST	地塞米松抑制试验
DWI	弥散加权成像
Dx	诊断
EBV	EB 病毒
ECG	心电图
ECMO	体外膜氧合
EEG	脑电图
EGFR	表皮生长因子受体
EGPA	嗜酸性肉芽肿性多血管炎（旧称 Churg-Strauss 综合征）
ENA-antibodies	可提取核抗原抗体
EOD	每隔一天
ESRD	终末期肾病
EULAR/PRINTO/PRES	欧洲抗风湿病联盟、小儿风湿病学国际试验组织和欧洲小儿风湿病学会
EVD	心室外引流
FE	排泄分数
FEES	吞咽纤维内镜检查
FENa	钠排泄分数
FEV1	第一秒用力呼气容积
FFP	新鲜冰冻血浆
FGF23	成纤维细胞生长因子 -23
FiO_2	吸入氧浓度
FISH	荧光原位杂交技术
FSGS	局部节段性肾小球硬化症
FVC	用力肺活量
G6PD	葡萄糖 -6- 磷酸脱氢酶
GABAA	γ- 氨基丁酸 A 型
GAVE	胃窦血管扩张症
GBM	多形性胶质母细胞瘤
GCS	格拉斯哥昏迷量表

GERD	胃食管反流病
GFR	肾小球滤过率
GI	胃肠道
GLP-1	胰高血糖素样肽 1
GN	肾小球肾炎
GPA	肉芽肿性多血管炎（旧称韦格纳肉芽肿）
GST	谷胱甘肽 S- 转移酶
GU	泌尿生殖系统
HA	头痛
HACEK	嗜沫嗜血杆菌类、聚集杆菌类、人类心杆菌类、龋蚀艾肯菌类和金氏金菌类
HAP	医院获得性肺炎
Hb	血红蛋白
HCTZ	氢氯噻嗪
HD	血液透析
HDAC	组蛋白去乙酰化酶抑制剂
HELLP	溶血、肝酶升高、血小板计数低
HFpEF	射血分数保留的心力衰竭
HFrEF	射血分数降低的心力衰竭
HHS	高渗性高血糖状态
HIF	缺氧诱导因子
HIT	肝素诱导的血小板减少症
HIV	人类免疫缺陷病毒
HLH	嗜血细胞性淋巴组织细胞增生症（噬血细胞综合征）
HMG-CoA	3- 羟基 -3- 甲基戊二酰辅酶 A（HMG-CoA）还原酶（HMG-CoA）
HR	心率
HRCT	高分辨率 CT
HSP	过敏性紫癜（Henoch-SchÖnlein 紫癜）
HTN	高血压
HUS	溶血尿毒综合征
i∶e	吸气与呼气时间比
IABP	主动脉内球囊反搏泵
IAH	腹腔高压
IAP	腹内压
IBD	炎症性肠病
IBS	肠易激综合征
IBW	理想体重
iCa	离子钙
ICD	植入式心律转复除颤器
ICH	脑出血
ICP	颅内压
IDU	注射药物使用
IE	感染性心内膜炎
IFN	干扰素

IHSS	特发性肥厚性主动脉瓣下狭窄 / 肥厚型心肌病
ILD	间质性肺病
IM	肌肉内注射
IMV	间歇指令通气
IP	腹腔内
IPPV	有创正压通气
IV	静脉注射
IVC	下腔静脉
IVH	脑室内出血
JVD	颈静脉怒张
KDIGO	改善全球肾脏病预后组织
KIM-1	肾损伤分子 -1
KIR	杀伤细胞免疫球蛋白样受体
LAP	白细胞碱性磷酸酶
LBBB	左束支传导阻滞
L-FABP	肝脏脂肪酸结合蛋白
LMW	低分子量
LMWH	低分子量肝素
LN	狼疮性肾炎
LP	腰椎穿刺
LQTS	长 QT 综合征
LV	左心室
LVEDP	左心室舒张末期压力
MAC	鸟 - 胞内分枝杆菌复合体
MAHA	微血管病性溶血性贫血
MAP	平均动脉压
MAS	巨噬细胞活化综合征
MCA	大脑中动脉
MCD	微小病变肾病
MDI	定量吸入器
MDR	多重耐药
MDS	骨髓增生异常综合征
MEK	丝裂原激活蛋白激酶
MI	心肌梗死
MIS	微创外科技术
MMF	吗替麦考酚酯
MPA	显微镜下多血管炎
MR	二尖瓣反流
MRA	磁共振血管成像
MRSA	耐甲氧西林金黄色葡萄球菌
MS	多发性硬化症
MSSA	甲氧西林敏感的金黄色葡萄球菌
mTOR	雷帕霉素靶点
MTX	甲氨蝶呤

N/A	不适用
NAG	N-乙酰-β-氨基葡萄糖苷酶
NAVA	神经调节辅助通气
NG	鼻饲
NGAL	中性粒细胞明胶酶相关脂质运载蛋白
NIHSS	NIH 卒中量表 / 评分
NIID	非感染性炎症疾病
NIPPV	无创正压通气
NMBA	神经肌肉阻断剂
NMES	经皮神经肌肉电刺激
NO	一氧化氮
NOACs	非维生素 K 口服抗凝剂
NPT	钠 - 磷酸盐协同转运蛋白
NS	生理盐水
NSAIDs	非甾体抗炎药
NSCLC	非小细胞肺癌
OGTT	口服葡萄糖耐量试验
OKT3	小鼠单克隆抗 CD3 抗体
P/F	氧合指数
PAC	压力辅助控制通气
PAD	疼痛、躁动和谵妄
PAH	肺动脉高压
PAI-1	纤溶酶原激活物抑制剂 -1
PAN	结节性多动脉炎
pANCA	核周型 ANCA
Paw	平均气道压
PAWP	肺动脉楔压
PC	压力控制
PCC	凝血酶原复合物浓缩物
PCI	经皮冠状动脉介入
PCR	聚合酶链反应
PCV	真性红细胞增多症
PCV	压力控制通气
PCWP	肺毛细血管楔压
PD	腹膜透析
PD	程序性死亡
PEEP	呼气末正压
PEEPi	内源性呼气末正压
PET	腹膜平衡试验
PET	正电子发射断层扫描
PID	盆腔炎性疾病
PKD	多囊性肾病
PL	跨肺压
PML	进行性多性灶白质

PMN	多形核白细胞
PO	口服
P_{osm}	血浆渗透压
PP	脉压
PPIs	质子泵抑制剂
Ppk-PIP	吸气峰压
Pplat-PLP	平台压
PR-3	蛋白激酶 -3
PRBC	浓缩红细胞
PSB	防污染标本毛刷
PSV	压力支持通气
PTH	甲状旁腺激素
PTSD	创伤后应激障碍
PTU	丙基硫氧嘧啶
QB	血流速
QD	透析液流速
QID	一天四次
RA	难治性贫血
RA	类风湿性关节炎
RA	右心房
RAI	相对性肾上腺功能不全
RASS	Richmond 躁动 - 镇静评分
RCC	肾细胞癌
RD	风湿病
RIFLE	风险、损伤、衰竭、肾功能丧失和终末期肾病
RRT	肾脏替代疗法
r-RT-PCR	实时逆转录聚合酶链反应
RSBI	呼吸浅快指数(呼吸频率除以潮气量)
RTA	肾小管酸中毒
RT-iiPCR	逆转录绝缘等温聚合酶链反应
RT-LAMP	逆转录环介导等温扩增
Rx	治疗
SaO_2	动脉血氧饱和度
SARS	严重急性呼吸综合征
SARS-CoV-2	严重急性呼吸综合征冠状病毒 2
SBP	收缩压
SCC	鳞状细胞癌
SCD	心源性猝死
S_{Cr}	血肌酐
$ScvO_2$	混合中心静脉血氧饱和度(从中心静脉导管中抽取)
SGLT-2	钠 - 葡萄糖共转运蛋白 2
SIADH	抗利尿激素不当分泌综合征
SIC	脓毒症诱导凝血病
SIRS	全身炎症反应综合征

sJIA	全身型幼年特发性关节炎
SLE	系统性红斑狼疮
S_{osm}	血清渗透压
SRC	硬皮病肾危象
SSTI	皮肤和软组织感染
STEMI	ST 段抬高型心肌梗死
SV	每搏输出量
SvO_2	混合静脉血氧饱和度（从肺动脉导管尖端抽取）
TBW	体内水分总量
Te	呼气时间
TEE	经食道超声心动图
TEG	血栓弹力图
TFT	甲状腺功能检查
TH	治疗性低温
Ti	吸气时间
TIA	短暂性脑缺血发作
TIBC	总铁结合力
TKI	酪氨酸激酶抑制剂
TLC	肺总量
TMA	血栓性微血管病
TMP-SMX	甲氧苄啶 - 磺胺甲嘧唑
TNF-α	肿瘤坏死因子 -α
tPA	组织型纤溶酶原激活剂
TPD	潮式腹膜透析
TPE	治疗性血浆置换
TSOAC	靶向口服抗凝剂
TST	结核菌素皮肤试验
TTE	经胸超声心动图
TTKG	跨肾小管钾梯度
TTP	血栓性血小板减少性紫癜
TV	潮气量
U_{Ca}	尿钙
U_{Cl}	尿氯
$U_{creatinine}$	尿肌酐
U_K	尿钾
ULN	正常上限
U_{Mg}	尿镁
U_{Na}	尿钠
U_{osm}	尿渗透压
URI	上呼吸道感染
URR	尿素降低率
US	超声波
UTI	尿路感染
$U_{Urea\ nitrogen}$	尿中尿素氮

VAC	容量辅助控制
VALI	呼吸机相关性肺损伤
VAP	呼吸机相关性肺炎
VC	容量控制
VCV	容量控制通气
VDRL	性病研究实验室实验
VEGF	血管内皮生长因子
V_{EI}	通气患者在长时间呼吸暂停期间呼出的气体(吸气时 V_{EI} 的肺容积)，包括潮气量和由于动态过度通气而产生的额外气体量
VFSS	电视透视吞咽检查
VGS	甲型溶血性链球菌
VP	静脉压
VPC	室性早搏
V-Q mismatch	通气 - 血流比例失调
VSD	室间隔缺损
VSMC	血管平滑肌细胞
Vt	潮气量
VT	室性心动过速
VTE	静脉血栓栓塞症

（居来提·肉扎洪、马晶、彭晓红、古丽亚尔·艾合买提 译，石秦东 审校）